Surgical and Medical Management of
MALE INFERTILITY

男性不育的医学干预：
手术与临床诊疗

[美] 马克·戈尔茨坦（Marc Goldstein)
[美] 彼得·N. 施莱格尔（Peter N. Schlegel） 编
李铮　　[美] 李石华 (Philip S. Li)　主译

上海科学技术文献出版社
Shanghai Scientific and Technological Literature Press

图书在版编目（CIP）数据

男性不育的医学干预：手术与临床诊疗／（美）马克·戈尔茨坦，（美）彼得·N.
施莱格尔著；李铮，李石华主译．—上海：上海科学技术文献出版社，2018
　书名原文：Surgical and Medical Management of Male Infertility
　ISBN 978-7-5439-7656-6

　Ⅰ.①男…　Ⅱ.①马…②彼…③李…④李…　Ⅲ.①男性不育—诊疗
Ⅳ.①R698

中国版本图书馆 CIP 数据核字（2018）第 127884 号

责任编辑：宋世涛　付婷婷
特约编辑：张　军

男性不育的医学干预：手术与临床诊疗
NANXING BUYU DE YIXUE GANYU: SHOUSHU YU LINCHUANG ZHENLIAO
[美]马克·戈尔茨坦（Marc Goldstein）　彼得·N.施莱格尔（Peter N. Schlegel）　著
李铮　[美]李石华（Philip S. Li）　主译
出版发行：上海科学技术文献出版社
地　　址：上海市长乐路 746 号
邮政编码：200040
经　　销：全国新华书店
印　　刷：上海新开宝商务印刷有限公司
开　　本：787×1092　1/16
印　　张：32.75
字　　数：796 000
版　　次：2018 年 8 月第 1 版　2018 年 8 月第 1 次印刷
书　　号：ISBN 978-7-5439-7656-6
定　　价：298.00 元
http://www.sstlp.com

译者名单

李　铮　〔美〕李石华(Philip S. Li)　**主译**

其他参译人员(按姓名拼音排序)

陈见　陈亮　陈慧兴　陈向锋　方芳　洪锴　胡双纲
金晓东　蓝儒竹　李朋　李彦锋　刘宇飞　刘玉林　刘智勇
马猛　潘峰　彭靖　平萍　钱海宁　孙红芳　孙中义
田龙　田汝辉　涂响安　王伟　王翔　王俊龙　吴娴
薛松果　张伟　张炎　赵福军　赵连明　智二磊　朱晓斌

秘书(按姓名拼音排序)

陈向锋　李朋　潘峰

作　者

Jennifer T. Anger, MD

Assistant Professor of Urology, University of California Los
Angeles, Frank Clark Urology Center, Santa Monica, CA, USA

Alexander Bolyakov, MSc

Research Associate, Department of Urology and Reproductive
Medicine, Weill Cornell Medical College, New York, NY, USA

Jason M. Boman, MD, FRCSC

Staff Urologist, Department of Surgery, Hopital Regional du
Suroit, Salaberry-de-Valleyfi eld, QC, Canada

Nancy L. Brackett, PhD, HCLD

Research Associate Professor, The Miami Project to Cure
Paralysis, University of Miami Miller School of Medicine,
Miami, FL, USA

Robert E. Brannigan, MD

Associate Professor of Urology, Department of Urology,
Northwestern University Feinberg School of Medicine,
Chicago, IL, USA

Richard A. Bronson, MD

Professor of Obstetrics & Gynecology and Pathology, Director
of Reproductive Endocrinology, Stony Brook University
Medical Center, Stony Brook, NY, USA

Peter Chan, MD

Associate Professor of Urology, Director of Male Reproductive
Medicine, Department of Urology, Royal Victoria Hospital,
McGill University Health Center, Montreal, QC, Canada

Ray Costabile, MD

Senior Associate Dean for Clinical Strategy, Jay Y. Gillenwater
Professor of Urology and Vice Chairman, University of

Virginia, Charlottesville, VA, USA

Jeremy A. Davis, MD

Department of Urology, University of Kansas Medical Center, Kansas City, KS, USA

Owen Davis, MD, FACOG

Professor of Reproductive Medicine, Obstetrics and Gynecology, The Center for Reproductive Medicine and Infertility, Weill Cornell Medical Center, New York, NY, USA

Eugene Ermolovich, BS

New York Presbyterian Hospital-Weill Cornell Medical College; The Ronald O. Perelman and Claudia Cohen Center for Reproductive Medicine, Weill Cornell Medical College, New York, NY, USA

Sam Finkelberg, RN, MSN

New York Presbyterian Hospital-Weill Cornell Medical College, New York, NY, USA

Bruce R. Gilbert, MD, PhD, PC

Associate Clinical Professor of Urology and Reproductive Medicine, Cornell University Medical College, New York, NY, USA

Danielle L. Gilbert, MD, MPH

Jefferson Medical College, Johns Hopkins School of Public Health, Baltimore, MD, USA

Elena Gimenez, MD

Montclair Urological Group, Montclair, NJ, USA

Marc Goldstein, MD, DSc (Hon), FACS

Matthew P. Hardy Distinguished Professor of Reproductive Medicine and Urology, Weill Medical College of Cornell University, New York, NY; Surgeon-in-Chief, Center for Male Reproductive Medicine and Microsurgery, Cornell Institute for Reproductive Medicine, New York, NY; Attending Urologist, New York Presbyterian Hospital, New York, NY; Senior Scientist, Center for Biomedical Research, Population Council, New York, NY, USA

Elizabeth A. Grill, PsyD

Assistant Professor of Psychology, Ronald O. Perelman and Claudia Cohen Center for Reproductive Medicine, Weill Medical College of Cornell University, New York, NY, USA

Kathleen Hart, RN, MA

Nurse Clinician, New York Presbyterian Hospital-Weill Cornell Medical College, New York, NY, USA

Michael Herman, MD

Instructor in Urology/Assistant Attending, Department of Urology, Weill Cornell Medical College, New York, NY, USA

Jonathan P. Jarow, MD

Professor of Urology, Radiology, Pathology, and Molecular Biology and Biochemistry, Department of Urology, Johns Hopkins University School of Medicine, Baltimore, MD, USA

Keith Jarvi MD, FRCSC

Director of the Murray Koffler Urologic Wellness Center and Head of Urology, Division of Urology, Mount Sinai Hospital, University of Toronto, Toronto, ON, Canada

Hey-Joo Kang, MD

Assistant Professor of Reproductive Medicine, Obstetrics and Gynecology, The Ronald O. Perelman and Claudia Cohen Center for Reproductive Medicine, Weill Cornell Medical College, New York, NY, USA

Elias Kazam, MD

Professor Emeritus of Radiology, Weill Cornell Medical College, New York, NY, USA

J. Jacob Kazam, MD

Resident, Department of Radiology, New York Presbyterian Hospital, New York, NY, USA

Howard H. Kim, MD

Director of Male Reproductive Medicine and Microsurgery, Department of Urology, Cedars-Sinai Medical Center, Los Angeles, CA, USA

Peggy King, RN, BSN

New York Presbyterian Hospital-Weill Cornell Medical College, New York, NY, USA

Joseph Kiper, RN

The James Buchanan Brady Foundation, Department of Urology, Weill Cornell Medical College, New York, NY, USA

Gary R. Klinefelter, PhD

GS-15 Research Biologist for the US EPA (Reproductive Toxicology Branch, Reproductive Toxicology Assessment

Division, National Health and Environmental Effects Research
Laboratory), United States Environmental Protection Agency,
Office of Research and Development, National Health and
Environmental Effects Research Laboratory, Toxicology
Assessment Division, Research Triangle Park, NC, USA

Peter N. Kolettis, MD
Professor of Surgery, Division of Urology, Department of
Surgery, University of Alabama at Birmingham School of
Medicine, Birmingham, AL, USA

Richard Lee, MD, MBA
Assistant Professor of Urology, James Buchanan Brady
Foundation, Department of Urology, Weill Medical College of
Cornell University, New York, NY, USA

Philip S. Li, MD
Associate Research Professor of Urology and Reproductive
Medicine, Center for Male Reproductive Medicine and
Microsurgery, Director of Microsurical Research and
Training, James Buchanan Brady Foundation, Department
of Urology, Weill Medical College of Cornell University, New
York; Population Council, Center for Biomedical Research,
New York, NY, USA

Kirk C. Lo, MD, CM, FRCSC
Assistant Professor of Urology, Murray Koffler Urologic
Wellness Center, Mount Sinai Hospital, University of Toronto,
Toronto, Ontario, Canada

Charles M. Lynne, MD
Professor of Urology, Department of Urology, University of
Miami Miller School of Medicine, Miami, FL, USA

Kim McGee, RN, BSN
New York Presbyterian Hospital-Weill Cornell Medical College,
Department of Peri-operative Services New York, NY, USA

John J. McGill, MD
Department of Urology, University Hospitals Case
Medical Center, Case Western Reserve University,
Cleveland, OH, USA

Roberta Maggiulli, MS
Researcher, New York Presbyterian Hospital-Weill Cornell
Medical College; The Ronald O. Perelman and Claudia Cohen

Center for Reproductive Medicine, Weill Cornell Medical
College, New York, NY, USA

Antoine A. Makhlouf, MD, PhD
Assistant Professor, Department of Urologic Surgery,
University of Minnesota, Minneapolis, MN, USA

Devin Monahan, BS
Research Associate, New York Presbyterian Hospital-Weill
Cornell Medical College; The Ronald O. Perelman and
Claudia Cohen Center for Reproductive Medicine, Weill
Cornell Medical College, New York, NY, USA

John P. Mulhall, MD
Director, Male Sexual & Reproductive Medicine Program,
Urology Service, Department of Surgery, Memorial Sloan-
Kettering Cancer Center, New York, NY, USA

Ajay K. Nangia, MBBS
Associate Professor of Urology, Department of Urology,
University of Kansas Medical Center, Kansas City, KS

Queenie V. Neri, MS
Research Associate in Reproductive Medicine, New York
Presbyterian Hospital-Weill Cornell Medical College;
The Ronald O. Perelman and Claudia Cohen Center for
Reproductive Medicine, Weill Cornell Medical College,
New York, NY, USA

Craig S. Niederberger, MD, FACS
Clarence C. Saelhof Professor and Chairman, Department of
Urology, University of Illinois at Chicago College of Medicine;
Professor, Department of Bioengineering, University of
Illinois at Chicago College of Engineering, Chicago, IL, USA

Robert D. Oates, MD
Professor of Urology, Vice-Chairman, Department of Urology,
Boston Medical Center, Boston, MA, USA

Dana A. Ohl, MD
Professor of Urology, Department of Urology, University of
Michigan, Ann Arbor, MI, USA

Darius A. Paduch, MD, PhD
Associate Professor of Reproductive Medicine and Urology,
Department of Urology and Reproductive Medicine, Weill
Cornell Medical College, New York, NY, USA

Gianpiero D. Palermo, MD, PhD

Professor of Reproductive Medicine, and Embryology in
Obstetrics and Gynecology, Blavatnik Distinguished Professor
of Reproductive Biology, The Ronald O. Perelman and Claudia
Cohen Center for Reproductive Medicine, Weill Cornell
Medical College, New York, NY, USA

Michael A. Perelman, PhD

Clinical Professor of Psychiatry, Reproductive Medicine and
Urology, The New York Presbyterian Hospital, Weill Medical
College of Cornell University, New York, NY, USA

Susanne A. Quallich, NP

Nurse Practitioner, Department of Urology, University of
Michigan, Ann Arbor, MI, USA

Matthew T. Roberts, MD, FRCSC

Assistant Professor, Division of Urology, Department of
Surgery, University of Ottawa, and Fellow, Male Reproductive
Medicine and Surgery, Mount Sinai Hospital, University of
Toronto, Toronto, ON, Canada

Zev Rosenwaks, MD

Director and Physician-in-Chief, The Ronald O. Perelman
and Claudia Cohen Center for Reproductive Medicine, Weill
Cornell Medical College, New York, NY, USA

Edmund Sabanegh, Jr., MD

Chairman, Department of Urology, Director of the Center
for Male Fertility, Glickman Urological and Kidney Institute,
Cleveland Clinic, Cleveland, OH, USA

Jay Sandlow, MD

Professor of Urology, Medical College of Wisconsin,
Milwaukee, WI, USA

Peter N. Schlegel, MD

James J. Colt Professor & Chairman, Department of
Urology, Professor of Reproductive Medicine, Weill Cornell
Medical College; Population Council, Center for Biomedical
Research, New York; Urologist-in-Chief, New York
Presbyterian Hospital/Weill Cornell Medical Center, New
York, NY, USA

Yefim Sheynkin, MD, FACS

Associate Professor of Urology, Director, Male Infertility and

Microsurgery, Department of Urology, SUNY at Stony Brook,
New York, NY, USA

Mark Sigman, MD

Professor of Surgery (Urology), The Warren Alpert Medical
School of Brown University, Providence, RI, USA

Rebecca Z. Sokol, MD, MPH

Professor of Medicine and Obstetrics and Gynecology,
Department of Obstetrics and Gynecology, University of
Southern California Keck School of Medicine, Los Angeles,
CA, USA

Jens Sønksen, MD, DMSci, PhD

Professor of Urology, Department of Urology, Herlev
Hospital, University of Copenhagen, Herlev, Denmark

Vairavan S. Subramanian, MD

Glickman Urological and Kidney Institute, Cleveland Clinic,
Cleveland, OH, USA

Raymond Sultan, MD

Chief Resident, Urology, Robert Wood Johnson Medical
School Picataway, NJ, USA

Raanan Tal, MD

Male Sexual & Reproductive Medicine Program, Urology
Service, Department of Surgery, Memorial Sloan-Kettering
Cancer Center, New York, NY, USA

Cigdem Tanrikut, MD

Assistant Professor of Surgery, Harvard Medical School,
Boston, MA; Assistant in Urology, Massachusetts General
Hospital, Boston, MA, USA

Paul Tonkin, MD

Resident, Department of Urology, Medical College of
Wisconsin, Milwaukee, WI, USA

Paul J. Turek, MD, FACS, FRSM

Director, The Turek Clinic, San Francisco, CA, USA

Laurent Vaucher, MD

Department of Urology, Centre Hospitalier Universitaire
Vaudois, Lausanne, Switzerland

Moshe Wald, MD

Associate Professor, Male Infertility and Andrology, Department
of Urology, The University of Iowa, Iowa City, IA, USA

Zev Williams, MD, PhD

Clinical Fellow, Center for Reproductive Medicine and
Infertility, Weill Cornell Medical Center, New York, NY, USA

Armand Zini, MD, FRSCS

Associate Professor, Department of Surgery, Division of Urology,
McGill University, St. Mary's Hospital, Montreal, QC, Canada

中文版推荐序

一本值得珍藏的男性不育参考书、工具书和教科书

我的案头有一本由美国康奈尔大学 Weill 医学中心 M. Goldstein 和 P. N. Schlegel 两位教授领衔主编,全球众多医学专家共同编撰的男性不育专著 *Surgical and Medical Management of Male Infertility*,与之并置的是该书的中译稿《男性不育的医学干预:手术与临床诊疗》,中文本由李铮与李石华两位教授带领一个团队精心翻译而成。我在埋头阅读文献和认真编审稿件之余,常常会情不自禁地浏览这本书,因为在我心目中,这是一部全面反映男性不育研究最新进展的参考书,又是一部从事男性不育与生殖医学工作者值得信赖和依靠的工具书,同时也是一部可供广大男科学及生殖医学工作者系统研习的教科书。

众所周知,生殖健康是健康的核心。根据世界卫生组织(WHO)的定义,生殖健康意味着人们具有安全与满意的性生活,人们具备生儿育女的能力,并能自主决定是否生育、何时生育以及间隔多久生育。由此可见,生育、不育与节育是生殖健康的三个要素。不孕不育是全球面临的重大健康问题,全球约有 8 000 万对夫妇不育,其中一半左右与男方因素有关。中国不孕不育的发生率约为 15%,男性不育也是我国的一个重要公共卫生问题。中国目前约有 4.3 亿个家庭,每个家庭都期盼夫妻恩爱、儿女健康、老人长寿、家庭和睦。一个没有子女的家庭是不太美满的。中国计划在 2020 年实现全面建成小康社会的目标,幸福美满的家庭是小康社会的基石。从这个意义上来说,尽力帮助男性不育患者解除病痛和全面建成小康社会宏伟目标息息相关。

目前有关男性不育的书籍并不太多,大部分是在生殖医学或不孕不育专著中的一个章节或一个分册。优秀的男性不育专著更是凤毛麟角。我认真阅读后,深感本书有以下四个鲜明的特点:

1. 系统全面反映男性不育研究领域的最新进展

本书共分十个部分,系统全面阐述了男性生殖系统解剖与生理、男性不育评估、梗阻与非梗阻性无精子症治疗;与此同时也专题介绍了精索静脉曲张,射精与性功能障碍以及男性不育辅助生殖技术;最后还展望了男性不育研究与治疗的未来发展。更为难能可贵的是,每个领域都力图反映最新研究进展,尤其是男性不育的遗传学机制和精子功能检测新方法,以及精索静脉曲张的处置方案等章节更有其独到之处。

2. 男性不育手术,尤其是显微外科是本书的重要特色

参加本书编撰的专家中有许多国际知名的泌尿外科专家,目前国内从事男性不育临床工作的医师也有相当一部分来自泌尿科。然而,目前已出版的男性不育专著,绝大部分偏重于男性不育的诊断与药物治疗。本书的一大特色是用了相当大的篇幅介绍男性不育的手术(尤其是显微外科)干预,包括输精管输精管吻合术、输精管附睾吻合术、附睾精子抽吸术、儿童泌尿科的生育问题及保留睾丸肿瘤手术等。使我印象深刻的是,第三十四章的标题"显微外科培训、动物模型与研究",十分引人注目。在我浏览过的众多男性不育、男科与生殖医学专著中,有如此鲜明外科干预特色的仅此一本。

3. 在理论阐述的基础上,归纳总结了男性不育临床诊治的要点

阅读本书后您会惊喜地发现,每一章的最后都有专门的一节"本章要点",我对此极为赞赏。以第四章"男性不育遗传学评估"为例,以引言开始,接着提出一系列临床上经常遇到的问题,诸如,哪一类男性应该进行基因检测;严重少精子症和非梗阻性无精子症患者应该作哪些检查? 可能出现的异常与后果有哪些……一问一答引人入胜,又极具临床实践的指导意义,最后是结论与本章 19 个要点。例如:要点 9,克氏综合征是男性不育中最常见的染色体异常,人群分布约为 1:600;要点 15,大约 10% 的非梗阻性无精子症和 5% 的严重少精子症,发现存在 Y 染色体微缺失。所以我认为这本书既是一本实用的工具书,又是一本优秀的教科书。

4. 行文流畅,图文并茂,真正做到了读者第一

本书原文通顺流畅,逻辑性强。译文也尽力做到"信、达、雅",阅读本书是一种享受。全书图文并茂,展示了精细入微的手术图谱,并附有网络视频,我相信这对读者大有裨益。我还想指出的是每章的要点均采用黑体字标示,十分醒目。再加上每个章节最后"妙语警句"式的本章提要与参考文献更是考虑周全,是名副其实的一切为了读者(reader friendly)。

我衷心希望这本书成为广大男科学与生殖医学工作者的良师益友,我要向 Goldstein 和 Schlegel 教授专门为中译本撰写序言表示衷心感谢和崇高敬意。此外,我要借此机会向李石华教授致以特别的谢忱,他是本书的作者,他是本书的译者,他是本书的推荐者,他是中美之间医学交流合作的桥梁,他为中国男科学显微外科的学科建设和梯队培养呕心沥血,期待我们之间未来更加卓有成效的合作。

王一飞　教授

上海交通大学医学院顾问

中华医学会生殖医学分会首届主任委员

《亚洲男科学杂志》主编

《国际生殖健康/计划生育杂志》主编

2016 年 5 月 8 日

中文版序

男性不育症的评估、治疗和预防

男性不育症诊断和治疗取得的显著进展,使许多既往被认为无法治愈的不育夫妇成功受孕。男性不育遗传学病因的阐明和一些精子功能检验的新方法,使我们能够更充分地了解男性不育的病因及预后。体外受精结合卵胞浆内单精子注射技术(IVF/ICSI)的出现使重度男性不育患者的治疗现状发生了革命性的变化。尽管这项技术可使妇科/生殖内分泌专家能够对严重的男方因素造成不育的夫妇进行治疗,但近期研究显示在不育男性中睾丸肿瘤和遗传缺陷具有更高的发生率,因此即使有足量精子可用于 IVF/ICSI,仍需强调对不育男性进行评估的重要性。此外,经过男性不育治疗相关培训的泌尿外科医师,能够从无精子症患者睾丸组织中诱导精子发生和/或获取精子。而且,经过男性不育相关培训的泌尿外科医师所提供的治疗常常可提高不育男性的生殖力:从无精子到能够进行 IVF/ICSI;从只能进行 IVF/ICSI 到宫腔内人工授精,甚至常可使其自然受孕。取精技术的进展以及梗阻性无精子症和精索静脉曲张显微外科手术的改良使受孕成为可能,这在十年前还是难以想象的。

此外,有多种疾病与不育相关,尤其是精索静脉曲张,目前已显示出与睾酮水平的更快速下降有关(与无精索静脉曲张的同龄男性相比)。因此,对于不育风险因素的治疗不仅能治疗不育症本身,而且能够治疗及预防老年男性的雄激素缺乏。

最后,治疗青少年精索静脉曲张目前已证实能够使发育滞后的睾丸恢复正常,并可能预防将来的不育症和雄激素缺乏。相比在这些病症出现后再进行治疗,这种青少年时期的预防治疗要更加节约成本。

在本书问世之前,还没有一本全面涵盖男性不育症评估、治疗和预防的教科书,书中所附的高质量手术图谱和手术网络视频使其更加珍贵和独具特色。

通过与中华医学会生殖医学分会首任主任委员、《亚洲男科学杂志》主编、上海交通大学医学院顾问王一飞教授的合作,本书由康奈尔大学威尔医学院泌尿外科与生殖医学研究所教授、显微外科培训与研究中心主任李石华和上海交通大学附属第一人民医院泌尿外科教授、男科中心主任李铮,出色地翻译成中文版本。这本书在中国的出版发行,将增强彼此间的同行合作,提升中国男性生殖医学和显微外科的实力,我们的此次合作亦将推动男性生殖疾病诊疗的进展。

Marc Goldstein,M. D. Peter N. Schlegel,M. D.

前　言

　　男性不育诊断与治疗方法的迅速进展,使过去认为无法治愈的不育难题得以解决。男性不育遗传学机制的阐明和精子功能检测新方法的建立,让我们对男性不育的病因、治疗及预后的理解更加透彻。体外受精(IVF)与卵胞浆单精子注射技术(ICSI)的出现,使男性不育的治疗发生了革命性进展。尽管妇产科专家与生殖内分泌专家可以运用这项技术治疗不育,甚至是严重的男性不育,但近期研究显示:相对于正常男性,不育男性睾丸肿瘤和遗传学异常的发生率更高,因此即使有足够精子可用于 IVF/ICSI,阐明男性不育的病因仍势在必行。经过男性不育诊疗培训的泌尿专科医师可治疗或诱导无精子症患者精子发生或获取精子。而且通过训练有素的泌尿男科医师的治疗,男性不育患者的生育力得到改善,从过去无法生育提高到可以实施 IVF/ICSI,从过去只能实施IVF/ICSI 提高到可实施人工授精,甚至提高到可以自然妊娠。精子获取技术的进步、梗阻性无精子症与精索静脉曲张显微外科治疗的革新,可以使不育夫妇获得生育,这在10 年前几乎难以想象。

　　除此之外,对照研究证实,许多与不育相关的因素,尤其是精索静脉曲张还可导致男性雄激素水平迅速下降。治疗男性不育的相关因素或风险因子,不仅有助于治疗不育症本身,而且可防治中老年男性的雄激素缺乏。

　　最后要强调,早期治疗青少年精索静脉曲张,不仅能纠正睾丸发育延迟,而且能够预防成年后不育与雄激素缺乏,这与等到不育出现或雄激素缺乏发生后再进行治疗相比,更有医疗经济价值。本书出版之前,还没有专著详尽阐述男性不育的评估、治疗和预防。尤其本书展示了精彩的手术图谱,并附网络视频,更显示出它独特的学术价值。

　　本书每一章最后都附有"本章精华"作为总结。此外,本书中的要点均采用加粗黑体字标示。诚挚感谢我们的手术室团队,特别感谢 Margarita Rivera 护士和手术室技师 Clarence Sidney,我们在康奈尔大学 Weill 医学中心纽约长老会医院共同度过 20 多个春秋,这是我们能够完成并报道此项杰出医学成果的关键。

(李　铮　李石华　译)

目　录

第一部分　男性生殖系统解剖与生理

第二部分　男性不育评估

第三部分　梗阻性无精子症的治疗

第十部分　其他

第一部分

男性生殖系统解剖与生理

第一章

男性生殖系统解剖与生理

Ray Costabile

男性生殖性腺轴

男性正常生殖功能的维持,依赖于下丘脑-垂体-睾丸激素的协同释放。促性腺激素释放激素(gonadotropin-releasing hormone,GnRH)由下丘脑基底部的神经内分泌细胞,呈脉冲式释放入垂体门脉系统,促进垂体前叶的促性腺细胞合成与释放两种肽类激素:卵泡刺激素(follicle stimulating hormone,FSH)和黄体生成素(luteinizing hormone,LH)。这两种激素一旦通过血液循环到达睾丸,**LH 立即刺激间质细胞(Leydig 细胞)产生睾酮,FSH 刺激支持细胞(Sertoli 细胞)促进睾丸生精上皮的精子发生(spermatogenesis)**。负反馈调节机制的存在,使睾酮分泌和精子生成更加精细化,该调节系统依靠睾丸、下丘脑及垂体内的类固醇激素和肽类物质的反馈调节进行维持(见图 1.1)。

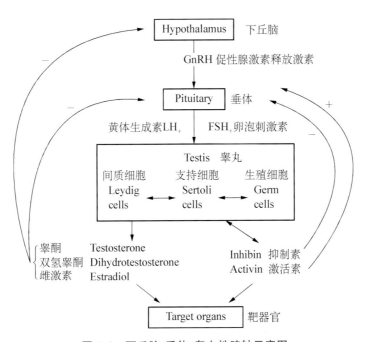

图 1.1 下丘脑-垂体-睾丸性腺轴示意图

下丘脑

下丘脑位于第三脑室下方,是大脑中的一个复杂区域,其通过神经投射与包括杏仁核和嗅球在内的大脑其他部分存在丰富的联系,对各种外源性和内源性信号作出反应。GnRH 的产生受三种不同节律的影响,包括季节、昼夜和脉冲。在春季、早晨以及间隔 90～120 分钟出现分泌峰值。在胚胎发育过程中,GnRH 神经元前体细胞由嗅板转移至下丘脑。

垂体

脑垂体位于下丘脑下方的垂体窝内,分为前叶和后叶。后叶亦称为神经垂体,受下丘脑神经元的刺激,分泌催产素(oxytocin)和血管加压素(vasopressin)。前叶亦称为腺垂体(adenohypophysis)。与后叶相反,前叶与下丘脑分泌的血源性因子进行信息交换。这些神经肽类通过门脉系统转运至前叶,刺激腺垂体激素(adenohypophyseal hormones)的合成和分泌。垂体前叶除了分泌**促性腺激素 LH 和 FSH 之外,还分泌其他糖蛋白激素,如促肾上腺皮质激素(corticotropin)相关肽、生长激素与催乳素(somatomammotropin hormones)**。催乳素(prolactin)和生长激素(growth hormone)对男性生殖系统功能具有重要作用。

类固醇反馈环路

睾酮(testosterone)通过垂体和下丘脑神经元的雄激素受体对 GnRH 的分泌进行负反馈调节。睾酮在睾丸和外周组织中,迅速被 5α-还原酶和芳香化酶分别转化为双氢睾酮(dihydrotestosterone)和雌二醇(estradiol)。**在细胞和组织水平上,睾酮和雌激素(estrogen)都在生殖功能的调节方面发挥重要作用。**临床证实雄激素受体与雌激素受体部分或完全突变,会引起垂体分泌 LH 增多[1]。FSH 刺激支持细胞产生抑制素(inhibin),抑制素是一种糖蛋白激素,能够通过促性腺激素抑制 FSH 分泌。促性腺激素的分泌受多种不同类固醇激素的调节。睾酮对 LH 分泌的负反馈抑制效应主要由睾酮自身调节,而睾酮对于 FSH 分泌的负反馈抑制效应由雌二醇调节[2]。

男性生殖轴的发育

胎儿睾丸产生的睾酮、双氢睾酮和苗勒管抑制物是决定性别表型的重要因素。支持细胞前体细胞分泌的苗勒管抑制物(也称抗苗勒管激素),可抑制女性生殖道结构的发育并使生殖道呈现男性表型[3]。胎儿睾丸间质细胞分泌的睾酮刺激 Wolffian 管系统分化,使其后期发育为输精管、附睾和附属性腺。**早期睾丸的分化是由 Y 染色体上的性别决定区控制**,位于其中的 SRY 基因与其他转录因子协同启动男性性别分化[4]。

男性生殖系统的老龄化

流行病学研究证实:随着年龄的增长,血液循环中的睾酮水平逐步下降[5]。雄激素水平的降低伴随着机体组成结构的变化,男性表现为精力或体力下降、生理功能下降、性功能降低、精神郁闷以及认知功能下降等改变[6]。这种与年龄相关的睾酮水平下降是一个复杂的过程,与睾丸间质细胞的内外因素相关。棕色挪威大鼠是研究人类生殖系统老龄化的良好动物模型。研究发现,与对照组年幼大鼠相比,老年大鼠每个睾丸内的间质细胞数量没有变化[7]。该研究结果提示老年男性睾酮水平的下降并非由于间质细胞数量减少而是其功能变化所致[8]。睾丸内高浓度睾酮水平是维持生精功能所必需的条件,而 40 岁以上男性生育能力则降低[9]。进一步的研究可集中探讨间质细胞内类固醇激素合成功能降低的细胞内分子机制。从中可发现一些潜在的方法,改善老年男性体内睾酮合成减少状态,也可发现影响男性不育的因素。

睾丸大体解剖

青年健康男性睾丸呈卵圆形,体积为 15～25 mL,纵轴长 4.5～5.1 cm[10]。睾丸内容物由睾丸鞘膜、白膜和睾丸血管网三层组织构成的被膜包绕。睾丸的血供来自于睾丸动脉(testicular arteries)、提睾肌动脉(cremasteric arteries)及输精管动脉(deferential arteries)。睾丸动脉起源于腹主动脉(abdominal aorta),紧邻肾动脉(renal artery)下方起始,在腹股沟管内环上方构成精索的一部分,并与相互交错的静脉网(最终形成蔓状静脉丛,pampiniform plexus)紧密伴行。正常男性体内,精索内的血液逆流热交换作用,使供应睾丸的血液温度比直肠低 2～4℃[11]。睾丸动脉穿过白膜,沿睾丸后表面向睾丸下部穿行,随后上行终于前表面,形成数条分支进入睾丸实质组织。应当注意这些血管的定位特征,因为在睾丸活检或者进行睾丸固定术时可能损伤这些血管。与睾丸下极和前部相比,睾丸上极的中部及侧方浅表血管密度最低。

睾丸白膜发出放射状的隔膜将睾丸分成许多小叶。隔膜将生精小管以及由间质细胞、血管、淋巴管、肥大细胞、神经以及巨噬细胞组成的间质组织分割开来。**生精小管是生精细胞的生存场所**。生精小管为连续的环状小管结构,终止于睾丸网,睾丸网是一种网状收集管,最终融合形成睾丸输出小管(efferent ducts),将睾丸内液体和精子运送至附睾头部。生精小管主要由支持细胞、生殖细胞和管周肌样细胞构成(见图 1.2)。

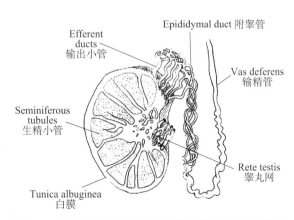

图 1.2　人类睾丸模式图显示生精小管、附睾和输精管

间质细胞

间质细胞可根据其在睾丸间质内的定位进行鉴定。其特征为圆核,核仁明显,胞浆内可见 Reinke 结晶。间质细胞间通过大量的缝隙连接进行直接信息交换。间质细胞负责体内大部分睾酮(T)的合成,而其在睾丸内所占的比重十分微小,所以认为间质细胞具有旺盛的分泌类固醇激素的能力[12]。在生命周期中,循环系统中睾酮水平波动巨大,在 20～30 岁期间,睾酮浓度达到顶峰,继而进入平台期,然后开始下降。间质细胞的功能受垂体激素、生精小管内细胞分泌的旁分泌因子以及自身调节因子的调控。

支持细胞

支持细胞是一种上皮来源的不再分裂的终末细胞,位于基底膜,参与形成生精小管管壁。这一独特细胞的特征为:细胞核形态不规则,核仁突出,有丝分裂指数低,支持细胞与生精细胞间存在着细胞连接,同时支持细胞间具有独特的紧密连接复合体。支持细胞的表面突起向外延伸,并包围绕生殖细胞,使每个生殖细胞由许多邻近的支持细胞所支撑[13]。**支持细胞具有特殊功能,可促进生精细胞的成熟。首先,它提供了物理支架,可以使生精细胞沿着该支架发育并向管腔迁移。第二,支持细胞间特有的紧密连接形成血睾屏障(blood-testis barrier)。第三,支持细胞塑造了生精细胞成熟所必需的微环境。**其特有功能还包括吞噬作用、液体分泌以及产生各种分子(见图 1.3)。

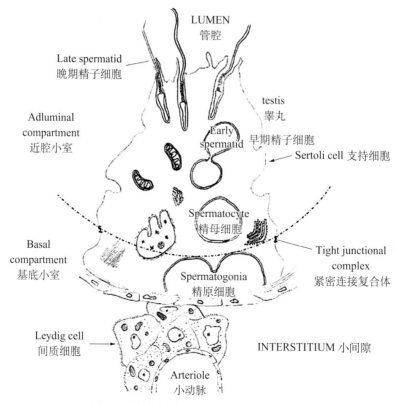

图 1.3　睾丸间质组织和生精小管的示意图

　　人们仍在不断探索评估支持细胞产生的能够标志其功能并且有助于评估不育患者的细胞产物。20世纪70年代发现的雄激素结合蛋白，是首个经过鉴定的细胞外蛋白标志物，此后又发现了一系列其他分泌产物。抑制素是一种主要由支持细胞分泌的糖蛋白激素，可抑制FSH的分泌。有学者提出，血清抑制素B可能是睾丸功能受损的独立标志物，也可作为一项不育男性睾丸中是否存在精子的预测因子[14]。

血睾屏障

　　在睾丸内存在着一种功能性血睾屏障。这一屏障由特殊的细胞连接构成，在生精小管上皮相邻的支持细胞之间形成分隔，将生精上皮分为基底小室和近腔小室两部分[15]。血源性物质可通过细胞外间隙到达基底小室，然而由于血睾屏障的阻隔特性，这些物质不能直接到达近腔小室。近腔小室包含成熟的生殖细胞，而基底小室包含精原细胞和幼稚的初级精母细胞。血睾屏障的功能性组成包括支持细胞间的紧密连接复合体、管周肌样细胞以及临近的毛细血管内皮细胞[16]。血睾屏障的临床意义在于其结构完整的情况下，保护睾丸近腔小室免受青春期后的睾丸损伤性侵害，避免产生抗精子抗体。

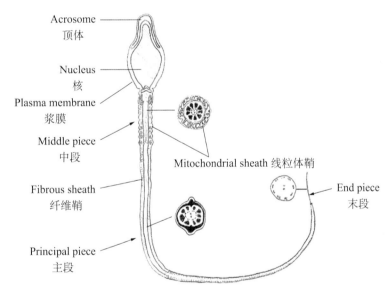

图1.4　经典哺乳动物精子示意图　横截面插图显示细胞内部结构

精子发生

　　精子发生是一个受到精密调控的细胞分化过程，其结果是形成完全分化且高度特异性的单倍体活动精子。精原细胞（spermatogonia），为最不成熟的生精细胞，在基底室内沿生精小管基底膜排列。**精原细胞缓慢演变为高度分化的精子需要大约64天**[17]。第一次有丝分裂起始于胎儿期睾丸，出生时即产生精原细胞和初级精母细胞。此后很少进一步发育，直至青春期启动。精原细胞根据其细胞核外观分为三种类型：Ad型、Ap型与B型。这些精原细胞历经数次有丝分裂会产生大量细胞，新产生的细胞或参与干细胞的再生，或成为子代细胞，并随后演变为精母细胞（spermatocytes）。

初级精母细胞独具特性，经过两次连续的细胞分裂产生精子细胞。这一分裂过程称为减数分裂（meiosis），包含染色体复制后伴随的两次细胞分裂，产生单倍体的生精细胞。单倍体精子与同样为单倍体的卵子融合，使胚胎细胞的染色体数量恢复为双倍体。两次减数分裂涉及到初级和次级精母细胞。每次减数分裂包括四个特定的时期：即前期、中期、后期和末期。初级精母细胞分裂前期Ⅰ时间较长，又进一步分为5个阶段：细线期、偶线期、粗线期、双线期和终变期。**精子形成的演变过程，是由圆形的精子细胞演变成细长、具有鞭毛、可运动的细胞。**这一转变过程包括顶体的发育、染色体的浓缩、鞭毛的形成和胞浆内细胞器的迁移[18]。

精子头部主要由细胞核构成，其中包含浓缩的染色质和顶体。顶体是一个膜结合的细胞器，含有受精前穿透卵子所需的多种水解酶[19]。鞭毛形成于精子的下极，线粒体在该部位聚集并为精子运动提供所需的能量。线粒体呈螺旋状排列，包绕着一束外周致密纤维和特征性的9+2排列的微管结构构成的轴丝（见图1.4）。

正常精子发生启动和维持依赖于 FSH 与睾酮的协同作用[20]。生殖细胞需要这些激素，但其自身并不具有 FSH 受体和睾酮受体[20]，而支持细胞具有这两种受体，因此 FSH 和雄激素的作用是由支持细胞所介导。

精子发生所必需的关键遗传因子逐渐被阐明。**通过对严重精子发生障碍患者研究，发现 Y 染色体某些区域存在微缺失（submicroscopic deletions）**[21]，这些区域被称为无精子症因子 AZFa、b、c 区。临床证实，无精子症患者中存在特定基因区域的缺失，如在无精子症患者的 AZFc 区发现 DAZ 基因存在缺失。定位这些对精子发生至关重要的特异性基因，仍需深入探索。

附睾

在附睾内，精子获得充分运动的能力，并获得具备识别卵子使其受精的能力。精子的这些转化过程称为精子成熟。精子运动和受精能力均是雄激素依赖性过程。雄激素的缺乏可导致附睾重量减轻，以及附睾分泌液成分的变化[22]。附睾起源于中肾管（Wolffian duct），由一条高度卷曲的管道构成，是睾丸精子的必经通道。附睾附着于睾丸的上极和下极，并紧密贴附于睾丸后方。附睾主要分为三个部分：头部、体部、尾部。附睾头部附着于睾丸上极，尾部位于睾丸下极，中间区域为体部。

附睾除后方区域外，均由睾丸鞘膜的脏层包绕，而其后方则通过纤维脂肪结缔组织与阴囊及精索相连。**起始于睾丸网的大约 10 根输出小管最终汇聚形成单根附睾管。人类的附睾管长 3～4 m**[23]。附睾的血供有两个来源，头部和体部的血供来自于睾丸动脉的附睾上极和下极分支，尾部的血供来自于输精管动脉。其血供特点为血管迂曲并有丰富的血管交通支[24]。而附睾的静脉回流则有所不同，附睾头部和体部近端的静脉直接与蔓状静脉丛相交通，附睾尾部和体部远端的静脉最终与输精管静脉或提睾肌静脉相交通。

附睾的功能

附睾具有三种重要功能：精子成熟、精子运输和精子储存。精子的成熟是指精子从睾丸通过附睾至输精管时获得运动和受精能力。研究表明人类精子在经过附睾后运动能力增强。与附睾头部精子相比，越靠近附睾的远端部分，其内所含高效运动精子的百分比越高[25]。有关精子成熟的确切机制尚不完全清楚，目前的共识是精子在向管道的远端区域迁徙过程中，通过与附睾的相互作用从而获得这些能力。

人类精子在附睾内运行的平均时间为 12 天，但存在较大差异，部分精子通过附睾仅需 2 天[26—28]。精子通过附睾管近端的转运过程，主要依靠环绕附睾管的平滑肌的自发性蠕动收缩。其他有助于精子转运的因素，包括纤毛运动和睾丸分泌液的流动。有研究显示：精子通过附睾的转运时间，因年龄和性活动的变化而有较大差异，与每日精子的产生量具有直接相关性[29]。

人类精子主要的储存部位在附睾尾部，近半数的精子储存于此[26]。有研究显示，人类附睾内精子的活力和运动能力不及其他种属[30]。尽管目前有大量动物实验研究，但未射出精子的最终归宿仍不清楚。

输精管

输精管是一个厚壁的肌性管道，从附睾尾部至精囊和射精管的交汇点长约 $30\sim40$ cm。输精管共分为 5 个部分：附睾部、阴囊部、腹股沟部、盆腔部和壶腹部。输精管与附睾、射精管一样，均起源于中肾管。其对精子强有力的推动作用依赖于三层肌纤维，内外层均为纵向肌纤维，中层为环形肌纤维。输精管受交感和副交感神经支配，丰富的肾上腺素能神经纤维分布有利于精子的有效转运。输精管的血供来自于由膀胱下动脉发出的输精管动脉，输精管静脉与之伴行。

本章要点

- LH 刺激间质内的间质细胞产生睾酮，同时，FSH 通过刺激支持细胞促进和影响生精小管内的生精上皮。
- 下丘脑是大脑中的一个复杂区域，对不同的外源性和内源性信号发生反应，并通过神经投射与脑内其他部位包括杏仁核和嗅球之间存在丰富的联系。
- 垂体前叶除分泌性腺激素 LH 和 FSH 外，还分泌其他糖蛋白激素，包括促肾上腺皮质激素相关肽和生长激素、催乳素等。
- 睾酮和雌激素在细胞和组织水平均对生殖功能的调节发挥重要作用。
- 睾丸的早期分化受 Y 染色体上的性别决定基因（SRY）调控。
- 青年健康男性的睾丸体积为 $15\sim25$ mL，长径为 $4.5\sim5.1$ cm[10]。
- 正常男性精索内血液的逆流热交换作用使其供给睾丸的血液温度比直肠温度低 $2\sim4℃$。

- 与睾丸下极和前方区域相比，睾丸上极中部及侧方的浅表血管密度最低。
- 睾丸生精小管是生殖细胞产生的部位。
- 支持细胞具有一些特殊功能可促进生精细胞的成熟。首先，它提供了一个可以使生殖细胞发育，并向生精小管管腔迁移的物理支架。第二，支持细胞间特有的紧密连接形成血睾屏障。第三，支持细胞建立了生精细胞成熟所必需的微环境。
- 精原细胞缓慢进化为高度分化的精子大约需要 64 天[17]。
- 精子形成的演变过程，是由圆形的精子细胞演变成细长、具有鞭毛、可运动的细胞。
- 正常精子发生的启动和维持依赖于 FSH 与睾酮的协同作用[20]。
- 对生精功能严重障碍男性的研究发现其 Y 染色体存在微缺失[21]。
- 在附睾内，精子获得充分的运动能力以及识别卵子并使之受精的能力。
- 起始于睾丸网的大约 10 根输出小管最终汇聚形成单根附睾管。人类的附睾管长 3～4 m[23]。
- 附睾具有三种重要功能：精子成熟、精子运输和精子储存。
- 人类精子在附睾内的转运时间平均为 12 天，但存在较大差异，部分精子通过附睾仅需 2 天[26—28]。
- 输精管是一个厚壁的肌性管道，从附睾尾部至精囊和射精管的交汇点长 30～40 cm。

（平　萍　潘　峰　李彦锋　李　朋　译）

参考文献

1. Shupnik MA, Schreihofer DA. Molecular aspects of steroid hormone action in the male reproductive axis. J Androl 1997;18：341 - 4.

2. Hayes FJ, Pitteloud N, DeCruz S, Crowley WF Jr, Boepple PA. Importance of inhibin B in the regulation of FSH secretion in the human male. J Clin Endocrinol Metab 2001;86：5541 - 6.

3. Lee MM, Donahoe PK. Mullerian inhibiting substance：a gonadal hormone with multiple functions. Endocr Rev 1993;14：152 - 64.

4. Sekido R, Lovell-Badge R. Sex determination involves synergistic action of SRY and SF1 on aspecific Sox9 enhancer. Nature 2008;453：930 - 4.

5. Harman SM, Metter EJ, Tobin JD, Pearson J, Blackman MR. Longitudinal effects of aging on serum total and free testosterone levels in healthy men：Baltimore Longitudinal Study of Aging. J Clin Endocrinol Metab 2001;86：724 - 31.

6. Matsumoto AM. Andropause：clinical implications of the decline in serum testosterone levels with aging in men. J Gerontol A Biol Sci Med Sci 2002;57：M76 - 99.

7. Wang C, Leung A, Sinha-Hikim AP. Reproductive aging in the male brown-Norway rat：a model for the human. Endocrinology 1993;133：2773 - 81.

8. Midzak AS, Chen H, Papadopoulos V, Zirkin BR. leydig cell aging and the mechanisms of reduced testosterone synthesis. Mol Cell Endocrinol 2009;299(1)：23 - 31.

9. Ford WC, North K, Taylor H, et al. Increasing paternal age is associated with delayed conception in a large population of fertile couples：evidence for declining fecundity in older men. The ALSPAC Study Team (Avon Longitudinal Study of Pregnancy and Childhood). Hum Reprod 2000;15：

1703 - 8.

10. Winter JS, Faiman C. Pituitary-gonadal relations in male children and adolescents. Pediatr Res 1972;6：126 - 35.

11. Agger P. Scrotal and testicular temperature：its relation to sperm count before and after operation for varicocele. Fertil Steril 1971;22：286 - 97.

12. Kaler LW, Neaves WB. Attrition of the human Leydig cell population with advancing age. Anat Rec 1978;192：513 - 8.

13. Nagano T. Some observations on the fine structure of the Sertoli cell in the human testis. Z Zellforsch Mikrosk Anat 1966;73：8 - 106. Chapter 1：Anatomy and physiology

14. von Eckardstein S, Simoni M, Bergmann M, et al. Serum inhibin B in combination with serum follicle-stimulating hormone (FSH) is a more sensitive marker than serum FSH alone for impaired spermatogenesis in men, but cannot predict the presence of sperm in testicular tissue samples. J Clin Endocrinol Metab 1999;84：2496 - 501.

15. Fawcett DW. Observations on the organization of the interstitial tissue of the testis and on the occluding cell junctions in the seminiferous epithelium. Adv Biosci 1973;10：83 - 99.

16. Dym M, Fawcett DW. The blood-testis barrier in the rat and the physiological compartmentation of the seminiferous epithelium. Biol Reprod 1970;3：308 - 26.

17. Clermont Y. Kinetics of spermatogenesis in mammals：seminiferous epithelium cycle and spermatogonial renewal. Physiol Rev 1972;52：198 - 236.

18. de Kretser DM, Kerr JB, Paulsen CA. Evaluation of the ultrastructural changes in the human sertoli cell in testicular disorders and the relationship of the changes to the levels of serum FSH. Int J Androl 1981;4：129 - 44.

19. McMaster R, Yanagimachi R, Lopata A. Penetration of human eggs by human spermatozoa in vitro. Biol Reprod 1978;19：212 - 6.

20. Simoni M, Gromoll J, Hoppner W, et al. Mutational analysis of the follicle-stimulating hormone (FSH) receptor in normal and infertile men：identification and characterization of two discrete FSH receptor isoforms. J Clin Endocrinol Metab 1999;84：751 - 5.

21. Girardi SK, Mielnik A, Schlegel PN. Submicroscopic deletions in the Y chromosome of infertile men. Hum Reprod 1997;12：1635 - 41.

22. Cohen J, Ooms MP, Vreeburg JT. Reduction of fertilizing capacity of epididymal spermatozoa by 5 alpha-steroid reductase inhibitors. Experientia 1981;37：103 - 2.

23. Turner TT, D'Addario D, Howards SS. Further observations on the initiation of sperm motility. Biol Reprod 1978;19：1095 - 101.

24. Macmillan EW. The blood supply of the epididymis in man. Br J Urol 1954;26：60 - 71.

25. Bedford JM, Calvin H, Cooper GW. The maturation of spermatozoa in the human epididymis. J Reprod Fertil Suppl 1973;18：199 - 213.

26. Amann RP, Howards SS. Daily spermatozoal production and epididymal spermatozoal reserves of the human male. J Urol 1980;124：211 - 5.

27. Johnson L, Varner DD. Effect of daily spermatozoan production but not age on transit time of spermatozoa through the human epididymis. Biol Reprod 1988;39：812 - 7.

28. Rowley MJ, Teshima F, Heller CG. Duration of transit of spermatozoa through the human male ductular system. Fertil Steril 1970;21：390 - 6.

29. Curtis SK, Amann RP. Testicular development and establishment of spermatogenesis in Holstein bulls. J Anim Sci 1981;53：1645 - 57.

30. Bedford JM. The status and the state of the human epididymis. Hum Reprod 1994;9：2187 - 99.

第二部分

男性不育评估

第二章

男性不育病史与体格检查

Moshe Wald

引言

男性不育的评估包括许多内容,应详尽了解内科、外科、发育及生殖系统病史,并进行详细的体格检查、精液分析和其他实验室检查,这些检查均应与女方评估协同进行。病史、体格检查,以及适时的精液分析是代表男性不育评估的核心。实际上,是否需要进行各种实验室检查,首先根据病史和体格检查结果而决定。例如,囊性纤维化筛查并不是男性不育常规的评估内容,但当体格检查未扪及输精管时,则需进行先天性输精管缺如(congenital bilateral absence of the vas deferens,CBAVD)的相关筛查。本章将系统全面介绍男性不育的相关病史和体格检查,以及各项检查的适应证和推荐检查时间。

病史

获取详尽的医疗和生殖系统的病史与可能涉及不育的各方面因素,是评估男性不育的关键[1]。重点详细询问男方病史,但是同时注意收集女方生育状况的信息,以及夫妻对生育的主观愿望和努力程度。

性生活和生育史

应明确不育的持续时间和既往生育状况,包括既往任何一次妊娠的细节。应记录性交和手淫频率,以及性交持续时间。确定夫妻是否根据排卵周期安排性生活,即是否按照有助于提高受孕概率的方式进行性生活也很重要。因为精子在宫颈黏液和宫颈管可存活48小时或更长,性交时间不一定要求与排卵时间完全吻合。但是大多数专家推荐在临近排卵期间可每两天进行1次性交,以保证在卵子排出到达输卵管的12~24小时关键期内,活动精子仍存在于女性生殖道内并使其受精[2]。然而过于频繁的性生活可能导致阴道内精子数量不足,反之,性生活次数过少可能错过排卵。有报道称,使用阴道润滑剂,例如 Astroglide®(BioFilm, Inc., Vista, CA)、K-Y 胶®(McNeil-PPC, Inc., Skillman, NJ)、Surgilube®(Fougera, Melville, NY)及唾液等,均可负面影响精子活力[3—5]。性欲减退、勃起或射精功能障碍也应予以注意，因为这些可能与性腺功能低下及其他系统疾病有关。无精液症和射精量明显减少，也可能是性腺功能低下临床表现的一部分，同时也提示其他可能的情况，包括逆向射精、射精管梗阻或先天性输精管缺如。

泌尿生殖道感染

应获取有关既往尿路感染和性传播疾病病史的相关信息。既往有前列腺炎病史可导致射精管梗阻，既往脓精症（pyospermia）病史的炎症过程，可对精子生成产生不利影响。但是上述情况与男性不育的因果关系尚不明确[2, 6]。亦应当重视既往有无附睾炎病史的患者，因其可能导致附睾梗阻。

青春期后患者可能罹患腮腺炎并发睾丸炎，和其他病毒性睾丸炎。既往有腮腺炎感染时，明确疾病是否累及睾丸非常重要，因为有10%～30%的患者在青春期患腮腺炎时并发睾丸炎[7]，其中20%～60%的病例累及双侧睾丸[2]。

儿童期疾病和发育史

青春期延迟或缺失可能提示内分泌障碍或雄激素受体异常[8]。男性乳腺发育（gynecomastia）病史可能与睾丸肿瘤、高泌乳素血症（hyperprolactinemia）或雌激素异常相关[9]。据报道单侧隐睾仅轻度降低生育力，而双侧隐睾可导致生育力明显下降[10, 11]。

既往手术史

许多外科手术都可能会不同程度损害男性生殖道的生理调节功能，也可能直接损伤生殖道的解剖完整性。脑部或垂体的手术或创伤，可能会影响精子发生和睾丸雄激素产生的相关激素调节功能。盆腔或腹膜后手术，可能影响勃起和射精功能。例如，睾丸肿瘤的腹膜后淋巴结清扫术，可能损伤交感神经，导致不射精症或逆向射精。膀胱颈部手术也可能导致逆向射精。腹股沟疝修补术也可因直接损伤输精管或影响输精管血供，而导致输精管损伤。此外，使用补片治疗斜疝，输精管被致密纤维所包绕，而导致输精管梗阻。最后，如鞘膜积液时的鞘膜切除术、精液囊肿切除术或睾丸扭转固定术等阴囊手术，可能会导致输精管和/或附睾的损伤或梗阻。睾丸损伤或扭转可能导致睾丸萎缩或瘢痕形成。此外，以上情况可破坏血睾屏障，导致抗精子抗体的产生。

系统性疾病

勃起功能障碍、逆向射精和其他射精异常可发生于糖尿病和多发性硬化症患者。许多系统性疾病可能会对精子发生产生负面影响。发热性疾病即使疾病本身与生殖道无直接关系，也会造成生精功能长达3个月的损伤[12]；有报道晚期肾脏疾病与男性不育相关[2]；男性睾丸肿瘤或淋巴瘤患者在治疗开始前即可能出现生育困难，在疾病确诊时有60%其至更多的患者精子浓度下降[13—15]。显而易见，上述疾病及其他肿瘤病变的化疗或放疗都可能损害生精功能。尽管这些治疗可能导致永久性无精子症，但在某些情况下,在治疗结束后尽管可能需要长达 4～5 年的时间,生精功能仍可能恢复[15—17]。接受放疗或化疗患者生精功能的恢复各不相同,取决于使用的药物、剂量和治疗时间[17]。

精子活力缺乏的男性不育患者,如有频发或慢性呼吸道感染史,应怀疑纤毛不动(或 Kartagener)综合征,其体征包括内脏转位[18]。与无精子症(azoospermia)相关的频发呼吸道感染提示可能为央氏(Yong)综合征,它与分泌物浓缩导致的附睾梗阻有关[19]。了解个人或家族囊性纤维化(cystic fibrosis, CF)病史也很重要,因为几乎所有囊性纤维化临床患者都有先天性双侧输精管缺如[20, 21]。

如有严重头痛、溢乳或视野受损,应怀疑高泌乳素血症或其他垂体肿瘤。与男性不育相关的嗅觉丧失应考虑 Kallman 综合征可能,这是一种先天性的低促性腺激素性性腺功能减退症。

药物、娱乐毒品和性腺毒素的影响

据报道,一些药物包括呋喃妥因、甲氰米胍和柳氮磺胺吡啶会损伤生精功能[2]。某些娱乐毒品,包括可卡因[22—23]和大麻[24]也有相似作用,合成代谢类固醇和长期酗酒[25]也会损伤生精功能。另外,类固醇的雄激素作用可导致低促性腺激素性性腺功能减退,停止用药后副作用通常可逆转,但也并非总是如此[26]。虽然吸烟对生精功能的影响尚不清楚,但其可能成为其他病因导致的不育症的共同致病因素[27]。

应当注意因职业或环境因素接触杀虫剂或其他有毒化学物,这些物质对精子产生和功能有害。此外已证实,实验性高温和频繁热水浴等过热接触史,无论是职业暴露还是频繁洗桑拿和热水浴,均可损害精液质量和导致生精功能受损[2]。

家族史

不育男性的家族史应着重于其母方兄弟的表型,因为雄激素受体基因及其他多个影响男性生育的基因位于 X 染色体上。

体格检查

全身检查

不育男性的体格检查不应局限于生殖系统,还应包括详细的全身体检,有助于发现与不育相关的异常及潜在病因。应注意患者的体征,正常男性外观的改变,可能与影响男性生育力和其他健康问题的染色体或内分泌异常相关。例如,类无睾者的外观,可能与克氏综合征或低促性腺激素性性腺功能减退相关。另外,第二性征异常及男性女性化(virilization)改变,如过早秃顶可提示先天性内分泌紊乱。其他体检发现,如男性乳房发育,提示雄激素与雌激素水平失衡或者是泌乳素水平升高;内脏反转可能是Kartagener 综合征的表现之一,其纤毛不动的先天性异常,可导致精子活力缺失。

生殖系统检查

细致的生殖系统检查是评估男性不育的关键。生殖系统检查有助于发现不育的原因，如体检发现双侧输精管缺如或临床型精索静脉曲张，即可指引医生进行下一步的相关评估。例如双侧均未扪及输精管则提示先天性输精管缺如（CBAVD），这是一种与囊性纤维化密切相关的疾病，应及时进行囊性纤维化的基因检测。

还应检查整个生殖器官以明确有无性传播疾病，如疣、溃疡、疱疹样病损及任何的尿道分泌物。应检查阴茎有无弯曲及斑块，这可能提示阴茎硬结症（Peyronie 氏病）。应注意严重的阴茎下弯畸形。注意检查尿道外口的位置，因为明显的尿道下裂，以及严重的阴茎弯曲和下弯畸形可干扰精液在阴道内正常的沉积。

检查阴囊时，患者需分别保持仰卧位和站立位，并且应当保持室内温暖以使提睾肌放松。检查前使用加热垫使阴囊放松十分有效，且不会使检查者和患者感觉不适。**应仔细触诊睾丸大小，尤其注意睾丸质地，并排除睾丸内肿块。用游标卡尺测量睾丸长轴或短轴的直径**（图 2.1）**或用睾丸测量器估计睾丸体积**（图 2.2）[28]。用游标卡尺测量睾丸时应小心避免挤压睾丸产生疼痛。有趣的是，有报道称不同种族间睾丸大小的正常范围不同。高加索人和非洲裔美国人正常成年男性睾丸的尺寸＞4×3 cm 或体积＞20 mL[29]，亚洲人正常睾丸体积稍小，但每立方厘米单位体积内精子数量较多。睾丸体积下降，无论单侧或双侧，都与生精功能受损相关[30]。仔细触诊附睾可辨别头、体、尾部。附睾硬结或饱满提示附睾梗阻。精液囊肿和附睾囊肿较为常见，但不一定提示附睾梗阻的存在。透光试验可明确肿块性质是囊性或实性。对于无精子症患者采用细针抽吸可疑的精液囊肿，如发现精子，可立即确认为梗阻性无精病。输精管触诊可明确其存在且排除萎缩。对于输精管结扎术后患者，如考虑行再通手术时，触诊可提供重要信息，有助于评估输精管断端间隙的长度以及是否存在精液肉芽肿。

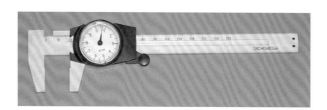

图 2.1　游标卡尺用于测量睾丸的长轴和短轴

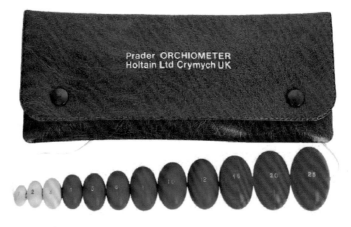

图 2.2　睾丸测量器用于测量睾丸体积（图转载经 Prader 授权使用）

应特别注意检查精索,可发现是否存在精索静脉曲张,这是男性不育最常见可矫治的病因[31]。精索静脉曲张为异常扩张的蔓状静脉丛,最常见于左侧(图 2.3)。近 50% 的精索静脉曲张为双侧,单纯右侧十分少见,一旦发现应进行腹膜后影像学检查,以排除肿块压迫的潜在病因。**体格检查时患者取仰卧位和站立位,同时做有力的 Valsalva 动作,这一点很重要,可以发现不易觉察的轻度精索静脉曲张。**对于提睾反射敏感或者睾丸位置较高的患者,在 Valsalva 试验时轻轻牵拉睾丸可以更精确地评价精索病变。精索静脉曲张的分级基于静脉管径大小,可以在站立位时通过视诊或触诊来确定,可使用或不使用 Valsalva 动作。轻度精索静脉曲张(Ⅰ级)只在 Valsalva 试验时可触及。中度精索静脉曲张(Ⅱ级)在站立位时无 Valsalva 动作时可触及。重度精索静脉曲张(Ⅲ级)在站立位时可以通过阴囊皮肤看到,亦可触及。轻度精曲时精索扩张柔软,Valsalva 试验时才可发现。平卧时精索静脉曲张程度会降低。所以,站立位时单侧或双侧精索增粗,平卧时缓解可提示存在精索静脉曲张。但是平卧位时精索增粗或不对称提示精索内脂肪瘤或继发于后腹膜肿块所致下腔静脉梗阻。做 Valsalva 动作时,出现多普勒回声增强提示存在精索静脉曲张[32],在这种情况下精索静脉曲张的诊断通常依赖于标准的体格检查。

男性精液量正常时,经直肠触诊往往不能提供有用的信息。前列腺增大或者明显压痛提示前列腺炎。可触及的精囊增大可能代表射精管水平梗阻或先天性精囊囊肿。先天性精囊囊肿合并特发性患侧肾脏异常或发育不全,是一种罕见的异常,据报道可能与不育及其他健康问题相关[33]。**基于这些原因,虽然许多专家在评估不育男性时推荐常规进行直肠指诊,但对于健康无症状的青年不育男性,在精液量、pH 和果糖水平正常时,直肠指诊异常率很低**[34]。此外,据报道许多经直肠超声证实的前列腺和精囊异常无法通过常规直肠指诊发现[35]。

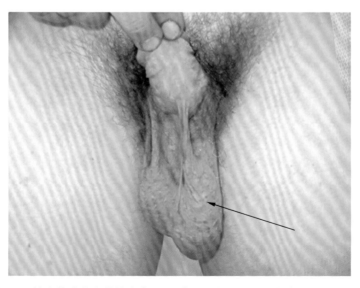

图 2.3　精索静脉曲张的临床表现(图来源:华盛顿泌尿外科医生 Paul Shin)

本章要点

- 与生育相关的详细既往史和生殖系统病史是男性不育评估的关键。
- 应当注意性欲减退、勃起和射精功能障碍，可能与雄激素缺乏或其他系统疾病相关。
- 青春期发育延迟或缺失可能提示内分泌障碍或雄激素受体异常。
- 多种外科操作可能潜在干扰男性生殖系统不同功能生理调节，也可直接破坏生殖系统不同部位的解剖完整性。
- 据报道一些药物包括呋喃妥因、西咪替丁和柳氮磺胺吡啶会损伤生精功能，类固醇雄激素作用可导致低促性腺激素性性腺功能减退，停药后副作用通常可以逆转，但也并非总是如此。不育男性的体格检查不应局限于生殖系统，还应包括详细的全身检查，有助于发现与不育相关的异常及潜在病因。

（平　萍　彭　靖　李　朋　译）

参考文献

1. Sharlip ID, Jarow JP, Belker AM, et al. Best practice policies for male infertility. Fertil Steril 2002;77: 873 – 82.

2. Sigman M, Jarow JP. Male infertility. In Wein AJ, Kavoussi LR, Novick AC, Partin AW, Peters C, eds. Campbell-Walsh Urology, 9th edn. Philadelphia: Saunders Elsevier, 2007; Chapter 19.

3. Tagatz GE, Okagaki T, Sciarra JJ. The effect of vaginal lubricants on sperm motility and viability in vitro. Am J Obstet Gynecol 1972;113: 88 – 90.

4. Tulandi T, Plouffe L Jr, McInnes RA. Effect of saliva on sperm motility and activity. Fertil Steril 1982;38: 721 – 3.

5. Kutteh WH, Chao CH, Ritter JO, Byrd W. Vaginal lubricants for the infertile couple: Effect on sperm activity. Int J Fertil Menopausal Stud 1996;41: 400 – 4.

6. Weidner W, Krause W, Ludwig M. Relevance of male accessory gland infection for subsequent fertility with special focus on prostatitis. Hum Reprod Update 1999;5: 421 – 32.

7. Erpenbach KH. Systemic treatment with interferon-alpha 2B: An effective method to prevent sterility after bilateral mumps orchitis. J Urol 1991;146: 54 – 6.

8. Kulin HE. Delayed puberty in boys. Curr Ther Endocrinol Metab 1997;6: 346 – 9.

9. Limone P, Molinatti P, Merlini C, Molinatti GM. Gynaecomastia and azoospermia as sole presenting symptoms of feminizing adrenal tumor. Panminerva Med 1989;31: 83 – 7.

10. Cendron M, Keating MA, Huff DS, et al. Cryptorchidism, orchiopexy and infertility: a critical long-term retrospective analysis. J Urol 1989;142: 559 – 62.

11. Lee PA. Fertility after cryptorchidism: epidemiology and other outcome studies. Urology 2005; 66: 427 – 31.

12. Buch JP, Havlovec SK. Variation in sperm penetration assay related to viral illness. Fertil Steril 1991;55: 844 – 6.

13. Carroll PR, Whitmore WF Jr, Herr HW, et al. Endocrine and exocrine profiles of men with testicular tumors before orchidectomy. J Urol 1987;137: 420 – 3.

14. Nijman JM, Schraffordt KH, Kremer J, Sleijfer DT. Gonadal function after surgery and

chemotherapy in men with stage Ⅱ and Ⅲ nonseminomatous testicular tumors. J Clin Oncol 1987；5：651 - 6.

15. Rustin GJ, Pektasides D, Bagshawe KD, Newlands ES, Begent RH. Fertility after chemotherapy for male and female germ cell tumours. Int J Androl 1987;10：389 - 92.

16. Orecklin JR, Kaufman JJ, Thompson RW. Fertility in patients treated for malignant testicular tumors. J Urol 1973;109：293 - 5.

17. Costabile RA. The effects of cancer and cancer therapy on male reproductive function. J Urol 1993;149：1327 - 30.

18. Wilton LJ, Teichtahl H, Temple-Smith PD, De Kretser DM. Kartagener's syndrome with motile cilia and immotile spermatozoa：axonemal ultrastructure and function. Am Rev Respir Dis 1986；134：1233 - 6.

19. Wilton LJ, Teichtahl H, Temple-Smith PD, et al. Young's syndrome (obstructive azoospermia and chronic sinobronchial infection)：a quantitative study of axonemal ultrastructure and function. Fertil Steril 1991;55：144 - 51.

20. Kaplan E, Shwachman H, Perlmutter AD, et al. Reproductive failure in males with cystic fibrosis. N Engl J Med 1968;279：65 - 9.

21. Taussig LM, Lobeck CC, di Sant'Agnese PA, Ackerman DR, Kattwinkel J. Fertility in males with cystic fibrosis. N Engl J Med 1972;287：586 - 9.

22. Abel EL, Moore C, Waselewsky D, Zajac C, Russell LD. Effects of cocaine hydrochloride on reproductive function and sexual behavior of male rats and on the behavior of their offspring. J Androl 1989;10：17 - 27.

23. Berul CI, Harclerode JE. Effects of cocaine hydrochloride on the male reproductive system. Life Sci 1989;45：91 - 5.

24. Kolodny RC, Masters WH, Kolodner RM, Toro G. Depression of plasma testosterone levels after chronic intensive marihuana use. N Engl J Med 1974;290：872 - 4.

25. Van Thiel DH, Gavaler JS, Lester R, Goodman MD. Alcohol-induced testicular atrophy：An experimental model for hypogonadism occurring in chronic alcoholic men. Gastroenterology 1975；69：326 - 32.

26. Jarow JP, Lipshultz LI. Anabolic steroid-induced hypogonadotropic hypogonadism. Am J Sports Med 1990;18：429 - 31.

27. Peng BC, Tomashefsky P, Nagler HM. The cofactor effect：Varicocele and infertility. Fertil Steril 1990;54：143 - 8.

28. Takihara H, Sakatoku J, Fujii M, et al. Significance of testicular size measurement in andrology：I. A new orchiometer and its clinical application. Fertil Steril 1983;39：836 - 40.

29. Carney SW, Tuttle W. The spermatogenic potential of the undescended testis before and after treatment. J Urol 1960;83：697 - 705.

30. Lipshultz LI, Corriere JN Jr. Progressive testicular atrophy in the varicocele patient. J Urol 1977；117：175 - 6.

31. Schlesinger MH, Wilets IF, Nagler HM. Treatment outcome after varicocelectomy：A critical analysis. Urol Clin North Am 1994;21：517 - 29.

32. Greenberg SH, Lipshultz LI, Wein AJ. A preliminary report of "subclinical varicocele"：Diagnosis by Doppler ultrasonic stethoscope. Examination and initial results of surgical therapy. J Reprod Med 1979;22：77 - 81.

33. van den Ouden D, Blom JH, Bangma C, de Spiegeleer AH. Diagnosis and management of seminal vesicle cysts associated with ipsilateral renal agenesis：A pooled analysis of 52 cases. Eur Urol

1998;33: 433 - 40.

34. Kremer J. Somatic investigation of the infertile man. Ann Biol Clin (Paris) 1987;45: 330 - 4.

35. Jarow JP. Transrectal ultrasonography of infertile men. Fertil Steril 1993;60: 1035 - 9.

第三章

男性不育的实验室基本评估

Mark Sigman

引言

男性不育评估需要进行特殊的实验室检查。所有患者至少应进行两次精液分析，为了更有利于部分患者的鉴别诊断，可能需要进行一些其他相关检查[1]。有些检查是单纯的观察性检测（精液分析），有些检查则是功能性检测，用于检测精子的生理功能。这些特殊检查可提供相关信息来指导治疗和判断预后。充分了解这些检查项目的指征和意义，才能正确发挥男科实验室在不育夫妇评估和处理中的重要作用。

精液分析

精液分析是男性不育实验室评估的基石。当精液主要参数低下时，进行性生活获得自然受孕机会减少；精液参数正常时，妊娠机会提高。依靠精液分析尚不能将可育和不育夫妇完全区分开[2]。解读精液分析结果时，设定"正常范围"，更准确说应称为参考范围，即95％的可育男性精液参数等于或高于这个范围。然而，这个参考范围并不适用于宫腔内人工授精（IUI）、体外受精（IVF）或卵胞浆单精子注射（ICSI）的实施。最常使用的参考范围为世界卫生组织精液分析标准[3]（表 3.1）。

表 3.1　精液分析参考值下限

参　　数	范　　围
量	$\geqslant 1.5$ mL
pH	$\geqslant 7.2$
精子浓度	$\geqslant 15 \times 10^6$ /mL
总精子数	$\geqslant 39 \times 10^6$ /射精
活力	总活力$\geqslant 40\%$
	前向运动$\geqslant 32\%$
形态学	$\geqslant 4\%$正常形态，根据严格标准
活率	$\geqslant 58\%$
白细胞	$< 1 \times 10^6$ /mL

精液样本之间差异明显，所以至少应检测两份规范收集和运输的精液样本。应明确指导患者关于禁欲时间及精液的正确收集和运输方法。最为理想的精液样本，最好来自2个及以上的生精周期。然而对于大多数夫妇来说，既不实际也无必要。如果最初的两份精液报告差别很大，应再次收集精液样本进行检查。如果病史提示生精功能受损，收集精液样本应持续数月。分析精液结果应结合病史和体格检查，必要时还需进行其他检测，以明确不育的病因。

精浆是多种腺体分泌物的混合体。大部分精液来自精囊产生的碱性液体，经精囊腺管与输精管末端汇合后经射精管进入尿道，而前列腺分泌物直接排入尿道。**因此，射精管梗阻可导致精液量少、呈酸性，这种情况也见于双侧输精管缺如和双侧射精管梗阻。反之，单纯的输精管、附睾梗阻或生精功能受损，不影响精液量或 pH。**精液量减少而 pH 正常可见于精液收集不全、射精障碍（如逆向射精或糖尿病），也可见于睾酮水平低下。

精液黏稠度通常会作为精液分析的一项指标，单纯精液黏稠度增加的临床意义尚不清楚。正常性交后实验发现：精液黏稠度增加，一般临床意义不大。

"精子浓度（sperm count）"这个术语，通常指每毫升精浆中含有的百万计的精子数量。"总精子数（total sperm count）"这个术语是指射出精液中精子的总量（精子浓度×精液量）。"无精子症（azoospermia）"这个术语是指精浆中无精子，不代表射精时无精液。**无精子症可由于精道梗阻（梗阻性无精子症）或生精功能受损（非梗阻性无精子症）引起。**所有的无精子症精液样本应离心沉淀后检查是否存在精子[4]。低精子浓度（少精子症）可能有许多病因，如睾丸肿瘤、精索静脉曲张、激素缺乏、遗传异常、药物、系统性疾病及特发性疾病等。

精子活力（sperm motility）是评估任何运动形式（总活力）的精子百分率，以及呈直线或较大圆周运动的精子的百分率（前向运动）。精子活力范围为 0% 到 100%[3]。在许多情况下精子活力下降，如精索静脉曲张、抗精子抗体、药物作用、射精障碍和系统性疾病。**在大多数情况下，不动精子即死亡的精子；然而，有超微结构缺陷精子（如原发性纤毛不动），尽管不运动但精子仍存活。**精子活力低于 5%～10% 时应考虑精子超微结构缺陷可能，这时应考虑做精子存活率检测（sperm viability testing）。

形态学报告是指"正常"形态精子的百分率。遗憾的是目前应用的评分体系很多。除非精子符合一系列形态学标准，否则以严格标准的形态分析来定义为精子形态异常。正常精子形态，基于从性交后宫颈黏液中或透明带表面获得的精子评估而确立[5—8]。最初严格标准的"正常"参考范围，基于体外受精（IVF）的妊娠率，而非性交后的妊娠率。由于应用的评分体系众多，临床医生应该了解出具报告的实验室，所采用的具体精子形态评分系统。许多实验室报告精子形态正常值的低限包括 60%、30%、14% 和 4%。对精子形态学评分的解读必须考虑尝试受孕的方式：性交、IUI、IVF 或 ICSI。大部分研究表明，单纯的精子形态缺陷时正常精子百分比低于最低值（<4%）才会影响妊娠[9]。但在有些情况下，精子形态率偏低时仍有妊娠可能。精子正常形态率与性交、IUI、IVF 妊娠率的相关性仍存在很大争议，大多数报道精子正常形态率与 ICSI 受孕率无关[2, 10—15]。相反，某些精子超微结构缺陷如圆头精子症，ICSI 的受孕率很差[16]。**精**

液常规的主要参数：精子浓度、活力和正常形态率，联合评估比单独评价更具预测价值[2]。

　　完整的精液分析中还有一些其他检测项目。精子聚集（又称凝集）指精子互相粘连，这不是指"成块"的精浆，大量精子聚集提示抗精子抗体的存在。如果不存在抗精子抗体，精子聚集不影响患者治疗。精浆中可能存在圆形无尾细胞。精液中精母细胞（或不成熟精子）和白细胞外观相同。如果这些细胞存在，精液分析报告中描述为圆形细胞。特殊的白细胞染色可以区分白细胞和精母细胞。白细胞超过 1×10^6 /mL 提示生殖道感染可能。大量圆形生殖细胞没有诊断意义，可不予重视。尽管人工进行精液分析非常普遍，也可以尝试使用计算机精液分析系统。计算机精液分析系统可以检测更多的精子运动参数，但绝大多数情况下并未证明具有更多的临床价值[13]。

精子存活率

　　精子存活率检查可区分死精子和不动的活精子。鞭毛缺陷如原发性纤毛不动症可出现活的不动精子。这种情况下精液样本的典型表现为精子活力特别差。**当精子活力低于 5%～10% 时应检测精子存活率。精子低活力，但同时发现高存活率，提示有精子超微结构缺陷，这或许能够使用电镜检查证实。**

　　精子存活率可以通过染色或者低渗肿胀实验（hypoosmotic sperm swelling，HOS）来评估。台盼蓝和伊红都可使死精子染色，而活精子不着色[3]，结果报告为活精子的百分比。由于使用该方法时精子暴露在染料后被风干和杀死，因此没有可用于 ICSI 的活精子。相反，低渗肿胀实验（HOS）对精子没有毒性，这项检测依赖于精子在低渗环境中能够维持渗透压梯度的特性[17]。活精子细胞膜肿胀，尤其是尾部会发生肿胀，然而死精子不会肿胀。肿胀精子（活精子）可用于 ICSI[18]。尾部肿胀精子的百分率即为精子存活率。

精子功能检测

　　在获得使卵子自然受孕功能之前，精必须经过"获能"的生化过程，这使精子随之发生顶体反应（acrosome reaction，AR）[19]。正常情况下，这一反应发生于女性生殖道内，但在体外也可诱导。顶体反应检测精子发生顶体反应的能力。这项检测可准确检测在基线水平（自发性顶体反应）已经发生顶体反应和暴露于顶体反应刺激剂后可诱导发生顶体反应的精子比率。诱导性顶体反应评分（SAR 评分）是诱导性与自发性 AR 的百分率之差（又称对离子载体诱导的顶体反应评分，ARIC）或者透明带诱导的顶体反应（ZPIAR）[3, 20]。不育样本可能显示高水平的自发性顶体反应（AR）或低水平的诱导性顶体反应评分（SAR）。**10%～15% 精液参数正常的不育男性 SAR 评分偏低或异常[21]。偏低的诱导性顶体反应评分（SAR）通常与 IVF 受孕率偏低相关，与 ICSI 受孕率无关。**但是，在已有的许多检测中，各实验室在正常值方面未形成共识。总而言之，在精液参数满足 IVF 要求的前提下，这些检测结果对于前来就诊咨询的夫妇选择 IVF 或 ICSI 具有参考价值，前提是精液参数满足 IVF 要求。**SAR 评分低的患者应推荐 ICSI**[22—25]。

精子透明带结合试验(sperm zona pellucida binding assays)检测精子与透明带结合的能力，这是正常受孕必需的一步。大部分实验将精子与透明带共同培养，并计数黏附于透明带的精子数量。一些检测还将已育捐献者的精子与透明带共同孵育并计算患者精子与捐献者精子结合数量的比率(透明带指数，hemizona index)。一般认为透明带指数低于 30%～40%者为异常[26, 27]，而且 IVF 受孕率低相关，但与 ICSI 无关。近期的一项没有使用捐献者精子的研究，认为每个透明带结合的精子数少于 40 个为异常[21]。这些检测和 AR 分析一样尚未形成统一共识，但有着相似的指征和临床应用。联合应用 SAR 检测与透明带结合试验，可在 36% 的精液参数正常者中发现异常[21]。而精液参数明显异常的夫妇，不会从 AR 和透明带结合试验中受益，因为基于单纯的精液参数明显异常，其能够直接选择接受 ICSI 治疗。**有限的资料提示该项检测可用于决定选择 IUI 或 ICSI，但是还需要更多更深入的研究来评估这个方法**[27]。

精子穿透试验

这项检测利用去除透明带的仓鼠卵细胞进行，其允许人类精子穿透卵细胞。精子必须经历获能、顶体反应、与卵膜融合，发生正常受精。这项检测评分，既可以计算被精子穿透卵细胞的百分比，也可以统计穿入每个卵细胞的平均精子数[28—31]。其意义和临床应用指征与 AR 检测和透明带结合试验相同[32—36]。由于利用仓鼠获取卵细胞的费用较高，这项检测没有广泛地开展和应用。

活性氧(ROS)

正常的氧代谢产生活性氧(reaction oxygen species，ROS)。正常精子功能需要少量的活性氧，过量的活性氧会损伤精子 DNA 和细胞膜[37, 38]。ROS 可被酶或非酶类复合物等抗氧化物灭活。过多的 ROS 产生或者抗氧化物(antioxidants)减少可导致氧化应激状态。不育男性精液中 ROS 水平高于生育男性[39]。有许多方法用来检测 ROS 的量、总体抗氧化能力，以及两者间的差别。目前尚无统一的实验室检测标准和临界值[40]。只有一项研究报道了精液高 ROS 水平和低性交妊娠率间的关系[28]。ROS 对于 IVF 受孕率的作用，不同实验室结果相矛盾[41—45]。**目前还没有研究证实，过量的 ROS 可提高受孕率。**

精子 DNA 完整性

精子 DNA 排列紧密以便正确地传递遗传信息给卵子。不育男性常存在精子染色体完整性的缺陷。有许多技术可检测 DNA 完整性，最常用的是直接或间接检测 DNA 碎片。一些检测如彗星实验(comet assay)和末端脱氧核糖核酸转移酶介导的三磷酸脱氧尿嘧啶(sUTP)缺口末端标记技术(TUNEL)可直接检测 DNA 碎片率[46]。间接检测包括精子染色体结构检测（SCSA）和精子染色质扩散实验（SCD）[47, 48]。精子 DNA 完整性与自然性生活、IUI、IVF 和 ICSI 妊娠率的关系已被验证。**尽管 DNA 碎片水平较高时，统计学上性交受孕率显著降低，但在 DNA 碎片率较高者，妊娠率仍可达到 40%，**这种情况限制了该检测在尝试通过性交受孕夫妇中的咨询的应用[47, 49]。已证实 DNA 碎片异常时 IUI 妊娠率较低。少量研究资料显示拟行 IUI 的精液标本进行 DNA 碎片率检测对妊娠结果具有预测价值[50]。研究表明 IUI 治疗周期前的精液样本均进行检测，对预后价值有限。已有大量研究评价 DNA 碎片率检测在 IVF 和 ICSI 中的预测价值。**总之，荟萃分析显示精子 DNA 完整性与 IVF 妊娠率的关系存在微小差异[51]。**一项近期研究提示在 ICSI 之前接受精索静脉曲张手术可以改善受孕率[56]。最新证据提示 DNA 碎片率异常者配偶流产率稍高，但需要进一步研究[50, 52]。**在没有深入研究界定 DNA 完整性检测的价值之前，不应将其列入评价男性不育的常规检测。**

FISH 分析

精子荧光原位杂交（sperm fluorescence *in situ* hybridization，FISH）用来检测单个精子的染色体数量异常，即精子的染色体数目增多还是减少。只有某些染色体可以检测，通常是性染色体及一些常染色体。可用于报告检测非整倍性精子（aneuploidy sperm）百分率。正常男性大约 7% 的精子为非整倍性[53]，在严重少精子症、平衡易位或罗伯逊易位者（Robertsonian translocations）中，精子染色体异常的比例显著增加[54, 55]。不育夫妇非整倍体检测没有标准临界值，但是对于染色体结构和数量异常的男性、反复流产史、子代染色体结构或数量异常者，该检测可能具有一定价值。

结论

精液分析仍是目前唯一适用于评估所有男性不育的必查项目。精子功能检测如顶体反应检测、透明带结合试验或精子穿透试验对于选择 IUI 或 IVF/ICSI 具有一定价值。如 ROS 或 DNA 完整性等较新的检测未纳入男性不育的常规检测，如能明确其适应证，可用于某些特殊类型。在个体染色体异常情况下，精子 FISH 检测是有力工具。对于临床医生而言，了解各种实验室检查很重要，以便选择最恰当的方式来诊断和治疗不育患者。

本章要点

- 所有患者至少应进行两次精液分析，部分患者为了更有利于鉴别诊断还需进行一些其他检查。
- 解读精液分析所设定的"正常范围"，更准确应称为参考范围或水平。低于该参考范围值时，性交受孕率降低。此外，这个范围并不适用于宫腔内人工授精（IUI）、体外受精（IVF）或卵胞浆内单精子注射（ICSI）。

- 射精管梗阻可导致精液量少、呈酸性，这种情况见于双侧输精管缺如和双侧射精管梗阻。反之，单纯的输精管、附睾梗阻或生精功能受损，不影响精液量或 pH。
- 精液常规的主要参数：精子浓度、活力和正常形态率，联合评估比单独分析更具预测价值。
- 目前还没有研究证实治疗过高的 ROS 可提高受孕率。
- 在没有深入研究界定 DNA 完整性检测（DNA integrity testing）的临床价值之前，不应将其列入评价不育男性的常规检测。

（平　萍　张　炎　李　朋　李　铮　译）

参考文献

1. American Urologic Association and the American Society of Reproductive Medicine. Report on the Optimal Evaluation of the Infertile Male. 2001.

2. Guzick DS, Overstreet JW, Factor-Litvak P, et al. Sperm morphology, motility, and concentration in fertile and infertile men. N Engl J Med 2001;345(19)：1388 - 93.

3. World Health Organization. WHO Laboratory Manual for the Examination and Processing of Human Semen, 5th ed. WHO Press；2010.

4. Corea M, Campagnone J, Sigman M. The diagnosis of azoospermia depends on the force of centrifugation. Fertil Steril 2005;83(4)：920 - 2.

5. Fredricsson B, Bjork G. Morphology of postcoital spermatozoa in the cervical secretion and its clinical significance. Fertil Steril 1977;28(8)：841 - 5.

6. Liu DY, Baker HW. Morphology of spermatozoa bound to the zona pellucida of human oocytes that failed to fertilize in vitro. J Reprod Fertil 1992;94(1)：71 - 84.

7. Menkveld R, Stander FS, Kotze TJ, Kruger TF, van Zyl JA. The evaluation of morphological characteristics of human spermatozoa according to stricter criteria. Hum Reprod 1990;5(5)：586 - 92.

8. Mortimer D, Leslie EE, Kelly RW, Templeton AA. Morphological selection of human spermatozoa in vivo and in vitro. J Reprod Fertil 1982;64(2)：391 - 9.

9. Coetzee K, Kruge TF, Lombard CJ. Predictive value of normal sperm morphology：a structured literature review. Hum Reprod Update 1998;4(1)：73 - 82.

10. Keegan BR, Barton S, Sanchez X, et al. Isolated teratozoospermia does not affect in vitro fertilization outcome and is not an indication for intracytoplasmic sperm injection. Fertil Steril 2007;88(6)：1583 - 8.

11. Van Waart J, Kruger TF, Lombard CJ, Ombelet W. Predictive value of normal sperm morphology in intrauterine insemination (IUI)：a structured literature review. Hum Reprod Update 2001;7(5)：495 - 500.

12. Spiessens C, Vanderschueren D, Meuleman C, D'Hooghe T. Isolated teratozoospermia and intrauterine insemination. Fertil Steril 2003;80(5)：1185 - 9.

13. Shibahara H, Obara H, Ayustawati, et al. Prediction of pregnancy by intrauterine insemination using CASA estimates and strict criteria in patients with male factor infertility. Int J Androl 2004;27(2)：63 - 8.

14. Gunalp S, Onculoglu C, Gurgan T, Kruger TF, Lombard CJ. A study of semen parameters with

emphasis on sperm morphology in a fertile population: an attempt to develop clinical thresholds. Hum Reprod 2001;16(1): 110 - 4.

15. Roux A, Siebert TI, Van der Merwe JP, Kruger TF. Interstitial pregnancy managed medically. J Obstet Gynaecol 2004;24(5): 587 - 9.

16. Battaglia DE, Koehler JK, Klein NA, Tucker MJ. Failure of oocyte activation after intracytoplasmic sperm injection using roundheaded sperm. Fertil Steril 1997;68(1):118 - 22.

17. Jeyendran RS, Van der Ven HH, Perez-Pelaez, Crabo BG, Zaneveld LJ. Development of an assay to assess the functional integrity of the human sperm membrane and its relationship to other semen characteristics. J Reprod Fertil 1984;70(1): 219 - 28. Chapter 3: Basic laboratory evaluation

18. Wilcox AJ, Weinberg CR, Baird DD. Timing of sexual intercourse in relation to ovulation: Effects on the probability of conception, survival of the pregnancy, and sex of the baby [see comments]. N Engl J Med 1995;333(23): 1517 - 21.

19. Bedford JM. Significance of the need for sperm capacitation before fertilization in eutherian mammals. Biol Reprod 1983;28(1): 108 - 20.

20. Carver-Ward JA, Hollanders JM, Jaroudi KA, et al. Progesterone does not potentiate the acrosome reaction in human spermatozoa: flow cytometric analysis using CD46 antibody. Hum Reprod 1996;11(1): 121 - 6.

21. Liu DY, Liu ML, Garrett C, Baker HW. Comparison of the frequency of defective sperm-zona pellucida (ZP) binding and the ZP-induced acrosome reaction between subfertile men with normal and abnormal semen. Hum Reprod 2007;22(7): 1878 - 84.

22. Fenichel P, Donzeau M, Farahifar D, et al. Dynamics of human sperm acrosome reaction: Relation with in vitro fertilization. Fertil Steril 1991;55(5): 994 - 9.

23. Henkel R, Muller C, Miska W, Gips H, Schill WB. Determination of the acrosome reaction in human spermatozoa is predictive of fertilization in vitro. Hum Reprod 1993;8(12): 2128 - 32.

24. Tasdemir M, Tasdemir I, Kodama H, Tanaka T. Pentoxifyllineenhanced acrosome reaction correlates with fertilization in vitro. Hum Reprod 1993;8(12): 2102 - 7.

25. Calvo L, Nison-Lagos L, Banks SM, et al. Acrosome reaction inducibility predicts fertilization success at in-vitro fertilization. Hum Reprod 1994;9(10): 1880 - 6.

26. Bastiaan HS, Menkveld R, Oehninger, Franken DR. Zona pellucida induced acrosome reaction, sperm morphology, and sperm-zona binding assessments among subfertile men. J Assist Reprod Genet 2002;19(7): 329 - 34.

27. Arslan M, Morshedi M, Arslan EO, et al. Predictive value of the hemizona assay for pregnancy outcome in patients undergoing controlled ovarian hyperstimulation with intrauterine insemination. Fertil Steril 2006;85(6): 1697 - 707.

28. Aitken RJ, Irvine DS, Wu FC. Prospective analysis of sperm-oocyte fusion and reactive oxygen species generation as criteria for the diagnosis of infertility. Am J Obstet Gynecol 1991;164(2): 542 - 51.

29. Muller CH. The andrology laboratory in an Assisted Reproductive Technologies program: Quality assurance and laboratory methodology. J Androl 1992;13(5): 349 - 60.

30. Johnson A, Smith RG, Bassham B, Lipshultz LI, Lamb DJ. The microsperm penetration assay: Development of a sperm penetration assay suitable for oligospermic males. Fertil Steril 1991;56(3): 528 - 34.

31. Johnson AEA. Methodology for the sperm penetration assay. In Keel BWB, ed. Handbook of Laboratory Diagnosis and Treatment of Infertility. Boca Raton, FL: CRC Press; 1990.

32. Shibahara H, Mitsuo M, Inoue M, et al. Relationship between human in-vitro fertilization and

intracytoplasmic sperm injection and the zona-free hamster egg penetration test. Hum Reprod 1998;13(7): 1928 - 32.

33. Corson SL, Batzer FR, Marmar J, Maislin G. The human spermhamster egg penetration assay: Prognostic value. Fertil Steril 1988;49(2): 328 - 34.

34. Smith RG, Johnson A, Lamb D, Lipshultz LI. Functional tests of spermatozoa: Sperm penetration assay. Urol Clin North Am 1987;14(3): 451 - 8.

35. Gwatkin RB, Collins JA, Jarrell JF, Kohut J, Milner RA. The value of semen analysis and sperm function assays in predicting pregnancy among infertile couples. Fertil Steril 1990;53(4): 693 - 9.

36. Oehninger S, Franken DR, Sayed E, Barroso G, Kolm P. Sperm function assays and their predictive value for fertilization outcome in IVF therapy: a meta-analysis. Hum Reprod Update 2000;6(2): 160 - 8.

37. Griveau JF, Renard P, Le LD. An in vitro promoting role for hydrogen peroxide in human sperm capacitation. Int J Androl 1994;17(6): 300 - 7.

38. Aitken J, Fisher H. Reactive oxygen species generation and human spermatozoa: the balance of benefit and risk. Bioessays 1994;16(4): 259 - 67.

39. Athayde KS, Cocuzza M, Agarwal A, et al. Development of normal reference values for seminal reactive oxygen species and their correlation with leukocytes and semen parameters in a fertile population. J Androl 2007;28(4): 613 - 20.

40. Deepinder F, Cocuzza M, Agarwal A. Should seminal oxidative stress measurement be offered routinely to men presenting for infertility evaluation? Endocr Pract 2008;14(4): 484 - 91.

41. Sukcharoen N, Keith J, Irvine D, Aitken RJ. Prediction of the in-vitro fertilization (IVF) potential of human spermatozoa using sperm function tests: the effect of the delay between testing and IVF. Hum Reprod 1996;115: 1030 - 4.

42. Zorn B, Vidmar G, Meden-Vrtovec H. Seminal reactive oxygen species as predictors of fertilization, embryo quality and pregnancy rates after conventional in vitro fertilization and intracytoplasmic sperm injection. Int J Androl 2003;26(5): 279 - 85.

43. Saleh RA, Agarwal A, Nada EA, et al. Negative effects of increased sperm DNA damage in relation to seminal oxidative stress in men with idiopathic and male factor infertility. Fertil Steril 2003;79 (Suppl 3): 1597 - 605.

44. Hammadeh ME, Radwan M, Al-Hasani S, et al. Comparison of reactive oxygen species concentration in seminal plasma and semen parameters in partners of pregnant and nonpregnant patients after IVF/ICSI. Reprod Biomed Online 2006;13(5): 696 - 706.

45. Tremellen K, Miari G, Froiland D, Thompson J. A randomised control trial examining the effect of an antioxidant (Menevit) on pregnancy outcome during IVF-ICSI treatment. Aust N Z J Obstet Gynaecol 2007;47(3): 216 - 21.

46. Aravindan GR, Bjordahl J, Jost LK, Evenson DP. Susceptibility of human sperm to *in situ* DNA denaturation is strongly correlated with DNA strand breaks identified by single-cell electrophoresis. Exp Cell Res 1997;236(1): 231 - 7.

47. Evenson DP, Jost LK, Marshall D, et al. Utility of the sperm chromatin structure assay as a diagnostic and prognostic tool in the human fertility clinic. Hum Reprod 1999;14(4): 1039 - 49.

48. Fernandez JL, Muriel L, Rivero MT, et al. The sperm chromatin dispersion test: a simple method for the determination of sperm DNA fragmentation. J Androl 2003;24(1): 59 - 66.

49. Spano M, Bonde JP, Hjollund HI, et al. Sperm chromatin damage impairs human fertility. The Danish First Pregnancy Planner Study Team. Fertil Steril 2000;73(1): 43 - 50.

50. Bungum M, Humaidan P, Axmon A, et al. Sperm DNA integrity assessment in prediction of

assisted reproduction technology outcome. Hum Reprod 2007;22(1): 174 - 9.

51. Collins JA, Barnhart KT, Schlegel PN. Do sperm DNA integrity tests predict pregnancy with in vitro fertilization? Fertil Steril 2008;89(4): 823 - 31.

52. Frydman N, Prisant N, Hesters L, et al. Adequate ovarian follicular status does not prevent the decrease in pregnancy rates associated with high sperm DNA fragmentation. Fertil Steril 2008;89 (1): 92 - 7.

53. Martin RH, Rademaker AW, Greene C, et al. A comparison of the frequency of sperm chromosome abnormalities in men with mild, moderate, and severe oligozoospermia. Biol Reprod 2003;69(2): 535 - 9.

54. Shi Q, Martin RH. Aneuploidy in human spermatozoa: FISH analysis in men with constitutional chromosomal abnormalities, and in infertile men. Reproduction 2001;121(5): 655 - 66.

55. Pang MG, Hoegerman SF, Cuticchia AJ, et al. Detection of aneuploidy for chromosomes 4,6,7, 8,9,10,11,12,13,17,18,21, X and Y by fluorescence in-situ hybridization in spermatozoa from nine patients with oligoasthenoteratozoospermia undergoing intracytoplasmic sperm injection. Hum Reprod 1999;14(5): 1266 - 73.

56. Esteves SC, Oliveira FV, Bertolla RP. Clinical outcome of intracytoplasmic sperm injection in infertile men with treated and untreated clinical varicocele. J Urol 2010;184: 1442 - 6.

57. Smit M, Romijn JC, Wildhagen MF, et al. Decreased sperm DNA fragmentation after surgical varicocelectomy is associated with increased pregnancy rate. J Urol 2010;183: 270 - 4.

第四章

男性不育遗传学评估

Robert D. Oates

引言

据统计,已婚夫妇中不孕不育约占 15%[1],其中男方因素约占 50%。男方因素的评估包括详细病史(不仅是生殖系统)、体格检查和精液分析[2]。其他检查视情况而定,如经直肠 B 超、性激素检测等。**不能单纯假定是男方或者女方问题而导致不育,应对夫妇双方分别进行评估。**

本章节将重点介绍一些发病率较低,可导致男性不育的异常基因。尝试回答以下问题:我们何时对男性进行遗传学检测?此时我们能检测什么项目?一个遗传学检测结果,对患者本人、患者夫妇以及他们的子代有什么意义?卵胞浆内单精子注射(ICSI)这个革命性的技术,使得那些无法自然生育的患者获得生物学子代的可能,然而我们必须对引起男性不育相关基因有充分认识,对于这些因基因缺陷而导致不孕不育的患者夫妇,在生育前要充分告知。因为这不仅可以导致生殖失败,影响伴侣健康,而且如果他们使用自己的配子进行生育,还有遗传风险[3—5]。

如今美国通过辅助生殖技术诞生的婴儿已经超过 1%[6]。**据估计,在哺乳动物表达的基因中,每 25 个基因就有 1 个是在男性生殖系统中特异表达**,这造成了基因表达的错误率、冗长性和复杂性大大提高[7]。由于导致男性不育致病基因刚刚开始被明确,积累的知识与其他已知物种相比相差甚远[8],所以为了加强对不育症治疗的指导作用,后续研究非常必要。

哪一类男性应该进行基因检测?

精液中精子计数小于 $5\times10^6/\text{mL}$ 称为严重少精子症,精液中未发现精子称为无精子症[9—10]。如果生精功能障碍严重到一定程度,精液离心后都未发现精子,称为非梗阻性无精子症。

严重少精子症患者和非梗阻性无精子症患者,可有正常的精液量和精浆 pH,并伴有 FSH 水平升高,而生精功能正常者一般不会出现 FSH 水平升高,同时这些患者,也不会出现输精管或者附睾梗阻。与生精功能正常者相比,此类患者的睾丸变小萎缩,质地变软。如果雄激素生成也受到影响,促黄体生成素作为一种代偿性反应,可能也会升高。

梗阻性无精子症是由于男性生殖管道梗阻,精子运输障碍而导致,其睾丸生精功能正常。先天性双侧输精管缺如(CBAVD)患者可能伴有精囊腺的萎缩或发育不良,造成精囊液产生减少[11]。因为在射出的精液中精囊液约占70%,所以这部分患者射出的精液中仅有前列腺液(0.6~1.0 mL)[12]。精囊腺分泌物呈碱性,由于这部分液体的缺失,导致精液呈酸性(pH 6.5~7.0)。因此,仅仅从精液结果判断无精子症远远不够,比如非梗阻性无精子症和先天性双侧输精管缺如的鉴别诊断,可通过睾丸体积、精浆 pH 值以及详细体格检查进行判断。

约50%非梗阻性无精子症患者,可通过睾丸取精术(TESE)从生精小管中获取精子,行 ICSI 助孕[13]。对于梗阻性无精子症患者,特别是先天性双侧输精管缺如的患者,几乎都能通过附睾或者睾丸获取精子行 ICSI 助孕[14]。因此,几乎所有的梗阻性无精子症患者、少精子症患者和50%非梗阻性无精子症患者都有机会成为父亲。对于那些**严重少精子症患者或者非梗阻性无精子症患者,如果没有明显影响睾丸生精功能的病史,如化疗或者放疗等影响因素,在行 ICSI 治疗和/或睾丸取精前,建议行基因筛查(参见下文:染色体核型分析,Y 染色体微缺失筛查)。对于先天性双侧输精管缺如的患者,在取精或 ICSI 前应行基因筛查(参见下文:囊性纤维化突变分析)。**

严重少精子症患者和非梗阻性无精子症患者应该做哪些检查?

如果没有发现影响睾丸生精功能的病史,用射出精液中精子和/或睾丸取精行 ICSI 治疗之前,应进行染色体核型分析和 Y 染色体微缺失筛查[15]。染色体核型分析可通过外周血白细胞,检查患者是否存在染色体数量或结构异常。通过外周血白细胞检测,不仅可以观察体细胞的染色体整体情况,而且可以反映生精小管内精原细胞的染色体情况(男性:46,XY)。Y 染色体微缺失筛查(YCMD)也是通过外周血检测,从分子水平确定是否有 Y 染色体片段缺失[16]。总而言之,这些基因缺失在细胞学水平无法明确,所以称之为"微缺失"。Y 染色体绝大部分称之为男性特异性 Y(male specific Y. MSY),因为其他染色体没有其对应部分[17, 18]。对 Y 染色体结构分析发现,由于 Y 染色体长臂存在 8 个重复的回文结构,容易发生异位同源重组,所以会导致大小不等的 Y 染色体片段丢失[19]。调控生精功能的基因零星分散在这些回文结构里[20],如:AZFa(USP9Y 和 DDX3Y),AZFb 和 AZFc(CDY、RBMY1、PRY、BPY2、DAZ)。当微缺失发生时,会造成一些基因缺失,导致生精功能部分或完全受到影响[18]。另一个可能的机制是由于 Y 染色体微缺失区域中有一些基因在减数分裂时期 XY 染色体的配对过程中具有重要作用,因此这些基因缺失会影响减数分裂,从而导致精子发生障碍[20]。**临床将 Y 染色体导致精子生成异常的基因,大致分为三个区域:AZFa、AZFb 和 AZFc(图 4.1)。**其中 AZFb 和 AZFc 的 DNA 区域大小分别为 6.2 Mb 和 3.5 Mb,AZFb 和 AZFc 有部分区域重叠,可能与 AZFb 和 AZFc 的重复序列发生同源重组相关[19]。该区域 AZFb 和 AZFc 微缺失最常见。AZFa 区约 0.8 Mb,位置靠近 Y 染色体着丝粒[21, 22]。

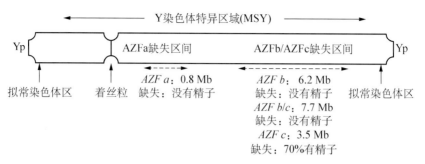

图 4.1　Y 染色体：临床上 Y 染色体长臂重要微缺失区域划分

CBAVD 患者应该做哪些检查?

　　先天性双侧输精管缺如患者,通过附睾或睾丸获取精子行 ICSI 治疗前,应和女方同时进行囊性纤维化(CF)突变分析。北欧人群囊性纤维化发生率为 1:1 600[23]。囊性纤维化是一种常染色体隐性遗传疾病,突变携带频率约为 1:20。临床上囊性纤维化患者,主要病理生理改变为:阻塞性肺疾病和胰腺外分泌异常。如果不及时治疗,将会导致慢性呼吸道感染、肺功能下降以及营养不良[24]。几乎所有的男性囊性纤维化患者,临床都会出现先天性双侧输精管缺如,从而导致梗阻性无精子症。囊性纤维化跨膜转导因子位于人类染色体 7q31.2,编码一个叫囊性纤维化跨膜转导调节因子(CFTR)的蛋白(http://www.genet.sickkids.on.ca/cftr)。CFTR 是由 1 480 个氨基酸残基组成的跨膜氯离子通道,调节钠离子和氯离子的转运并由此调节细胞外的渗透压,这至少部分决定了黏液的流动性和其他上皮小管的分泌[25]。总的 CFTR 基因库源于父亲或者母亲等位基因。

　　遗传突变的组合决定了疾病的临床表型。如果父源和母源的基因突变都很"严重",很容易出现囊性纤维化临床表型,因为总的 CFTR 基因库无论在数量还是质量(<5%的正常生理学水平)都存在大量缺失[26]。然而,如果双方至少有一种突变程度不严重或是"温和"突变,这两种突变表型将会不明显,因为总的 CFTR 基因库不会在数量上或者质量上受到严重影响。这种情况下,男性 CFTR 突变仅表现为温和的先天性双侧输精管缺如(CBAVD)[27-29]。CBAVD 的主要临床表现是双侧输精管缺如、附睾不同部位缺如、精囊腺缺如/不发育或者发育不良[11]。一般都存在附睾头部,这是因为附睾头部与附睾体及附睾尾部是来源于不同胚层。不过,CBAVD 的男性,也可能有轻度的呼吸系统疾病或者胰腺疾病,有些可能有肺炎、支气管炎或者鼻窦炎等病史,这些都提示可能为 CFTR 基因突变所致,宜将其视为 CFTR 突变谱的一部分,而不是孤立疾病[30]。目前已经认定超过 1 500 种 CFTR 突变谱,包括单核苷酸改变、小片段插入或者缺失(包括外显子和内含子)以及大片段重组(Database, C. F. M. http://www.genet.sickkids.on.ca/cftr)[31]。**对于男性 CBAVD 患者,测定其温和突变和罕见突变非常重要。许多 CFTR 筛查,只检测最常见的 30～40 种突变基因谱。扩大突变基因检测范围,特别是把仅存于 CBAVD 人群的突变基因纳入筛查十分必要。虽然没有作为常规项目,但是全基因筛查目前技术上可行[32]。**

严重少精子症和非梗阻性无精子症中，可能出现的异常及后果?

染色体异常

男性不育发生染色体结构或数量上的异常概率，是正常生育男性的 8～10 倍（轻度少精子症患者中发生率为 3%，非梗阻性无精子症患者中发生率为 19%），所以这部分患者在治疗前，需要进行染色体检查[33-35]。

克氏综合征是男性不育中最常见的染色体异常，人群分布约为 1∶600[36]。这些患者表型差别很大，但共同特征是睾丸萎缩，生精障碍和雄激素缺乏[37]。在青春期，如果预期时间没有出现相应的男性化体征，此时应该去看儿童内分泌科。如果确诊，可行早期雄激素补充治疗。部分患者的男性青春期体征正常，仅仅因为体格检查时发现睾丸小而被确诊[38]。还有部分患者是因为不育症在体检而被发现[39]。这些患者在青春期男性化明显，所以不容易被发现。**而且这些患者的性欲和勃起功能基本正常。**因此，尽管普遍认为所有克氏综合征男性有睾丸阉割者或睾丸发育不良者的身体特质，但那并不能代表所有人。他们的表型是由雄激素水平决定。绝大部分非嵌合体克氏综合征表现为无精子症。另外，患者卵泡刺激素和黄体生成素水平升高，意味着生精功能和雄激素分泌功能受损[40]。部分患者出现乳房女性化，提示其雌激素/雄激素比例相对升高。应用睾丸显微取精术，约 55% 患者可找到精子行 ICSI 助孕[41]。**尽管理论上这些患者子代存在染色体数目异常的风险，但 101 个出生的婴儿调查发现，核型无异常**[41-46]。可能某些患者睾丸中局部存在 46,XY 的精原细胞，为嵌合型生殖细胞[40,47,48]。然而，最早的研究也提出，在克氏综合征患者睾丸获取的精子中或者受精发育的胚胎中，性染色体和常染色体非整倍体发生的频率是否有轻度增加[49,50]?**因此，47,XXY 男性还是可以通过现代医学技术生育生物学子代。**

无精子症患者可为 46,XX 染色体核型。46,XX 男性患者，是由于 Y 染色体短臂远端携带的 SRY 基因，转位到 X 染色体所致。SRY 基因主要作用是诱导未分化的性腺发育成睾丸；进而发育出体内的生殖管腔和体表相应的男性特征[51,52]。这类男性的遗传学特征为剩余的 Y 染色体全部丢失，包括大部分短臂、着丝粒和全部 Y 染色体长臂。因此，这类患者往往没有精子发生，不建议行睾丸取精[53]。也有双着丝粒的情况出现，表现为双短臂、双着丝粒和一条长度不一的长臂。这些异常的 Y 染色体极不稳定，可能包含或者不包含 AZF 区域，从而会导致另外一种异常结果，也就是异位同源重组[54]。Y 染色体微缺失检测，是判断 Y 染色体长臂缺失程度以及是否存在 AZF 区域的重要手段。**如果长臂上 AZFb 区域（或者更近段）缺失，几乎不可能会有精子产生，这时也不建议行睾丸取精术**[54]。

马丁在一篇在综述里提到，严重少精子症和无精子症患者中存在染色体易位，但比例很小[55]。一般认为：罗伯逊易位（近着丝粒端的两个染色体长臂融合）患者生育子代的风险较小，但出现子代三体的概率较大。**染色体交互易位（任何两条染色体遗传物质交换），可能会导致 19%～77% 的精子出现不平衡单倍体**[55]。然而，染色体本身的特性和断点位置，才是决定精子和所生产胚胎不平衡的风险因子[56]。因此，与遗传学家合作，在胚胎植入前进行遗传学评估非常重要，可以优生优育。

Y 染色体微缺失

大约10%的非梗阻性无精子症和5%的严重少精子症，存在 Y 染色体微缺失。但是由于存在 Y 染色体单倍体型以及其他未知因素，所以人口种族差异比较显著[57—63]。目前对于 Y 染色体微缺失不同类型缺失的临床治疗方案已经基本确定，所以对使用射出精子或者获取精子进行筛查的意义无需赘述[53,62,64]。通过 Y 染色体微缺失筛查，发现非梗阻性无精子症患者存在 AZFa 缺失、AZFb 缺失，或者 AZFb＋c 缺失时，患者的睾丸组织学特征为完全生精阻滞，无需行睾丸取精手术[65]。因为如果存在上述缺失类型，预示无法找到精子。因此，非梗阻性无精子症患者在行睾丸取精手术前，应该进行 Y 染色体微缺失筛查。在非梗阻性无精子症患者中，上述任何一种微缺失的发生率约为2%。这类患者除了精子生成障碍外，一般没有其他的临床表型或者身体健康方面异常，因为上述微缺失的基因仅仅是生精需要。然而，非梗阻性无精子症伴有 AZFc 缺失的患者中，70%可以在睾丸中发现精子[66,67]，使用这些精子或者使用少精子症伴 AZFc 缺失患者的精子，在受精、胚胎发育都没有任何问题，患者可以正常生育子代[68]。然而需要注意：由于 AZFc 缺失的 Y 染色体不稳定，患者生育的子代可能会出现 Y 染色体丢失，或者出现 45,X/46,XY 嵌合型[69]。AZFc 缺失可能影响精子生成数量，但不影响精子的质量。AZFc 微缺失在男性总体发生频率为1∶4 000，在非梗阻性无精子症患者中缺失率约为10%，严重少精子症患者中缺失率约为5%[70,71]。Oates 等[66]通过研究42 例 AZFc 微缺失男性，发现 AZFc 缺失患者发生睾丸癌、隐睾和尿道下裂概率没有明显增加，精子生成能力并不会随时间而下降，发生概率和父亲年龄也没有相关性，并发现几乎所有的 AZFc 微缺失都是新发事件。此外，他们也证实 AZFc 微缺失遗传特性比较稳定，一方面传给所有男性子代，另一方面所有子代的缺失片段都不会扩大。因此可以预见：AZFc 缺失子代可能因为无精子症出现不育，或者由于严重少精子症精子导致生育力下降（图4.2）。既然知道 AZFc 缺失，是导致非梗阻性无精子症或者严重少精子症的直接原因，应该允许患者在治疗前进行胚胎遗传学检测选择[67]，包括可以选择供精

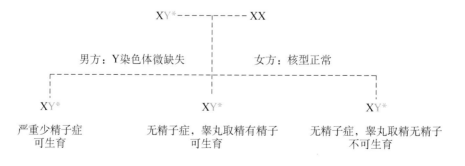

图 4.2 AZFc 缺失男性子代垂直遗传

人工授精或者通过胚胎植入前遗传筛选,选择 46,XX 胚胎移植,从而避免此遗传缺陷垂直遗传给男性子代。对于愿意承受这种风险,想生育男性子代的患者夫妇而言,或许将来的新技术可能会帮助他们解决这个问题。还有研究发现,AZFc 可发生部分缺失,包括 gr/gr 缺失和 b2/b3 缺失,可导致少精子症,但是在生精功能正常的人群中也发现此类型的缺失,所以 AZFc 部分缺失是否有临床意义还存在争议[72—76]。

CBAVD 患者检测能发现什么?

针对 CBAVD 患者,CFTR 突变检测至少能发现两个可预计的 CFTR 基因突变谱中的一种类型。检出率和筛查的突变基因数目相关,筛查的类型越多,发现异常越多。如果进行扩大基因检测或者全基因组测序,90％的异常 CFTR 等位基因会被发现。**在 CBAVD 患者中,可发现 2 个基因突变类型同时发生,88％会携带一个严重的基因突变类型(非 CFTR 功能域)和一个轻度等位基因突变(部分残留的 CFTR 功能域),12％的患者会存在两个同时轻度基因突变类型**[78]。临床囊性纤维化患者和 CBAVD 患者,最常见的是 ΔF508 突变。这个严重的异常是由于有三个碱基丢失,导致苯丙氨酸缺失,突变经常伴随着 IVS8-T5 基因的多态性改变,这种突变在普通人群中发生率为 5％,但在患有 CBAVD 的高加索人中发生率为 34％[32,79]。Bareil 等研究了 182 例 CBAVD 患者,发现 87 例有不同的基因突变类型[32],83％的患者存在 2 个基因突变类型,9％存在1 个基因突变类型,8％没有发现突变。最常见的就是 ΔF508 突变(24％等位基因),其次是 IVS8-T5(17％等位基因),其他突变频率为 3％左右。最常见的突变组合是ΔF508 反转至 IVS8-T5(16.5％的患者)。因此,所有的 CBAVD 患者都应进行 CFTR基因筛查,确认是否存在轻度突变,或者像 IVS8-T5 这样罕见突变。女方也需要通过CFTR 突变基因筛查,排除 CFTR 突变基因携带。如果确诊有的话,子代可能会存在罹患 CFTR 基因突变相关疾病的风险,这种情况可以通过精确的胚胎植入前诊断避免(图 4.3)子代患病。

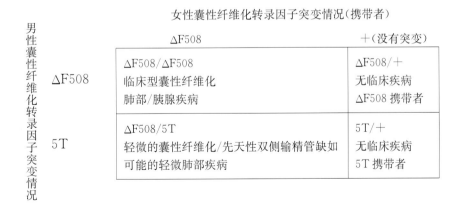

图 4.3　可能的子代基因型/表型:男性为先天性双侧输精管缺如,女性为携带者

如果男方没有发现 **CFTR** 基因突变，另一个遗传学病因可能是中肾管分化异常，这种患者可能同时并发单侧肾缺如或肾脏异位[80]。McCakkum 等报道，在罕见情况下，可能出现双侧肾缺如[80]。

男性生育功能衰退是否存在其他的遗传学异常

多种促性腺激素低下性性腺功能减退症的遗传学病因明确，所以在进行生育力治疗前，应做好相关检查。另有一些罕见情况，如圆头精子症、纤维鞘发育不良、纤毛不动综合征，也会影响精子的结构和/或功能。尽管目前精子异常遗传学研究进展迅速，针对上述精子异常的遗传学病因仍不明确。因此，仍需要加强对这些异常病情的研究，才能更全面进行治疗前的遗传学分析和咨询。

结论

重度少精子症和非梗阻性无精子症在没有明确的相关疾病史的情况下，应该在治疗前进行染色体核型分析和 Y 染色体微缺失筛查。如果发现异常，可以避免一些不必要的治疗，因为有些检测结果可预测出睾丸中无精子生成。如果发现 AZFc 微缺失，应该给患者提供上述的遗传咨询，然后让患者做出自己的选择。对于克氏综合征来说，不仅是生育问题，而且还有一系列由于染色体异常而导致的身体健康问题。早发现男方的染色体平衡易位，对 ICSI 成功和健康子代出生至关重要。CBAVD 的患者，应该与配偶同时进行 CFTR 突变基因筛查分析，避免相关疾病遗传给子代。如果男方没有发现基因突变，应该做肾脏 B 超检查，排除单侧肾脏发育不全。

本章要点

- 不能单纯假定是男方或者女方问题导致不育，应对夫妇双方分别进行评估。
- 据估计，在哺乳动物表达的基因中，每 25 个基因中就有 1 个是在男性生殖系统中特异性表达。
- 严重少精子症患者或者非梗阻性无精子症患者，应该行遗传学筛查（染色体核型分析和 Y 染色体微缺失筛查）。
- 对于 CBAVD 患者，在取精和 ICSI 前应行遗传学分析。
- 临床将 Y 染色体导致精子生成异常的基因大致分为三个区域：AZFa、AZFb 和 AZFc。
- CBAVD 患者在附睾取精或者睾丸取精行 ICSI 之前，应该与配偶同时进行 CFTR 突变基因筛查分析。
- 对于 CBAVD 男性患者，测定其基因突变是常见还是罕见非常重要。许多囊性因子检测方法只能检查到最常见的 30～40 个突变基因，扩大突变基因检测范围非常重要，特别是包括仅仅在 CBAVD 人群中存在的突变基因。

- 不育症男性染色体数目和结构异常的发生率,要比有正常生育力男性高 8～10 倍。
- 克氏综合征是男性不育中最常见的染色体异常,人群分布约为 1∶600。
- 患有克氏综合征男性往往有正常的性欲和勃起功能。
- 尽管理论上这些患者子代可能有染色体数目异常的风险,但文献报道 101 个出生的婴儿中并没有发现非整倍体异常。
- 47,XXY 男性有可能通过现代医学技术生育生物学子代。
- 如果 Y 染色体长臂 AZFb 区域缺失,几乎不可能会有精子产生,这时不建议行睾丸取精术。
- 染色体交互易位(任何两条染色体遗传物质交换)可能会导致 19%～77% 的精子出现非整倍性单倍体。
- 大约 10% 的非梗阻性无精子症和 5% 的严重少精子症,发现存在 Y 染色体微缺失。
- 当非梗阻性无精子症通过 Y 染色体微缺失筛查发现 AZFa、AZFb 缺失或 AZFb+c 缺失时,睾丸组织学特征为是完全的生精阻滞,无需行睾丸取精手术。
- AZFc 部分缺失,包括 gr/gr 缺失和 b2/b3 缺失等,可导致少精子症,但是在生精功能正常的人群中也发现此类型的缺失,所以 AZFc 部分缺失是否有临床意义还存在争议。
- CBAVD 患者一般发现有 2 个突变点时,88% 会携带一个严重突变区域(非 CFTR 功能域)和一个轻度突变的等位基因(部分残留 CFTR 功能域),12% 的患者会存在两个轻度突变基因区域。
- 如果男方没有发现 CFTR 基因突变,另一个遗传学病因可能是中肾管分化异常,这种患者可能同时并发单侧肾缺如或肾脏异位。

(朱晓斌 陈 亮 王 翔 李 朋 张 炎 译)

参考文献

1. Gnoth C, Godehardt E, Frank-Hermann P, et al. Definition and prevalence of subfertility and infertility. *Hum Reprod* 2005;20(5):1144-7.
2. Sigman M, Lipshultz L, Howards SS, et al. Office evaluation of the subfertile male. In Lipshultz L, Howards S, Niderberger C, eds. *Infertility in the Male*. New York: Cambridge University Press 2009:153-76.
3. Hansen M, Bower C, Milne E, DeKlerk N, Kurinczuk JJ. Assisted reproductive technologies and the risk of birth defects: a systematic review. *Hum Reprod* 2005;20(2):328-38.
4. Alukal JP, Lamb DJ. Intracytoplasmic sperm injection (ICSI): what are the risks? *Urol Clin North Am* 2008;35(2):277-88, ix-x.
5. de Boer P, Ramos L, deBries M, Gochhait S. Memoirs of an insult: sperm as a possible source of transgenerational epimutations and genetic instability. *Mol Hum Reprod* 2010;16(1):48-56.

6. Reefhuis J, Honein MA, Schiere LA, et al. Assisted reproductive technology and major structural birth defects in the United States. *Hum Reprod* 2009;24(2): 360 - 6.

7. Schultz N, Hamra FK, Garbers DL, et al. A multitude of genes expressed solely in meiotic or postmeiotic spermatogenic cells offers a myriad of contraceptive targets. *Proc Natl Acad Sci U S A* 2003;100(21): 12201 - 6.

8. Matzuk MM, Lamb DJ. The biology of infertility: research advances and clinical challenges. *Nat Med* 2008;14(11): 1197 - 213.

9. Grimes DA, Lopez LM. "Oligozoospermia," "azoospermia," and other semen analysis terminology: the need for better science. *Fertil Steril* 2007;88(6): 1491 - 4.

10. Rothman S, Reese A. Semen analysis. In Lipshultz L, Howards S, Niderberger L, eds. *Infertility in the Male*. New York: Cambridge University Press; 2009: 550 - 73.

11. Samli H, Samli MM, Yilmaz E, Imirzaliouglu N. Clinical, andrological and genetic characteristics of patients with congenital bilateral absence of vas deferens (CBAVD). *Arch Androl* 2006;52(6): 471 - 7.

12. Turner T. The epididymis and accessory sex organs. In Lipshultz L, Howards S, Niderberger L, eds. *Infertility in the Male*. New York: Cambridge University Press; 2009: 90 - 103.

13. Ramasamy R, Lin K, Gosden LV, et al. High serum FSH levels in men with non-obstructive azoospermia does not affect success of microdissection testicular sperm extraction. *Fertil Steril* 2009;92(2): 590 - 3.

14. Karpman E, Williams D. Techniques of sperm retrieval. In Lipshultz L, Howards S, Niderberger C, eds. *Infertility in the Male*. New York: Cambridge University Press; 2009: 407 - 420.

15. Oates R, Lamb D. Genetic aspects of infertility. In Lipshultz L, Howards S, Niderberger C, eds. *Infertility in the Male*. New York: Cambridge University Press; 2009: 251 - 76.

16. Simoni M, Bakker E, Krausz C, et al. EAA/EMQN best practice guidelines for molecular diagnosis of Y-chromosomal microdeletions: State of the art 2004. *Int J Androl* 2004;27(4): 240 - 9.

17. Skaletsky H, Kuroda-Kawaguchi T, Minx PJ, et al. The male specific region of the human Y chromosome is a mosaic of discrete sequence classes. *Nature* 2003;423(6942): 825 - 37.

18. Lange J, Skaletsky H, Bell HW, Page DC. MSY Breakpoint Mapper, a database of sequence-tagged sites useful in defining naturally occurring deletions in the human Y chromosome. *Nucleic Acids Res* 2008;36 (Database issue): D809 - 14.

19. Repping S, Skaletsky H, Lange J, et al. Recombination between palindromes P5 and P1 on the human Y chromosome causes massive deletions and spermatogenic failure. *Am J Hum Genet* 2002; 71(4): 906 - 22.

20. Vogt PH, Falcao CL, Hanstein R, Zimmer J. The AZF proteins. *Int J Androl* 2008;31(4): 383 - 94.

21. Sun C, Skaletsky H, Rozen S, et al. Deletion of azoospermia factor a (AZFa) region of human Y chromosome caused by recombination between HERV15 proviruses. *Hum Mol Genet* 2000;9(15): 2291 - 6.

22. Hurles ME, Willey D, Matthews L, Hussain SS. Origins of chromosomal rearrangement hotspots in the human genome: evidence from the AZFa deletion hotspots. *Genome Biol* 2004;5(8): R 55.

23. Liou TG, Rubenstein RC. Carrier screening, incidence of cystic fi-brosis, and difficult decisions. *JAMA* 2009;302(23): 2595 - 6.

24. Bush A. Treatment of cystic fibrosis: time for a new paradigm? *Chest* 2009;136(5): 1197 - 9.

25. Wilschanski M, Dupuis A, Ellis L, et al. Mutations in the cystic fibrosis transmembrane regulator gene and in vivo transepithelial potentials. *Am J Respir Crit Care Med* 2006;174(7): 787 - 94.

26. Zielenski J. Genotype and phenotype in cystic fibrosis. *Respiration* 2000;67(2): 117 - 33.

27. Oates RD, Amos JA. The genetic basis of congenital bilateral absence of the vas deferens and cystic fibrosis. *J Androl* 1994;15(1): 1 - 8.

28. Uzun S, Gokce S, Wagner K. Cystic fibrosis transmembrane conductance regulator gene mutations in infertile males with congenital bilateral absence of the vas deferens. *Tohoku J Exp Med* 2005; 207(4): 279 - 85.

29. Southern KW. Cystic fibrosis and formes frustes of CFTR-related disease. *Respiration* 2007;74 (3): 241 - 51.

30. Colin AA, Sawyer SM, Mickle JE, et al. Pulmonary function and clinical observations in men with congenital bilateral absence of the vas deferens. *Chest* 1996;110(2): 440 - 5.

31. Taulan M, Girardet A, Guittard C, et al. Large genomic rearrangements in the CFTR gene contribute to CBAVD. *BMC Med Genet* 2007;8: 22.

32. Bareil C, Guittard C, Altieri JP, et al. Comprehensive and rapid genotyping of mutations and haplotypes in congenital bilateral absence of the vas deferens and other cystic fibrosis transmembrane conductance regulator-related disorders. *J MolDiagn* 2007;9(5): 582 - 8.

33. Yoshida A, Miura K, Nagao K, et al. Sexual function and clinical features of patients with Klinefelter's syndrome with the chief complaint of male infertility. *Int J Androl* 1997;20(2): 80 - 5.

34. Chandley AC. Chromosome anomalies and Y chromosome microdeletions as causal factors in male infertility. *Hum Reprod* 1998;13(Suppl 1): 45 - 50.

35. Chandley AC. Genetic contribution to male infertility. *Hum Reprod* 1998;13 (Suppl 3): 76 - 83; discussion 84 - 8.

36. Bojesen A, Gravholt CH. Klinefelter syndrome in clinical practice. *Nat Clin Pract Urol* 2007;4 (4): 192 - 204.

37. Oates RD. Clinical and diagnostic features of patients with suspected Klinefelter syndrome. *J Androl* 2003;24(1): 49 - 50.

38. Wikstrom AM, Dunkel L, Wickman S, et al. Are adolescent boys with Klinefelter syndrome androgen deficient? A longitudinal study of Finnish 47,XXY boys. *Pediatr Res* 2006;59(6): 854 - 9.

39. Yoshida A, Miura K, Shirai M, et al. Cytogenetic survey of 1 007 infertile males. *Urol Int* 1997; 58(3): 166 - 76.

40. Paduch DA, Fine RG, Bolyakov A, Kiper J. New concepts in Klinefelter syndrome. *Curr Opin Urol* 2008;18(6): 621 - 7

41. Fullerton G, Hamilton M, Maheshwari A. Should non-mosaic Klinefelter syndrome men be labelled as infertile in 2009? *HumReprod* 25(3): 588 - 97.

42. Bourne H, Stern K, Clarke G, et al. Delivery of normal twins following the intracytoplasmic injection of spermatozoa from a patient with 47,XXY Klinefelter's syndrome. *Hum Reprod* 1997; 12(11): 2447 - 50.

43. Hinney B, Guttenbach M, Schmid M, Engel W, Michelmann HW. Pregnancy after intracytoplasmic sperm injection with sperm from a man with a 47,XXY Klinefelter's karyotype. *Fertil Steril* 1997; 68(4): 718 - 20.

44. Denschlag D, Tempfer C, Kunze M, Wolff G, Keck C. Assisted reproductive techniques in patients with Klinefelter syndrome: a critical review. *Fertil Steril* 2004;82(4): 775 - 9.

45. Komori S, Horiuchi I, Hamada Y, et al. Birth of healthy neonates after intracytoplasmic injection of ejaculated or testicular spermatozoa from men with nonmosaic Klinefelter's syndrome: a report of 2 cases. *J Reprod Med* 2004;49(2): 126 - 30.

46. Okada H, Goda K, Muto S, et al. Four pregnancies in nonmosaic Klinefelter's syndrome using cryopreserved-thawed testicular spermatozoa. *Fertil Steril* 2005;84(5): 1508.

47. Egozcue J, Blanco J, Vidal F. Meiosis and Klinefelter's syndrome. *Hum Reprod* 2002;17(11): 3006; author reply 3006 - 7.

48. Sciurano RB, Luna Hisano CV, Rahn MI, et al. Focal spermatogenesis originates in euploid germ cells in classical Klinefelter patients. *Hum Reprod* 2009;24(9): 2353 - 60.

49. Foresta C, Galeazzi C, Bettella A, et al. Analysis of meiosis in intratesticular germ cells from subjects affected by classic Klinefelter's syndrome. *J Clin Endocrinol Metab* 1999;84(10): 3807 - 10.

50. Staessen C, Tournaye H, Van Assche E, et al. PGD in 47,XXY Klinefelter's syndrome patients. *Hum Reprod Update* 2003;9(4): 319 - 30.

51. Vorona E, Zitzmann M, Gromoll J, Schüring AN, Nieschlag E. Clinical, endocrinologic and epigenetic features of the 46,XX male syndrome compared to 47,XXY Klinefelter patients. *J Clin Endocrinol Metab* 2007;92: 3458 - 65.

52. Wang T, Liu JH, Ynag J, Chen J, Ye ZQ. 46,XX male sex reversal syndrome: a case report and review of the genetic basis. *Andrologia* 2009;41(1): 59 - 62.

53. Hopps CV, Mielnik A, Goldstein M. Detection of sperm in men with Y chromosome microdeletions of the AZFa, AZFb and AZFc regions. *Hum Reprod* 2003;18(8): 1660 - 5.

54. Lange J, Skaletsky H, van Daalen SK, et al. Isodicentric Y chromosomes and sex disorders as byproducts of homologous recombination that maintains palindromes. *Cell* 2009;138(5): 855 - 69.

55. Martin RH. Cytogenetic determinants of male fertility. *Hum Reprod Update* 2008; 14 (4): 379 - 90.

56. Escudero T, Abdelhadi I, Sandalina M, Munne S. Predictive value of sperm fluorescence *in situ* hybridization analysis on the outcome of preimplantation genetic diagnosis for translocations. *Fertil Steril* 2003;79(Suppl 3): 1528 - 34.

57. Vogt PH. "AZF deletions and Y chromosomal haplogroups: history and update based on sequence." *Hum Reprod Update* 2005;11(4): 319 - 36.

58. Hellani A, Al-Hassan S, Iqbal MA, Coskun S. Y chromosome microdeletions in infertile men with idiopathic oligo-or azoospermia. *J Exp Clin Assist Reprod* 2006;3: 1.

59. Pina-Neto JM, Carrara RC, Bisinella R, et al. Somatic cytogenetic and azoospermia factor gene microdeletion studies in infertilemen. *Braz J Med Biol Res* 2006;39(4): 555 - 61.

60. Viswambharan N, Suganthi R, Simon AM, Manonayaki S, et al. Male infertility: polymerase chain reaction-based deletion mapping of genes on the human chromosome. *Singapore Med J* 2007;48(12): 1140 - 2.

61. Balkan M, Tekes S, Gedik A, et al. Cytogenetic and Y chromosome microdeletion screening studies in infertile males with oligozoospermia and azoospermia in Southeast Turkey. *J Assist Reprod Genet* 2008;25(11 - 12): 559 - 65.

62. Simoni M, Tuttelmann F, Gromoll J, Nieschlag E, et al. Clinical consequences of microdeletions of the Y chromosome: the extended Munster experience. *Reprod Biomed Online* 2008;16(2):

289 - 303.

63. Zhu YJ, Liu SY, Wang H, Wei P, Ding ZP. The prevalence of azoospermia factor microdeletion on the Y chromosome of Chinese infertile men detected by multi-analyte suspension array technology. *Asian J Androl* 2008;10(6): 873 - 81.

64. Stouffs K, Lissens W, Tournaye H, Van Steirteghem A, Liebaers I. The choice and outcome of the fertility treatment of 38 couples in whom the male partner has a Yq microdeletion. *Hum Reprod* 2005;20(7): 1887 - 96.

65. Stahl PJ, Masson P, Mielnik A, et al. A decade of experience emphasizes that testing for Y microdeletions is essential in American men with azoospermia and severe oligozoospermia. *Fertil Steril* 2010;94(5): 1753 - 6.

66. Oates RD, Silber S, Brown LG, Page DC. Clinical characterization of 42 oligospermic or azoospermic men with microdeletion of the AZFc region of the Y chromosome, and of 18 children conceived via ICSI. *Hum Reprod* 2002;17(11): 2813 - 24.

67. Patrat C, Bienvenu T, Janny L, et al. Clinical data and parenthood of 63 infertile and Y-microdeleted men. *Fertil Steril* 2010;93(3): 822 - 32.

68. Mulhall JP, Reijo R, Alaqappan R, et al. Azoospermic men with deletion of the DAZ gene cluster are capable of completing spermatogenesis: fertilization, normal embryonic development and pregnancy occur when retrieved testicular spermatozoa are used for intracytoplasmic sperm injection. *Hum Reprod* 1997;12(3): 503 - 8.

69. Yogev L, Segal S, Zeharia E, et al. Sex chromosome alignment at meiosis of azoospermic men with azoospermia factor microdeletion. *J Androl* 2004;25(1): 110 - 6.

70. Reijo R, Lee TY, Salo P, et al. Diverse spermatogenic defects in humans caused by Y chromosome deletions encompassing a novel RNA-binding protein gene. *Nat Genet* 1995;10(4): 383 - 93.

71. Reijo RJ, Alagappan R, Patrizio P, Page DC. Severe oligospermia resulting from deletions of the azoospermia factor gene on Y chromosome. *Lancet* 1996;347: 1290 - 3.

72. Chen P, Ma M, Li L, et al. Phenotypic expression of partial azfc deletions is independent of the variations in DAZL and BOULE in a Han population. *J Androl* 2010;32(2): 163 - 8.

73. Krausz C, Giachini C, Xue Y, et al. Phenotypic variation within European carriers of the Y-chromosomal gr/gr deletion is independent of Y-chromosomal background. *J Med Genet* 2009;46(1): 21 - 31.

74. Lu C, Zhang J, Li Y, et al. The b2/b3 subdeletion shows higher risk of spermatogenic failure and higher frequency of complete AZFc deletion than the gr/gr subdeletion in a Chinese population. *Hum Mol Genet* 2009;18(6): 1122 - 30.

75. Ravel C, Chantot-Bastaraud S, El Houate B, et al. Y-chromosome AZFc structural architecture and relationship to male fertility. *Fertil Steril* 2009;92(6): 1924 - 33.

76. Visser L, Westerveld GH, Korver CM, et al. Y chromosome gr/gr deletions are a risk factor for low semen quality. *Hum Reprod* 2009;24(10): 2667 - 73.

77. Yang Y, Ma M, Li L, et al. Differential effect of specific gr/gr deletion subtypes on spermatogenesis in the Chinese Han population. *Int J Androl* 2010;33(5): 745 - 54.

78. Claustres M, Guittard C, Bozon D, et al. Spectrum of CFTR mutations in cystic fibrosis and in congenital absence of the vas deferens in France. *Hum Mutat* 2000;16(2): 143 - 56.

79. Rave-Harel N, Kerem E, Nissim-Rafi nia M, et al. The molecular basis of partial penetrance of splicing mutations in cystic fibrosis. *Am J Hum Genet* 1997;60(1): 87 - 94.

80. McCallum T, Milunsky J, Munarriz R, et al. Unilateral renal agenesis associated with congenital bilateral absence of the vas deferens: phenotypic findings and genetic considerations. *Hum Reprod* 2001;16(2): 282 - 8.

第五章

精子自身免疫：
对男性生育、诊断和处理的影响

Richard A. Bronson

精子与两性的免疫系统均有着不同寻常的关系。虽然精子由男性睾丸产生，但同时又可以作为一种新生抗原，不被男性免疫系统所耐受。精子发生起始于青春期，这个过程远远滞后于人体免疫系统，此时人体免疫系统可区别自身抗原和外源性抗原[1]。尽管精子作为新生抗原，但是针对精子的自身免疫反应并不常见。随机抽样检测不育夫妇中的男性患者，仅有很少部分会检测到抗精子抗体[2]。

精子作为异体细胞周期性进入女性身体。精子进入阴道后，可通过女性生殖道各个部分，但并未引起任何免疫反应[3, 4]。男性和女性对体内驻留的精子缺乏免疫反应的原因在于免疫系统本身，一方面精液中存在免疫抑制因子，另一方面精液和睾丸间质以及附睾的黏膜下区域可检测到大量的 T 淋巴细胞抑制因子[5—7]。

要确定抗精子抗体导致不育，不仅要证实男性血清中存在抗精子抗体，而且要证明这些免疫球蛋白结合在精子表面，并导致包被抗体的精子进入女性生殖道的能力或受精能力改变。 另外，还必须认识到很多种生物包括人类会自发产生低效价的抗精子抗体。通过间接免疫荧光技术，检测到约有 60％男女血清中的免疫球蛋白，可以与精子发生免疫反应[8]。重要的是，这些免疫球蛋白并不出现在精液中有活性的精子表面，而是直接作用于与经甲醇处理改变胞膜通透的精子细胞内的抗原。一项研究表明，血清中存在的抗顶体抗体，经多种细菌处理后，不再与精子发生反应。这些自然产生的抗精子抗体在血清中滴度较低（仅有 3/80 的血清呈阳性，滴度在 1∶16 或更高）[9]。虽然抗精子抗体在一般人群中有较高的发生率，但是直接作用于精子表面抗原的抗体并不常见，在不育夫妇中仅有小于 10％的呈现高滴度[10]。

针对精子的有效免疫治疗，依赖于准确诊断。目前有两种方法被验证，可用于检测精子是否包被免疫球蛋白，即混合抗免疫球蛋白反应（mixed antiglobulin reaction，MAR）和免疫珠结合试验（immunobead binding test，IBT）[11, 12]。上述半定量检测方法，可以检测出针对精子的自身免疫反应程度，还可检测出包被不同类型免疫球蛋白（IgG、IgA 和 IgM）的精子比例[13]，但是目前尚无方法可以检测每个精子表面结合的免疫球蛋白精确数量。

免疫珠结合试验是采用化学方法耦合兔抗人抗体的塑料微球，直径约微米大小[14]。这些免疫珠表面的抗人 Ig 抗体可以结合精子表面的人免疫球蛋白。因此，免疫珠作为一种检测抗体的微粒，在普通光镜下可视。这项检查既可以用于分析精液样本中回收的精子，也可以间接用于血清抗精子抗体检测。一般情况下，必须首先通过直接的免疫珠实验证实精子表面不存在抗体。将精子放在不同血清稀释液内培养，然后洗涤干净，重复测定精子表面是否有获得性抗体存在。

要了解精子免疫反应如何影响生育，一个重要的线索就是血液循环中抗精子抗体的滴度与受孕所需时间和妊娠概率的相关性。Rumke 等[15]在一项 15 年研究发现，存在精子自身免疫抗体且未经治疗的男性，当循环中的抗精子抗体的滴度上升到 1∶128，受孕的机会明显下降；滴度达 1∶1 024 或更高时，受孕率下降至零。研究结果表明，如果循环中抗精子抗体的浓度上升，其在精液中出现的机会也会增加，这与血清中 IgG 免疫球蛋白可渗漏到精液中的事实相符。精子自身免疫的临床结局，取决于循环抗体滴度、免疫球蛋白种类以及针对特定抗原的抗体特异性。

免疫球蛋白结合到精液中精子表面的量取决于以下几个因素：前列腺和精囊的分泌物中抗精子抗体的浓度；相对于从血液渗出而言，生殖道内本身产生的抗体数量；射精前精子经过附睾时，或者当精子与精浆混合时，抗体与精子的结合；禁欲时间以及不同的抗体分子对精子表面各种抗原的亲和力。**因此，精子表面的免疫球蛋白的数量反映几种免疫球蛋白分泌机制的最终共同通路。**在诊断精子自身免疫时，有关证据支持直接研究射出精子的重要性，这个结论来自于检测匹配的精液和血清样本精子抗体的对照研究[16, 17]。约 15％患者，血清中可检测到抗精子抗体，但精子表面检测不到。不能进入精液的大多数循环系统中的抗精子抗体滴度低，且结合位点在精子尾部。此外，抗精子免疫球蛋白 IgM 抗体，即使血液中高浓度存在，也不进入男性生殖道分泌物中。这类抗精子免疫球蛋白罕见于异性恋男性的血清中，尽管其在女性血清中更常见。更多的间接证据表明，生殖道内局部分泌的抗精子抗体一般不出现在血液中。这些免疫球蛋白以 IgA 类为主。分泌型 IgA 存在于眼泪、唾液、初乳，也是呼吸道、胃肠道和生殖道分泌物中主要的免疫球蛋白[18, 19]。因此，这些研究表明直接评估精子非常重要。

存在精子自身免疫性抗体的男性中，射出精子中包被免疫球蛋白的比例差别显著[20]。例如，在一项研究中，对 154 名存在精子自身免疫抗体的男性，采用直接免疫珠结合试验检测抗精子抗体，结果发现 52％男性超过 90％的精子包被免疫球蛋白，23％的男性 50％～90％精子结合抗精子抗体，而剩余的 1/4 男性低于 1/2 的精子包被有抗体。

抗精子抗体对生育的影响

精子和卵子都是存活时间较短的细胞，仅以周期性的方式短暂存在女性生殖道。它们成功结合，会形成合子，并启动一系列潜在的连锁反应，最终成功妊娠。但是，它们的易逝性也导致配子特别容易受到免疫介质的损伤。大部分表面结合抗体的精子无法穿过宫颈黏液[21,22]，但抗体结合到尾部的精子可能成为例外[23]，因为在精液中它们仍然保持运动能力。研究表明，血清中存在抗精子抗体的患者性交后实验结果异常[24, 25]。我们亦发现，性交后排出的精液中结合免疫球蛋白的精子比例和宫颈黏液中精子的数量呈负相关[21]。所有精子黏附免疫球蛋白后，尽管射出的精液中存在数以亿计的活动精子,但排卵期的宫颈黏液中每高倍视野很难见一个或两个精子。然而通过免疫珠结合试验,包被抗体的精子的比例下降至低于 50％时,宫颈黏液中观察到活动精子数量增加(表 5.1)。**因此,精子自体免疫反应程度严重的患者,射出精液的精子包被免疫球蛋白比例较高,表现为功能性少精子症。**也就是说,这类精子不能进入女性生殖道,其到达卵子周围的概率严重减小。

表 5.1 通过免疫珠结合程度以及性交后宫颈黏液中活动精子的数量判定精子自身免疫程度

精子结合免疫珠的数量(％)	射出精液中活动精子总数（平均值±标准差）	每高倍视野下宫颈黏液中活动精子数（平均值±标准差）
100	283±197(11 例)	2.8±2.8
>50 且<100	45±18(8 例)	7.0±5.4
<50	134±25(5 例)	25.8±13.5

改编自 Ayvaliotis et al.[70].

* 性交后 8~12 小时检测宫颈黏液。排除配偶存在抗精子抗体并且未患有宫颈炎。hpf,每高倍视野下。

精子宫颈黏液穿透能力损伤一般是通过免疫球蛋白分子的 Fc 段介导。因此,当精子暴露于制备的已经移除 Fc 段的 IgG 抗精子抗体 Fab 段时[26],仍然能够穿过宫颈黏液,而那些黏附有完整抗体的精子却无法穿过宫颈黏液[27, 28]。同样结合到精子表面的 IgA 类免疫球蛋白,可以被从淋病奈瑟氏球菌分离获得的 IgA1 蛋白酶降解,即在铰链区的氨基酸键 235~236 处分开重链[29]。通过这种方式,IgA 的 Fc 段与精子表面分离出来。这些蛋白酶处理过的精子,虽然仍包被有 IgA 抗体的 Fab 段,但是表现出更强的宫颈黏液穿透能力和宫颈黏液中保持活力的能力。**在此基础上,我们假定,宫颈黏液的固相部分存在尚未确定的免疫球蛋白分子的 Fc 段的配位受体。**人类的宫颈黏液中已检测到免疫球蛋白结合因子,其产生受雌激素调节[30]。

有证据表明,包被抗体的精子进入女性生殖道后,生命周期会缩短。已证实人宫颈黏液内具有完整的补体系统[31]。精子表达的补体调节蛋白并不能保护它们免受抗精子抗体和补体介导的免疫损伤[32]。我们研究发现尾部结合抗体的精子,在体外补体存在的情况下会导致精子制动(表 5.2)[33]。此外,精子成功进入生殖道后,抗体包被的精子更容易被生殖道内的巨噬细胞吞噬[34]。

表 5.2 补体存在情况下抗精子抗体 IgG 结合后的精子与精子活力的关系

抗精子抗体 IgG 精子尾部的结合程度	精子活力百分比 *（平均值±标准误(测试血清例数)）
无抗精子抗体 IgG 结合	86％±1.0(40)
仅精子的尾尖部结合抗体 IgG	81.1±3.9(10)
1/5 的尾部主段结合抗体 IgG	62.0±6.8(7)
2/5 的尾部主段结合抗体 IgG	8.0±3.4(10)
3/5 的尾部主段结合抗体 IgG	1.0±1.0(10)

改编自 Bronson et al.[33].

* 37℃,与豚鼠血清共孵育 4 小时作为补体来源

研究表明，抗精子抗体可针对几种不同抗原，并且每种抗原对精子功能的影响各不相同。已发现人类精子至少有六种不同的主要免疫抗原，并在人血清中检测到相应抗精子抗体[35—40]。还有研究发现，在透明带和卵子表面存在的抗精子抗体也会影响配子结合。因此，我们及 Aitkin 的团队研究显示，抗精子抗体或者抑制，或者促进或不影响人精子穿透去透明带仓鼠卵的能力[41, 42]。已有证据表明，某些抗精子抗体可促进精子顶体反应，并以这种方式促进精子与卵细胞透明带黏附[43—46]。此外，针对精子头部不同抗原的抗体，表现出对人精子穿透透明带的能力不同的影响。Mahony 及其团队[47]将抗精子抗体标记到已知生育力男性的精子上，再利用半透明带实验，来评估该处理方法对精子穿透力的影响。该方法的优点在于消除精子和透明带结合的变异[48]。进行免疫珠结合实验时，要求选择一定的血清稀释度，从而使精子凝集最小化，确保将几乎所有的免疫球蛋白都标记在精子头部。将来自同一供体的无抗体标记或者有抗体标记的精子与从同一卵子获取的含盐半透明带结合（表 5.3）。观察发现不同血清对精子与透明带结合的影响程度不一，有几种血清洗涤透明带后，与透明带紧密结合的精子数明显减少，而另外的血清则完全没有这种作用效果。Clarke 等[49]使用接受配子输卵管内移植的妇女的多余卵子进行实验，也证实这些结果。**需要进一步强调的是，尽管精子表面结合区域相同，不同个体的抗精子抗体的作用效果也有所不同。**以上研究强调指出：需要更具体的测试，以确定与抗精子抗体结合的具体抗原位点。

表 5.3　10 种含有针对精子头部特异抗体血清对人类精子结合含盐半透明带能力影响

血清状态	受试血清数量	抑制结合比例	半透明带结合指数 *（平均值，范围）
抗精子抗体阴性	3	1～11	94.6%（89～99）
抗精子抗体阳性	3	<20	87.9（85.4～91.60）
	2	<50	55.3（54.4～56.1）
	5	>50	30.0（18.1～46.2）

改编自 Mahony et al.[47].
* 半透明带结合指数＝（阳性血清精子结合数量/阴性血清精子结合的数量）×100.

精子自身免疫的病因学

大多数情况下，不育夫妇中男性精子自身免疫的病因不明。研究发现抗精子抗体（antisperm antibodies，ASA）在囊性纤维化的男性中发病率较高。青春期前且患有囊性纤维化的男性并未检测到抗精子抗体。青春期开始后，从这部分患者的血清中可以检测到 ASA，表明抗精子抗体的产生依赖于精子发生的激活。这部分男性往往伴发有先天性输精管和精囊缺如导致的无精子症。

随着青春期后精子发生的启动，新生的抗原出现在精子表面[50]。一般来说，自体抗原免疫耐受建立于新生儿期，因而这些新生的精子抗原对男性自体具有免疫原性。理论上讲，睾丸支持细胞的紧密连接形成的血-睾屏障可以防止精子自身免疫性抗体的产生[51]。另有证据表明有些睾丸自体抗原对循环抗原和免疫处理细胞有趋向性[1, 52, 53]。通过免疫过氧化物酶染色技术，制备 T 细胞表面抗原探针，在附睾检测到一类抑制性 T 淋巴细胞[5, 6]。普遍认为，这些 T 淋巴细胞抑制因子可以预防精子自身免疫的发生。

睾丸精子输出受阻与精子自体免疫有相关性。输精管结扎术造成后天性精道梗阻，有 70% 输精管结扎术后的男性血浆抗精子抗体阳性[54—56]。这些抗体针对的精子相关抗原，包括不明原因的精子自身免疫性抗原[40, 57]。**这些抗体在血清中比较常见，在输精管吻合术后的生殖道分泌物内却很少见，但是认为仍有可能影响后续生育[58]。先天性双侧输精管、精囊、附睾缺如的男性[59]，常见于患有囊性纤维化的患者，容易产生精子自身免疫抗体。我们发现这些患者青春期前不会产生精子自身免疫性抗体[60]，表明精子和精子细胞表面表达的新生抗原，在垂体睾丸性腺轴激活和精子发生启动后不能产生自体免疫耐受（表 5.4）。事实上，Goldstein 等[61]发现 70% 的梗阻性无精症患者可检测到精子免疫性抗体。他认为这些患者在精道重建前没有必要做睾丸活检**，相反，如果抗精子抗体检测阴性，FSH 正常，核型分析和 Y 染色体微缺失检测未见异常，则建议行睾丸活检以确定是梗阻性还是非梗阻性无精子症。

表 5.4　15 名囊性纤维化的男性自身精子免疫性抗体和内分泌水平检测结果

患者分类	年龄,平均年龄	睾丸体积 (mL,$\bar{x}\pm SE$)	血清睾酮水平 (nmol/L,$\bar{x}\pm SE$)	血清 FSH 水平 (nIU/mL,$\bar{x}\pm SE$)
抗体阳性	26.4(18~33)	20.0±0.0	12.3±1.4	12.5±3.4
抗体阴性	12.4(9~19)	7.0±2.01	4.0±1.7	4.6±0.99

改编自 Bronson et al.[60].

外伤造成的血-睾屏障异常，或单侧局部生精小管发育异常引起的睾丸内梗阻均会导致抗精子抗体产生。鉴于这些考虑，有人认为，有精子自身免疫抗体的非无精症男性可能患有单侧 CBAVD 或者可能睾丸内局部精子流出道梗阻。睾丸扭转会破坏"血-睾屏障"，也会增加精子自身免疫抗体产生的风险。

目前认为，男性生殖道无症状沙眼衣原体感染和精子自身免疫性抗体也有一定相关性[62]。使用酶联免疫吸附试验测定（ELISA）发现，沙眼衣原体抗体和抗精子抗体之间有显著相关性，并能在血清和活动精子上检测到它们的存在。另有研究发现[63, 64]，沙眼衣原体 60 kDa 热休克蛋白（Hsp 60）保守表位的循环抗体与精子免疫反应相关，也与女性复发性流产有关。精液中存在 Hsp 60 是免疫激活的证据，表明男性体内抗精子抗体的存在。

精子免疫反应的治疗

以实验室研究为基础的间接证据表明，精子自身免疫可能损害受精过程。然而，目前没有前瞻性研究可证实，检测到 ASA 夫妇的生育能力比不存在精子免疫性抗体低。尽管近期不可能有可供使用的相关数据，我们主张需要此类的研究来证明免疫性不育[12]。考虑到精子自身免疫在男性和女性的发生率很低（随机选择不育夫妇的发生率约3%～5%），建议更多临床中心加入到抗精子抗体对生育能力影响的前瞻性研究中。即便如此，病例收集依然缓慢。也即是说，需要收集足够数量的病例，才能获得足够有效证据，以证实抗精子抗体阳性组和抗精子抗体阴性组之间生育能力差异。

目前使用的检测方法（包括免疫珠结合实验），不能确定抗精子抗体所针对的精子相关抗原。抗精子抗体可针对不同抗原，并在受精过程中引起不同的损害，从而影响受精成功。如前所述，将不育夫妇血清中检测到的抗精子抗体转移到已知的正常生育男性的精子，通过体外半透明带实验和去透明带仓鼠卵子穿透实验，发现抗精子抗体对配子结合产生不同程度的影响。目前很难选择具有相同精子免疫抗体的夫妇进行研究。正因如此，前瞻性分析存在精子免疫性抗体的男性或女性的妊娠率是不可能的。然而，通过实验研究，已有足够证据表明，抗精子抗体可能会影响精子进入女性生殖道和受精成功。

男性精子自身免疫的原因尚不明确，治疗方法主要为经验治疗，而不是对因治疗，因此有可能会产生一些不良反应。目前治疗抗精子抗体阳性夫妇的方法有三种：糖皮质激素、宫腔内人工授精（IUI）和体外受精（IVF）。

判断精子免疫是否需要治疗，男性比女性相对容易，因为精子更容易获取用来研究。**精子穿透宫颈黏液能力的损害程度，与自身免疫的程度直接相关。如果男性精子全部或几乎全部（>70%）被至少一种免疫球蛋白抗体包被并不能穿透宫颈黏液，则需要治疗。**当抗体包被在精子头部，不仅使精子难以穿透宫颈黏液，而且无法到达输卵管壶腹部，受精能力可能受到损伤。相反，当<50%的精子结合抗体，性交后试验检测到的精子数量往往和没有精子自身免疫的男性相差无几，应排查其他不孕不育原因。

1976年，Shulman[65]报道使用糖皮质激素成功治疗人精子自身免疫抗体。随后，更多不同程度成功的报道接踵而来，但是许多早期的报告仍遭到质疑，因为他们无法证实与精子结合的抗体的变化。早期的研究中，皮质类固醇的疗效判断是依据血液中循环抗精子抗体的浓度变化，随后Hendry等[66]发现精浆中抗精子抗体的浓度降低。Keane等[67]证实通过间歇性强的松治疗，用MAR方法检测到抗精子抗体浓度降低。Sharma等[68]也证实使用皮质类固醇治疗会降低精子免疫球蛋白结合能力。Rasane等[69]采用空白对照试验，对治疗后的男性通过定量流式细胞方法检测精子抗体水平变化。临床证据表明，使用皮质类固醇作为免疫抑制剂疗效有限，仅接近30%的男性治疗有效（表5.5）。治疗方案也各不相同，但是近期的方案包括配偶月经第一天给予40 mg强的松作为起始剂量，连服10天（周期第1～10天），随后2天（周期11、12天）减量到每天5 mg。

表5.5 存在抗精子抗体的男性糖皮质激素治疗后的妊娠率

研 究 者	治 疗 方 案	妊娠人数/接受治疗人数（%）
Shulman & Shulman[100]	甲基强的松龙，配偶月经周期第21天开始，96 mg/天，连用7天。	31/71（44%）

续　表

研　究　者	治 疗 方 案	妊娠人数/接受治疗人数(%)
DeAlmeida & Jouannet[99]	地塞米松 2 mg 或 3 mg/天,连续 9～13 周,逐渐减量使用 7 周	3/14(21%)
Hendry et al. [102]	甲基强的松龙,配偶月经周期第 21 天开始,96 mg/天,连用 7 天	14/45(35%)
Hargreave & Elton[101]	甲基强的松龙,配偶月经周期第 21 天开始,96 mg/天,连用 7 天。	5/13(38%)
	强的松 20 mg 或 40 mg,每天 2 次,月经周期第 1 天开始,然后,月经周期第 11 和 12 天,5 mg/天,重复 9～12 个周期	25/76(33%)
Alexander et al. [98]	强的松 200 mg,每天 3 次。	7/19(37%)
Sharma et al. [68]	强的松 40 mg/天,月经周期第 1 到第 10 天,月经第 11 和 12 天 5 mg/天	12/48(25%)

　　一项回顾性研究应加以关注,该研究分析了 108 例存在精子自身免疫的男性未行治疗 2 年的妊娠结果,发现自然妊娠率随精子包被抗体的比例变化。当结合免疫球蛋白的精子比例超过 50%,22% 的女性妊娠;而当射出的精液中结合抗体的精子比例少于 50%,妊娠率达 45%。对于不孕不育的唯一原因是男方精子自身免疫的夫妇来说,上述结果更加明显,如果精子的大部分(超过 50%)为抗体包被,妊娠率为 15.6%。如果抗体包被精子的比例小于 50%,妊娠率上升到 63%[70]。虽然有充分的证据表明自然受孕率取决于精子自身免疫的程度,但是单纯使用妊娠率作为治疗的有效性仍可能会产生误导,因为缺乏足够的安慰剂对照研究证明其疗效。1990 年,Hendry 等[71]进行了一项使用间歇性皮质激素治疗和安慰剂对照的双盲交叉试验,证明患者皮质激素治疗后妊娠率有显著改善。虽然在此之前有采用双盲、安慰剂对照方法,研究应用甲基强的松治疗自身免疫精子导致男性不育,但是研究结论认为没有达到满意疗效,这项研究因它的样本量小和较低的绝对妊娠率而受到质疑[72]。最近 Lahteenmaki 等[73]进行一项前瞻性随机对照研究,比较低剂量间歇性皮质类固醇治疗和宫腔内人工授精(IUI),定期检测尿 LH 水平,发现宫腔内人工授精的妊娠率提高更为显著。虽然目前的皮质激素治疗方案只发现有轻微的副作用(消化不良、易怒),但是考虑到长期糖皮质激素治疗会导致髋关节无菌性坏死的风险,而选用 IUI 治疗,即使失败还可行 IVF 治疗,因此很大程度上 IUI 已取代皮质激素治疗。

实验室辅助生殖技术在治疗精子自身免疫中的作用

　　有证据表明,通过精确的超促排卵控制卵泡成熟,辅以激素以及超声监测,会增加宫腔内人工授精(IUI)妊娠率。宫腔内人工授精的基本原理是往宫腔内直接注入大量的活精子,这些精子因为表面存在抗精子抗体而无法通过性生活途径进入子宫。理论上讲,这将增加精子进入输卵管并到达卵子的可能性。采用一系列的超声和激素监测卵泡发育,并使用人绒毛膜促性腺激素(hCG)(通过检测血清雌二醇和测量卵泡直径判断卵泡成熟)诱发排卵,在预计排卵几个小时之内可以行人工授精。对于存在抗体的精子来讲,精确计算受精时间尤为重要,因为抗体结合的精子在女性生殖道内理论上的生存时间缩短,并有可能会结合补体,引发巨噬细胞的吞噬作用或者固定作用[34]。

虽然技术上要求严格且价格昂贵,但是对同时存在精子免疫性抗体和循环抗体的夫妇来说,如果3~4个周期IUI治疗失败,IVF可提高受精的可能性。实验室辅助生殖技术研究结果表明,**精子免疫性抗体对精子到达输卵管内受精位置能力的损害,远远超过其对精子穿卵能力的影响,因此在抗精子抗体存在情况下,配子相遇的可能较小。**存在抗精子抗体行IVF治疗的夫妇,循环中抗精子自身抗体存在时,IVF体外受精率仅轻度降低[74—77],**只有当MAR或者免疫珠实验检测到几乎所有的精子($>70\%$)头部都包被有免疫球蛋白,IVF受精率才有显著下降[78, 79]**。在后一种情况下,可能存在一些针对受精相关抗原的抗体(可能是特定的配子受体及其配体)。

目前,关于IUI治疗抗精子抗体导致不育的有效性,尚没有严格质控的前瞻性研究报告。但是回顾性个案综述表明,IUI辅以克罗米芬或者促性腺激素,可以提高受孕成功率。Margalioth等[80]的一项大样本研究也证实了上述假设。这些作者回顾性分析IUI的结果,研究对象主要是性交后试验结果较差且血浆中存在抗精子抗体的不孕不育夫妇。根据自然排卵周期实施IUI后,前3月的月妊娠率为5%;辅助使用克罗米芬后,IUI妊娠率为9.7%,每个周期IUI辅以促性腺激素治疗的成功率达14.3%。上述各组数据有显著统计学差异($P<0.05$)。大部分妇女经过2~3周期的治疗可以怀孕。40%的妇女经克罗米芬治疗未孕,通过后续的促性腺激素治疗也顺利妊娠。精子头部存在抗体的男性,相对于精子尾部存在抗体而言,使女性妊娠率低。一项大规模的针对非免疫性因素不育夫妇治疗的前瞻性研究,为该结果提供了有力的支持。该项研究比较了单纯IUI、克罗米芬治疗后IUI及促性腺激素治疗后IUI三组的妊娠率,发现后者最高[81]。

IUI对存在精子自身免疫因素的男性同样有利。尤其是当采用以下实验室精子处理技术,即精子收集前直接排精射入缓冲溶液,进行精子洗涤有益。因为性交后精液在阴道内的停留过程中,精浆内抗精子抗体可结合到精子表面,而洗涤可以降低抗体对精子的亲和性。然而,也应该考虑到免疫球蛋白与精子表面抗原的高亲和力,并且一旦抗体与精子表面抗原结合,简单的精子洗涤不会除去精子表面的这些抗体[2]。此外,使用抗体-免疫球复合物分离技术(低pH值或高离子强度)也会对精子活力造成不可逆损伤。

精液直接排入含有精液洗涤剂的容器中,有利于最大量地收集精子,并可减少抗体包被的精子[83—85]。抗体与精子结合的过程比较复杂。精子在排出前和排出后,均暴露于抗精子抗体中。Witkin[6]研究发现,兔免疫球蛋白可以通过附睾进入生殖道。Patrizio等[59]研究发现,35%的双侧输精管缺如的男性存在精子免疫性抗体,从附睾近端获取的精子经IBT检测,发现包被有抗体。另外,前列腺液中也存在免疫抗体,而且只有精液液化后精子才能接触到抗体[15, 86]。理论上讲,在此基础上,精子快速稀释和混合可以减少抗精子抗体包被。此外,精子在家收集到送至实验室过程中,也会增加抗体包被和结合机会,而精液取出后立即处理可以避免这一现象。存在免疫性抗体的男性,收集精液时直接排入含有精液洗涤剂的容器而非单纯的容器,可以改善 IUI 妊娠率。既往报道:每 IUI 周期的妊娠率为 3％～10％[22, 87]。最新一项研究发现,抗精子抗体比较严重的男性,如果精子直接排入缓冲液中,IUI 三个周期的累计成功率为 64％,第一个周期的怀孕率为 47％。我们尚未发表的结果也支持这项研究结果。

因精子免疫性抗体不育的夫妇,如果 IUI 治疗失败,可选择 IVF。卵泡液中抗精子抗体可通过洗涤卵母细胞的卵丘复合物而被除去,剩余的免疫球蛋白可能会保留在卵细胞周围的卵丘内,但通常不会对精子穿透产生显著干扰。Mandelbaum 等[89]早期的研究报道,当将患者血清加入培养基时,试管婴儿受精率较低。因此,对存在抗精子抗体的女性,建议采用无血清培养基,这样 IVF 成功率几乎与无抗精子抗体的女性相当[90—92]。

正如之前所强调,存在自身免疫性抗体的男性性交后,包被有抗体的精子无法穿透宫颈黏液,因而明显降低精卵相遇的机会。IVF 可避免精子运输问题,并保证精卵相遇。研究表明,存在精子自身免疫的男性获取精子后进行 IVF,仍具有较高的受精率,提示精子在运输过程中受损(功能性无精子症)可能是造成不育的主要原因[76, 78, 88, 93]。卵泡液中的抗精子抗体,可以通过对卵子洗涤而去除。相对而言,存在抗精子抗体男性的精子从精液中收集后,其表面仍会结合有抗精子抗体。虽然抗体黏附在精子尾部不会明显影响体外受精,但是若精子头部结合抗体则会影响精子的穿卵能力,如前所述的半透明带结合实验和仓鼠卵穿透实验可以验证。幸运的是,只有当 70％精子包被免疫抗体时才会对 IVF 的受精效果产生明显影响[79, 92, 94, 95]。理论上讲,受精结果取决于抗精子抗体结合的部位,但是如果抗体结合的抗原与受精无关,那么精子穿透卵子透明带的能力就不会受到影响。这一点已在实验室通过制备抗精子单克隆抗体得到明确证实[96]。遗憾的是,并没有临床实验可以预测 IVF 结果。所以,**当免疫珠实验检测到几乎所有精子都结合有抗体时,那么就有必要采用 ICSI 的受精方式。**这种情况下 ICSI 可以保证较高的受精率,一旦精子进入卵细胞内,抗精子抗体结合在精子表面,并不会影响到受精成功。

存在争议的是,鉴于 ASA 发病率低,又有较高受精率,ART 中常规 ASA 检测不符合成本效益。然而问题的核心是:是否要等到受精失败后,再按照原先的建议检测抗精子抗体? 而且,如何评估不育夫妇在治疗过程中和怀孕失败后的情感上和经济上的付出? 应该考虑到,免疫珠结合实验相对整个 IVF 过程来讲,个人仅需付出较少费用。而这部分患者,有可能因为存在较高的 IVF 失败风险,而需寻求 ICSI 治疗。

本章要点

- 要确定抗精子抗体导致不育,不但需要证实男性血清中存在抗精子抗体,而且要证明免疫球蛋白包被在精子表面。
- 免疫珠是一种抗体检测微粒,并能在普通光镜下可视。
- 严重的精子自体免疫患者,表现为射出精液中被免疫球蛋白包被的精子比例较高,亦称为功能性少精子症。

- 青春期前不会产生精子自身免疫性抗体[12]，表明免疫反应是针对精子和精子细胞表面表达的新生抗原，而这些抗原在垂体睾丸性腺轴激活和精子发生启动后不能产生免疫耐受。

- 70％的梗阻性无精子症患者可检测到精子免疫性抗体。对于这类患者，精道重建前没有必要做睾丸活检。

- 目前研究发现生殖道内无症状衣原体感染与精子自身免疫相关。

- 精子穿透宫颈黏液能力的损害程度，直接与自身免疫的程度相关。如果男性的精子全部或几乎全部（>70％）被至少一种免疫球蛋白抗体包被并不能穿透宫颈黏液，则需要治疗。

- 精子免疫性抗体影响精子到达输卵管内受精部位，其损害程度远远超过对精子穿透透明带能力的影响，因此，在这些抗体存在的情况下，配子相遇的可能性较小。

- 只有经MAR或者免疫珠实验检测，发现几乎所有精子（>70％）头部都被免疫球蛋白包被，受精率才会明显下降。

- 对检测到存在抗精子抗体的夫妇而言，若IUI治疗失败，IVF是比较有效的助孕方式。

- 如果直接免疫珠实验检测到几乎所有精子头部都结合有抗精子抗体，有必要采用ICSI的受精方式。

（刘玉林　王　翔　李　朋　译）

参考文献

1. Tung KSK. Autoimmune disease of the testis and ovary. In Bronson RA, Alexander NJ, Anderson D, Branch DW, Kutteh WH, eds. *Reproductive Immunology*. Blackwell Science; 1996：153 - 70.

2. Clarke GN, Elliot P, Smala C. Detection of sperm antibodies in semen using the immunobead test: A survey of 813 consecutive patients. *Am J Reprod Immunol* 1985;7：118.

3. Waldman RLT, Rone FS. Immunoglobulin levels and antibody to *Candida albicans* in human cervico-vaginal secretions. *Clin Exp Immunol* 1972;10：427.

4. Ogra PH, Ogra SS. Local antibody response to polio vaccine in the human female genital tract. *J Immunol* 1973;110：1307.

5. El-Demiry M, James R. Lymphocyte subsets and macrophages in the male genital tract in health and disease. *Eur J Urol* 1988;14：226.

6. Witkin SS. Mechanisms of active suppression of the immune response to spermatozoa. *Am J Reprod Immunol* 1988;17：61 - 74.

7. Imade GE, Baker HW, de Kretser DM, Hedger MP. Immunosuppressive activities in the seminal plasma of infertile men: relationship to sperm antibodies and autoimmunity. *Hum* Reprod 1997；12：256 - 62.

8. Tung KSK, Cooke WD Jr, McCarthy TA et al. Human sperm antigens and antisperm antibodies. Part 11. Age related incidence of antisperm antibodies. *Clin Exp Immunol* 1976;25：72.

9. Hjort T，Hansen RB．Immunofluorescent studies on human spermatozoa，Part I．The detection of different spermatozoal antibodies and their occurrence in normal and infertile women．*Clin Exp Immunol* 1971；8；9．

10. Landers DV，Bronson RA，Pavia CS．Reproductive immunology．In Stites DP，Terr AI，eds．*Basic Human Immunology*．Norwalk：Appleton & Lange；1990：200 - 16．

11. Bronson RA，Cooper GW，Hjort T，et al．Antisperm antibodies detected by agglutination，immobilization，and sperm toxicity tests and Immunobead binding．*J Reprod Immunol* 1985；8：279 - 99．

12. Bronson RA，Tung KSK．Human spermatozoa antibodies：Detection and clinical significance．In Rose NR，deMacario REC，Fahey JL，et al．，eds．*Manual of Clinical Laboratory Immunology*．Washington，DC：*American Society for Microbiology*；1992：775 - 80．

13. Meinterz H，Bronson RA．Detection of antisperm antibodies on the surface of motile spermatozoa：Comparison of the immunobead binding technique（IBT）and the mixed antiglobulin reaction（MAR）．*Am J Reprod Immunol* 1988；18：120 - 3．

14. Bronson RA，Cooper GW，Rosenfeld DL．Membrane-bound sperm specific antibodies：Their role in infertility．In Vogel H，Jagiello G，eds．*Bioregulators in Reproduction*．New York：Academic Press；1981：526．

15. Rumke P，Van Amstel N，Messer EN，Bezemer PD．Prognosis of fertility of men with sperm agglutinins in the serum．*Fertil Steril* 1974；25：393 - 8．

16. Pavia CS，Stites DP，Bronson RA．Reproductive immunology．In Stites DP，Stobo JD，Wells JU，eds．*Basic and Clinical Immunology* 6th ed．Norwalk：Appleton & Lange；1987：619．

17. Hellstrom WJG，Overstreet JW，Samuels SJ，et al．The relationship of circulating antisperm antibodies to sperm surface antibodies in infertile men．*J Urol* 1988；140：1039．

18. Mesteky J，McGhee JR．Immunoglobulin A（IgA）：Molecular and cellular interactions involved in IgA biosynthesis and immune response．*Adv Immunol* 1987；40：153．

19. Kutteh WH，Mestecky J．The concept of mucosal immunity．In Bronson RA，Alexander NJ，Anderson D，Branch DW，Kutteh WH，eds．*Reproductive Immunology*．Cambridge，MA：Blackwell Science；1996：28 - 51．

20. Bronson RA．Immunologic infertility．In Rajfer J，ed．*Infertility and Impotence*．Chicago：Year Book Medical Publishers；1990：93 - 100．

21. Bronson RA，Cooper GW，Rosenfeld DL．Auto-immunity to spermatozoa：Effects on sperm penetration of cervical mucus as reflected by post-coital testing．*Fertil Steril* 1984；41：609．

22. Haas GG Jr．The inhibitory effect of sperm-associated immunoglobulins on cervical mucus penetration．*Fertile Steril* 1986；46：334 - 7．

23. Wang C，Baker HWG，Jennings MG，Burger HG，Lutjen P．Interactions between cervical mucus and sperm surface antibodies．*Fertil Steril* 1985；44：484 - 8．

24. Fjallbrant B．Interaction between high levels of sperm antibodies，reduced penetration of cervical mucus by spermatozoa and sterility in men．*Acta Obstet Gynecol Scand* 1968；47：102．

25. Menge AC，Medley NF，Mangione CM，Dietrich JW．The incidence and influence of antisperm antibodies in infertile human couples on sperm-cervical mucus interactions and subsequent fertility．*Fertil Steril* 1982；38：439 - 46．

26. Goodman JW．Immunoglobulin structure and function．In Stites DP，Terr AI Jr．，eds．Basic Human Immunology．Norwalk，CT：*Appleton & Lang*；1991：109 - 21．

27. Jager S，Kremer J，Kuiken J，Muldr I．The signifi cance of the Fc part of antispermatozoal antibodies for the shaking phenomenon in the sperm-cervical mucus contact test．*Fertil Steril*

1981;36: 792 - 7.

28. Jager S, Kremer J, Kuiken J, et al. Induction of the shaking phenomenon by pretreatment of spermatozoa with sera containing antisperm antibodies. *Fertil Steril* 1984;36: 784.

29. Bronson RA, Cooper GW, Rosenfeid DL, et al. The effect of IgA1 protease on immunoglobulins bound to the sperm surface and sperm-cervical mucus penetrating ability. *Fertil Steril* 1987; 47: 1985.

30. Yosjikawa S, Kamada M, Maegawa M, et al. Hormonal control of mRNA expression of immunoglobulin binding factor in uterine cervix. *BiochemBiophy Res Commun* 2000; 29: 898 - 903.

31. Price RJ, Boettcher B. Presence of complement in cervical mucus and its possible relevance to infertility in women with complement-dependent sperm immobilizing antibodies. *Fertil Steril* 1979;31: 61.

32. D'Cruz OJ, Haas GG Jr. The expression of the complement regulators CD46, CD66, and CD59 by human sperm does not protect them from antisperm antibody-and complement-mediated immune injury. *Fertil Steril* 1993;59: 876 - 84.

33. Bronson RA, Cooper GW, Rosenfeld DL. Correlation between regional specificity of antisperm antibodies to the spermatozoa surface and complement-mediated sperm immobilization. *Am J Reprod Immunol* 1982;2: 222.

34. London SN, Haney AF, Weinberg JB. Macrophages and infertility: enhancement of human macrophage-mediated sperm killing by antisperm antibodies. *Fertil Steril* 1985;43: 274 - 8.

35. Primakoff P, Lathrop W, Bronson R. Identifi cation of human sperm surface glycoproteins recognized by autoantisera from immune infertile men, women, and vasectomized men. *Biol Reprod* 1990;42: 929 - 42.

36. Shetty J, Hansen SN, Shibahara H, et al. Human sperm proteome: Immunodominant sperm surface antigens identified with sera from infertile men and women. *Biol Reprod* 1999;61: 61 - 9.

37. Chu WW, Chamley LW. Use of antisperm antibodies in differential display Western blotting to identify sperm proteins important to fertility. *Hum Reprod* 2002;19: 243 - 9.

38. Bohring C, Krause E, Habermann B, Krause W. Isolation and identification of sperm membrane antigens recognized by antisperm antibodies, and their possible role in immunological infertility disease. *Mol Hum Reprod* 2001;7: 113 - 8.

39. Bhande S, Naz RK. Molecular identities of human sperm proteins reactive with antibodies in sera of immunoinfertile women. *Mol Reprod Dev* 2007;74: 332 - 40.

40. Shetty J, Bronson RA, Herr JC. Human sperm protein encyclopedia and alloantigen index: mining novel allo-antigens from ASA-positive infertile patients and vasectomized men. *J Reprod Immunol* 2008;77: 23 - 31.

41. Aitkin RJ, Hulme MJ, Henderson CT, et al. Analysis of the surface labelling characteristics of human spermatozoa and the interaction with antisperm antibodies. *J Reprod Fertil* 1987;80: 473.

42. Bronson RA, Fusi F, Cooper GW, Phillips DM. Antisperm antibodies induce polyspermy by promoting adherence of human sperm to zona-free hamster eggs. *Hum Reprod* 1990;5: 690 - 6.

43. Bronson RA, Cooper GW, Phillips DM. Effects of antisperm antibodies on human sperm ultrastructure and function. *Hum Reprod* 1989;4: 652 - 7.

44. Lansford B, Haas GG Jr, Debault LE, Wolf DP. Effect of sperm associated antibodies on the acrosomal status of human sperm. *J Androl* 1990;11: 532 - 8.

45. Romano R, Santucci R, Marrone V, Francavilla F. Effect of ionosphere challenge on hamster egg penetration and acrosome reaction of antibody-coated sperm. *Am J Reprod Immunol* 1993;29:

56－61.

46. Bohring C，Krause W. Characterization of spermatozoa surface antigens by antisperm antibodies and its influence on acrosomal exocytosis. *Am J Reprod Immunol* 2003；40：411－6.

47. Mahony MC，Blackmore PF，Alexander NJ，Bronson RA. Inhibition of human sperm-zona pellucida tight binding in the presence of antisperm antibody positive polyclonal patient sera. *J Reprod Immunol* 1991；19：287－90.

48. Burkman LJ，Coddington CC，Franken DR，et al. The hemizona assay（HZA），development for the binding of human spermatozoa to the human hemizona pellucida to predict fertilization potential. *Fertil Steril* 1988；49：608.

49. Clarke GN，Hyne RV，du Plessis Y，Johnston WI. Sperm antibodies and human in vitro fertilization. *Fertil Steril* 1988；49：1018－25.

50. Isahakia MA. Characterization of baboon testicular antigens using monoclonal antisperm antibodies. *Biol Reprod* 1988；39：889－99.

51. Dym M. The fine structure of the monkey（Macaca）sertoli cell and its role in maintaining the blood-testis barrier. *Anat Rec* 1973；175：639.

52. Mahi-Brown CA，Yule TD，Tung KSK. Evidence for active immunological regulation in prevention of testicular autoimmune disease independent of the blood-testis barrier. *Am J Reprod Immunol* 1988；16：165.

53. Yule TD，Montoya GD，Russell LD，Williams TM，Tung KSK. Auto-antigenic germ cells exist outside the blood-testis barrier. 3. *Immunol* 1988；141：1161－7.

54. Ansbacher RJ，Keung-Yeung K，Wurster JC. Sperm antibodies in vasectomized men. *Fertil Steril* 1972；22：629－43.

55. Tung KSK. Human sperm antigens and antisperm antibodies，Part 1. Studies on vasectomy patients. *Clin Exp Immunol* 1975；20：93.

56. Alexander NJ，Free MJ，Paulsen CA，Buschbom R，Fulgrham DL. A comparison of blood chemistry，reproductive hormones and the development of antisperm antibodies after vasectomy in men. *J Androl* 1980；1：40.

57. Bohring C，Krause W. Differences in the antigen pattern recognized by antisperm antibodies in patients with infertility and vasectomy. *J Urol* 2001；166：1178－80.

58. Meinertz H，Linnet L，Fogh-Anderson P，Hjort T. Antisperm antibodies and fertility after vasovasectomy. *Fertil Steril* 1990；54：315－21.

59. Patrizio P，Silber SJ，Ord T，Moretti-Rojas I，Asch RH. Relationship of epididymal sperm antibodies to them in vitro fertilization capacity in men with congenital absence of the vas deferens. *Fertil Steril* 1992；58：1006－10. 60. Bronson RA，O'Connor WJ，Wilson TA，et al. Correlation between puberty and the development of auto-immunity to spermatozoa in men with cystic fibrosis. *Fertil Steril* 1992；58：1199－204.

61. Goldstein M. Anti-sperm antibodies. *Androlog*，July 11，2006.

62. Witkin SS，Kligman I，Bongiovanni AM. Relationship between an asymptomatic male genital tract exposure to Chlamydia trachomitis and an autoimmune response to spermatozoa. *Hum Reprod* 1995；11：2952－5.

63. Munoz MG，Jeremias J，Witkin SS. The 60 kDa heat shock protein in human semen：relationship with antibodies to spermatozoa and Chlamydia trachomatis. *Hum Reprod* 1996；11：2600－1.

64. Witkin SS，Askienazy-Elbhar M，Henry-Suchet J，et al. Circulating antibodies to a conserved epitope of the Chlamydia trachomatis 60 kDa heat shock protein（hsp60）in infertile surface antigens and the Escherichia coli and human HSP6O. *Hum Reprod* 1998；13：1175－9.

65. Shulman S. Treatment of immune male infertility with methyl prednisolone. *Lancet* 1976;2：1243.

66. Hendry WF，Stedronska J，Parslow J，Hughes L. The results of intermittent high dose steroid therapy for male infertility due to antisperm antibodies. *Fertil Steril* 1981;36：351 – 5.

67. Keane D，Jenkins DM，Higgins T，et al. The effect of intermittent steroid therapy on anti-sperm antibody levels. *Eur J Obstet Gynecol Reprod Biol* 1995;63：73 – 9.

68. Sharma KK，Barratt CLR，Pearson MJ，Cooke ID. Oral steroid therapy for subfertile males with antisperm antibodies in the semen：Prediction of responders. *Human Reprod* 1995;10：103 – 9.

69. Rasanen M，Lahteenmaki L，Agrawal YP，Saaikoski S，Hovatta O. A placebo-controlled flow cytometric study of the effect of low dose prednisolone treatment on sperm-bound antibody levels. *Int J Androl* 1996;19：150 – 4.

70. Ayvaliotis B，Bronson RA，Rosenfeld DL，Cooper GW. Conception rates in couples where auto-immunity to sperm is detected. *Fertil Steril* 1985;43：739 – 42.

71. Hendry WF，Hughes L，Scammell G，Pryor JP，Hargreave TB. Comparison of prednisolone and placebo in subfertile men with antibodies to spermatozoa. *Lancet* 1990;335：85 – 8.

72. Haas GG Jr，Manganiello P. A double blind，placebo-controlled study of the use of methylprednisolone in infertile men with sperm-associated immunoglobulins. *Fertil Steril* 1987; 47：295.

73. Lahteenmaki A，Veilahti J，Hovatta O. Intra-uterine insemination versus cyclic，low-dose prednisone in couples with male antisperm antibodies. *Hum Reprod* 1995a；10：142 – 1147.

74. Rajah SV，Parslow JM，Howell RJ，Hendry WF. The effects on in-vitro fertilization of autoantibodies to spermatozoa in subfertile men. *Hum Reprod* 1993;8：1079 – 82.

75. Acosta AA，van der Merwe JP，Doncel G，et al. Fertilization efficiency of morphologically abnormal spermatozoa in assisted reproduction is further impaired by antisperm antibodies on the male partner's sperm. *Fertil Steril* 1994;62：826 – 33.

76. Pagidas K，Hemmings R，Falcone T，Miron P. The effect of antisperm autoantibodies in male or female partners undergoing in vitro fertilization-embryo transfer. *Fertil Steril* 1994;62：363 – 9.

77. Vazquez-Levin MH，Notrica JA，Polak de Freid E. Male immunologic infertility：sperm performance on in vitro fertilization. *Fertil Steril* 1997;68：675 – 81.

78. Lahteenmaki A. In vitro fertilization in the presence of antisperm antibodies detected by the mixed antiglobulin reaction（MAR）and the tray agglutination test（TAT）. *Hum Reprod* 1993;8：84 – 8.

79. Yeh WR，Acosta A，Seltman HJ，Doncel G. Impact of immunoglobulin isotype and sperm surface location of antisperm antibodies on fertilization in vitro in the human. *Fertil Steril* 1995；63： 1287 – 92.

80. Margalioth EJ，Sauter E，Bronson RA，et al. Intrauterine insemination as treatment for antisperm antibodies in the female. *Fertil Steril* 1988;50：441 – 8.

81. Guzick DS，Carson SA，Coutifaris C，et al. Efficiency of superovulation and intrauterine insemination in the treatment of infertility. *New Engl J Med* 1999;340：177 – 83.

82. Haas GG Jr，D'Cruz OJ. Effect of repeated washing on sperm bound immunoglobulin. *G J Androl* 1988;9：190 – 6.

83. Bronson RA. Immunity in sperm and in vitro fertilization（Editorial）. J In Vitro Fertil Embryo Transplant 1988;4：195 – 7.

84. Jeulin C，Soumah A，DiSilva G，DeAlmeida M. In vitro processing of sperm with auto-antibodies：analysis of sperm populations. *Hum Reprod* 1989;4：44 – 8.

85. Elder KT，Wick KL，Edwards RG. Seminal plasma anti-sperm antibodies and IVF；the effect of semen sample collection into 50% serum. *Hum Reprod* 1990;5：179 – 84.

86. Fowler JE Jr. Antibody response to bacterial infections of the male urogenital tract. In Bronson RA, Alexander NJ, Anderson D, Branch DW, Kutteh WH, eds. *Reproductive Immunology*. Cambridge, MA: Blackwell Science; 1996: 513 – 31.

87. Francavilla F, Romano R, Santucci R, Marrone V, Corrao G. Failure of intrauterine insemination in male immunological infertility in cases in which all spermatozoa are antibody-coated. *Fertil Steril* 1992;58: 587 – 92.

88. Ombelet W, Vandeput H, Janssen M, et al. Treatment of male infertility due to sperm surface antibodies: JUl or IVF? *Hum Reprod* 1997;12: 1165 – 70.

89. Mandelbaum SL, Diamond MP, DeCherney AH. Relationship of antisperm antibodies to oocyte fertilization in vitro fertilization-embryo transfer. *Fertil Steril* 1987;47: 644 – 51.

90. Vazquez-Levin M, Kaplan P, Guzman I, et al. The effect of female antisperm antibodies on in vitro fertilization, embryo development, and pregnancy outcomes. *Fertil Steril* 1991;56: 84 – 8.

91. Hershlag A, Napolitano B, Cangemi C, et al. The value of routine screening of female serum for antisperm antibodies in assisted reproductive technology cycles. *Fertil Steril* 1994;61: 867 – 71.

92. Diatoh T, Kamada M, Yamano S, et al. High implantation rate and consequently high pregnancy rate by in vitro fertilization embryo transfer in infertile women with antisperm antibodies. *Fertil Steril* 1995;63: 87 – 91.

93. Sukcharoen N, Keith J. The effect of the antisperm auto-antibody bound sperm on in vitro fertilization outcome. *Andrologia* 1995;5: 281 – 9.

94. Lahteenmaki A, Reima I, Hovatta O. Treatment of severe male immunologic infertility by intracytoplasmic sperm injection. *Hum Reprod* 1995b; 10: 2824 – 8.

95. Clarke GNM, Bourne H, Baker HW. Intracytoplasmic sperm injection for treating infertility associated with sperm autoimmunity. *Fertil Steril* 1997;68: 112 – 7.

96. Saling PM, Lakoska KA. Mouse sperm antigens that participate in fertilization. Ⅱ. Inhibition of sperm penetration through the zona pellucida using monoclonal antibodies. *Biol Reprod* 1985;33: 527 – 33.

97. Nagy ZP, Verheyen G, Liu J, et al. Results of 55 intracytoplasmic sperm injection cycles in the treatment of male immunological infertility. *Hum Reprod* 1995;10: 1775 – 80.

98. Alexander NJ, Sampson JH, Fulgham DL. Pregnancy rates in patients treated for antisperm antibodies with prednisone. *Int J Fertil* 1983;28: 63.

99. DeAlmeida M, Jouannet P. Dexamethasone therapy in infertile men with auto-antibodies: Immunological and sperm follow-up. *Clin Exp Immunol* 1981;44: 507.

100. Shulman JF, Shulman S. Methylprednisolone treatment of immunologic infertility in the male. *Fertil Steril* 1982;38: 591.

101. Hargreave TB, Elton RA. Treatment with intermittent high dose methylprednisolone or intermittent betamethasone for antisperm antibodies: preliminary communication. *Fertil Steril* 1982;38: 586 – 90.

102. Hendry WF, Treehuba K, Hughes L, et al. Cyclic prednisolone therapy for male infertility associated with auto-antibodies to spermatozoa. *Fertil Steril* 1986;45: 249.

第六章

男性生殖系统影像学

Elias Kazam　J. Jacob Kazam

　　断层影像技术的发展,提高了其在阴囊、精囊、输精管、射精管和前列腺显像方面的应用价值。本章我们回顾分析应用超声(US)、磁共振(MR)、计算机断层扫描(CT)在男性生殖道影像方面的经验,尤其关注男性不育症患者的评估。本章旨在阐明 US、MR、CT 相关的临床实用性,而不是进行广泛的临床病理学讨论。

阴囊

　　超声是阴囊内容物显像的理想手段。一般使用多聚焦、彩色/频谱多普勒的线性高频探头(10~14 MHz)。有时凸阵或相控阵经腹探头(4 MHz)对较大阴囊肿块显像有意义。

睾丸

　　双侧睾丸在一个横切面上的彩色多普勒声像图常用来判断睾丸实质回声和血流(图 6.1)。睾丸水肿表现为相对低回声(回声较少),便于记录血流。睾丸体积的估算通常是测得的长、宽、厚度相乘,再乘以 0.52(译者注:国内验证认为乘以 0.72 更准确)。虽然这样获取睾丸体积不太精确,但是对于单次检查或者序列研究而言,可以得到相对有价值的睾丸体积(图 6.2)。

　　阴囊超声检查时,常规使用频谱多普勒检查**睾丸内动脉血流**,辅助使用比较彩色多普勒成像,进行血流参数量的半定量评估。例如,**睾丸活检后其大小和实质的血流常会减少**,是由于穿行于白膜供应睾丸实质的许多睾丸动脉的分支被部分阻断。这些变化可以通过睾丸超声来呈现(图 6.2)。在再次活检取精之前,睾丸超声可以用来评估睾丸实质的体积和血流。使用彩色多普勒血管成像和超声造影(CEUS)等更精确的超声方法,评估睾丸血供的初步经验表明:无精子症患者的精子数量和质量与睾丸血液灌注密切相关[1],但是这个方法目前在临床上并未广泛应用。

　　睾丸血流信号减少是诊断**睾丸扭转**一个有价值的标志。另外,在患有**睾丸炎、创伤后反应性充血以及淋巴瘤和白血病等浸润性肿瘤时,彩色多普勒和频谱多普勒检查通常发现睾丸血流信号增多**(图 6.3a)。

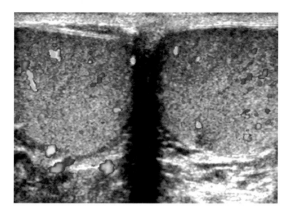

图 6.1　正常睾丸

阴囊横切面多普勒超声图显示双侧睾丸质地均匀和血流正常

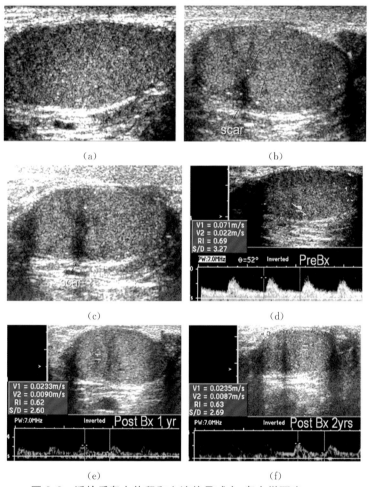

图 6.2　活检后睾丸体积和血流信号减少，睾丸微石症

（a）35 岁男性不育患者，右侧睾丸纵切面显示睾丸体积正常（9.5 mL），伴有点状强回声符合睾丸微石症（箭头处）。（b）拍摄于图 6.2a 两年后，睾丸活检 1 年后，右侧睾丸纵切面显示睾丸显著缩小，体积（4.7 mL），伴活检部位的低回声瘢痕。睾丸微石（箭头处）。（c）图 6.2b 拍摄 1 年后，右侧睾丸纵切面仍显示活检后睾丸缩小（5.3 mL），伴低回声的瘢痕和睾丸微石（箭头处）。（d-f）连续的频谱多普勒超声显示睾丸活检后，睾丸内血流速度峰值下降，从术前的 0.07 m/s（图 2d）下降到 0.02 m/s（图 2e-f）。

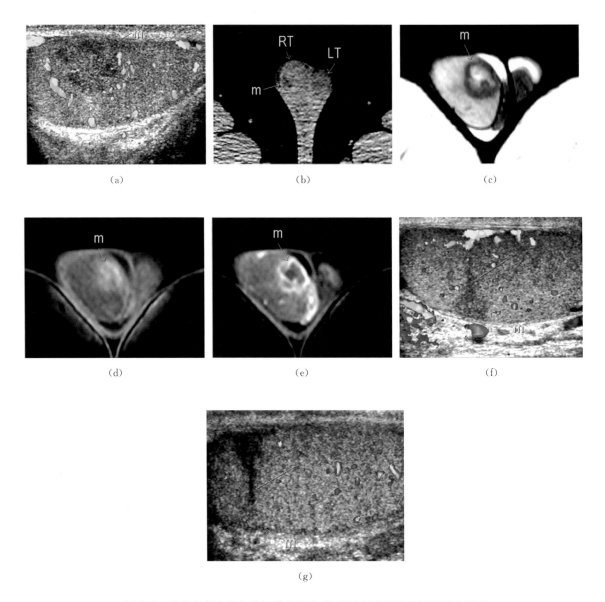

图 6.3　临床上睾丸内血肿与肿瘤很像，连续的超声跟踪检测可见有退化

　　(a)43 岁男性，最近在一次举重物后突然出现右侧睾丸和会阴部疼痛(抗生素治疗后好转)。随后体检可触及一个质硬的结节。右侧睾丸彩色多普勒超声纵切面显示睾丸内 2.1 cm(2.3 mL)的不均质低回声团块，伴有可能是穿刺引起的钙化点，其周边睾丸实质血流信号增多。临近的区域(箭头处)超声透声良好。右侧睾丸(19.4 mL)比左侧睾丸(15.0 mL)体积大，超声表现为实质血流信号丰富。(b)横截面的增强 CT 图像显示右侧睾丸外周部分囊性(内部最透明处为 4 HU)损伤(m)，周围充血实质包绕。右侧睾丸血供比左侧丰富。当临床上怀疑右侧睾丸肿瘤时，腹部淋巴结 CT 扫描阴性。考虑到充血和明显的点状钙化，超声联合 CT 表现支持良性的诊断。(c-e)磁共振横截面图，伴或不伴静脉造影。(c)强化前的 T2W1 平扫相显示肿块中央部分高信号(可能为囊性)，外周低信号。(d)平扫梯度回声图像显示肿块内部的高信号内容物，其血源性或液状蛋白质性质的可能性增大。(e)增强梯度回声图像显示肿块内部无血流(低信号，暗信号)，周围是高血流(亮)信号。(f)图 6.3a 拍摄 7 周后，纵切面显示肿块变为 1.2 cm(0.56 mL)，体积明显缩小，图 3a 毗邻低回声区域变为线性(箭头处)，彩色多普勒检查显示周围实质血流比图 6.3a 减少。右睾丸比图 6.3a 肿胀减轻，估计体积约 16.1 mL。(g)图 6.3a 拍摄 28 周后，纵切面显示右睾丸肿块持续缩小，估计小至 1.4 cm(0.35 mL)，同时伴低回声内容物增多(很可能是液态的血液)，周围实质无明显血流信号。邻近线性的低回声区域(箭头处)很可能代表实质断裂(图 6.3a 上表现为被血液的回声所填充)。右睾丸尺寸减小，趋于正常，体积约 14.3 mL。

　　睾丸微石症超声表现为多发实质回声光点（图 6.2a-c），而且与睾丸肿瘤密切相关。考虑到睾丸微石症在人群中患病率较高，积极的长期影像学检查对于低风险的生殖细胞肿瘤益处不大。建议每年或每半年超声检查后进行一次自身体检。

　　根据在多普勒上**无回声或低回声的表现，良好的透声性和无血流等特点**（图 6.4a），超声很容易诊断**睾丸囊肿**。这些常常同样表现为磁共振 T2 加权像的高信号和造影增强后的低信号（图 6.4b，c）。**表皮样囊肿**有时表现为向心曲线性的**洋葱皮样**结构的内部回声，超声上呈现出年轮样的外观。

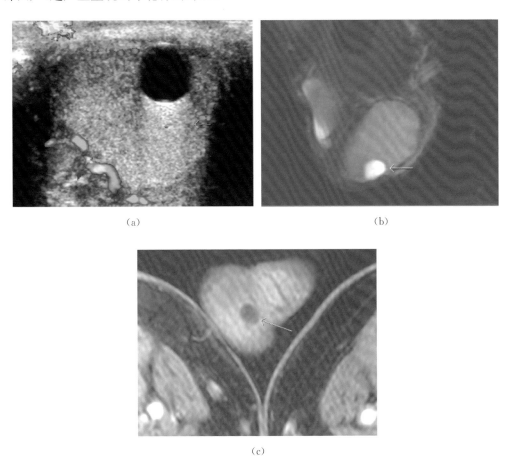

（a）　　　　　　　　　　　　　　　　　　　（b）

（c）

图 6.4　睾丸囊肿

（a）右侧睾丸囊肿（箭头处），彩色多普勒超声横切面可见一个邻近白膜的 1 cm 的无回声，无血流，透声性良好。（b）MRI T2 相的矢状图显示睾丸囊肿为均质的高信号（箭头处）。（c）阴囊增强 MRI 横截面图显示均一低信号的（箭头处）无血流的右睾丸囊肿。

　　睾丸生殖细胞肿瘤（精原细胞瘤、胚胎细胞瘤、绒毛膜癌、畸胎癌、畸胎瘤以及卵黄囊瘤）一般很容易与良性非囊性的损伤（例如梗死、疤痕、血肿以及脓肿）鉴别。睾丸肿瘤通常内部血供丰富，轮廓大致呈圆形，与之相比梗死、疤痕多呈直线型的轮廓，但这些特征在小的睾丸肿瘤中可能不出现（图 6.2 和 6.5）。钙化可能与非精原细胞肿瘤尤其相关，也可能出现于梗死和疤痕这样的良性过程，偶尔也会出现在良性**间质细胞肿瘤**（如 Leydig 细胞瘤）。绝大多数 **Leydig 细胞瘤**超声表现为低回声、血供丰富、亚厘米级的结节。依据我们的经验，一般位于睾丸纵膈附近。

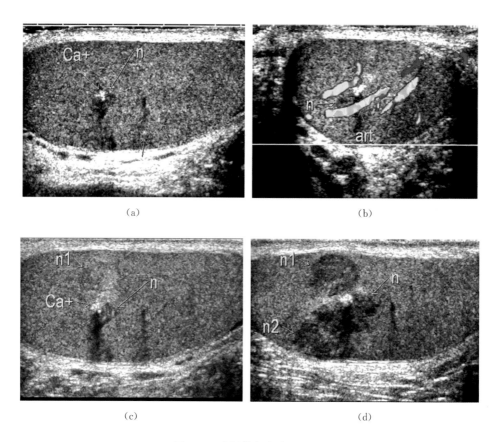

(a)　　　　　　　　　　　　　　　(b)

(c)　　　　　　　　　　　　　　　(d)

图 6.5　进展的睾丸癌

　　(a)33 岁男性,超声纵切面显示右侧睾丸轻微萎缩,左侧睾丸体积正常,内有 0.5 cm(0.04 mL)的低回声结节,结节上下边缘相对较直其前部有连续的点状钙化。少量的睾丸微石(箭头处)。(b)超声横切面显示结节内部无血流,但有一个明显的纵隔动脉分支从后面穿过。与 8 周和 4 周之前做的超声相比,结节大小没有变化。一般认为是创伤后的良性损伤或梗死。钙化的 Leydig 细胞瘤似乎不可能。睾丸肿瘤的血清标志物阴性。(c)图 6.5a-b 拍摄后 9 周的纵切面超声图显示一个 0.5 cm(0.05 mL)的结节,大小基本没有变化,内部没有血流。但是在其前面怀疑出现一个新的 0.8 cm(0.15 mL)的界限不清的无血流结节。因为曾经有过全身扫描阴性的结果,腹膜后超声没检测。由于右侧睾丸相对萎缩,所以建议加做额外的随访超声。(d)图 6.5c 拍摄 10 周后,超声纵切面图显示,之前的结节(n)已经增大至 1.1 cm(0.46 mL),伴有分叶状的外形且内部有血流(多普勒图像未提供)。另外一个结节(n1)增大至 1.3 cm(0.54 mL)时,后面出现了一个新的 0.9 cm(0.22 mL)的结节(n2)。这些发现与进展性的胚胎细胞癌相一致,需行左侧睾丸切除术。

　　当需要与恶性肿瘤鉴别诊断的时候,如果超声无法明确睾丸实质病变的性质,在双肾内侧搜索**腹膜后增大的淋巴结**就显得非常有意义。最好的方法就是阴囊检查后随即进行超声检查,当然也可使用 CT 检查。

　　对于超声不能明确诊断的睾丸病变,**MRI 是有价值的补充**,因为 MRI 固有的**对比分辨率**,它可以提供睾丸内部额外的信息以及对**血供**可靠的评估(图 6.3,6.4,和 6.6)。CT 在这方面稍逊色,因为它的对比分辨率没有 MRI 好而且有电离辐射(图 6.3b)。对于可疑睾丸肿瘤的病人,CT 对于发现腹腔或胸腔肿大的淋巴结是有价值的。MRI 对于睾丸钙化相对不敏感。

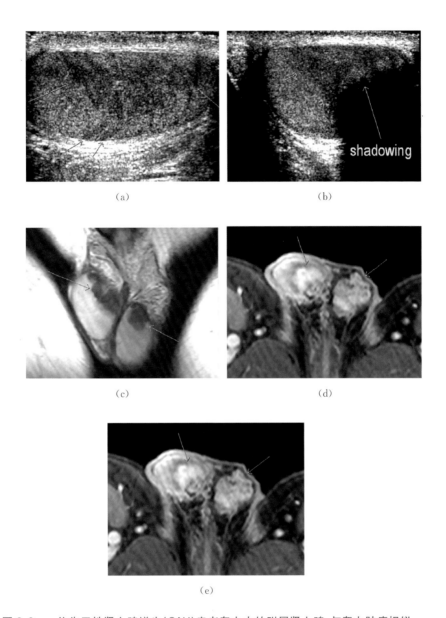

（a）　　　　　　　　　　　　　　　（b）

（c）　　　　　　　　　　　　　　　（d）

（e）

图6.6　一位先天性肾上腺增生（CAH）患者睾丸内的附属肾上腺，与睾丸肿瘤相似

（a）27岁男性CAH患者，睾丸可触及质硬肿块，右侧睾丸纵切面超声图显示一片广泛不均质低回声区（前面箭头），中央伴有强回声点，可能代表点状钙化。两个较小的低回声区域在下方比较明显，走形大概沿着增厚的小叶间隔（后面箭头）。彩色多普勒检查示病变无丰富血流信号（无图示）。（b）右侧睾丸横切面超声显示广泛的不均质低回声病变（箭头），伴有声影（归因于多发的微小钙化和/或纤维化），但是多普勒显示血流并不丰富。（c）增强前冠状面MRI T2W相显示双侧低信号的睾丸病变，呈分叶状轮廓（箭头）。（d-e）T1W抑制相的MRI横截面图伴（图6.6e）或不伴（图6.6d）静脉增强（钆）显示右侧和左侧睾丸病变（箭头）不均质的高信号（可能是出血性的或液态蛋白质性的内容物），内部明显的高血流（在图6.6e上更亮）和低信号、少血流的核素强度。高血流在超声上表现不明显，但是内部可能的钙化在MRI上也不易显示。

附睾

附睾的头、体、尾部常规是用灰阶值和彩色多普勒超声评估，相较于睾丸实质通常呈低回声,附睾头部位于睾丸的上极(图 6.7a,b)。小的输出小管囊肿(约 0.5 cm)常出现于附睾头部,一般没有临床意义。但是,**多发的输出管小囊肿要高度怀疑输出小管或附睾扩张症,见于输精管缺如或闭锁**(图 6.7c)、**输精管结扎术后以及射精管梗阻**(图 6.8),**可能伴附睾萎缩**(类似于肾实质的萎缩伴肾盂积水)(图 6.8)。

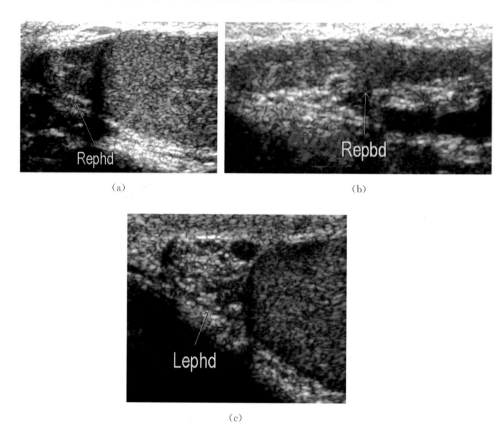

图 6.7　由于先天性输精管缺如导致的附睾头萎缩

　(a)超声纵切面显示正常的右侧附睾头(Rephd)和(b)清晰的实质呈正常低回声的附睾体(Repbd)。(c)相较于图 6.7a,左附睾头多个小且内伴有低回声的输出小管囊肿,可达 0.3 cm(Lephd)。左侧附睾体萎缩并且不显示。同一个患者的 TRUS 结果可见图 6.23。

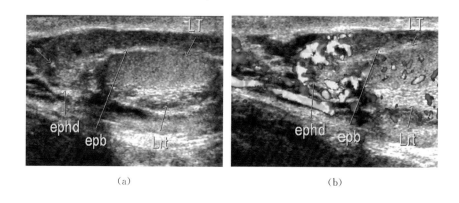

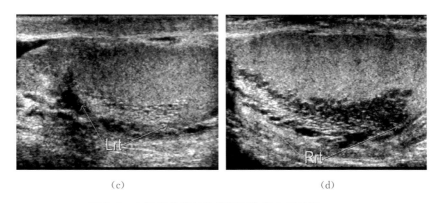

　　　　　　（c）　　　　　　　　　　　　　　　　　　（d）

图 6.8　左附睾炎伴射精管梗阻和睾丸网扩张

　　（a）67 岁男性患者,严重的射精后阴囊疼痛,左侧阴囊纵切面图像显示附睾头多根输出小管囊状扩张明显,其中一个直径 0.3 cm 的囊肿,腔内可见两个点状强回声(细小的钙化或沉积物,箭头处),附睾头血流信号增多(b),符合附睾炎表现。附睾体和左侧睾丸血流信号并没有增多。扩张的左侧睾丸网(Lrt)。右侧附睾头有几个小的输出小管囊肿(未显示),血流信号也不多。(c)同一位患者的左侧睾丸超声纵切面图像显示扩张的左侧睾丸网伴有许多小囊肿(箭头),增强的回声很可能代表小囊肿的界面,超声图上未描述。(d)右侧睾丸纵切面超声图像显示饱满扩张的右侧睾丸网。附睾囊肿和睾丸网扩张归因于两侧射精管梗阻,可见于经直肠超声图像(TRUS,见图 6.26)。左侧睾丸射精后疼痛很可能或至少部分归因于附睾头部的附睾炎。

　　　　附睾炎的典型特征为血流信号丰富,既可表现为局限性(图 6.8a，b)也可是弥漫性。如果伴有睾丸炎可出现睾丸血流信号丰富。精液囊肿即附睾囊肿,它的边界常超出附睾头的轮廓(图 6.9)。11.6％的不育男性附睾头可能位于睾丸下极,正常男性中约为2.4％[2]。依据我们的经验,该患者附睾头位置颠倒与之前的隐睾手术或睾丸固定术有关。

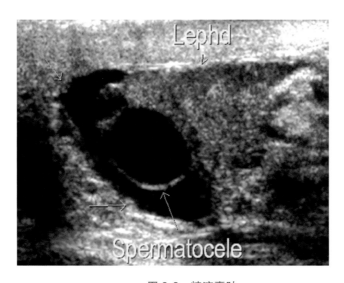

图 6.9　精液囊肿

超声横切面显示有分隔的左侧精液囊肿,左侧
轻微的鞘膜积液显示出其轮廓(箭头)。左侧附睾头(Lephd)。

　　　　输精管的阴囊段在超声上表现为低回声区,连续于附睾尾之后附睾输精管襻[2]。我们发现输精管阴囊段与睾丸周围血流缓慢或无血流的静脉难以鉴别,在常规阴囊超声报告中,我们不尝试描述这部分输精管,通过专科医生触诊得到的评估可能更可靠。

　　鞘膜积液是液体在鞘膜腔内的积聚。大的鞘膜积液可能会压迫睾丸，可能需要凸阵探头进行增补扫描以显示它的长轴并确切的评估体积（图 6.10a，b）。**阴囊珠或阴囊结石**[3]表现为鞘膜积液中活动或固定的回声点，伴声影（图 6.11），可能发生于创伤或炎症后。这些可能会粘连于睾丸外周并能被患者或体检医生触及。**鞘膜积液内的分隔，往往预示此鞘膜积液是渗出性的**，如鞘膜积血或积脓（图 6.12）。

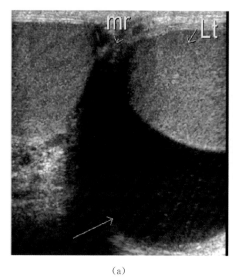
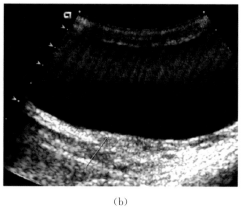

(a)　　　　　　　　　　　　　　　　　　　(b)

图 6.10　左侧巨大鞘膜积液

　　(a)阴囊横切面超声图显示左侧大量鞘膜积液（箭头），位于左睾丸后面，内部低回声信号，鞘膜积液没有明显压迫睾丸。中隔线将阴囊分成两个间隔。(b)用凸阵探头获得的左侧阴囊纵切面图像显示：左侧鞘膜积液（箭头）向左侧睾丸下方延伸 11 cm。其全长和宽无法用线性探头在一张图像上显示。估计其容积约 195 mL。

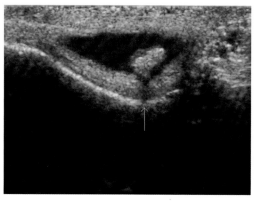
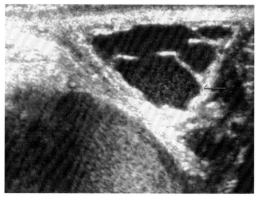

图 6.11　阴囊珠

　　阴囊超声横切面显示阴囊内 0.5 cm 的强回声，伴声影，周围包绕有无回声积液。

图 6.12　渗出性的鞘膜积液

　　横切面超声图显示左侧鞘膜积液内有分隔，其后方伴细小回声信号（箭头），符合陈旧性阴囊血肿表现。

　　精索静脉曲张是指阴囊静脉的扩张，从而导致临近的睾丸温度升高而引起不育。睾丸动脉血流对于精子发生很重要，精索静脉曲张患者睾丸动脉血流显著减少[1]。精索静脉曲张的超声检测高度依赖检查者的技能，而且缺乏广泛认可的精索静脉曲张诊断标准[4]。仰卧位时对患者进行体检，依据静脉短轴的直径、扩张静脉的多样性，位于睾丸之上、之下还是伴随睾丸以及做 Valsalva 动作时静脉返流,将精索静脉曲张分为三度(轻度、中度和重度)(图 6.13 和 6.14)。

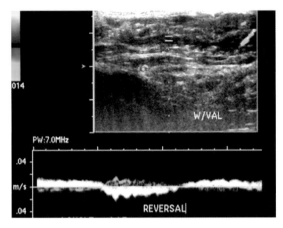

图 6.13　左侧精索静脉轻微曲张
阴囊超声纵切面图像显示左侧精索静脉轻微曲张,使用
频谱多普勒检测管腔内径及 Valsalva 动作时的静脉返流。

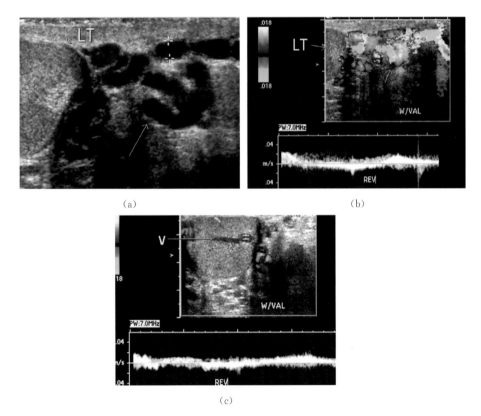

（a）　　　　　　　　　　　　　　（b）

（c）

图 6.14　显著的左侧精索静脉曲张,伴左侧睾丸内精索静脉曲张
　（a-c）显著增多的静脉,沿着睾丸(箭头 a)或者位于左睾丸下方(箭头 b),短轴内径可达 0.31 cm, Valsalva 动作时可见
静脉返流。频谱多普勒显示左侧睾丸内精索静脉曲张,Valsalva 动作时显示静脉返流。

　　总之，**静脉返流**表明睾丸静脉瓣膜功能不全，而且在开始做 Valsalva 动作时就会表现出来。**精索静脉曲张结扎术成功后不会出现返流**。一定要避免超声探头对睾丸静脉的过度挤压，因为这样会造成没有静脉逆流的假象。如果静脉曲张可见但在仰卧位时静脉返流未见，我们有时会采用直立位检查患者。磁共振可很好的显示精索静脉曲张，**磁共振血管成像**已经被用于证实精索静脉曲张的复发[5]。

　　睾丸内精索静脉曲张约出现于 2% 的患者，多数位于左侧睾丸，与同侧睾丸体积缩小有相关性[6]，可伴或不伴较大的阴囊精索静脉曲张（图 6.14 和 6.15）。频谱多普勒检查对于区分睾丸内曲张的精索静脉和纵隔动脉非常必要（图 6.5b）（图 6.13），因为两者有相似的灰度值。

　　精索肿块通常是良性的（图 6.16），很少为恶性（图 6.17）。多普勒超声对于鉴别诊断很有帮助，因为**无血流的病变通常为良性**（图 6.16）。增强和无增强**磁共振**在确定精索内结节的**血供**上对超声是很好的补充，另外对于**精索的病变**及其与睾丸的关系，能够提供比超声更直观的评价（图 6.16 和 6.17）。

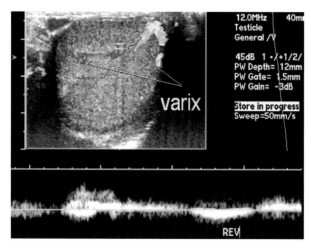

图 6.15　右侧睾丸内精索静脉曲张，没有相关明显的精索静脉曲张
横切面图显示右侧睾丸内精索静脉扭曲扩张，频谱多普勒检查时 Valsalva 动作下可产生静脉返流。

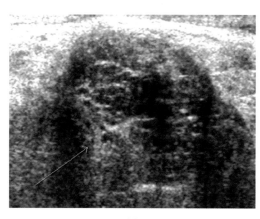

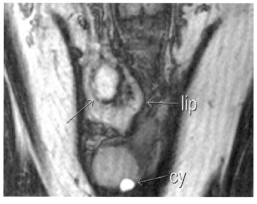

(a)　　　　　　　　　　　　　　　　　(b)

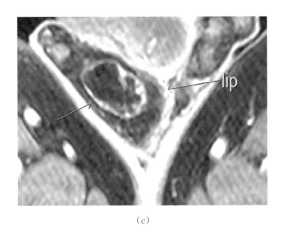

(c)

图 6.16 右侧精索脂肪瘤血肿液化伴脂肪坏死可能(质硬的活动性肿块)
(a)右精索结节。彩色多普勒超声阴囊横切面显示一个 3 cm 不均质、低回声、无血流信号结节(箭头),其内伴分隔和点状钙化,符合良性血肿。(b)T2 相 MRI 冠状面显示右精索脂肪瘤内一个 3.5 cm 的不均质结节(箭头),伴有高低不同信号的成分。超声上未描述脂肪瘤。右睾丸囊肿(cy)。(c)T1W1 增强的 MRI 横截面显示右精索结节(箭头)大部分无血供,伴有包绕周围的充血的鞘。右精索脂肪瘤(lip)。

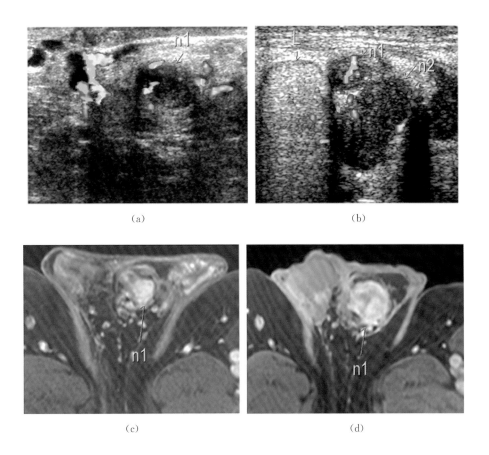

(a)

(b)

(c)

(d)

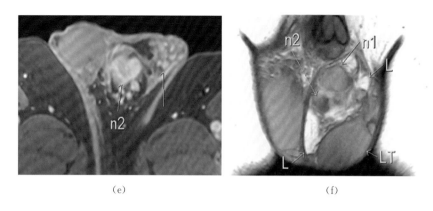

(e)   (f)

图 6.17　左侧精索黏液样硬化性脂肪肉瘤

　　(a)左侧精索超声横切面图像示一 1.4 cm 不均匀低回声结节(n1)，其血流信号丰富，而频谱多普勒检查左侧精索静脉内只有部分血流，而这一现象被认为存在部分血栓形成的静脉曲张。(b)a1 图检查 18 周后左侧精索横切面发现新的不均匀低回声结节(n2)，血流丰富，该结节似乎取代并向外挤压之前的结节(n1)。两个相邻的结节融合长达 1.1 cm。一个更内侧的团块状回声(L)是精索内的脂肪瘤。(c-e)与 6.17a 同期的横向增强阴囊 MRIs 示在左侧精索见 1.6 cm 富血供结节(n1,图 6.17c)，较 18 周之前初步的 MR 扫描(未示)轻微增大，但 18 周之后 MRI 随访示增大至 2.7 cm(n1,图 6.17d)。在其内下方见一 2.1 cm 新生富血供结节(n2,图 6.17e)，左侧精索静脉曲张(箭头)。(f)冠状位 MRI 示精索内结节(n1，n2)与左侧睾丸(LT)关系，左侧睾丸被推至下方。逐渐增大的结节显示肿瘤形成，需要手术治疗。左侧精索内脂肪肿块(L)被认为是脂肪瘤，但是手术证实是脂肪肉瘤的脂肪成分，经根治性睾丸切除术一并切除。

阴茎

　　超声作为体格检查的补充，对于描述**阴茎硬结症**相关的**纤维斑块**很有帮助[7]（图6.18）。它们往往最初与白膜等回声，成熟后渐渐钙化，出现回声（有时伴声影）。**磁共振**可作为超声有价值的补充，尤其对于描述**阴茎近端**和**海绵体中膈**的纤维斑块，以及展现活动斑块相关的**丰富血供**[8]。但是阴茎斑块的钙化无法用磁共振可靠地呈现。

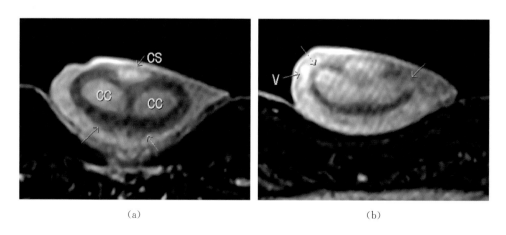

(a)   (b)

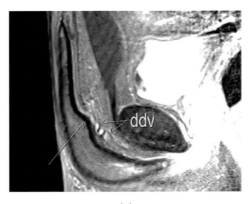

(c)

图 6.18 阴茎硬结症

44 岁男性伴有快速进展的阴茎硬结。MRI 可用于检查可疑的阴茎硬结症以及排除相关肿瘤。(a)阴茎近端增强 T1W 抑制相 MRI 的横截面图显示弥漫性增厚的白膜包绕双侧海绵体(cc),尤其是阴茎背侧轮廓不规则,显示纤维板块部分增强 (箭头所示)。尿道海绵体(cs)。(b)阴茎远端的增强 T1W 抑制相 MRI 的横截面图。部分阴茎海绵体白膜不清楚,由于部 分对比度增强(箭头)。Buck's 筋膜内的纤维化导致的部分背深静脉的收缩导致一支右侧深静脉支流(v)扩张。(c)增强 T1W 抑制相 MRI 的矢状面图显示:增厚的白膜(箭头)远端轮廓的角度锐利。由于 Buck's 筋膜纤维化过程相关的收缩不 一致性,阴茎背深静脉呈现为串珠状。

阴茎海绵体动脉超声(图 6.19)对于排除**血管源性**(动脉性)的**勃起功能障碍**很有价值[9,10]。血管舒张功能减弱(向海绵体注射血管活性药物后内径增大<**60%**)和海绵体动脉收缩期峰值降低(血管活性药物刺激后<**0.30 m/s**)都是动脉功能不足的有用指标。血管活性药物使用后舒张期逆流是静脉功能的间接指标。

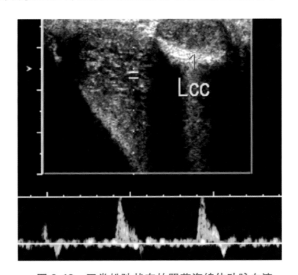

图 6.19 正常松弛状态的阴茎海绵体动脉血流

频谱多普勒超声横切面图显示右侧海绵体动脉,松弛状 态下正常的三相血流(最大收缩速度 0.08 m/s)。左侧海绵 体(Lcc)。

创伤后海绵体白膜的局部断裂可以通过超声显示。阴茎超声对于描述**尿道周围附属物**(特别是尝试进行尿道扩张术后,图 6.20)以及**肿瘤影像**同样有价值(图 6.21)。**磁**

共振可以作为超声的补充，用于显示阴茎肿块的解剖关系和评估其血供（图 6.21）。在手术切除之前，CT 对发现可疑的尿道瘘很有价值。

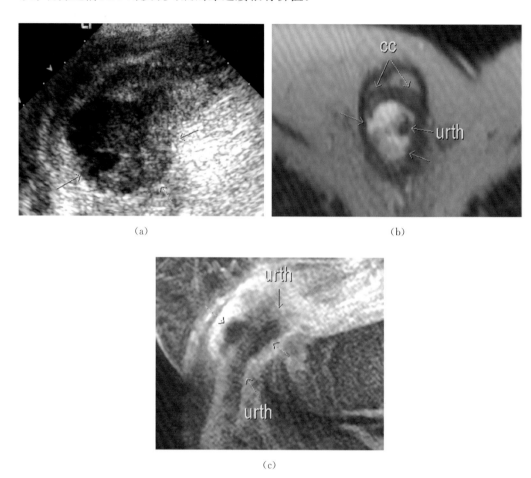

(a)　　　　　　　　　　　　　　　(b)

(c)

图 6.20　阴茎尿道尿性囊肿伴随尿道狭窄范围扩大

（a）63 岁男性阴茎硬结症伴耻骨上膀胱造瘘术后患者，阴茎纵切面声像图显示：阴茎近腹侧端有 4.1 cm（16.5 mL）不均匀低回声区域（箭头）。超声引导穿刺抽出 2.5 mL 浑浊黄色液体，随后穿出 8.5 mL 血性液体。穿刺液培养，金黄色葡萄球菌阳性。（b）横向 T2W MRI 示在阴茎近端不均质尿道高信号区域（箭头），将狭窄的尿道（urth）推向左侧。阴茎海绵体（cc）。（c）矢状位反向增强 MRI 示左侧无血管区域（箭头）与阴茎近端尿道的前后边缘融合。

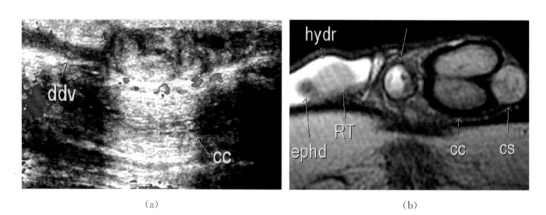

(a)　　　　　　　　　　　　　　　(b)

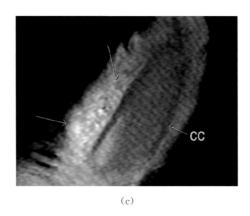

(c)

图 6.21　阴茎背深筋膜血管内皮瘤可能。

（a)阴茎纵切面声像图示在阴茎背深筋膜有一不均质回声病变(箭头)，内部血流增多(频谱多普勒显示大部分静脉血掺杂一些动脉血流)，与毛细血管瘤或血管内皮瘤一致。病变部分替代阴茎背深静脉或使之畸变，保留于结节之上(ddv)。阴茎海绵体(cc)。(b)横向 T2W MRI 示阴茎背深筋膜内不均质高信号结节(箭头)。阴茎海绵体(cc)。尿道海绵体(cs)。上面可见部分右侧睾丸(RT)和附睾头(ephd)被少量鞘膜积液(hydr)围绕。(c)矢状位反向增强 MRI 示分隔性病变(箭头)，内部富血管区(亮)，与阴茎背深筋膜(布克氏筋膜，Buck's fascia)毛细血管瘤一致，位于阴茎海绵体(cc)之前。

　　采用 6～10 MHz 腔内探头，经直肠彩色多普勒超声(**TRUS**)可获得高分辨率的**精囊、远端输精管、射精管以及前列腺图像**[11-14]，并且可引导活检或者穿刺。对特定病例而言，磁共振可以作为很好的补充[15, 16]，用以确诊超声怀疑的异常情况，并且可更清楚地显示位于盆腔内部的输精管和前列腺部尿道。

精囊

　　每个精囊实质上是一个 10 cm 长的由平滑肌壁构成的囊性管道，这些囊性部分聚集成输精管壶腹部的突起，每侧腺体紧密压缩在 4 cm 的结缔组织框架内。正常的精囊超声主要表现为低回声，因为低回声的平滑肌包围着无回声或低回声的精囊液。一段短的精囊管(从未在超声图像显示过)连接输精管，从而形成每侧的射精管。

　　精囊管或射精管的阻塞常导致低回声精囊内管腔发生扩张(图 6.22)。精囊扩张的程度，可以用扩张管腔短轴的直径来分级(例如：1 级，<0.4 cm；2 级，0.4～0.6 cm；3 级，>0.6 cm)。**精囊腔内可见内容物的回声**，可能是**局部的钙化或腔内的血凝块**，也许与血精有关(图 6.22)。常规的 X 线影像技术看到的严重的精囊钙化常与糖尿病和结核有关。但是，根据经验经直肠超声发现增强的精囊壁的回声伴炎症后的钙化并非少见(图 6.22b)。**精囊腔轻微的扩张并不是梗阻的特征**，也可见于精囊炎或糖尿病患者。

　　精囊发育不全可能由于胚胎发育过程中中肾管(Wolffian)的损害，或继发于囊性纤维化跨膜转导调节因子(CFTR)基因的突变形成囊性纤维化，导致相关生殖系统异常[17]。这与**同侧或双侧的输精管发育不全或异位**相关(图 6.23)。如果中肾管的畸形发生在胚胎第七周输尿管芽形成之前，那么**同侧的肾脏可能会缺如**。因此，如果经直肠超声发现精囊缺如，加做肾脏超声(有可能发现同侧肾脏发育不全，图 6.23e)和阴囊超声(如果输精管缺如，有可能发现附睾萎缩以及附睾和/或睾丸网囊肿，图 6.7)检查非常重要。

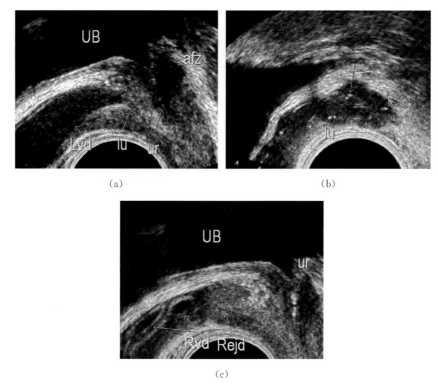

图 6.22　射精管最上部的狭窄（推论）

　　(a)超声纵切面图显示左侧输精管中等扩张，伴管腔内低回声。左侧射精管(光标间)管径正常，管腔中等回声被低回声的管壁包绕。提示左侧射精管最上部，即与左侧输精管最下部相连接处的狭窄，尽管狭窄本身在超声上未显像。2 年前曾行经尿道射精管囊肿切除术，然而梗阻并未改善。低位输精管的前面可见炎症后的前列腺钙化(箭头)。前列腺前部纤维肌性区域(afz)。前列腺尿道(ur)。膀胱(UB)。(b)超声横切面显示左侧精囊管腔内径扩张(lu)，呈非均匀的低回声，伴有炎症后管腔壁的点状钙化(箭头)，这很可能是由于左侧射精管最上部梗阻所致。右侧精囊(无图示)表现相似。(c)纵切面显示右输精管(Rvd)轻微扩张内呈非均匀的低回声，且右侧射精管未扩张(Rejd)，其最上端部分可能比左侧射精管狭窄程度轻微(推断)。前列腺炎症后钙化(箭头)。前列腺尿道(UR)。膀胱(UB)。

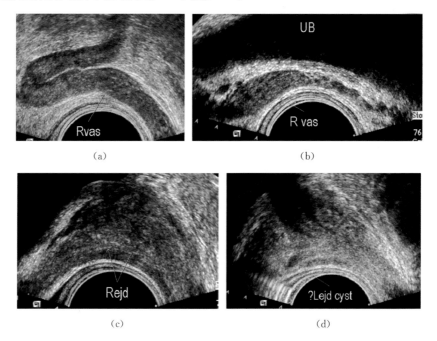

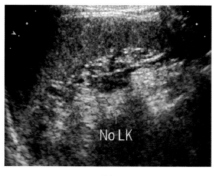

(e)

图 6.23 先天性双侧精囊、左射精管、左肾缺如(36 岁男性)

（a，b)经直肠前列腺超声横切面显示右侧输精管正常(Rvas)，偶见细小囊腔(微小的低回声)。精囊和左侧输精管未见。膀胱(UB，part b)。由于左侧输精管缺如，左附睾头萎缩(图 6.7)。(c，d)经直肠前列腺纵切面显示右侧射精管正常(Rejd，part c)。左射精管未发现，但是在其对应的部位发现一个 0.3 cm 的囊性结构(Lejd cyst，part d)。(e)经左肾窝超声，未发现有左肾脏的迹象，左肾血管未见，盆腔内未发现肾脏。

近 2/3 的**精囊囊肿**患者伴随**同侧肾脏缺如或发育不良**[17]。有时异位的重复输尿管进入精囊也会形成囊肿。双侧精囊囊肿可能会伴随出现成年多囊肾。精囊囊肿的囊液或膨胀的精囊在磁共振 T2 加权上表现为高信号，磁共振可以很清晰地显示这些结构(图 6.24)。

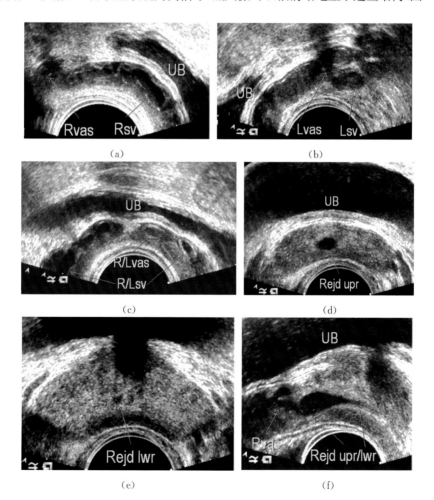

(a)   (b)

(c)   (d)

(e)   (f)

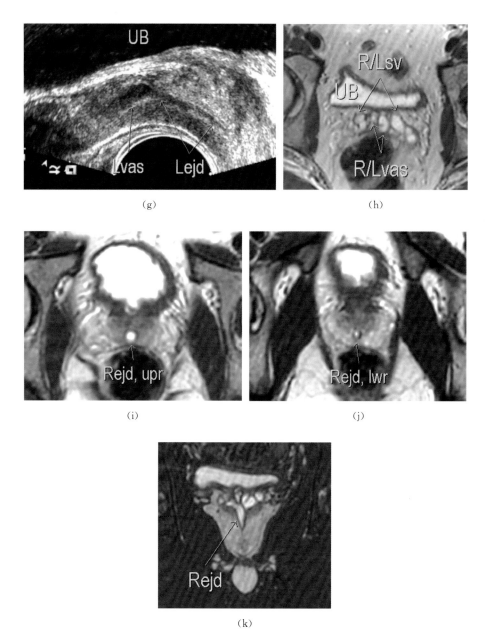

图 6.24　右侧远端和左侧近端射精管梗阻(32 岁男性)

　　(a)经直肠前列腺超声(TRUS)横切面显示：右输精管侧面部分和右精囊管腔呈非均匀的低回声扩张。膀胱(UB)。(b)经直肠超声(TRUS)显示左精囊侧面部分管腔呈非均匀的低回声扩张，以及左输精管中等程度的低回声扩张(Lvas)。膀胱(UB)。(c)TRUS 显示双侧输精管(R/Lvas)低位中间下降部分以及双侧精囊管腔呈低回声扩张(R/Lsv)。膀胱(UB)。(d，e)TRUS 横切面图显示右射精管(Rejd，upr，part d)以上部分中度扩张，右射精管(Rejd，lwr，part e)以下部分轻度扩张。(f)纵向 TRUS 显示前列腺中线偏右的右射精管上端部分中度扩张，其下端逐渐变细直至距精阜(Rejd upr/lwr)0.5 cm 以内。低位右输精管(Rvas)腔内呈低回声扩张。膀胱(UB)。(g)TRUS 前列腺纵切面中线偏左显示左射精管未扩张(Lejd)，且位于其上的左侧低位输精管腔内呈低回声扩张，符合左侧射精管最上部梗阻。(h)前列腺上方 T2 相横截面图显示双侧精囊(R/Lsv)和双侧精囊(R/Lvas)低位近中部下降部分扩张。膀胱(UB)。与 part c 比较。(I，j)T2 相 MRI 横截面显示右射精管(Rejd，upr，part i)上端部分中度扩张，伴其下段部分(Rejd，lwr，part j)轻微扩张。与 parts d 和 e 比较。(k)MRI 冠状面显示射精管(Rejd)近端扩张，且向精阜方向逐渐变细。与 part f 比较。

输精管

　　经直肠超声下（TRUS）可观察到输精管远端的壶腹部分横向、平行地走行于精囊的前上面，在向内侧弯曲之前沿着精囊内侧面下降，与精囊管汇合形成射精管（图 6.24a-c）。因为平滑肌壁厚，超声上正常表现为低回声，其管腔表现为细小回声或有时表现为细小囊性回声，＜0.2 cm（图 6.23a-b）。

　　输精管管腔低回声扩张通常伴有射精管梗阻（图 6.24），轻微的非梗阻性管腔扩张可见于炎症或糖尿病。输精管腔内出现内容物的回声，提示血凝块和/或腔内钙化，可能与血精有关（图 6.25c）。经直肠超声只能显示输精管远端部分，而磁共振可以显示整个盆腔内部输精管，管腔内液在 T2 加权上显示为高信号图像（图 6.24h）。

　　输精管缺如或异位可能伴有精囊发育不全或精囊囊肿（图 6.23）。经直肠超声可发现，输精管异位连接输尿管或罕见的进入膀胱（图 6.25）也可伴随同侧肾脏发育不全[18—21]。在我们的实践中，已经将经直肠超声引导下穿刺远端中度至重度扩张的输精管，用于获取精子。已有报道可经直肠超声引导下行精囊造影、射精管再通和球囊扩张术[22]。

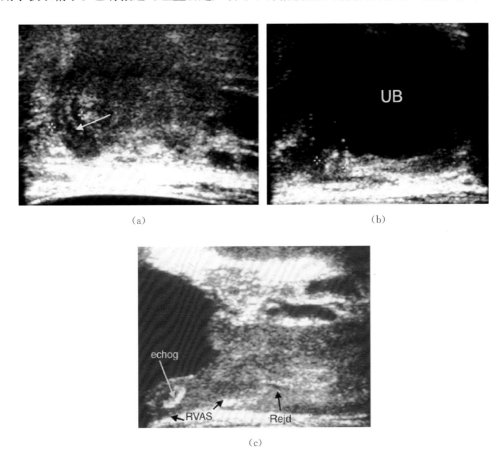

(a)　　　　　　　　　　　　　　　　　(b)

(c)

图 6.25　输精管异位进入膀胱

27 岁不育男性，怀疑有逆向射精。（a）经直肠超声纵切面示左输精管上中段（光标处）腔内轻微低回声扩张（箭头）。（b）TRUS 纵切面显示更低位的左输精管的下段（光标处）进入膀胱（UB），其腔内伴内容物的回声。（c）TRUS 纵切面显示右输精管（Rvas）低位伴管腔高回声（回声像是血凝块），逐渐变细延伸为不扩张的右射精管（Rejd）。

射精管

射精管由输精管远端和精囊管汇合而成，在前列腺内走行于下后方，到达精阜的射精管开口。正常的输精管在经直肠超声上表现为低回声（因其平滑肌壁），而其空的管腔表现为微弱回声（图 6.22a，6.23c，6.24 g，6.25c，见 6.28）。**射精管腔内的低回声扩张至少是有部分机械性梗阻的典型特征**（图 6.24a-f），最狭窄部位就是梗阻的位置[11—14]。因此，精囊和输精管扩张而射精管不扩张，说明位于射精管的起始端的梗阻（图 6.23）。整个射精管至精阜水平的扩张表明射精管末端梗阻（图 6.24f）。此外，射精管近端部分扩张，提示扩张管腔以下的部分梗阻（图 6.24f 和图 6.26c-d）。

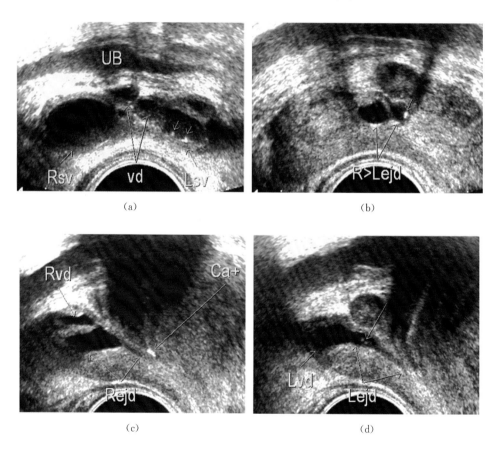

图 6.26　双侧射精管梗阻伴腔内强回声点。67 岁男性，数年前开始出现左半侧阴囊射精后疼痛，后行前列腺微波治疗

（a）TRUS 横切面图显示双侧低位输精管（vd）和精囊（Rsv，Lsv）腔内低回声扩张。左侧精囊中部两个点状强回声（箭头），可能是阻塞造成的淤积或小钙化。膀胱（UB）。（b）TRUS 前列腺上中部横切面图显示：右侧射精管比左侧射精管扩张更严重（Rejd＞Lejd）。左侧射精管内的两个强回声点（箭头）与阻塞相关的小钙化或淤积相符合，在随后的 TRUS 上未见。（c）TRUS 纵切面显示右射精管上半部（Rejd）腔内低回声扩张，推测很可能是其中部狭窄所致。右输精管（Rvd）低位有低回声扩张。右射精管低位前面的精阜尿道周围钙化。（d）TRUS 纵切面显示左射精管上半部分（Lejd）腔内低回声扩张，推测很可能是其中部狭窄所致。横切面图（图 6.26b）也发现了两个邻近的腔内强回声点（箭头）。左射精管的下半部没有扩张，但是有轻微增厚并且有分叶轮廓。左输精管（Lvd）下部有低回声扩张。阴囊超声（图 6.8）发现双侧睾丸网中等程度的扩张。射精管梗阻归因于前列腺微波治疗操作后的纤维化。

射精管腔内的点状强回声可能是血凝块、淤血块或是小钙化灶。在射精管扩张时，这些征象很容易发现（图 6.26b, d）。但是当射精管不扩张时，就需要与毗邻的前列腺钙化灶相鉴别（图 6.26c 和图 6.27）。扩张的射精管腔内液，在磁共振 T2 相表现为高信号，当超声怀疑有梗阻时，可以用来确定梗阻的水平（图 6.24h-k）。但是不扩张的射精管，在磁共振上往往难以发现（图 6.24k）。而大的腔内钙化在磁共振 T2 相可以通过周围包绕的液体识别，小的射精管结石往往难以发现。

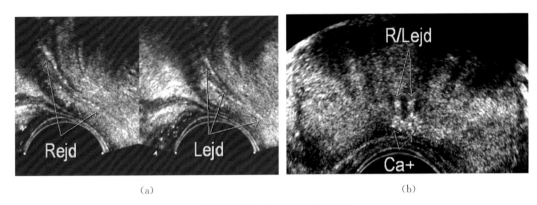

(a)   (b)

图 6.27   未扩张射精管腔内的强回声点

(a)纵切面显示未扩张的右侧和左侧射精管管腔内多发的点状强回声，沿着整个射精管走行直至精阜，与腔内钙化相符。前列腺的点状钙化靠近其上方的输精管（左侧比右侧显著，未标明）。(b)横切面显示未扩张的右侧和左侧射精管（R/Lejd）腔内的点状钙化，以及后面前列腺更多的钙化。

判断**射精管的梗阻水平**具有重要的治疗意义。例如，**经尿道射精管切开术（TURED）和/或球囊扩张术**适用于低位而不是高位的射精管梗阻。超声定位射精管梗阻部位的局限性在于标准图像是静态下获取的而非射精的实时过程。此外，射精管本身不扩张的高位梗阻可以从精囊和输精管的扩张来推断，而不是由射精管变窄的部位的功能划分。然而这些标准可基本精确评估射精管梗阻部位，从而减少了很多侵入性的操作，例如，精道造影术。

纽约长老会医院进行的一项包括 29 例患者，**经直肠超声和精道造影术**的比较研究（共 36 条射精管，因为有 7 例患者进行了双侧精道造影），以精道造影术（停止或阻力增加、造影剂逆流）的发现作为金标准[23]。相比于精道造影，TRUS 的准确性为 81%（29/36），敏感度为 83%（25/30），特异性为 67%（4/6）。在 TRUS 的 5 个假阴性诊断中，有 3 个是由于前列腺囊肿的外在压迫射精管，在超声上未表现出扩张，但在精道造影中造影剂表现为一致阻力增加，所以认为射精管存在部分梗阻。剩下的 2 个假阴性诊断则是因为 TRUS 没有发现异常。在其中 1 个 TRUS 假阳性诊断中，超声表现为射精管扩张而精道造影没有发现梗阻。在其他的假阳性 TRUS 诊断中，超声可见射精管腔内有内容物的回声。

这项研究的 29 例患者，其中 12 例在行射精管 TURED 和/或球囊扩张术同时行精索静脉结扎术，7 例（58%）有精液改善，3 例获得妊娠（25%）；其中 9 例行 TURED 和/或气囊扩张术后没有同时行精索静脉结扎术，4 例（44%）有精液改善，1 例获得妊娠（11%）；其余的 4 例患者因为输精管内精子形态异常未做外科处理。

前列腺

前列腺的完整成像是每一次 TRUS 检查的一部分，不仅是为了评估射精管，而且可以检查前列腺的相关病变和评估前列腺的血供。**苗勒管囊肿**位于前列腺上中部中线处，向下逐渐变细至精阜，与 TRUS 无法发现的细小的茎连接（图 6.28）。大苗勒管囊肿可能会凸出至前列腺以上，当其沿射精管方向走行时可能会外在压迫射精管，通常不伴有射精管扩张。这些囊肿通常含有蛋白质或血性液体，但没有精子，并且不与尿道相通[24]。从超声上它们常与前列腺小囊囊肿（常伴随泌尿生殖道的其他异常，包括肾发育不良，尿道下裂和隐睾）无法区分，在组织学上也常难以鉴别[25]。异位输尿管末端进入前列腺的扩张部分与前列腺囊肿表现相似（图 6.29）。

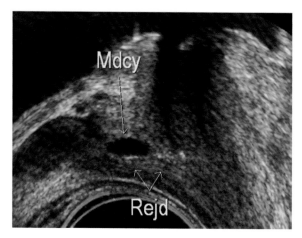

图 6.28　苗勒管囊肿
经直肠超声纵切面显示苗勒管囊肿（Mdcy），其后方伴向精阜方向走行的未扩张的射精管（Rejd）。

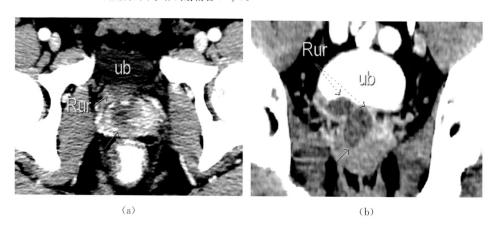

　　　　　（a）　　　　　　　　　　　　　　　　　（b）

图 6.29　输尿管异位汇入前列腺，类似前列腺囊肿
　　25 岁男性，前列腺炎伴前列腺痛，先天性右肾缺如，右侧隐睾。（a）前列腺上部 CT 显示一个囊性结构（箭头），类似前列腺囊肿。膀胱（ub）和前列腺之间发现异位的右输尿管下端部分。（b）CT 冠状位重建图显示上端的前列腺"囊肿"（箭头）仅仅是异位的右侧输尿管（Rur）最下端的扩张的前列腺部分。膀胱（ub）。

前列腺前方纤维肌性区域超声正常表现为低回声（图6.22a），并且当它扩张后可能会内陷于膀胱底部。不要误认为是病理性肿块。前列腺内部的中间部分（移行带和尿道周围的软组织）彩色多普勒下呈现高血流图像。内部腺体的多个周边部分和外周带弥漫性充血，提示亚急性前列腺炎。同样，尿道膜部的充血可能伴有尿道炎。**外周带的点状钙化提示慢性前列腺炎**（图6.30）。TRUS上出现**外周带低回声、血流丰富结节**怀疑**前列腺肿瘤**，但也可见于**前列腺炎**（图6.30）。同样的病变在磁共振T2相表现为低信号、血供丰富[16]。

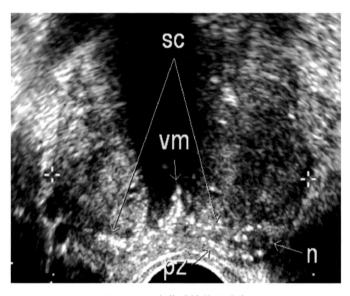

图6.30 肉芽肿性前列腺炎

76岁男性，患有复发的浅表性膀胱癌，BCG膀胱灌注治疗。TRUS横切面图显示一个0.9 cm的低回声结节(n)，位于前列腺外周带左中部，彩色多普勒检查（此处未示）和FDG-avid PET/CT扫描示其外周有轻微血管增生。其图像特征提示前列腺癌可能性大。TRUS引导下前列腺活检证实是膀胱内BCG灌注治疗引起的肉芽肿性前列腺炎。前列腺外周带(pz)、尿道精阜段和外科包膜(sc，内部腺体和外周带的界面)的点状钙化，很可能是或至少部分是炎症后的改变。

总结

超声是阴囊内容物首选的影像学检查方法。可提供以下有用信息：睾丸大小、血流、实质水肿、微石症、睾丸囊肿（实质和睾丸网囊肿）、肿瘤、梗死/疤痕、附睾病变和附睾炎、鞘膜积液和精索静脉曲张（睾丸外和睾丸内）。对于不确定的睾丸病变，**磁共振**可提供有价值的信息，这得益于其优越的对比分辨率和对血供可靠地评估。磁共振成像对评估术后复发的精索静脉曲张、精索肿块、阴茎硬结症（阴茎纤维性海绵体炎）和阴茎肿块有价值。对于勃起功能障碍患者，阴茎海绵体动脉双功能彩色多普勒超声检查对于排除动脉供血不足，大有裨益。

经直肠超声检查(TRUS)是精囊、输精管、射精管、前列腺优越的首选影像学检查方法。它是显示射精管阻塞部位和程度的可靠的、非侵入性的方法，也可用于确定射精管远端梗阻是否可以行经尿道射精管切开术（TURED）和/或气囊扩张术。精囊和输精管发育不全、输精管异位、精囊和前列腺囊肿、前列腺钙化和前列腺实质充血也可通过 TRUS 很好的成像。

在超声引导下低回声、血流信号丰富的外周带结节（TRUS 怀疑为前列腺癌或前列腺炎）可进行活检，中度至重度扩张的输精管可行穿刺抽吸精子。MR 检查可对 TRUS 结果提供有效的补充，它可以确定超声上可疑的射精管梗阻的部位和程度，可用于显示周围的结构和病变（例如超声不能显示的输精管盆内部分）以及前列腺结节的评估。

本章要点

- 睾丸水肿表现为相对低回声。
- 睾丸活检后其大小和实质血流信号常减少。
- 睾丸血流信号减少也是睾丸扭转有价值的诊断标志。
- 睾丸炎、创伤后反应性充血和浸润肿瘤过程，如淋巴瘤和白血病，在彩色和频谱多普勒检查上通常表现为丰富的睾丸血流信号。
- 睾丸囊肿一般表现为无回声或低回声，透声良好，无血流信号，因此很容易诊断。睾丸表皮样囊肿可能表现为一个漩涡状（洋葱皮样）图像模式。
- 当超声无法确定睾丸实质病变性质，需要与恶性新生物相鉴别时，在腹膜后肾脏内侧寻找肿大的淋巴结会很有意义。
- 对于超声无法确定的睾丸病变，磁共振因其固有的对比分辨率和对血供更客观的评价，可提供有价值的图像。
- 多发的输出管小囊肿，伴有或不伴睾丸网扩张，都需怀疑存在更远端梗阻，比如输精管缺如或闭锁、既往输精管结扎和射精管梗阻，同时可能伴有附睾萎缩。
- 鞘膜积液内部间隔，通常表明积液是渗出性的，如鞘膜积血或积脓。
- 成功的精索静脉曲张修复术后不会存在静脉返流。
- 频谱多普勒检查对于区分纵隔动脉和睾丸内精索静脉曲张是必不可少的。
- 缺乏血供的精索肿块，可能是良性的。
- 精囊管腔内容物的回声可能由局灶性钙化或腔内血凝块引起，并且可能与血精有关。
- 精囊管腔的轻度扩张不一定是梗阻的标志。
- 精囊发育不全与同侧肾发育不全和/或同侧输精管发育不全或异位有关。输精管异位与同侧肾发育不全有关。
- 精囊囊肿与同侧肾缺如或发育不良有关。
- 输精管腔内低回声扩张通常伴有射精管梗阻。
- 射精管腔内低回声扩张是至少有局部机械性梗阻的典型特征。
- 大的苗勒管囊肿可从外侧压迫射精管，从超声上无法与前列腺小囊囊肿鉴别，在组织学上也常难以鉴别。
- 外周带的点状钙化提示慢性前列腺炎。
- TRUS 外周带低回声、血流丰富的结节可能是前列腺癌，但也可见于前列腺炎。

致谢

感谢 Marc Goldstein 和 Peter N. Schlegel，感激 Juan Espinosa，RDMS 提供宝贵的技术支持！

感谢提供很多患者图片，在本书中展示！

（张　伟　涂响安　李　朋　译）

参考文献

1. Schurich M，Aigner F，Frauscher F，Pallwein L. The role of ultrasound in assessment of male fertility. Eur J Obstet Gynecol Reprod Biol 2009；1：S192 - 8.

2. Puttemans T，Delvigne A，Murillo D. Normal and variant appearances of the adult epididymis and vas deferens on high-resolution sonography. J Clin Ultrasound 2006；34(8)：385 - 92.

3. Artas H，Orhan I. Scrotal calculi. J Ultrasound Med 2007；26：1775 - 9.

4. Lee J，Binsaleh S，Lo K，Jarvi K. Varicoceles：the diagnostic dilemma. J Androl 2008；29(2)：143 - 6.

5. Von Heijne A. Recurrent varicocele：Demonstration by 3D phase-contrast MR angiography. Acta Radiol 1997；38(6)：1020 - 2.

6. Bucci S，Liguori G，Amodeo A，et al. Intratesticular varicocele：Evaluation using grey scale and color Doppler ultrasound. World J Urol 2008；26(1)：87 - 9.

7. Chou YH，Tiu M，Pan HB，et al. High resolution real time ultrasound in Peyronie's disease. J Ultrasound Med 1987；6：67 - 70.

8. Helweg G，Judmaier W，Buchberger W，et al. Peyronie's disease. MR findings in 28 patients. AJR 1992：158：1261 - 4.

9. Benson CB，Vickers MA. Sexual impotence caused by vascular disease：diagnosis with duplex sonography. AJR 1989：153：1149 - 53.

10. Schwartz AN，Wang KY，Mack LA，et al. Evaluation of normal erectile function with color flow Doppler sonography. AJR 1989：153：1155 - 60.

11. Raviv G，Mor Y，Levron，J，et al. Role of transrectal ultrasonography in the evaluation of azoospermic men with low-volume ejaculate. J Ultrasound Med 2006：25：825 - 9.

12. Smajlovic F. Role of transrectal ultrasonography in evaluating azoospermia causes. Med Arh 2007；61(1)：37 - 9.

13. Brunereau L，Fauchier F，Fernandez P，et al. Sonographic evaluation of human infertility. J Radiol 2000；81(12)：1693 - 701.

14. Heshmat S，Lo KC. Evaluation and treatment of ejaculatory duct obstruction in infertile men. Can J Urol 2006；13(1)：18 - 21.

15. Engin G，Kadioglu A，Orhan I，Akdol S，Rozanes I. Transrectal US and endorectal MR imaging in partial and complete obstruction of the seminal duct system：a comparative study. Acta Radiol 2000：41(3)：288 - 95.

16. Parsons RB，Fisher AM，Bar-Chama N，Mitty HA. MR imaging in male infertility. Radiographics 1997；17(3)：627 - 37.

17. Arora SS, Breiman RS, Webb EM, et al. CT and MRI of congenital anomalies of the seminal vesicles, pictorial essay. AJR 2007;189: 130 - 5.

18. Mahboubi S, Spackman TJ. Ectopic vas deferens: a report of two cases and review of the literature. AJR 1978;130: 1093 - 5.

19. Sukumar S, Khanna V, Nair B, Sanjay Bhat H. Adult presentation of congenital ectopic vas deferens insertion into ureter with unilateral renal agenesis. Surg Radiologic Anatomy 2009; 930 - 1038.

20. Delakas D, Tsichlakis M, Koutsoubi K, Cranidis A. Congenital ectopic vas deferens inserting into the bladder with ipsilateral renal agenesis. Int Urol Nephrol 1996;28(5): 701 - 7.

21. Sen S, Chacko J, Ponniah J, Zachariah N, Mammen KE. Ectopic vasal insertion into the posterior urethra: Report of two cases. Ped Surg International 1993;8(1): 87 - 89.

22. Lawler L, Cosin O, Jarow J, Kim H. Transrectal US-guided seminal vesiculography and ejaculatory duct recanalization and balloon dilation for treatment of chronic pelvic pain. JVIR 2009; 17(1): 169 - 73.

23. Intriere LA, Vama S, Schlegel PN, Hertford DE, Kazam E. A comparison of transrectal ultrasound and vasography for the diagnosis of ejaculatory duct obstruction. NYPH Departments of Radiology and Urology. June 1995.

24. Bonnet P, Adrianne R, de Leval J. Adult Mullerian duct or utricle cyst: Clinical significance and therapeutic management of 65 cases. J Urol 2002;167: 1740 - 4.

25. Nghiem HT, Kellman GM, Sandberg SA, Craig BM. Cystic lesions of the prostate. Radiographics 1990;10: 635 - 50.

第七章

睾丸活检

John J. McGill　Robert E. Brannigan

引言

　　睾丸活检操作简单且侵入性小,有助于临床医生了解不育男性的精子发生情况。无精子症影响着近 5% 的不育夫妇,是男性不育症最严重的类型[1]。过去几十年来,睾丸活检的作用曾局限于为精液分析发现的无精子症患者提供诊断和预后信息。根据活检的结果,这些患者被分为"梗阻性"或"非梗阻性"无精子症,这一分类方法曾对预测男性能否使其伴侣受孕极具意义[2]。对于某些类型的梗阻性无精子症患者,可以尝试通过显微外科重建技术复通输精管道。而非梗阻性无精子症和不可重建的梗阻性无精子症患者则相对预后较差。

　　随着卵胞浆内单精子注射(intracytoplasmic sperm injection,ICSI)这种体外受精(in vitro fertilization,IVF)技术的出现,睾丸活检由既往单纯的诊断性操作演变为潜在的治疗性手段[3—5]。睾丸精子可以从睾丸获取并通过体外受精技术实现受孕。睾丸精子的获取同时也为治疗提供了一定程度的灵活性,即睾丸活检取得的精子,不仅可以用于当时的 IVF/ICSI,还可被冷冻保存,用于日后的 IVF/ICSI[6]。

　　本章将重点阐述睾丸活检术的适应证、手术方法和活检结果。Schlegel 于 1999 年首次介绍了睾丸显微取精术(microdissection testicular sperm extraction,micro-TESE),这是男性不育领域的一次真正革命[7]。睾丸显微取精术,使得医生能够在显微镜下,凭视觉区分生精小管,有助于更高效地分辨生精不活跃的小管和生精活跃的生精小管。睾丸显微取精术将在另外章节中更完整地阐述。

适应证

　　正确处理无精子症需要首先区分梗阻性无精子症和非梗阻性无精子症。患者的既往史、体格检查、内分泌检查和遗传学评估,有助于在行诊断性睾丸活检前区分这两种类型的**无精子症**。Schoor 等[8]提出的术前判断标准,有助于区分梗阻性和非梗阻性无精子症(2002)。他们认为**卵泡刺激素**(follicular stimulating hormone,FSH)**水平<7.6 mIU/mL或睾丸长轴>4.6 cm** 的无精子症患者可能为梗阻性无精子症。尽管这一标准利于预后的评估，但对于患者个体而言，睾丸活检本身仍是金标准，它可以提供睾丸组织病理信息并有助于最终明确诊断。

梗阻性无精子症

梗阻性无精子症可由后天性原因所致，包括泌尿生殖系统外伤、感染和输精管结扎。同时，还可由先天性原因所致，如中肾管发育异常可导致附睾梗阻或先天性双侧输精管缺如（congenital bilateral absence of the vas deferens，CBAVD），后者在不育男性中占 1％～2％[9]。CBAVD 与囊性纤维化跨膜转导调节因子（cystic fibrosis transmembrane conductance regulator，CFTR）基因突变有关，约 64％的 CBAVD 患者可以检测出该基因突变[10—13]。但检测不到 CFTR 基因突变并不能排除 CFTR 基因异常，因为有多种变异通过常规基因分析并不能检测到。CBAVD 患者存在多种泌尿生殖系统异常，包括精囊和附睾的部分或完全缺如以及肾脏集合系统异常。在使用 CBAVD 患者的精子进行 IVF 之前，医生应当建议对女方也进行 CFTR 基因突变检测。血清 FSH 水平和睾丸体积正常的 CBAVD 患者，通常并不需要对其进行初步的诊断性睾丸活检，因为这些患者的精子发生通常都正常。对于梗阻性无精子症，睾丸活检和取精可安排与 IVF/ICSI 同时进行，或者睾丸活检后将精子冻存备 IVF/ICSI 使用，都是可行的治疗选择。需要指出的是，在 CBAVD 或其他形式的梗阻性无精子症患者的睾丸和附睾中常常都可以成功获取精子。

尽管在输精管结扎后患者的附睾或睾丸中通常可以成功获取到精子，但输精管复通术比取精加辅助生殖更具成本效益[14—15]。因此，对于这些病人，应当认真考虑将输精管复通，以重建输精管道作为可能的治疗方式。

非梗阻性无精子症

非梗阻性无精子症以不同程度的精子发生障碍为特征，通常是先天性，但也可由外伤、感染、内分泌异常和放化疗等所致。激素测定有助于辨别唯支持细胞综合征和生精阻滞，前者以 FSH 升高为特征，而后者 FSH 水平通常在正常范围内。遗传学筛查，包括 Y 染色体微缺失和核型分析，有助于确定男性不育一些重要的先天性病因。**睾丸活检可以对非梗阻性无精子症作出明确的诊断**，但是由于睾丸精子发生的不均一性，并不能保证每次睾丸取精术一定成功[3, 16, 17]。有鉴于此，为了最大程度地获取精子，建议进行睾丸多点活检或睾丸显微取精术。

睾丸活检术

开放性睾丸活检

开放性睾丸活检可作为区分梗阻性无精子症和非梗阻性无精子症的诊断性操作，还可作为无精子症患者获取精子的治疗手段。开放性睾丸活检可提供睾丸实质的信息，并预测成功获取精子的可能性[17]。能否获得最佳的睾丸实质组织学信息，取决于活检技术,这要求注重对标本的处理和固定。当无精子症病因未明或怀疑存在小管内生殖细胞肿瘤时,可行诊断性睾丸活检术。临床医生可对患者的睾丸组织进行处理,如果确实发现精子,还可以对精子进行冷冻保存,以避免对患者进行重复的取精操作。

为了评估睾丸内精子生成情况,需要对诊断性睾丸活检标本进行细心的分析。应当识别生精小管的横断面,并对每个小管内致密的、椭圆形精子细胞进行计数。**每个生精小管内平均有 10～15 个椭圆形、致密的精子细胞则可被视为生精正常**[18]。鉴于组织诊断技术和命名的不确定,现在一些作者呼吁病理学家建立更加标准化的方法来评估分析无精子症患者的睾丸活检标本[19]。

手术方法

开放性睾丸活检可以在局部麻醉、区域麻醉或全身麻醉下进行,也可以在镇静药物联合局部麻醉下进行。麻醉方法的最终选择,取决于术者习惯以及患者的偏好。局部麻醉联合精索阻滞是有效的,但必须注意不能损伤睾丸动脉,否则会导致精索血肿和睾丸梗死。为了最大限度地降低损伤精索血管的风险,可以将输精管分离到精索的内侧。使用 25 号针,在耻骨结节水平将约 1 mL 局麻药(通常为 1% 的利多卡因或 0.5% 的马卡因)注入皮肤和输精管表面上方,之后在皮下系膜沿着输精管方向推入 4～5 mL 局麻药。精索阻滞在短时即可完全奏效。

将阴囊前方皮肤沿着睾丸绷紧同时向上挤压睾丸(图 7.1 a),在侧后方即可确定附睾位置。再用 25 号针推入 1～2 mL 局麻药以浸润阴囊皮肤和鞘膜,在麻醉区域的鞘膜壁层作 1～2 cm 的横行切口,使用双极电凝进行止血。有齿镊钳夹起鞘膜,以剪刀沿着钳夹的边缘打开鞘膜,用两把小的止血钳或一个小的眼睑自动撑开器将其鞘膜分开。仔细检查白膜,以寻找血管分布最少的区域(图 7.1 b)。用 11 号外科手术刀或显微刀在白膜上作一长 4～5 mm 的切口(有些外科医生选择此时在白膜切口的一端留置固定线)。随后轻轻挤压睾丸,生精小管即可从切口被挤出(图 7.1 c)。**利用"不接触"技术,**用精细的虹膜剪剪下已被挤出的生精小管(图 7.1 d)进行直接观察。然后**将睾丸组织标本放入 Zenker 氏固定液、Bouin 氏固定液或戊二醛缓冲液中,福尔马林液不作为固定睾丸组织的首选,**因为后者可能会改变标本的组织学特征,并且更难以识别细节。如果计划进行矫治手术,还应该立即明确精子生成情况。

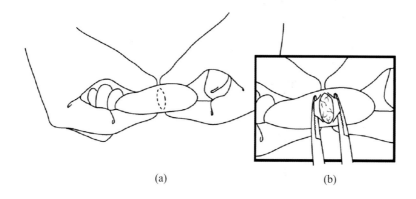

(a)　　　　　　　　　　　(b)

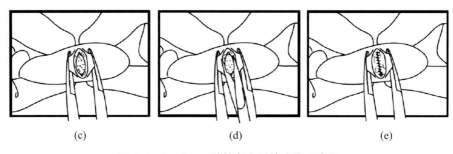

| (c) | (d) | (e) |

图 7.1　（a-e）　开放性睾丸活检步骤示意图

(a)固定睾丸并将附睾置于睾丸后侧，准备切开皮肤。(b)暴露睾丸检查白膜，以找到血管分布最少的区域。(c)从白膜切口上挤出生精小管。(d)锐性切除挤出的生精小管。(e)连续缝合关闭白膜。

在活检手术的同时即可通过细胞学涂片或细胞学染色来明确有无精子。用无菌的显微镜载玻片轻沾睾丸切口表面数下。或者，在活检处另取一份睾丸组织，轻轻地放在无菌显微镜载玻片上反复触碰或者拖动(图 7.2)。将玻片迅速浸于 95％乙醇中，或者向玻片上喷洒细胞固定液，之后进行巴氏染色或亚甲蓝染色。选用细胞固定液时，必须立即应用，因为玻片一旦风干，标本的细胞结构会发生改变。接下来，在显微镜下观察标本中是否存在具有尾部的成熟精子。

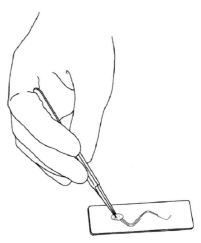

图 7.2　用取得的睾丸组织制作湿片示意图

在手术同时，也可将一小块睾丸组织放在滴有 1～2 滴生理盐水、乳酸林格氏液或精子洗涤液的无菌玻片上进行"湿法制片"。用细镊子或细针直接将小块组织分离、理顺，剪碎后放置于玻片上，盖上盖玻片并立即进行显微镜下的检查(图 7.3)，从而明确有无精子，若存在精子，还可评估其活力。

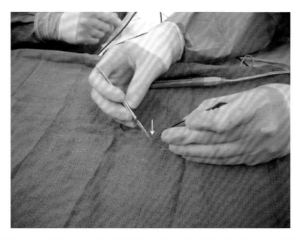

图 7.3　照片中显示将切取的睾丸组织进行"湿法制片"。该片将置于手术室中的台式相差显微镜下检查有无精子。

Kahraman 等[20]比较了细胞学染色、湿法制片和睾丸组织病理学三种方法,发现在评估精子发生方面,细胞学染色比湿法制备更具预测价值。Kim 及其同事[21]证实:睾丸组织细胞学染色能够**辨别出成熟精子和成熟阻滞的晚期精子细胞**(1996)。文章作者认为尽管睾丸活检是金标准,但由于细胞学染色能够快速、高效地鉴别出完整精子,因此仍不失为开放性睾丸活检的一种极其重要的辅助手段。两项研究均认为,将这些细胞学方法与睾丸组织病理学相结合,可获得更高的诊断价值。如果发现精子,同时期望对睾丸组织进行冷冻保存,可在同一部位再次获取组织,并单独置于含有合适培养液的无菌离心管内,然后在男科实验室内进行处理。

对活检部位进行充分止血后,用 5-0 缝线关闭白膜切口(图 7.1 e)。一些泌尿科医生喜欢使用不吸收缝线,因为它可以最大程度减少瘢痕和鞘膜脏层的粘连形成。随后,用 3-0 或 4-0 可吸收缝线关闭鞘膜和肉膜肌层。最后简单地皮内缝合或水平褥式缝合皮肤,并加以纱布敷料、阴囊托和冰袋。

经皮睾丸活检

经皮睾丸活检,又称"经皮活检"和"细针活检",可用于无精子症的诊断或治疗性精子获取。这一手术可在局部麻醉下进行,并适于门诊患者[22]。**经皮细针穿刺活检比传统的睾丸开放活检的侵入性更小,该方法已被证实可为 IVF/ICSI 提供足够数量和质量的精子**[23]。然而,该方法也存在一定的不足,比如相对于睾丸开放活检,它仅能获得极为有限的生精小管。同时,由于活检针的盲穿,它也存在损伤睾丸动脉或附睾的风险[18]。对于既往存在阴囊手术史和阴囊广泛疤痕的患者,行经皮活检时精索和附睾意外损伤的风险会增加,因此此类患者也不适于行经皮活检术[24]。

手术方法

经皮睾丸活检可以在局部麻醉药联合精索阻滞麻醉下进行。选用 25 号针在耻骨结节水平向输精管上皮肤注射约 1 mL 局麻药(通常为 1% 利多卡因或 0.5% 布比卡因)。之后在皮下沿着输精管方向进针,并注射 4~5 mL 的局麻药,短时间后精索即被完全阻滞。

麻醉一旦充分,绷紧阴囊皮肤使其紧贴睾丸。以拇指和食指夹持睾丸,用 11 号手术刀片或 16~18 号针在阴囊皮肤上作 2 mm 切口。将带有 1 cm 预设射程的 14 或 16 号自动活检枪枪头自皮肤切口、肉膜层和白膜依次进入,沿着睾丸纵轴自睾丸下极向睾丸网方向倾斜射击(图 7.4)。撤出活检针,将组织置于适当的培养液中,以备男科实验

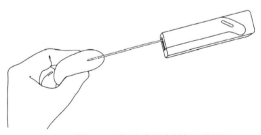

图 7.4　经皮睾丸活检示意图
用一把针道为 1 cm 的 14 号活检枪,沿着睾丸纵轴以倾斜的方向自睾丸下极向睾丸网方向穿刺。

室处理。在同一进枪口可作多次活检。手术后在穿刺部位至少加压5分钟，皮肤切口处可应用杆菌肽。术后加以阴囊托带和冰袋。

睾丸精子抽吸术

睾丸精子抽吸术，又称经皮睾丸细针抽吸术，可用于门诊病人[25]。采用与经皮睾丸活检术相同的方法，对患者行术前准备和精索阻滞。麻醉一旦充分，绷紧阴囊皮肤使紧贴睾丸，明确附睾和输精管的位置以减少损伤风险。托紧睾丸，固定阴囊皮肤，以便对睾丸进行操作。使用无菌笔，**在计划行抽吸部位对应的阴囊皮肤上作一标记。**在每一个计划行抽吸术的部位施行局麻后，即可在多个位点进行抽吸。

将23号细针连接到10 mL注射器上，沿着睾丸纵轴插入睾丸。作1～2 mL稳定压力的来回抽吸确保穿破睾丸结构，吸入睾丸组织。

接着将23号细针连接到10 mL注射器上（一些外科医生会选用注射器支架），沿着睾丸纵轴插入睾丸。作1～2 mL压力的抽吸，平稳地边回退边轻微调整细针方向，确保穿破睾丸结构（图7.5）。应当小心并保证细针针头位于睾丸内，以减少损伤睾丸被膜血管的风险，降低术后睾丸血肿和睾丸萎缩的概率。共需20～30次细针穿刺，穿刺深度在8～12 mm。在细针撤出睾丸前回放抽吸，去除注射器和针头的连接，使空气进入注射器。再次连接针头和注射器，并从睾丸内移出。将组织碎片从针头排出，同时将部分抽吸获得的生精小管轻轻地置于玻片上，并迅速浸于95%乙醇中，对玻片行常规巴氏染色。其余的组织碎片可置于另一玻片上，干燥后行瑞-去化染色[22]。术毕加以纱布敷料、阴囊托带和冰袋。

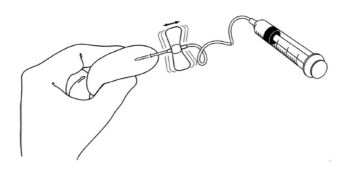

图7.5 睾丸精子抽吸术示意图

结局

并发症

睾丸活检最常见的并发症是血肿和纤维化[26, 27]。开放性睾丸活检术时严密缝合白膜可最大程度地降低阴囊血肿的形成。显微手术也能降低睾丸活检术后的并发症。Dardashti等[28]对119例行睾丸活检术的患者进行了一项研究，发现活检术后有3例

(3/119)患者出现了阴囊血肿并需要行外科引流；另有 1 例(1/119)患者出现了睾丸萎缩。而在 107 例行睾丸显微活检术的患者中均未出现阴囊血肿、睾丸萎缩以及其他并发症。作者据此得出如下结论：睾丸显微活检术便于观察睾丸血管，可更大程度地降低术后并发症。

如上所述，施行经皮睾丸活检术和睾丸精子抽吸术时，手术器械进入睾丸实质均为盲穿。尽管这些手术总体上较为安全，但术后血肿病例也有报道[23]。

结果

总之，正如本章节所述，**多种睾丸活检术可用于无精子症患者的治疗**。如上文所述，每种手术都有其各自内在的优点与不足。在患者的术前咨询中，这些问题均应与患者进行商讨。**对需获得精子并行 IVF/ICSI 的无精子症患者，现阶段尚无足够的证据用于推荐何种睾丸活检术更佳**[26, 29]。已有研究报道各种睾丸活检术的精子获取率相当，比较各种精子获取术的研究未来需要进一步开展。在对精子获取术进行选择时，**应综合考虑外科医生、IVF 胚胎学家和患者的意见**。

本章要点

- 睾丸活检操作简单且侵入性小，有助于临床医生了解不育男性的精子发生情况。
- 正确处理无精子症需要首先区分梗阻性无精子症和非梗阻性无精子症。
- FSH 水平<7.6 mIU/mL 或睾丸纵轴>4.6 cm 的无精子症患者，可能为梗阻性无精子症。
- 非梗阻性无精子症精子发生异常的程度具有不均一性。
- 睾丸活检可以对非梗阻性无精子症作出明确的诊断。
- 开放性睾丸活检可作为鉴别梗阻性无精子症和非梗阻性无精子症的诊断性操作，还可作为治疗手段使无精子症患者获取精子。
- 每个生精小管内平均有 10~15 个椭圆形、致密的精子细胞则可被视为生精正常。
- 开放性睾丸活检可以在局部麻醉、区域麻醉或全身麻醉下进行，也可以在镇静药物联合局部麻醉下进行。
- 采用细胞学染色技术时，需将标本放入 Zenker 氏液、Bouin 氏液或戊二醛缓冲液中，最好不要放入福尔马林中。
- 在活检手术的同时即可通过细胞学涂片或染色来明确有无精子。
- 睾丸组织细胞学染色法能够辨别出成熟精子和成熟受阻的晚期精子细胞。
- 经皮细针穿刺活检比传统的睾丸开放活检的侵入性更小，该方法已被证实可为 IVF/ICSI 提供足够数量和质量的精子。
- 在计划行抽吸部位对应的阴囊皮肤上作一标记。
- 睾丸活检最常见的并发症是血肿和纤维化。
- 开放性睾丸活检术时仔细缝合白膜，可最大程度地降低阴囊血肿的形成。
- 多种睾丸活检术可用于无精子症患者的治疗。

- 现行阶段，对需获得精子并行 IVF/ICSI 的无精子症患者，尚无足够的证据用于推荐何种睾丸活检术更佳。
- 在对精子获取术进行选择时，应综合考虑术者、IVF 胚胎学家和患者的意见。

（王俊龙　张　炎　王　伟　李　朋　译）

参考文献

1. Irvine DS. Epidemiology and aetiology of male infertility. Hum Reprod 1998；13（Suppl 1）：33 - 44.

2. Sharif K. Reclassifi cation of azoospermia：the time has come? Hum Reprod 2000；15：237 - 8.

3. Schlegel PN，Palermo GD，Goldstein M，et al. Testicular sperm extraction with intracytoplasmic sperm injection for non-obstructive azoospermia. Urology 1997；49：435 - 40.

4. Silber SJ，Van Steirteghem AC，Liu J，et al. High fertilization and pregnancy rate after intracytoplasmic sperm injection with spermatozoa obtained from testicle biopsy. Hum Reprod 1995；10：148 - 52.

5. Silber SJ，van Steirteghem A，Nagy Z，et al. Normal pregnancies resulting from testicular sperm extraction and intracytoplasmic sperm injection for azoospermia due to maturation arrest. Fertil Steril 1996；66：110 - 7.

6. Habermann H，Seo R，Cieslak J，et al. In vitro fertilization outcomes after intracytoplasmic sperm injection with fresh or frozen-thawed testicular spermatozoa. Fertil Steril 2000；73：955 - 60.

7. Schlegel PN. Testicular sperm extraction：microdissection improves sperm yield with minimal tissue excision. Hum Reprod 1999；14：131 - 5.

8. Schoor RA，Elhanbly S，Niederberger CS，et al. The role of testicular biopsy in the modern management of male infertility. J Urol 2002；167：197 - 200.

9. Jequier AM，Ansell ID，Bullimore NJ. Congenital absence of the vasa deferentia presenting with infertility. J Androl 1985；6：15 - 9.

10. Anguiano A，Oates RD，Amos JA，et al. Congenital bilateral absence of the vas deferens：A primarily genital form of cystic fibrosis. JAMA 1992；267：1794 - 7.

11. Dumur V，Gervais R，Rigot JM，et al. Abnormal distribution of CF delta F508 allele in azoospermic men with congenital aplasia of epididymis and vas deferens. Lancet 1990；336：512.

12. Dumur V，Gervais R，Rigot JM，et al. Congenital bilateral absence of the vas deferens （CBAVD） and cystic fibrosis transmembrane regulator （CFTR）：Correlation between genotype and phenotype. Hum Genet 1996；97：7 - 10.

13. Patrizio P，Asch RH，Handelin B，et al. Aetiology of congenital absence of vas deferens：genetic study of three generations. Hum Reprod 1993；8：215 - 20.

14. Kolettis PN，Thomas AJ Jr. Vasoepididymostomy for vasectomy reversal：a critical assessment in the era of intracytoplasmic sperm injection. J Urol 1997；158：467 - 70.

15. Pavlovich CP，Schlegel PN. Fertility options after vasectomy：a cost-effectiveness analysis. Fertil Steril 1997；67：133 - 41.

16. Ostad M，Liotta D，Ye Z，et al. Testicular sperm extraction for non-obstructive azoospermia：results of a multibiopsy approach with optimized tissue dispersion. Urology 1998；52：692 - 6.

17. Su LM，Palermo GD，Goldstein M，et al. Testicular sperm extraction with intracytoplasmic sperm injection for non-obstructive azoospermia：testicular histology can predict success of sperm

retrieval. J Urol 1999;161: 112 - 6.

18. Hopps CV, Schlegel PN. Testis biopsy and testicular sperm extraction (TESE): Microscopic and macroscopic techniques. In Graham S, ed. Glenn's Urologic Surgery. Philadelphia: Lippincott Williams & Wilkins; 2004: 472 - 8.

19. McLachlan RI, Rajpert-De Meyts E, Hoei-Hansen CE, et al. Histological evaluation of the human testis-approaches to optimizing the clinical value of the assessment: mini review. Hum Reprod 2007;22: 2 - 16.

20. Kahraman S, Yakin K, Samli M, et al. A comparative study of three techniques for the analysis of sperm recovery: touch-print cytology, wet preparation, and testicular histopathology. J Assist Reprod Genet 2001;18: 357 - 63.

21. Kim ED, Greer JA, Abrams J, et al. Testicular touch preparation cytology. J Urol 1996;156: 1412 - 4.

22. Kahraman S, Ozgur S, Alatas C, et al. Fertility with testicular sperm extraction and intracytoplasmic sperm injection in non-obstructive azoospermic men. Hum Reprod 1996;11: 756 - 60.

23. Sheynkin YR, Ye Z, Menendez S, et al. Controlled comparison of percutaneous and microsurgical sperm retrieval in men with obstructive azoospermia. Hum Reprod 1998;13: 3086 - 9.

24. Morey AF, MacDonald MF, Rozanski TA, et al. Yield and effieacy of biopsy gun testis needle biopsy. Urology 1999;53: 604 - 7.

25. Turek PJ, Cha I, Ljung BM. Systematic fine-needle aspiration of the testis: correlation to biopsy and results of organ "mapping"for mature sperm in azoospermic men. Urology 1997;49: 743 - 8.

26. Dieckmann KP, Heinemann V, Frey U, et al. How harmful is contralateral testicular biopsy? An analysis of serial imaging studies and a prospective evaluation of surgical complications. Eur Urol 2005;48: 662 - 72.

27. Donoso P, Tournaye H, Devroey P. Which is the best sperm retrieval technique for non-obstructive azoospermia? A systematic review. Hum Reprod Update 2007;13: 539 - 49.

28. Dardashti K, Williams RH, Goldstein M. Microsurgical testis biopsy: A novel technique for retrieval of testicular tissue. J Urol 2000;163: 1206 - 7.

29. Gottschalk-Sabag S, Weiss DB, Folb-Zacharow N, et al. Is one testicular specimen sufficient for quantitative evaluation of spermatogenesis? Fertil Steril 1995;64: 399 - 402.

第八章

输精管造影术

Vairavan S. Subramanian　Edmund Sabanegh, Jr.

引言

　　输精管造影术（vasography）是评估不育男性输精管和射精管通畅程度的一种重要诊断工具。尽管输精管造影术在 1913 年就被首次提出，但这项技术在很久之后才得到广泛应用[1]。本章我们将回顾输精管造影的临床适应证、相关技术以及检查结果。

解剖

　　正确诠释输精管造影需要基于对生殖道解剖的全面理解。精子运输的管道系统可分为由睾丸和附睾构成的近端部分，与由输精管（vas deferens）、射精管（ejaculatory duct）和尿道（urethra）构成的远端部分。输精管是一成对结构，长约 30 cm，起自附睾尾部，在腹股沟管中与精索血管伴行，然后在内环处向内侧走行并在末端膨胀形成壶腹部（ampulla），最终与精囊汇合后形成射精管（ejaculatory duct）（见图 8.1）。从组织学角度讲，输精管是由外层纵向平滑肌和内层环状平滑肌纤维构成的厚壁结构。输精管的血供主要来自于膀胱上动脉（superior vesical artery）的分支精囊输精管动脉（vesiculodeferential artery），以及膀胱下动脉（inferior vesical artery）。

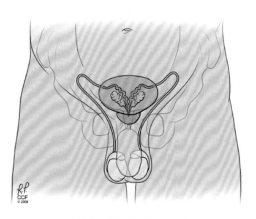

图 8.1　男性生殖道系统

适应证

输精管造影主要用于不育男性生殖道梗阻的评估。输精管造影应该能够回答两个问题：(1)输精管液中是否存在精子？输精管液中没有精子则提示附睾梗阻(epididymal obstruction)；(2)梗阻部位在哪里？

某些情况下，输精管造影也可用于射精伴疼痛患者的评估，即所谓的"射精痛"(ejaculodynia)，这可能是由射精管梗阻(ejaculatory duct obstruction，EDO)导致。男性不育的典型评估手段包括患者完整的病史回顾、体格检查以及精液分析。男性生殖道的梗阻可以发生在附睾、输精管或射精管。**生殖道完全梗阻通常表现为无精子症(azoospermia)，而部分生殖道梗阻则可能表现为严重的少弱精子症(oligoasthenospermia)。**射精管梗阻往往表现为精液量少的无精子症，因为精液中大部分是精囊液。当患者精液量正常且有腹股沟部位手术史时，应该考虑输精管梗阻。**输精管造影常用于确认输精管或射精管之间的梗阻部位，并且仅在重建手术时才施行输精管造影。**

输精管梗阻最常见的原因是输精管结扎术。对于简单的病例，输精管输精管吻合术(vasovasostomy，V－V)以及输精管附睾管吻合术(epididymovasostomy，V－E)术前无需常规实施 X 线输精管造影。注射生理盐水或乳酸林格氏液，若液体能向输精管腹腔端自由流动，则足以证明术前输精管通畅。有过腹股沟或阴囊部位手术史的患者，输精管造影可在输精管吻合术前定位梗阻部位。而接受过双侧腹股沟手术的梗阻性无精子症患者，输精管造影可以用来帮助定位拟修复的梗阻段。

射精管梗阻可由多种原因导致，包括苗勒氏管囊肿、中肾管畸形、尿路或结核感染以及医源性损伤(iatrogenic injury)[2]。当精液分析发现存在无精子症、伴有精液量少、低 pH 以及果糖阴性时，应该怀疑完全性 EDO。而对于部分 EDO，这些精液指标并不总是一成不变。在经尿道射精管切除术(transurethral resection of the ejaculatory duct，TURED)之前，将靛胭脂顺行注射进入射精管，流入尿道的液体可以证明术后射精管的通畅程度[2]。

手术方法

输精管造影可以在局麻、区域阻滞或者全麻下实施。对于怀疑有梗阻性无精子症的患者，可在造影前行睾丸活检证实是否有活跃精子存在。首先作一纵向阴囊切口，若有成熟精子存在，再行输精管造影评估管道的通畅度。

对于顺行输精管造影(antegrade vasography)，需将输精管直段从周围组织中分离出来，注意避免破坏其血供。**选用穿刺技术或输精管切开术(vasotomy)将液体注入输精管管腔**(图 8.2)。当怀疑梗阻部位在射精管时，可以选择穿刺技术，因为这样避免了将输精管的厚壁全层切断以及后续的显微外科缝合。将 30-G 的淋巴管造影针直接穿刺插入输精管管腔，注入 1 mL 生理盐水以证实穿刺针是否在管腔内，如果遇到阻力需要重新放置穿刺针。此外，也可以用显微外科手术刀，在输精管前壁做半切(hemivasotomy incision)暴露输精管管腔，避免损伤输精管后壁。这个步骤最好在手术显微镜下操作。可以用 24-G 或更小号的血管导管针插入远端输精管管腔。**输精管半切法具有更易于评估输精管液中精子的优点。**

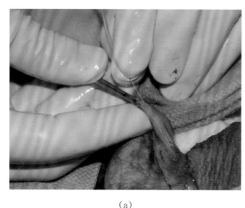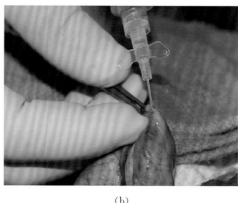

(a)   (b)

图 8.2   输精管造影术可选用(a)淋巴管造影针穿刺技术或(b)输精管半切开技术将留置针置入输精管管腔。

将 Foley 导尿管置入膀胱并充满气囊，反方向牵拉导尿管压迫膀胱颈并在 X 线下识别，阻止造影剂反流入膀胱，从而避免干扰膀胱后方组织的观察。

输精管腔内成功置管后，将 5～10 mL 水溶性造影剂（泛影葡胺），或与生理盐水按照 1∶1 比例混合注入输精管腔内。使用标准 X 线摄片或透视来获取输精管造影图像。对于 EDO，可以用亚甲蓝或者靛胭脂与造影剂按照 1∶10 的比例混合，在 TURED 之前注射用以指导手术切除深度。如果 Foley 导尿管放置在膀胱，出现蓝色尿液可以证实同侧输精管通畅。但是不可将液体逆向注入输精管的睾丸侧，因为这样会引起附睾高压，继发附睾管爆裂、疤痕形成或梗阻[3]。

如果选用输精管半切术且不打算进一步外科处理，应按照标准显微外科操作使用 9 - 0/10 - 0 尼龙线将输精管前壁间断显微缝合。

在曾经使用过经尿道插入射精管的逆行输精管造影，但这种方法并没有被广泛接受，因为射精管开口寻找难度大，且有附睾管过度扩张的风险。

病理

正确的输精管造影摄片，包括阴囊部、腹股沟部、腹膜后输精管的清晰显示，以及后续同侧精囊和尿道的显影（图 8.3a）。膀胱内造影剂的缺失可能源于造影剂剂量不足或者存在梗阻。

在一项大样本研究中，Payne 等[4]对 440 例不育男性实施了输精管造影，发现 92.5% 的结果正常，包括 90% 的无精子症患者。近端输精管梗阻并不常见，但是可表现为近睾丸侧输精管的扩张。对于曾接受过疝气修补术的患者，如果存在输精管梗阻，位置往往处于腹股沟内环（图 8.3b）。上述人群中有 5 例患者（1.1%）在腹股沟区域存在梗阻,4 例患者梗阻在内环深处。**Matsuda**[5] **发现在儿童时期接受过腹股沟疝修补术的低生育力患者中,26.7%的人存在输精管梗阻。**

射精管部位的梗阻曾经被认为在不育症患者中相对罕见,然而大规模系列研究表明其发生率其实较高。**输精管造影证实 370 例无精子症患者中有 4.8%存在射精管梗阻**[6]。射精管梗阻最常见的原因是先天性缺陷,比如苗勒氏管囊肿或中肾管畸形。在 Pryor 等[2]的一项研究中,87 例射精管梗阻患者中 36 例有先天性缺陷(41.3%)。对于完全性射精管梗阻,输精管造影表现为扩张的精囊(图 8.3c)和/或射精管(图 8.3d),且膀胱内造影剂缺失。如果一些造影剂进入膀胱,但是输精管注射压力比正常高,应当怀疑部分性射精管梗阻。先天性中线囊肿在充盈时显影区可能很大,易被误认为是造影剂流入膀胱。适当注入 5～10 mL 的液体量可减少这种假阴性结果。

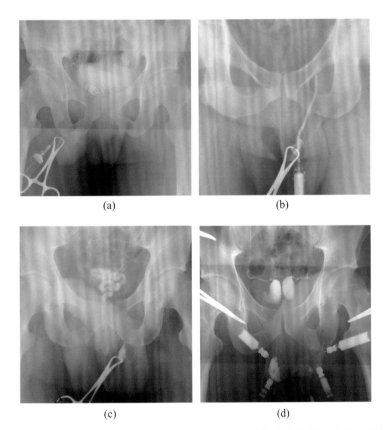

(a)　　　　　　　(b)

(c)　　　　　　　(d)

图 8.3　(a)右侧输精管造影正常的无精子症患者,幼年时有双侧腹股沟疝修补手术史。(b)左侧输精管造影显示腹股沟段输精管完全性梗阻。(c)无精子症患者行双侧输精管造影显示双侧巨大的射精管囊肿。(d)无精子症患者左侧输精管造影显示射精管梗阻伴输精管壶腹部严重的迂曲扩张,右侧病变表现相似。

并发症

尽管存在输精管造影中输精管切开部位或造影剂的黏膜损伤导致疤痕形成和狭窄的报道[7],但是关于输精管造影的样本量最大的研究表明,精细的造影操作并不提供支持此类并发症发生的相关证据。

　　相关动物实验也未证实输精管造影具有较高风险的并发症。Bertram 等[8]在 70 只大鼠使用 25 - G 穿刺针实施输精管造影，在 8 周后观察输精管的组织结构。分别注射生理盐水、多西环素、76％或 30％的泛影葡胺，均未发现输精管梗阻。2 只大鼠在注射 76％泛影葡胺后出现管腔内脓肿，7 只大鼠在注射无水乙醇后出现精子肉芽肿。作者总结输精管穿刺并不会导致并发症，且应用稀释的亲水性造影剂可以将输精管梗阻发生的可能性降至最低。一项类似研究表明，应用穿刺技术和 75％泛影葡胺，实验组有 5％在 90 天出现狭窄[9]。

　　有研究通过动物实验比较穿刺和输精管切开两种方法，实验组采用对侧输精管结扎的大鼠做单侧输精管造影，对照组大鼠仅仅实施对侧输精管结扎[10]。第 2、4 个月的交配实验表明各组大鼠的生育力没有显著差异，但是到第 5 个月，输精管切开组的大鼠有 20％出现完全输精管梗阻，而穿刺组和对照组没有梗阻发生。

　　顺行输精管造影可以通过穿刺和输精管切开这两种较为安全的方法操作，尽管后者需要有经验的显微外科医生实施。基于动物实验，使用稀释的造影剂可以减少输精管狭窄的可能性[11]。

替代方案

　　尽管输精管造影被认为是评估男性远端生殖道系统通畅程度的金标准，它最好在手术室实施且与（显微）重建手术结合。其他影像学技术和对照研究可用于在决策重建手术前的诊断。

　　微创技术如经直肠超声检查（transrectal ultrasonography，TRUS）是用于诊断输精管梗阻的一线影像学检查方法。TRUS 可以提供射精管和精囊清晰的解剖影像，且并发症风险低、不需要麻醉。尽管男性正常射精管不易观察到，但在射精管梗阻时可以清晰显示，此时测量精囊宽度可能超过 15 mm。TRUS 引导的精囊造影可以在诊室内通过将造影剂注入精囊内操作[7, 12]。尽管经腹、经直肠注射都曾使用过，但是经直肠途径依然作为首选。接受经直肠精囊造影的患者需要在术前口服单剂氟喹诺酮，并采用类似于经直肠前列腺穿刺活检的体位。Jone 等[12]成功为 12 例患者实施经直肠精囊造影，只有 1 例患者由于造影剂反流导致附睾炎。由于造影剂向输精管的逆向反流，这项技术可以同时用于检测腹股沟区域输精管的梗阻情况。对于怀疑有近端梗阻的患者，实施顺行输精管造影更加安全，避免了对附睾的损伤。

　　经直肠超声引导也可用于一种精囊插管染色的辅助技术，向精囊内注入稀释的靛胭脂和亚甲蓝[13]。联合膀胱镜，还可以观察是否存在 EDO。Eisenberg 等[14]通过技术改进将注射针连接到静脉导管和测压计，用于精囊测压。他们证实临床怀疑 EDO 男性的射精管开启压比正常男性高，并在 TURED 后降至正常。

　　既往首报道，使用半硬性输尿管软镜对精道实施经尿道内镜检查。16 例患者成功接受了射精管和精囊的内镜检查，其中 6 例还通过导丝向前移动内镜对输精管进行检查[15]。

　　盆腔核磁共振（magnetic resonance imaging，MRI）也可以用来评估射精管的病理情况。但是，当高度怀疑 EDO 而 TRUS 和 MRI 不能确诊时，应使用输精管造影作为诊断工具,它还可以在术中评估修复后管道的通畅度。

结论

　　对于不育男性和其他生殖道缺陷患者而言,输精管造影依然是诊断输精管和射精管梗阻的重要技术。它可以通过多种手段实施,且经过经验累积后并发症风险很低。在输精管道外科重建时,应该实施输精管造影,其他影像学技术可用于明确诊断。

本章要点

- 输精管造影用于不育男性生殖道梗阻的评估。它应该能够回答两个问题:(1)输精管液中是否存在精子? (2)梗阻部位在哪里?
- 输精管造影可以通过穿刺和输精管切开技术实施。
- 正确的输精管造影摄片,包括阴囊、腹股沟段输精管的清晰显示,以及同侧精囊和膀胱的显影。
- 输精管造影被用来确认输精管或射精管的梗阻部位,只在有重建手术时才应使用。
- 输精管梗阻最常见的原因是输精管结扎术,对不复杂的患者,输精管输精管吻合术(V-V)以及输精管附睾管吻合术(V-E)术前无需常规实施 X 线输精管造影。
- 可使用穿刺或输精管切开方法将液体注入输精管。
- 输精管半切法更便于输精管液中精子的检测。
- Matsuda 发现在儿童时期接受过腹股沟疝修补术的低生育力患者中,26.7% 的人存在输精管梗阻。
- 输精管造影证实 370 例无精子症患者中有 4.8% 存在射精管梗阻(EDO)。

(刘宇飞　潘　峰　王　伟　李　朋　译)

参考文献

1. Bellfield WT. Vasostomy: Radiography of the seminal ducts. Surgery, Gynecology and Obstetrics 1913;16: 569.

2. Pryor JP, Hendry WF. Ejaculatory duct obstruction in subfertile males: Analysis of 87 patients. Fertil Steril 1991;56: 725.

3. Honig SC. New diagnostic techniques in the evaluation of anatomic abnormalities of the infertile male. Urol Clin North Am 1994;21: 417.

4. Payne SR, Pryor JP, Parks CM. Vasography, its indications and complications. Br J Urol 1985; 57: 215.

5. Matsuda T. Diagnosis and treatment of post-herniorrhaphy vas deferens obstruction. Int J Urol 2000;7 Suppl: S35.

6. Hendry WF, Levison DA, Parkinson MC, Parslow JM, Royle MG. Testicular obstruction: clinicopathological studies. Ann R Coll Surg Engl 1990;72: 396.

7. Riedenklau E, Buch JP, Jarow JP. Diagnosis of vasal obstruction with seminal vesiculography: an alternative to vasography in select patients. Fertil Steril 1995;64: 1224.

8. Bertram RA, Carson CC, Szpak C. Vasography: effect of various agents on vas deferens patency. J Urol 1985;133: 1087.

9. Levi d'Ancona CA, Netto NR Jr, Filho AC, Stedile JA, Billis A. Vasography: experimental study. Int Urol Nephrol 1989;21: 73.

10. Poore RE, Schneider A, DeFranzo AJ, et al. Comparison of puncture versus vasotomy techniques for vasography in an animal model. J Urol 1997;158: 464.

11. Wagenknecht LV, Becker H, Langendorff HM, Schafer H. Vasography: Clinical and experimental investigations. Andrologia 1982;14: 182.

12. Jones TR, Zagoria RJ, Jarow JP. Transrectal US-guided seminal vesiculography. Radiology 1997; 205: 276.

13. Smith JF, Walsh TJ, Turek PJ. Ejaculatory duct obstruction. Urol Clin North Am 2008;35: 221.

14. Eisenberg ML, Walsh TJ, Garcia MM, Shinohara K, Turek PJ. Ejaculatory duct manometry in normal men and in patients with ejaculatory duct obstruction. J Urol 2008;180: 255.

15. Li L, Jiang C, Song C, et al. Transurethral endoscopy technique with an ureteroscope for diagnosis and management of seminal tracts disorders: a new approach. J Endourol 2008;22: 719.

第九章

射精管梗阻的评估

Jonathan P. Jarow

引言

射精管梗阻是一种临床少见但可矫正的男性不育症。双侧完全性射精管梗阻的特征性表现是射精量减少和果糖呈阴性的无精子症。精液的主要组分包括睾丸/附睾分泌液、精囊液以及前列腺液。睾丸/附睾分泌液所占精液量很少,这也是输精管结扎术后射精量不会明显减少的原因。精囊液呈碱性,占精液容量的主要部分,也是果糖、精液凝固蛋白(主要促进精液凝固)及前列腺素这些化学成分的主要来源。前列腺液呈酸性,占精液的容量相对较小,平均约 0.5 mL,含有前列腺特异性抗原(prostate specific antigen,PSA),其主要功能是促进精液液化。

不完全性射精管梗阻是一种推论性诊断。依据推论,如果管状结构有可能发生完全性阻塞,它就有可能存在不完全性阻塞。然而,这种推论性诊断存在许多问题,由于诊断不完全性射精管梗阻缺乏"金标准",且病例结果无法作为评估预后的指标,造成临床上诊断不完全性射精管梗阻非常困难。因此,不完全性射精管梗阻仍然是临床研究中备受争议的话题。相对而言,单侧完全性射精管梗阻的诊断较为明确,尽管其临床表现与不完全性射精管梗阻非常相似。

病史及体格检查

射精管梗阻没有特殊的病史及体格检查特征。有经尿道手术史,尤其是前列腺手术史的患者可出现射精管梗阻,射精量减少是患者常见主诉。体格检查可发现睾丸体积正常且饱满坚实,输精管完整,直肠指检可以触摸到前列腺中线的肿块,甚至可以发现前列腺囊肿,但多数情况正常,均不能作为确诊依据。病史及体格检查主要是为了排除其他潜在的低射精量性无精子症,鉴别诊断包括先天性双侧输精管缺如(congenital bilateral absence of the vas deferens,CBAVD)、性腺功能减退和射精障碍(表 9.1)。通常情况下,CBAVD 多表现为阴囊段输精管缺如,体格检查易于排除。但是特殊类型的 CBAVD 可表现为输精管节段性闭锁,而阴囊段输精管存在,此时与射精管梗阻的鉴别较为困难[1]。性腺功能减退也可导致射精量减少,主要源于精囊液和前列腺液的分泌依赖雄激素的正常调节。病史采集中，可发现包括性欲减退和/或勃起功能障碍在内的性腺功能减退所导致的临床症状。而体格检查中，性腺功能低下症的病人，常可发现睾丸体积较小。与射精障碍相关的病史，如糖尿病、脊髓损伤、神经系统疾病史等有助于明确诊断。

表 9.1　低射精量性无精子症的鉴别诊断

	睾酮测定	输精管	精液 pH	射精后尿检精子
性腺功能减退	低	存在	正常	阴性
CBAVD	正常	缺如	酸性	阴性
射精障碍	正常	存在	正常	阳性
射精管梗阻	正常	存在	酸性	阴性

实验室检查

实验室检查包括精液分析、射精后尿检精子、血清睾酮和 FSH 测定，必要时还需进行遗传学筛查。精液分析的标准参数包括精浆生化、精子浓度、精子活力及精子形态。当然，双侧完全性射精管梗阻时，精液中不含精子，相应的精液参数也就不予讨论，而对于疑似不完全性射精管梗阻的患者，相应的精液参数则具有临床价值。完全性射精管梗阻病人的精浆生化检测具有特异性，主要包括射精量少（0.5 mL 或更少）、pH 呈酸性、精液不凝固、果糖测定呈阴性。**所有其他检查结果均支持射精管梗阻的诊断时，需警惕果糖测定假阳性的可能。**因为测定果糖的试剂（间苯二酚）极度光敏，一旦曝光失效，会产生假阳性。CBAVD 患者常伴双侧精囊缺如，呈现出与射精管梗阻相同的精液分析结果。射精障碍的患者可表现为无精液症（完全无精液），或顺行射精量减少但含有精子，在这种情况下，射精功能障碍患者的精液 pH 为正常（或者中性）范围。此外，逆向射精的患者，射精后尿检可发现大量精子。

包括射精管梗阻在内的精道梗阻性病变的血清激素测定均正常。对于性腺功能减退的患者，晨起血清睾酮测定往往低于 200 ng/dL；原发性性腺功能减退患者的血清 FSH 往往升高；继发性性腺功能减退患者的血清 FSH 则降低，此时需要进行血清泌乳素（prolactin）测定以及脑部 MRI 检查，用以排除功能性和非功能性垂体肿瘤。对于考虑 CBAVD 的患者，需要进行囊性纤维化跨膜转导调节因子（cystic fibrosis transmembrane conductance regulator，CFTR）基因检测以及相应的遗传咨询，这对于患者本人及其可能同样携带 CFTR 基因突变的兄弟姐妹的健康都非常重要。

影像学检查

输精管造影

诊断射精管梗阻的常规影像学检查是输精管造影[2]，如果操作得当，此种诊断方法非常准确,但由于其创伤性和有对输精管的潜在损伤,现已很少被临床选用。输精管造影插管的方法有很多,包括经皮穿刺或通过经阴囊切口输精管切开后显微修复[3]。用21G血管导管针插入输精管的管腔,朝向膀胱端方向注入造影剂。可以通过两个步骤获得清晰的显影:(1)是X光机摄像头向盆腔倾斜15度;(2)是向膀胱内注入空气[4]。如果前列腺尿道及膀胱内显影则是阴性结果,反之则提示精道梗阻,具体的梗阻部位可以在X光片上精确定位。但不能准确显影输精管和射精管的内径的正常值。因此,当造影剂到达膀胱时,无法判定是否由于梗阻的部位在注入造影剂时被扩张从而造影剂通过,还是原本就存在不完全性梗阻。通常情况下,输精管造影和睾丸活检同时进行,用以判定睾丸正常的生精功能。在整个睾丸活检过程中,切取两小块睾丸组织,一块以Bouin氏液组织固定后送检病理,一块用于制作新鲜组织涂片[5]。通过这种方法,可明确患者是否存在精道梗阻、确定梗阻的部位以及睾丸是否具有正常的生精功能。然后,根据输精管造影结果与患者及其配偶讨论下一步治疗方案。

经直肠超声显像

经直肠超声显像(transrectal ultrasonography,TRUS),已在很大程度替代输精管造影,成为诊断射精管梗阻的首选检查方法。TRUS操作简单、价格便宜、创伤性小,并且可以很清晰的显示男性盆腔结构:精囊、输精管壶腹、射精管和前列腺。TRUS获得的影像学信息优于经腹超声或CT[6]。盆腔磁共振联合直肠内线圈检查可获取与TRUS相似的影像学信息,但需增加额外检查费用[7, 8]。射精管梗阻的TRUS主要表现包括:精囊扩张、输精管壶腹部扩张、前列腺内射精管区域强回声、前列腺囊肿。强回声病灶已经不再作为存在射精管梗阻的诊断,因为很多正常生育人群也可出现前列腺内强回声影像[9, 10]。TRUS可发现4种囊肿(表9.2)。苗勒管囊肿位于前列腺中线,外源性压迫射精管导致梗阻[11]。侧方囊肿位于前列腺内部,其内含有精子,常被称为射精管囊肿,准确的称呼应该是射精管憩室。"精囊囊肿"位于前列腺外部,表现为精囊的囊性扩张,通常伴有同侧的肾脏发育异常,其实质是输尿管在精囊或输精管的异位开口,病变可以同时压迫对侧射精管导致双侧梗阻[12]。TRUS还有助于阴囊段输精管未见缺失的CBAVD的诊断。CBAVD常伴有精囊缺如,但也并不总是如此[13]。对于阴囊段输精管存在而疑似节段性盆腔输精管闭锁的CBAVD患者的诊断,可通过TRUS予以明确。

表9.2　TRUS中常见的盆腔囊肿

	别称	位置	是否含有精子
苗勒管囊肿	小囊囊肿	前列腺中线	无
射精管囊肿	射精管憩室	前列腺中线或侧方	有
前列腺潴留囊肿		前列腺侧方	无
精囊囊肿	异位输尿管	前列腺外部	有/无

TRUS诊断射精管梗阻主要基于梗阻部位近端结构的扩张。射精管梗阻后，精囊无法排空，继而出现扩张。无法通过射精管排出的精子将会在精囊内聚集。因此，医生期望观察到射精管梗阻的患者存在精囊扩张，通常育龄期男性的精囊前后径不超过1.5 cm，**因此，TRUS在膀胱后方测得的精囊前后径超过1.5 cm则考虑射精管梗阻**[9]。然而，并非所有射精管梗阻患者一定伴有精囊扩张，精囊扩张的患者也并非一定源于射精管梗阻。所以在进行有创操作之前，必须通过更加确切的检测明确射精管梗阻的诊断。

精囊穿刺和精囊造影

通常情况下，精囊并不储存精子[14]，仅仅在远端精道解剖性或功能性梗阻时，精子才会在精囊内聚集。精囊液中如果存在精子，可通过显微镜检确认，并可评估其数量和活力。精囊穿刺方法与前列腺穿刺活检相似，其优势在于可同时替代输精管造影和睾丸活检的作用，对精道通畅程度和睾丸生精功能进行评价。**对于低射精量性无精子症患者，如果单侧或双侧精囊穿刺发现大量精子，则提示：（1）射精管梗阻诊断成立，（2）睾丸生精功能正常，（3）近端精道通畅**[15, 16]。精囊穿刺的缺点在于可能导致梗阻部位感染，继而引发严重危及生命的败血症，因此临床上多采用经会阴入路来替代经直肠入路，另外精囊穿刺后，尽快解除远端精道梗阻也可有效地避免败血症的发生。精囊穿刺前，需要给予喹诺酮类抗生素及肠道准备，通常在TRUS引导下进行穿刺，穿刺针采用常规取卵针（19 G，35 cm）。采用取卵针是因其尖部在超声下易被发现，利于准确定位，尤其在经会阴入路时更有价值。

精囊造影是精囊穿刺的补充，对于射精管梗阻的诊治也具有一定的价值[17, 19]。精囊造影可以明确梗阻的具体部位，尤其是明确梗阻位于前列腺的内部还是外部。定位诊断对于临床医生很重要，如果梗阻来源于前列腺外部，经尿道切开术显然不是恰当的处理方式。精囊造影多在射线透视监控下进行，采用非离子型造影剂与显色剂（例如美蓝）混合注入，透视监控下操作非常重要，可避免造影剂逆流进入附睾，而显色剂在进行经尿道射精管切开时有利于显示前列腺内的梗阻部位。此外，一些临床医生推荐单纯注入显色剂进行精囊造影，随后在膀胱镜下观察前列腺部尿道，判断是否存在射精管梗阻[20]。

不完全性射精管梗阻

与完全性射精管梗阻相比，不完全性射精管梗阻较难诊断，尤其是双侧不完全性梗阻。单侧完全性射精管梗阻对侧睾丸生精功能正常的患者，其精液参数可表现为正常。少数健侧睾丸生精功能受到疾病的影响（如精索静脉曲张、睾丸扭转等），其精液检查结果可表现为少精子症，甚至无精子症。在这一情况，应该高度重视检测单侧射精管梗阻，而不是依靠单纯的实验病理结果。TRUS以及精囊穿刺有助于上述情况的诊断。然而，**就目前而言，不完全性射精管梗阻的确诊依然缺乏有效手段和方法**。精囊穿刺[14, 15, 21, 22]、输精管色素显影[20]、压力测定[23]、精道冲洗[24]、闪烁扫描法[25]均对诊断不完全性射精管梗阻具有一定价值，但需要进一步的探索[26]。

小结

　　射精管梗阻是一种低发病率、易诊断、可治愈的男性不育症。在出现低射精量性无精子症时，要怀疑射精管梗阻的存在。完全性射精管梗阻患者的精液分析结果具有特征性，容易明确诊断，需要的鉴别诊断也不多。在选择治疗手段之前，准确定位射精管梗阻的部位以及评价睾丸的生精功能非常重要。对于不完全性射精管梗阻的诊断，目前仍存在很多问题，尚处于探索阶段。

本章要点

- 双侧完全性射精管梗阻的特征性表现为射精量少、果糖阴性和无精子症。
- 不完全性射精管梗阻是推论性诊断。
- 射精管梗阻缺乏特殊的病史及体格检查特征。
- 低射精量性无精子症的鉴别诊断包括：先天性双侧输精管缺失（CBAVD）、性腺功能减退以及射精功能障碍。
- 所有其他检查结果均支持射精管梗阻的诊断时，需警惕果糖假阳性的可能。
- TRUS测得膀胱后精囊的前后径超过 1.5 cm 时，可考虑射精管梗阻。
- 单侧或双侧精囊穿刺发现大量精子，提示：（1）射精管梗阻诊断成立，（2）睾丸生精功能正常，（3）近端精道通畅。
- 目前还没有可以准确诊断不完全性射精管梗阻的方法。

（陈向锋　刘智勇　王伟　李　朋　译）

参考文献

1. Hall S, Oates RD. Unilateral absence of the scrotal vas deferens associated with contralateral mesonephric duct anomalies resulting in infertility: Laboratory, physical and radiographic findings, and therapeutic alternatives. J Urol 1993;150(4)：1161 - 4.

2. Ford K, Carson CCd, Dunnick NR, Osborne D, Paulson DF. The role of seminal vesiculography in the evaluation of male infertility. Fertil Steril 1982;37(4)：552 - 6.

3. Poore RE, Schneider A, DeFranco AJ, et al. Comparison of puncture versus vasotomy techniques for vasography in an animal model. J Urol 1997;158(2)：464 - 6.

4. Payne SR, Pryor JP, Parks CM. Vasography, its indications and complications. Br J Urol 1985;57(2)：215 - 17.

5. Kim ED, Gilbaugh JH, 3rd, Patel VR, Turek PJ, Lipshultz LI. Testis biopsies frequently demonstrate sperm in men with azoospermia and significantly elevated follicle-stimulating hormone levels. J Urol 1997;157(1)：144 - 6.

6. Schwartz JM, Bosniak MA, Hulnick DH, Megibow AJ, Raghavendra BN. Computed tomography

of midline cysts of the prostate. J Comput Assist Tomogr 1988;12(2): 215-18.

7. Engin G, Kadioglu A, Orhan I, Akdol S, Rozanes I. Transrectal US and endorectal MR imaging in partial and complete obstruction of the seminal duct system. A comparative study. Acta Radiol 2000;41(3): 288-95.

8. Robert Y, Rigot JM, Rocourt N, et al. MR findings of ejaculatory duct cysts. Acta Radiol 1994; 35(5): 456-62.

9. Jarow JP. Transrectal ultrasonography of infertile men. Fertil Steril 1993;60(6): 1035-9.

10. Poore RE, Jarow JP. Distribution of intraprostatic hyperchoice lesions in infertile men. Urology 1995;45(3): 467-9.

11. Ng WT, Kong CK. Ejaculatory duct cyst versus mullerian duct cyst. Urology 1994; 43 (2): 273-5.

12. Beiswanger JC, Deaton JL, Jarow JP. Partial ejaculatory duct obstruction causing early demise of sperm. Urology 1998;51(1): 125-7.

13. Goldstein M, Schlossberg S. Men with congenital absence of the vas deferens often have seminal vesicles. J Urol 1988;140: 85-7.

14. Jarow JP. Seminal vesicle aspiration of fertile men. J Urol 1996;156(3): 1005-7.

15. Jarow JP. Seminal vesicle aspiration in the management of patients with ejaculatory duct obstruction. J Urol 1994;152(3): 899-901.

16. Silber SJ. Ejaculatory duct obstruction. J Urol 1980;124(2): 294-7.

17. Jones TR, Zagoria RJ, Jarow JP. Transrectal US-guided seminal vesiculography. Radiology 1997; 205(1): 276-8.

18. Killi RM, Pourbagher A, Semerci B. Transrectal ultrasonographyguided echo-enhanced seminal vesiculography. BJU Int 1999;84(4): 521-3.

19. Kim SH, Paick JS, Lee IH, Lee SK, Yeon KM. Ejaculatory duct obstruction: TRUS-guided opacification of seminal tracts. Eur Urol 1998;34(1): 57-62.

20. Purohit RS, Wu DS, Shinohara K, Turek PJ. A prospective comparison of 3 diagnostic methods to evaluate ejaculatory duct obstruction. J Urol 2004;171(1): 232-5.

21. Orhan I, Onur R, Cayan S, Koksal IT, Kadioglu A. Seminal vesicle sperm aspiration in the diagnosis of ejaculatory duct obstruction. BJU Int 1999;84(9): 1050-3.

22. Engin G, Celtik M, Sanli O, et al. Comparison of transrectal ultrasonography and transrectal ultrasonography-guided seminal vesicle aspiration in the diagnosis of the ejaculatory duct obstruction. Fertil Steril 2009;92(3): 964-70.

23. Eisenberg ML, Walsh TJ, Garcia MM, Shinohara K, Turek PJ. Ejaculatory duct manometry in normal men and in patientswith ejaculatory duct obstruction. J Urol 2008; 180 (1): 255 - 60; discussion 260.

24. Colpi GM, Negri L, Nappi RE, Chinea B. Is transrectal ultrasonography a reliable diagnostic approach in ejaculatory duct sub-obstruction? Hum Reprod 1997;12(10): 2186-91.

25. Orhan I, Duksal I, Onur R, et al. Technetium Tc 99m sulphur colloid seminal vesicle scintigraphy: A novel approach for the diagnosis of the ejaculatory duct obstruction. Urology 2008;71(4): 672-6.

26. Turek PJ, Magana JO, Lipshultz LI. Semen parameters before and after transurethral surgery for ejaculatory duct obstruction. J Urol 1996;155(4): 1291-3.

第三部分

梗阻性无精子症的治疗

第十章

输精管输精管吻合术

Peter N. Kolettis   Marc Goldstein

引言

输精管输精管吻合术（vasovasostomy，VV）最常用于输精管结扎术后再通吻合，有时也用于治疗其他类型的输精管梗阻，如疝修补术后输精管损伤。在美国，每年进行500 000～750 000 例输精管结扎术，2%～6%的输精管结扎患者此后会进行输精管复通手术[1]。

患者选择、术前准备与手术方法

输精管输精管吻合术和输精管结扎复通术，手术禁忌很少，主要包括有严重合并症不能手术者、无法纠正的出血性疾病、无法通过性交而受孕的严重的女方因素引起的不育。输精管复通术的替代疗法有：手术取精联合体外受精/卵胞浆单精子注射（IVF/ICSI）、供精人工授精、领养，或者放弃治疗。输精管结扎术后时间较长，如果超过 15 年，复通术后怀孕率低于手术取精联合 IVF/ICSI[2]。一般来讲，**输精管结扎复通术通常比 IVF/ICSI 更经济**[3,4]。最终治疗方案的选择，取决于不孕不育夫妇对何种技术更为信任和偏好及对治疗成本的考虑。

缺乏手术显微镜时我们仍然可以进行输精管输精管吻合术，但手术成功率低，实际上大多有经验的男性生殖专家都使用手术显微镜进行手术[5]。输精管结扎术后可继发附睾梗阻，附睾梗阻发生率随着结扎后时间延长而增加[6,7]。**因此，术中如何决定是否行 VV，或者输精管附睾吻合术（vasoepididymostomy，VE）至关重要**，接下来讨论术中手术决策的指导方针。

尽管 VV 在局麻或区域阻滞麻醉下都可以进行，**但是作者更喜欢在全麻下进行。输精管缺损较大或者输精管部分纤维化时，阴囊两侧高位平行（纵）切口便于向上延伸为腹股沟切口。作者建议：输精管结扎术后复通术不要使用阴囊中缝切口。**复杂病例或者输精管缺损过大时，阴囊中缝切口向腹股沟延伸比较困难。我们两位作者，其中一位手术时常规取出睾丸，另一个作者则不取出睾丸。根据后一位作者的经验，通过输精管结扎位置的小切口就可以获得足够的输精管游离度，而不需要把睾丸挤出切口。一些复杂病例中，如输精管缺损较大或者需要行 VE，手术切口可以延伸便于拖出睾丸。VV 吻合时可以不打开鞘膜。游离输精管时，术中需要仔细游离，保持输精管鞘完整以便保护输精管的血供。充分游离输精管是无张力吻合的必需环节。几种不同的方案可以延长输精管以解决输精管缺损过大的问题。不打开腹外斜肌腱膜，手指经过腹股沟外环口钝性分离可游离输精管直至腹股沟内环口水平。打开附睾鞘膜游离延长输精管弯曲端。这些方案可以额外延长输精管 6 cm。进一步从睾丸上游离附睾，游离到附睾头部可以再游离延长 4～6 cm[8]。

必须在输精管结扎处近端和远端健康组织处横断输精管。处理输精管弯曲段的关键是：横断面必须与输精管管腔垂直，而不是斜面，这样才能进行精密显微吻合。将一滴输精管液滴到载玻片上，**然后用一滴生理盐水稀释，对输精管液进行显微镜检。如果发现完整精子和大量精子残片，就可以进行 VV 吻合。**如果发现活动精子，可以考虑进行冷冻保存。因为 VV 吻合成功率高于 95%[9]，所以精子冻存不是常规要求，也不符合成本效益。**如果见到大量、清亮、水样的输精管液，即使镜检未发现精子也可以进行 VV 手术，手术成功率与输精管液中存在大量精子时基本相同。**然而，一些研究者认为，如果输精管液中未见精子，不管输精管液特性，更倾向于行 VE 吻合。如果输精管液浑浊，或者呈乳白色，不含精子或精子残体，可行 VE 吻合，一些研究者在这种情况下行 VE 吻合。如果没有输精管液，可向睾丸端输精管轻柔地注射 0.1 mL 生理盐水，然后回抽液体行镜检[1]。如果液体镜检未见精子，则行 VE 吻合。梗阻时间也是很重要的因素，许多手术者在输精管液未见精子时，根据梗阻时间决定行 VV 吻合还是 VE 吻合[7, 10]。输精管结扎术后短时间内发生附睾梗阻的概率较小，但是仍然会发生。

浑浊、白色、粘稠、缺少精子或精子残体的输精管液提示附睾梗阻，需要行 VE 吻合。**如果手术者从来没有接受 VE 显微吻合培训，最好只施行 VV 吻合，或许还有机会获得成功**，但手术成功率相对较低。并且，**VV 吻合手术失败，后期再做 VE 的手术难度会略低。笔者建议未接受 VE 显微吻合培训的手术医师，尽量避免给输精管结扎术后超过 5 年的患者行吻合手术，以免术中进退两难。**

游离、横断输精管，决定行 VV 吻合术后，再开始进行吻合。输精管吻合可以行多层 VV 吻合，也可以行改良输精管单层 VV 吻合，手术成功率相近。不管哪种吻合方法，输精管吻合夹有利于固定拉近输精管断端。我们两位作者，一位采用 9-0 尼龙线行改良单层输精管吻合，另一位作者（Goldstein）采用 10-0，9-0 和 8-0 尼龙线行多层输精管吻合。多层输精管吻合更有利于输精管解剖对合，而且有助于术者掌握 10-0针线控制技术，有利于 VE 吻合培训。输精管弯曲时，多层输精管吻合手术难度较大。改良单层输精管吻合手术操作难度较小，吻合速度快，显微缝合较少，并可获得满意的输精管对合。改良单层输精管吻合适用于输精管任何部位，包括输精管弯曲段。

输精管两断端可用输精管夹进行无张力固定。压舌板外包裹引流管可为吻合提供完美的手术平台。用橡胶片隔离吻合处和附近组织，避免显微针线黏在组织上。频繁地使用生理盐水和林格氏液冲洗吻合区，可消除碎片和避免显微缝线黏在组织和显微器械上。使用显微血管扩张器轻柔扩张输精管管腔。多层输精管吻合时，利用显微精尖标记笔（Devon Skin-marker，Extra Fine ♯ 151，Devon Industries，Buffalo，NY）在输精管肌层即输精管黏膜和外膜中点位置,选取 6 个等距的标记点标记。**标记预缝合点便于精确管腔缝合和输精管管腔直径不一致两断端密闭不渗漏缝合**。多层吻合时第一层(黏膜)选用 6 针吻合法,采用直径 70 μm 锥体圆针的双针 10 - 0 尼龙线(taperpoint 针(Sharpoint,Surgical Secialties Corp.,Reading PA or Eehicon,Inc.,Somerville,NJ)),缝合线"里进外出",先缝合前面 3 个预缝合点。输精管管腔黏膜可用靛蓝胭脂红(indigo carmine)蓝染,并用显微扩张器轻柔地扩张管腔,从而便于缝合。缝线必须穿过少量的输精管黏膜和 1/3~1/2 输精管肌层,对侧输精管也应如此。输精管黏膜层前面 3 针缝合后打结,然后在黏膜层 3 针之间,采用 2 根单丝 9 - 0 尼龙缝线(monofi lament 9 - 0 nylon)缝合输精管肌层、打结。旋转输精管吻合夹 180°,使输精管翻转 180°,同样的方法缝合对侧输精管黏膜 3 针。输精管肌层缝合 4 针完成第二层缝合。输精管外膜缝合 4~6 针完成第三层缝合。最后,8 - 0 缝线 6 针缝合输精管鞘[11](图 10.1)。

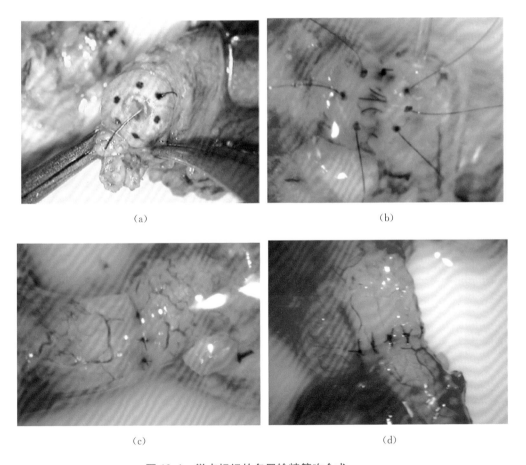

(a)　　　　　　　　　　　　(b)

(c)　　　　　　　　　　　　(d)

图 10.1　微点标记的多层输精管吻合术

改良单层输精管吻合时,输精管吻合准备同前。9 - 0 线 4~6 针全层缝合,4~6 针输精管肌层缝合。如果需要,可用 9 - 0 线缝合输精管外膜。首先缝合输精管前面全层和肌层,然后旋转吻合面,缝合输精管后面的全层和肌层。吻合结束后,止血,然后逐层缝合,关闭阴囊切口。

不论术中选择多层输精管吻合还是改良单层输精管吻合,必须坚持和追求输精管吻合术后成功这一根本原则。**术后成功再通很大程度上取决于血供良好的输精管黏膜层最精确对合,和最小的输精管损伤。**吻合口必须没有渗漏,并且无张力。吻合口渗漏会导致精子肉芽肿,激发炎症反应,进而导致吻合失败。**吻合口张力大会导致后期吻合口狭窄和梗阻复发,即便复通后初期精液中会出现精子。**

术后患者至少3周内避免抬举、用力并且需要禁欲。术后2天可以淋浴,但是1周内禁止盆浴。术后2~3周内使用阴囊托,减轻水肿和增加患者舒适度。术后4~6周精液常规检查,然后每3月复查一次。

结果

VV吻合结果总结参见表10.1。总之,有经验的显微男科医生精心选择适合手术的患者可获得非常好的术后成功率。输精管输精管吻合术研究(VVSG)发现,手术成功率取决于结扎术后时间、输精管液外观和输精管液中有无精子。两层输精管吻合和改良单层输精管吻合术后再通率和妊娠率相似。输精管液中见到精子时,术后再通率超过90%。输精管液清亮、未见精子时,术后再通率为80%。尽管VV术后最长需要6个月精液中才可见精子,但实际上如果在复通术中至少1次检查中见到精子,则往往术后1月精液检查即可查见精子。如果术后6个月之内精液复查未见精子,则手术失败。梗阻时间越长术后女方受孕率越低。例如,梗阻时间3~8年,术后女方受孕率为53%;梗阻时间超过15年,则为30%。VVSG研究表明:VV术后平均妊娠时间为1年。因此,确定梗阻时间至关重要,并且有利于评估术后成功率和帮助不育不孕夫妇抉择[11—17]。

表10.1　显微镜下输精管输精管吻合术结果

作　者	时间	样本数	再通率(%)	妊娠率(%)
Cos et al.[12]	1983	87	75	46
Requeda et al.[13]	1983	47	80	46
Owen and Kapila[14]	1984	475	93	82
Lee[15]	1986	324	90	51
Silber[a][16]	1989	282	91	81
Belker et al.[7]	1991	1 247	86	52
Fox[17]	1994	103	84	48
Goldstein et al.[b][1]	1998	194	99.5	54
Sandlow and Kolettis[19][c]	2005	48	88	48
Patel and Sigman[18][c]	2008	64	98	NR

a 排除44位输精管液中未见精子的患者。总共326位患者的再通率和妊娠率分别为79%和70%。
b 至少有一侧输精管液中可见精子
c 仅输精管弯曲段吻合
NR:未报道

VV术后成功率还受其他因素影响。尽管在输精管弯曲段行VV吻合手术难度较大,但是合适选择病例时,成功率也可达到 90%[18, 19]。双侧输精管弯曲段吻合的患者术后也可获得较好的女方受孕率。原配夫妇节育术后复通的妊娠率较高,这表明没有女方因素影响和之前的成功受孕有助于再次妊娠[20, 21]。女方因素的重要性不容忽视。研究者分析了女方因素,尤其是年龄对受孕率的影响。研究表明,如果女方年龄>35岁,受孕率显著下降。如果女方年龄超过 40 岁,则受孕率低于 20%[22—24]。

　　吻合口瘢痕可再次继发梗阻性无精子症,发生率在 2%～12%,并且可发生于术后任何时间。梗阻复发的频率取决于再通的定义和术后随访时间的长短。目前,尚未明确这一现象明显的危险因素[25—27]。精子浓度和活力下降,尤其是后者预示梗阻可能再次发生。这些情况发生时,需要在短时间内复查精液常规,甚至在几周之内复查。一些研究者经验性地使用非甾体类抗炎药或者类固醇激素预防梗阻复发,但是缺乏系统性研究。如果精子浓度或活力下降,精液冷冻可有助于避免梗阻复发后的再次手术。**患者精液中出现精子可进行常规精液冷冻,但是只有小部分患者需要使用冻存精子。**

　　再次行 VV 吻合术合理可行,但是术后成功率略低于初次手术[7, 28, 29]。**再次 VV 时,术中通过生理盐水顺行注射或者 4－0 尼龙线检查原吻合口的通畅与否。如果原吻合口畅通,则行 VE 吻合。如果原吻合口梗阻,并且输精管液可见精子,则再次 VV 吻合而非 VE 吻合。如果原吻合口梗阻,并且输精管液未见精子,则根据前文的标准决定 VV 吻合还是 VE 吻合。**

　　尽管不是很常见,但是医源性的腹股沟输精管梗阻也会发生。临床上确定梗阻可根据双侧或单侧睾丸缺如或萎缩。医源性腹股沟输精管梗阻通常由腹股沟斜疝修补术造成,但是偶尔也会在腹股沟斜疝修补术同时行输精管结扎术时发生。因为输精管远端易回缩到腹腔内或者在腹股沟管内难以游离,所以医源性梗阻手术复通难度相对较大[30]。这些情况下,腹腔镜下可游离远端输精管,并通过腹股沟内环口进入腹股沟管[31]。腹股沟疝修补术所使用的补片会给手术带来诸多困难。补片可引起输精管致密纤维化,并造成输精管断端游离困难[32]。如果一个病人一侧输精管梗阻,伴对侧睾丸萎缩,强烈建议行交叉 VV 吻合,而不要处理腹股沟段输精管[30]。

技术创新改良

　　技术创新和手术辅助设备改良便于提高手术成功率和显微手术操作的可操作性。生物材料包、纤维蛋白胶和其他密封胶已被试验用于手术以简化手术步骤、缩短手术时间和提高手术成功率。其他改进包括使用激光焊接和支架。目前,这些改进尚未被广泛采纳应用。选择合适的患者,术后成功率已超过 90%,继续提高相当困难。纤维蛋白胶是最有应用前途的手术辅助品,可使 VV 操作简单化,尤其是对那些偶尔从事 VV 吻合的医生[33]。

　　研究者已经探索机器人用于显微重建手术[34]。对于手术经验不足的显微外科医生,机器人可更好地帮助消除手震颤,提高灵活性,夹持显微器械和针线。与此同时,这并不意味着机器人用于 VV 被广泛接受。与其他手术设备一样,对于熟练的显微外科医生,机器人不会带来多大帮助。从实用和经济角度讲,机器人不适合广泛应用于 VV

吻合。10-0 和 9-0 显微缝线的持针设备需要改进。此外，达芬奇系统价值超过 100 万美元，每年的保养费也超过 10 万美元[35,36]。**最后，不像其他机器人手术，如机器人辅助前列腺癌根治术，机器人显微外科手术并不能减少手术创伤或减少患者住院时间。**

本章要点

- 输精管结扎复通术经济效益成本通常明显优于 IVF/ICSI。
- 术中决定行 VV 还是输精管附睾吻合术（vasoepididymostomy，VE）至关重要，术中手术决策的指导方针如下。
- 输精管缺损较大或者部分纤维化时，阴囊两侧高位平行切口便于向上延伸为腹股沟切口。作者建议：输精管结扎术后复通术，不要使用阴囊中缝切口。
- 一滴输精管液滴到载玻片上，然后用一滴生理盐水稀释，行输精管液显微镜检。如果发现完整精子和大量精子残体，就可以进行 VV 吻合。
- 如果见到大量、清亮、水样的输精管液，即使镜检未发现精子也可以进行吻合手术，手术成功率与输精管液中存在大量精子时近似。
- 如果手术外科医生从来没有接受过 VE 吻合培训，最好只行 VV 吻合；同时，如果 VV 吻合手术失败，后期再做 VE 手术的难度会有所降低。
- 笔者建议未接受 VE 吻合培训的外科医生，尽量避免给输精管结扎术后超过 5 年的患者行吻合手术，以免术中进退两难。
- 标记预缝合点便于精确缝合和典型的直径不一致管腔的密实缝合。
- 术后再通很大程度上取决于血供良好输精管黏膜层最精确对合，最小的输精管损伤。
- 吻合口必须无渗漏且无张力。
- 吻合口张力大会导致后期吻合口狭窄和复通后梗阻复发，尽管吻合初期精液中可以见到精子。
- 患者精液中出现精子可进行常规精液冷冻，但是只有小部分患者需要使用冻存精子。
- 再次 VV 时，术中通过生理盐水顺行注射或者 4-0 尼龙线检查原吻合口的通畅与否。如果原吻合口畅通，则行 VE 吻合。
- 最后，不像其他机器人手术，如机器人辅助前列腺癌根治术，机器人显微外科手术并不能减少手术创伤或减少患者住院时间。

（李　朋　洪　锴　李石华　译）

参考文献

1. Goldstein M. Surgical management of male infertility and other scrotal disorders. In Walsh PC, Retik AB, Vaughan ED, et al., eds, Campbell's Urology, 7th edn. Philadelphia：WB Saunders；1998：1331-77.

2. Kolettis PN. The evaluation and management of the azoospermic patient. J Androl 2002；23：293-

305.

3. Middleton RG, Belker AM. Macrosurgery or microsurgery for vasovasostomy? Cont Urol 1995; April: 55 – 60.

4. Pavlovich CP, Schlegel PN. Fertility options after vasectomy: a cost-effectiveness analysis. Fertil Steril 1997;67: 133 – 41.

5. Kolettis PN, Thomas AJ Jr. Vasoepididymostomy for vasectomy reversal: a critical assessment in the era of intracytoplasmic sperm injection. J Urol 1997;158: 467 – 70.

6. Silber SJ. Epididymal extravasation following vasectomy as a cause for failure of vasectomy reversal. Fertil Steril 1979;31: 309 – 15.

7. Belker AM, Thomas AJ Jr, Fuchs EF, Konnak JW, Sharlip ID. Results of 1 469 microsurgical vasectomy reversals by the Vasovasostomy Study Group. J Urol 1991;145: 505 – 11.

8. Goldstein M, Kim H. Vasovasostomy. In Graham SD Jr, Keane TE, eds. Glenn's Urology Surgery, 7th ed. Philadelphia, PA: LWW; 2009: 387 – 96.

9. Boyle KE, Th omas AJ Jr, Marmar JL, et al. Sperm harvesting and cryopreservation during vasectomy reversal is not cost effective. Fertil Steril 2006;85: 961 – 4.

10. Kolettis PN, D'Amico AM, Box LC, Burns JR. Outcomes for vasovasostomy with bilateral intravasal azoospermia. J Androl 2003;24: 22 – 4.

11. Goldstein M, Li P, Matthews GJ. Microsurgical vasovasostomy: The Microdot Technique of Precision Suture Placement. J Urol 1998;159: 188 – 90.

12. Cos LR, Valvo JR, Davis RS, Cockett AT. Vasovasostomy: current state of the art. Urol 1983; 22: 567 – 75.

13. Requeda E. Fertilizing capacity and sperm antibodies in vasovasostomized men. Fertil Steril 1983; 39: 197 – 203.

14. Owen E, Kapila H. Vasectomy reversal: Review of 475 microsurgical vasovasostomies. Med J Aust 1984;140: 398 – 400.

15. Lee HY. A 20-year experience with vasovasostomy. J Urol 1986;136: 413 – 5.

16. Silber SJ. Pregnancy after vasovasostomy for vasectomy reversal: a study of factors affecting long-term return of fertility in 282 patients followed for 10 years. Hum Reprod 1989;4: 318 – 22.

17. Fox M. Vasectomy reversal: microsurgery for best results. Br J Urol 1994;73: 449 – 53.

18. Patel SR, Sigman M. Comparison of outcomes of vasovasostomy performed in the convoluted and straight vas deferens. J Urol 2008;179: 256 – 9.

19. Sandlow JI, Kolettis PN. Vasovasostomy in the convoluted vas deferens: indications and outcomes. J Urol 2005;173: 540 – 2.

20. Kolettis PN, Woo L, Sandlow JI. Outcomes of vasectomy reversal performed for men with the same female partner. Urol 2003;61: 1221 – 3.

21. Chan PT, Goldstein M. Superior outcomes of microsurgical vasectomy reversal in men with the same female partners. Fertil Steril 2004;81: 1371 – 4.

22. Deck AJ, Berger RE. Should vasectomy reversal be performed in men with older female partners? J Urol 2000;163: 105 – 6.

23. Kolettis PN, Sabanegh ES, Nalesnik JG, et al. Pregnancy outcomes for vasectomy reversal performed with female partners 35 years or older. J Urol 2003;169: 2250 – 2.

24. Gerrard ER, Sandlow JI, Oster RA, et al. Effect of female partner age on pregnancy rates after vasectomy reversal. Fertil Steril 2007;87: 1340 – 4.

25. Belker AM, Fuchs EF, Konnak JW, et al. Transient fertility after vasovasostomy in 892 patients. J Urol 1985;134: 75 – 6.

26. Matthews GJ，Schlegel PN，Goldstein M. Patency following microsurgical vasoepididymostomy and vasovasostomy：temporal considerations. J Urol 1995；154：2070 - 3.

27. Kolettis PN，Fretz P，Burns JR，et al. Secondary azoospermia following vasovasostomy. Urology 2005；65：968 - 71.

28. Hollingsworth MR，Sandlow JI，Schrepferman CG，Brannigan RE，Kolettis PN. Repeat vasectomy reversal yields high success rates. Fertil Steril 2007；88：217 - 9.

29. Matthews GJ，McGee KE，Goldstein M. Microsurgical reconstruction following failed vasectomy reversal. J Urol 1997；157：844 - 6.

30. Sheynkin YR，Hendin BN，Schlegel PN，Goldstein M. Microsurgical repair of iatrogenic injury to the vas deferens. J Urol 1998；159：139 - 41.

31. Kim A，Shin D，Martin TV，Honig SC. Laparoscopic mobilization of the retroperitoneal vas deferens for microscopic inguinal vasovasostomy. J Urol 2004；172：1948 - 9.

32. Uzzo RG，Lemack GE，Morrissey MM，Goldstein M. The effects of Marlex™ mesh on the spermatic cord. J Urol 1997；157(4 Suppl)：302.

33. Kolettis PN. Restructuring reconstructive techniques：Advances in reconstructive techniques. Urol Clin N Amer 2008；35：229 - 34.

34. Schiff JD，Li PS，Goldstein M. Robotic microsurgical vasovasostomy and vasoepididymostomy：A prospective randomized study in a rat model. J Urol 2004；171：1720 - 5.

35. Kuang W，Shin PR，Matin S，et al. Initial evaluation of robotic technology for microsurgical vasovasostomy. J Urol 2004；171：300 - 3.

36. Schoor RA，Ross L，Niederberger C. Robotic assisted microsurgical vasal reconstruction in a model system. World J Urol 2003；21：48 - 9.

第十一章

输精管附睾吻合术

Mattew T. Roberts　Keith Jarvi　Peter Chan

引言

　　除了输精管结扎手术,双侧附睾梗阻是引起梗阻性无精子症最常见的原因[1]。先天性附睾梗阻的常见原因包括先天性双侧附睾任何部分的缺失或发育异常[2]。获得性附睾梗阻的常见原因包括附睾炎,阴囊/附睾外伤,阴囊手术时医源性附睾损伤,输精管结扎术后继发性附睾梗阻和特发性附睾梗阻[1]。附睾梗阻引起的梗阻性无精子症,可以通过输精管附睾吻合术(Vasoepididymostomy,VE)显微重建矫正梗阻。**输精管附睾显微吻合术是公认最具挑战性的男性生殖显微手术。**本章将讨论此手术的技术要点。

输精管附睾吻合术的历史

　　Chan 等[3]综述了输精管附睾吻合术的技术发展历史。关于输精管附睾吻合术尝试的最早报道是在 1903 年,将多处剖开的附睾管和开放输精管管腔之间创建一个吻合。1918 年,Lespinasse 首次尝试附睾管和输精管的精确吻合。在显微吻合技术引入之前,输精管附睾吻合术的成功率差异较大,术后再通率(patency rate)和妊娠率都比较低。随着光学显微放大技术的发展,Silber[4] 在 1978 年首先引入显微镜下单根附睾管输精管端端吻合(end-to-end)技术,Wagenknecht[5] 引入了输精管附睾管端侧吻合术(end-to-side),Thomas[6] 将此技术推广。使用这些传统的输精管附睾显微吻合技术,可获得 50%～85% 的术后再通率。将直径 150～250 μm 纤细的**附睾管吻合到输精管,需要相当精确和娴熟的显微外科技术。**手术结果很大程度上取决于术者的经验,术中必须使用手术显微镜。手术放大镜(surgical loupes)最大放大倍数为 6×,无法使术者清晰地看清附睾管,从而无法进行附睾管精确地显微缝合。

　　Stefanovic[7] 介绍了一种基于大鼠模型的单层黏膜缝合的输精管附睾套叠吻合术。Berger[8] 将此项技术应用于人体,三根双头针缝线置于附睾管上呈三角形排列(图 11.1)。然后打开附睾管,3 根双头针显微缝线以"内进外出"的方式穿过输精管黏膜,从而形成 6 点锚定的吻合,让附睾管套叠进入输精管管腔。Marmar[9] 改良此项技术,只用 2 根显微缝针横向垂直置于附睾管以待吻合(图 11.2)。Chan 等[10] 最近报道,2 根双针显微缝线纵向置于附睾管上便于在附睾管上做纵行切口，吻合部位的附睾管切口相对较大，易于附睾液进入输精管。**动物和人体的实验研究都证实，这种两针纵向输精管附睾套叠显微吻合术，相比于三针套叠或者改良横向两针输精管附睾吻合术，可获得更高的再通率。**

附睾梗阻性无精子症患者的临床表现

完整的病史和体检可提供重要的线索，协助诊断附睾梗阻性无精子症。在北美，迄今为止附睾梗阻最常见的原因是输精管结扎术后输精管梗阻蔓延所致[1]。绝大多数学者认为输精管结扎后，管腔内压力慢性增加可导致附睾管的"爆裂"损伤引起梗阻[11]。

输精管结扎术后，一些因素可以帮助我们预测附睾梗阻的风险。体检时，输精管结扎处睾丸端可触及精子肉芽肿，精子肉芽肿具有"释放"阀的作用，可降低附睾管内压，减少对附睾的损伤[12]。输精管附睾段的长度（输精管附睾连接处到输精管结扎处的长度）是体检时的另外一个重要指标[13]。在输精管起始弯曲段行输精管结扎术时，输精管附睾段长度比在输精管直段行输精管结扎术的短。在输精管起始弯曲段行输精管结扎术时，输精管腔内压相对较高，更有可能引起附睾损伤导致附睾梗阻。输精管结扎术后时间也与附睾梗阻相关[14]。VE 比 VV 更具技术挑战。一些专家认为显微外科医生试图开展输精管输精管吻合术之前，必须掌握输精管附睾吻合术，从而给患者最佳的预后。

除了输精管结扎术，临床上其他提示男性生殖道输出管道梗阻的病史包括：

（1）腹股沟、骨盆、阴囊、前列腺和尿道手术史，医疗器械治疗史和外伤史[1]。

（2）囊性纤维化家族史，提示患者可能携带男性纤维化跨膜转导调节因子（CFTR）基因突变，并且存在附睾梗阻[16]。

（3）感染：如既往的附睾-睾丸炎可导致附睾的严重炎症进而导致附睾梗阻[17]。患者可能无法回忆起的既往附睾炎症病史，或者他们误认为那是单纯的泌尿道感染。

然而，绝大多数梗阻性无精子症并非由输精管结扎术引起，即所谓的特发性原发附睾梗阻（idiopathic primary epididymal obstruction）[2]。

体检时触及患者附睾饱满，同时睾丸体积和质地正常，提示梗阻性无精子症为附睾梗阻所致[1, 18]。阴囊检查先天性双侧输精管缺如，为精道梗阻的另一个指征[19]。精液分析显示无精子、射精量正常、果糖阳性，证实单纯双侧附睾梗阻[20]。

单侧附睾梗阻或者部分附睾梗阻难以确认，因为这些患者通常不表现为无精子症，而是表现为少、弱或畸形精子症等各种复合表现的不育症[21]。如果临床上怀疑单侧附睾或部分附睾梗阻，做输精管附睾吻合术或者其他显微重建手术要仔细讨论，尽可能准备术前精子冷冻，因为如果显微手术失败，精液质量可明显下降[22]。

附睾梗阻的诊断

附睾梗阻的诊断通常是术中诊断，术中发现睾丸生精功能活跃，同时输精管通畅并且其中无精子,即可诊断附睾梗阻[6]。尽管阴囊和经直肠超声、CT、MRI 等其他辅助检查可提供附睾梗阻的一些信息,但是这些检查敏感度和特异度都不足以诊断附睾梗阻,所以输精管附睾吻合术之前通常不需要进行这些检查。

精道重建手术之前,必须先证实睾丸生精功能正常。输精管结扎术之前有生育史,并且不存在其他不育因素的男性,通常血清 FSH 在正常值下限,睾酮水平正常,睾丸生精功能正常。无生育史的特发性或原发性附睾梗阻患者,输精管附睾吻合术之前必须证实睾丸生精功能正常。抗精子抗体强阳性证实梗阻性无精子症,重建术前避免行睾丸活检[23]。如果抗精子抗体阴性,提前行单纯睾丸活检可证实睾丸生精功能正常[24]。或者,术中输精管附睾吻合前,睾丸穿刺行细胞学检查,可确认有无正常精子发生。

附睾梗阻的其他治疗方案

除了通过输精管附睾吻合术显微重建之外,附睾梗阻性无精子症患者可通过附睾或睾丸穿刺获取精子,进行卵胞浆内单精子注射(ICSI)使女方受孕[25]。尤其是女方年龄较大,或者女方存在严重不孕因素的夫妇,穿刺取精联合 ICSI 可能是帮助他们快速怀孕的有效替代方案。然而,必须事先告知**辅助生殖技术联合手术取精费用非常高昂**。许多研究者从经济成本分析一致认为,对于梗阻性无精子症患者来说,**显微重建手术相对于辅助生殖技术(IVF/ICSI)更加经济高效**[26-28]。因此,与患者夫妇适当商讨各种治疗方案的利弊,有助于他们做出正确的选择,从而获得最佳的方案治疗不育。

手术方法

输精管附睾吻合术最好选择双侧阴囊纵行切口。这便于最大限度的游离输精管,减小吻合张力。睾丸连同鞘膜一同脱出。输精管结扎术后继发附睾梗阻时,输精管在输精管结扎处已经游离、切断。如果是原发性或获得性附睾梗阻,手术时应该在输精管弯曲段和直段结合部游离输精管。手术显微镜下,垂直打开输精管鞘,并保护好输精管血管。游离输精管后,后边放一个坚硬的背板(如镊子),然后输精管半切暴露输精管腔。显微镜检输精管液有无精子:输精管液中无精子证实为附睾梗阻。为了证实腹腔段输精管是否通畅,可以通过向输精管腹侧端插管来做输精管造影或者输精管通液(见本章)。通常输精管结扎术后患者无需进行输精管造影。注射生理盐水没有阻力可以确认腹腔段输精管畅通。如果附睾梗阻伴腹股沟段输精管梗阻,或者更靠近输精管附睾连接处梗阻,应放弃显微重建术而行附睾穿刺手术,因为同时行腹股沟输精管吻合术和阴囊输精管附睾吻合术,将导致中间段输精管缺血。如果射精管梗阻,我们建议按照射精管梗阻处理(见第十二章),并且待射精管梗阻手术成功后,再行输精管附睾吻合术。

充分游离输精管确保吻合口无张力,但是必须避免损伤输精管血管。然后打开鞘膜,暴露睾丸和附睾。仔细检查附睾,触诊检查任何附睾硬结,在其上可见扩张的附睾管。此时,选择适合的吻合方法并行吻合术。在吻合之前,应该在肉膜下游离出一个小袋,以便吻合后睾丸可以顺利放回阴囊。

端端吻合（end-to-end）

从睾丸表面游离附睾，连续附睾切片到非梗阻区域（图 11.1）。显微双极电凝止血，显微镜检附睾横断的附睾管液。重复剪切附睾直到附睾液可见精子。挑选附睾最近端，且持续喷涌附睾液的单根附睾管，用于吻合。

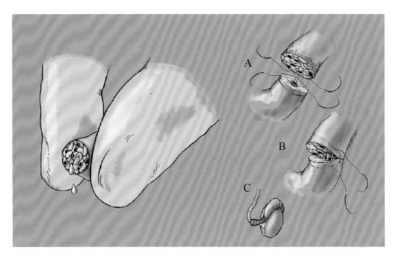

图 11.1　标准端-端 VE 吻合术（康奈尔大学威尔医学院泌尿外科提供）

用 9 - 0 或 10 - 0 双头针缝线间断缝合进行吻合。缝线从里向外穿过附睾管，然后从输精管相应位置穿过。4 到 6 针缝合可达到无泄漏吻合。外层缝合用 9 - 0 缝线将输精管肌层和附睾被膜缝合。然后将睾丸轻柔的回置入阴囊。端端吻合适用于腹腔输精管较短时，因为附睾管连续切片镜检，可最大程度上保护附睾长度。从睾丸上将附睾游离也可获得额外的长度。然而，端端吻合手术时间较长，达到无泄漏吻合手术难度较大。

端侧吻合（end-to-side）

与端端吻合相比，端侧吻合组织游离更少、出血更少，已经成为术者最喜欢的手术方式。操作上有些不同，但是共同点包括：

（1）游离输精管和将输精管固定在吻合口附近

（2）多层吻合

游离和固定输精管

检查附睾，辨认附睾梗阻近端扩张的附睾管。输精管与扩张附睾管下面的附睾被膜缝合。此外，可以应用 Obrien 和 Jarvi 描述的游动附睾检查技术（图 11.2）。将输精管缝合在靠近附睾尾部或体部睾丸鞘膜上，这便于输精管附睾吻合术前，附睾滑向头侧和尾侧便于进行无张力 V - E 吻合。使用显微剪刀在附睾被膜上打开一个直径 4～5 mm 的圆形缺口，暴露其下扩张的附睾管（图 11.3）。选择饱满的附睾管用于吻合。确保无张力吻合至关重要。术者可能需要重新调整输精管上的固定针,使输精管更加靠近吻合部位(如果输精管缝合在附睾上),或者选择附睾滑动检查技术探查输精管下面的附睾。

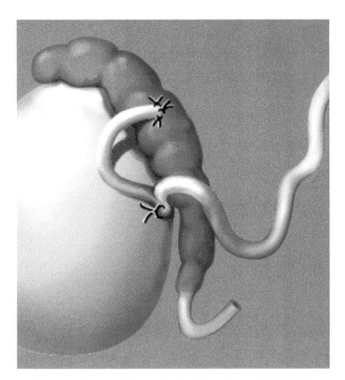

图 11.2　附睾输精管睾丸白膜减张固定术,然后行无张力
　　　　　吻合(多伦多大学泌尿外科提供)

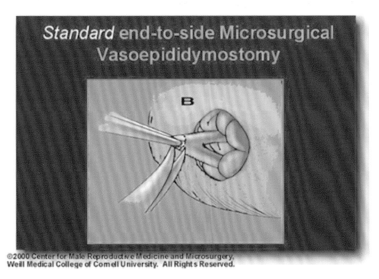

图 11.3　附睾被膜圆形开窗,暴露下面的附睾管,用显微手术剪或显微
　　　　　刀打开附睾管(康奈尔大学威尔医学院泌尿外科提供)

标准的端侧吻合技术

　　输精管和附睾按照先前的方法准备，显微剪刀或者显微刀纵向打开附睾管（表11.3）。抽吸附睾液，确认精子存在。必要时，可用亚甲蓝显示管切缘黏膜。吻合需要3～6根双头针缝线。双头针缝线的一根针内进外出穿过附睾管，另一根针从输精管相应位置穿过。然后缝线依次打结（图11.4）。吻合口外层使用9-0缝线将输精管肌层与剪开的附睾被膜边缘固定缝合。然后将睾丸轻柔的还纳回阴囊。

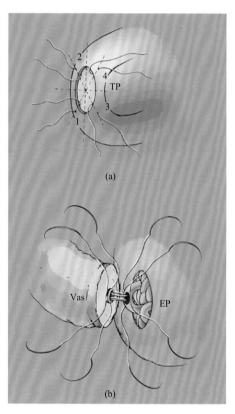

(a)

(b)

图11.4　四根10-0双针尼龙缝线的标准端-侧吻合术（康奈尔大学威尔医学院泌尿外科提供）

端侧套叠吻合术

　　套叠吻合技术与标准的端侧吻合技术最主要的不同点在于：套叠吻合术中附睾管被拖入套叠到输精管中，而标准端侧吻合技术中附睾管靠近输精管。

　　和标准端侧吻合一样，套叠吻合技术中将输精管靠近附睾，打开附睾被膜。重要的是充分游离附睾管，便于将附睾管拖入输精管中。

　　Berger[8]发展3针套叠吻合技术（图11.5—11.7），3根10-0双头针尼龙缝线呈三角状排列在附睾上。缝针穿过附睾管，但是不能完全拖出。切开缝针之间的附睾管，镜检附睾液中有无精子。一旦发现精子，便抽出缝针。

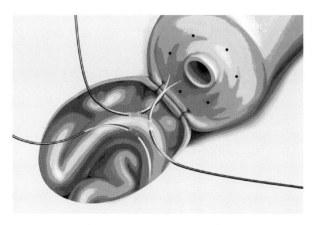

图 11.5　三针套叠式吻合术。切开附睾管之前将三根 10 -
　　　　0 双针尼龙缝线穿过附睾管(康奈尔大学威尔医
　　　　学院泌尿外科提供)

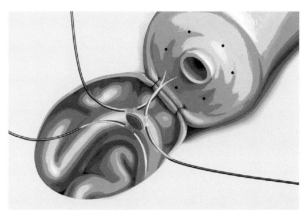

图 11.6　三针套叠式吻合术。在三根针之间打开附睾管
　　　　(康奈尔大学威尔医学院泌尿外科提供)

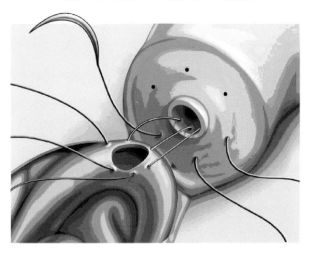

图 11.7　三针套叠式吻合术。三根针内进外出分别从输精
　　　　管腔合适位置出针。输精管腔外打结固定,外层
　　　　用 9 - 0 尼龙缝线加固吻合(康奈尔大学威尔医学
　　　　院泌尿外科提供)

或者,缝针之前打开附睾管。发现精子后,缝针成以内进外出的方式间断地三角状缝合。然后完成输精管部分的缝合。

每对针内进外出穿过输精管的相应位置,然后在输精管外边打结。吻合口外层用9-0缝线标准缝合。

10-0缝线缝合黏膜之前,可以先用9-0尼龙针线外层缝合一针并打结,以固定减轻吻合张力。Marmar介绍了一种2针技术,将2针垂直缝于附睾管上,然后打开附睾管(图11.8)。

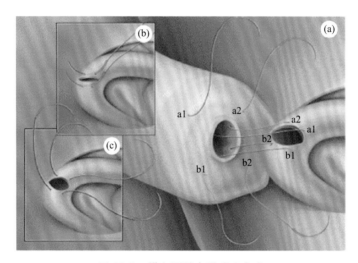

图11.8　横向两针套叠式吻合术

(a)打结固定前的吻合样式。(b)垂直于附睾管进针并做横向切口。(c)做横向切口后,出针并于相应的合适位置穿过输精管(康奈尔大学威尔医学院泌尿外科提供)。

最近,Chan等[10]报道2针输精管附睾纵向套叠吻合术(LIVE)可取得很好的成功率。这个技术中,2根双头针10-0尼龙缝线沿着管的长轴放置,然后纵行切开附睾管(图11.9)。

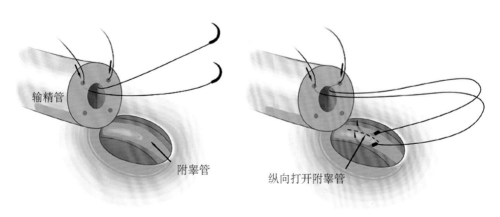

输精管

附睾管

纵向打开附睾管

(a)　　　　　　　　　　(b)

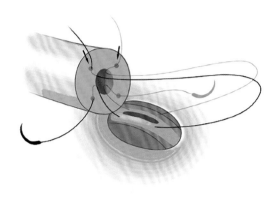

(c)

图 11.9 单针纵向套叠输精管附睾管吻合术(LIVE)
(a)打结固定前的吻合样式 (b)缝针平行置于于附睾管并做纵向切口 (c)做纵向切口后,出针并于相应的合适位置穿过输精管。(康奈尔大学威尔医学院泌尿外科提供)

然而许多技术和改进都可以使用,但是至于选择何种技术主要基于术者的经验和选择,显微手术遵守的主要原则是一个成功的预后。吻合口必须无张力,手术区域无出血。必须轻柔地处理组织以防缺血损伤。吻合口必须无泄露、固定良好。

结果

经验丰富的手术医生的术后成功率(精子浓度>10 000/mL)可达到80%[2, 29]。与输精管输精管吻合术相比,输精管附睾吻合术后精子浓度和精子活力相对较低,可能与吻合口相对较小和精子没有经过整个附睾管道有关。术后第一年自然妊娠率超过30%[30]。

并发症

输精管附睾吻合术可能的手术并发症包括手术切口感染、阴囊肿胀、血肿、睾丸痛和永久性附睾梗阻(手术失败)[6]。这些并发症绝大多数具有自限性,可以保守处理。像附睾缺血纤维化和睾丸萎缩等比较严重的并发症比较少见。术前必须将这些手术并发症完全告知家属。各种手术后并发症预防方法及注意事项也必须告知患者,如术后避免剧烈体力活动;用冰袋压迫伤口或阴囊,以防止血肿或水肿;禁欲 4 周,以尽量降低精道的压力导致吻合口破坏的风险。

这些术后并发症的发生,取决于手术的复杂性。术前多次显微重建手术失败伴大范围阴囊纤维化的患者,或者术中经过额外解剖游离输精管或者附睾才能连接相距较远的吻合端的患者,术后并发症发生风险将升高[31]。娴熟的手术技巧和对以上手术原则的遵守,可降低甚至避免大多数并发症的发生。术后阴囊内放置 Penrose 引流条,固定在阴囊皮肤上，其外覆盖可吸收敷料，有时可以降低阴囊血肿发生的风险。如果阴囊肿胀较轻和引流量很小，48小时后可拔除引流条。

术后1月可以检查精液，以后每2～3月复查一次。精液中出现活动精子时，考虑保存精子，因为吻合口可能复发梗阻[22]。根据我们的经验，绝大多数复通的患者术后6个月之内精液中可出现精子[2]。术后最初6个月内梗阻持续，6个月后复通的比较少见[22]。术后持续梗阻的患者如果没有精子冻存，可以选择再次输精管附睾显微吻合术或者通过各种方式手术取精行ICSI使女方获得妊娠。

本章要点

- 输精管附睾显微吻合术是公认最具挑战性的男性生殖显微手术。
- 通过这些传统的输精管附睾显微吻合技术，可获得50%～85%的术后再通率。将直径150～250 μm纤细的附睾管，吻合到输精管上需要相当精确和娴熟的显微外科技术。
- 手术结果很大程度上取决于术者的经验。
- 术中必须使用手术显微镜。
- 动物和人体的实验研究都证实，这种两针纵向套叠输精管附睾显微吻合术相对比三针套叠或者改良横向两针输精管附睾吻合术可获得更高的再通率。
- 体检时探及患者附睾饱满，同时睾丸体积和弹性正常，提示梗阻性无精子症为附睾梗阻所致。
- 辅助生殖技术联合手术取精费用非常高昂。
- 对于梗阻性无精子症患者来说，显微重建手术相对于辅助生殖技术更加经济高效。
- 输精管附睾吻合术最好选择双侧阴囊纵向切口。这便于最大限度的游离输精管，减小吻合口张力。

（李　朋　赵连明　李　铮　译）

参考文献

1. Schlegel PN. Causes of azoospermia and their management. Reprod Fertil Dev 2004;16(5)：561 - 72.

2. Berardinucci D, Zini A, Jarvi K. Outcome of microsurgical reconstruction in men with suspected epididymal obstruction. J Urol 1998;159(3)：831 - 4.

3. Chan PT, Li PS, Goldstein M. Microsurgical vasoepididymostomy：a prospective randomized study of 3 intussusception techniques in rats. J Urol 2003;169(5)：1924 - 9.

4. Silber SJ. Microscopic vasoepididymostomy：specific microanastomosis to the epididymal tubule. Fertil Steril 1978;30(5)：565 - 71.

5. Klosterhalfen H, Wagenknecht LV, Becker H, Huland H, Schirren C. ［Surgical results of

epididymovasostomy and vaso-vasostomy]. Urologe A 1983;22(1): 25 - 8.

6. Thomas AJ Jr. Vasoepididymostomy. Urol Clin North Am 1987;14(3): 527 - 38.

7. Stefanovic KB, Clark SA, Buncke HJ. Microsurgical epididymovasostomy by loop intussusception: A new technique in the rat model. Br J Urol 1991;68(5): 518 - 23.

8. Berger RE. Triangulation end-to-side vasoepididymostomy. J Urol 1998;159(6): 1951 - 3.

9. Marmar JL. Modified vasoepididymostomy with simultaneous double needle placement, tubulotomy and tubular invagination. J Urol 2000;163(2): 483 - 6.

10. Chan PT, Richard L, Li PS, Libman J, Goldstein M. Six years of experience with microsurgical longitudinal intussusception vasoepididymostomy (LIVE): a prospective analysis. 2008 American Urological Association Annual Meeting, May 17 - 22,2008, Orlando, FL.

11. Flickinger CJ, Howards SS, Herr JC. Effects of vasectomy on the epididymis. Microsc Res Tech 1995;30(1): 82 - 100.

12. Boorjian S, Lipkin M, Goldstein M. The impact of obstructive interval and sperm granuloma on outcome of vasectomy reversal. J Urol 2004;171(1): 304 - 6.

13. Witt MA, Heron S, Lipshultz LI. The post-vasectomy length of the testicular vasal remnant: a predictor of surgical outcome in microscopic vasectomy reversal. J Urol 1994;151(4): 892 - 4.

14. Parekattil SJ, Kuang W, Kolettis PN, et al. Multi-institutional validation of vasectomy reversal predictor. J Urol 2006;175(1): 247 - 9.

15. Chawla A, O'Brien J, Lisi M, Zini A, Jarvi K. Should all urologists performing vasectomy reversals be able to perform vasoepididymostomies if required? J Urol 2004;172(3): 1048 - 50.

16. Wilschanski M, Corey M, Durie P, et al. Diversity of reproductive tract abnormalities in men with cystic fibrosis. JAMA 1996;276(8): 607 - 8.

17. Dohle GR. Inflammatory-associated obstructions of the male reproductive tract. Andrologia 2003; 35(5): 321 - 4.

18. Kolettis PN. Is physical examination useful in predicting epididymal obstruction? Urology 2001;57 (6): 1138 - 40.

19. Lissens W, Mercier B, Tournaye H, et al. Cystic fibrosis and infertility caused by congenital bilateral absence of the vas deferens and related clinical entities. Hum Reprod 1996;11 (Suppl 4): 55 - 78; discussion 79 - 80.

20. de Kretser DM, Huidobro C, Southwick GJ, Temple-Smith PD. The role of the epididymis in human infertility. J Reprod Fertil Suppl 1998;53: 271 - 5.

21. Dohle GR, an Roijen JH, Pierik FH, Vreeburg JT, Weber RF. Subtotal obstruction of the male reproductive tract. Urol Res 2003;31(1): 22 - 4.

22. Schiff J, Chan P, Li PS, Finkelberg S, Goldstein M. Outcome and late failures compared in 4 techniques of microsurgical vasoepididymostomy in 153 consecutive men. J Urol 2005;174(2): 651 - 5; quiz 801.

23. Lee R, Goldstein M, Ullery BW, et al. Value of serum antisperm antibodies in diagnosing obstructive azoospermia. J Urol 2009;181: 264 - 9.

24. Male Infertility Best Practice Policy Committee of the American Urological Association, Practice Committee of the American Society for Reproductive Medicine. Report on evaluation of the azoospermic male. Fertil Steril 2006;86(5 Suppl): S210 - 5.

25. Lee R, Li PS, Schlegel PN, Goldstein M, et al. Reassessing reconstruction in the management of obstructive azoospermia: reconstruction or sperm acquisition? Urol Clin North Am 2008;35(2): 289 - 301, x.

26. Pavlovich CP, Schlegel PN. Fertility options after vasectomy: a cost-effectiveness analysis. Fertil

Steril 1997;67(1): 133 - 41.

27. Kolettis PN, Thomas AJ Jr. Vasoepididymostomy for vasectomy reversal: a critical assessment in the era of intracytoplasmic sperm injection. J Urol 1997;158(2): 467 - 70.

28. Donovan JF Jr, DiBaise M, Sparks AE, Kessler J, Sandlow J. Comparison of microscopic epididymal sperm aspiration and intracytoplasmic sperm injection/in-vitro fertilization with repeat microscopic reconstruction following vasectomy: is second attempt vas reversal worth the effort? Hum Reprod 1998;13(2): 387 - 93.

29. O'Brien J, Jarvi K. The epididymal slide technique: a tension-free anastomosis in a vasoepididymostomy. J Urol 2004;171(6 Pt 1): 2371 - 2.

30. Chan PT, Brandell RA, Goldstein M. Prospective analysis of outcomes after microsurgical intussusception vasoepididymostomy. BJU Int 2005;96(4): 598 - 601.

31. Pasqualotto FF, Agarwal A, Srivastava M, Nelson DR, Thomas AJ Jr. Fertility outcome after repeat vasoepididymostomy. J Urol 1999;162(5): 1626 - 8.

第十二章

射精管梗阻

Paul J. Turek

引言

1973 年，Farley 和 Barnes 首次提出射精管梗阻（ejaculatory duct obstruction，EDO）的概念，其约占男性不育症病因的 1%～5%[1, 2]。尽管诊断 EDO 较为困难和复杂，但其疗效显著[3, 4]。尽管最初对 EDO 的描述，主要是射精管完全梗阻导致的无精子症，但现在更明确 EDO 是一种更为复杂的解剖性疾病，有着不同形式和临床表现。

很多罹患 EDO 的患者在接受治疗时，出现治疗无效的情况，促使人们进一步探索新的方法对可疑病人进行诊断。目前常用的诊断手段包括：精囊穿刺和核素显像、射精管置管、精囊显色、精囊造影、精囊测压等。本章将阐述射精管解剖及生理、EDO 的诊断方法及其优缺点，并针对这种不易诊断的临床疾病推荐一种评估和治疗的流程。

射精管解剖及生理

了解射精管的解剖及生理对于进一步理解 EDO 非常重要。射精管有两条，为纤维性管状结构，起始于输精管壶腹与精囊的汇集处，继续走行进入前列腺，开口于前列腺部尿道的精阜（图 12.1）。射精管有三部分组成：近段（前列腺外段），中间段（前列腺内段）和远段（精阜内段）[5]。与普遍观点不同的是，射精管开口处没有活瓣样的括约肌结构，从其进入前列腺后的中段开始就已经没有肌层[5]，射精控制及抗尿液返流机制主要依赖其进入尿道的锐角。

生理学角度而言，精囊和射精管的关系就像膀胱和尿道[6]。精囊与膀胱类似，也含有具有顺应性和收缩性的平滑肌结构[6]（图 12.2）。就像前列腺阻塞可以导致膀胱出口梗阻一样，射精管开口的解剖性阻塞也可以导致 EDO。以此类推，精囊的功能性或神经性病变可以导致排空障碍，类似于膀胱壁肌性病变所导致的排尿障碍。但不像神经源性膀胱，这些精囊的"功能性"问题常被误认为射精管的解剖性梗阻，因此增加了诊断EDO 的复杂性[3, 7]。

基于射精管与膀胱出口的相似性，人们可以推测出很多射精管的生理特性。值得一提的是，包括 TRUS 和 MRI 在内的静态影像学检查不能有效地鉴别功能性和解剖性

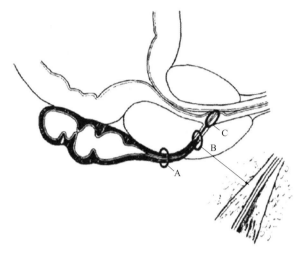

图 12.1　人射精管的解剖结构

(a)近段，(b)前列腺部或称中段，(c)远段。插图显示了中段射精管的肌层逐渐变薄[5]。

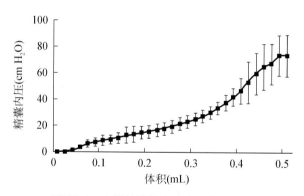

图 12.2　大鼠精囊静态注水顺应性曲线

EDO。有报道显示，单纯使用 TRUS 诊断 EDO，其假阳性率高达 50%[8—14]。因此，TRUS 是诊断 EDO 的敏感手段，但不具有特异性，对于不完全性或是功能性 EDO 其价值更低。正因为如此，临床医生在评估 EDO 时，应该关注易于引发精囊功能障碍的药物及疾病(表 12.1)和 TRUS 以外的检测结果。

表 12.1　射精障碍(主要指 EDO)相关的药物及疾病

药物	疾病	药物	疾病
抗高血压药物	糖尿病	氟哌丁苯(氟哌啶醇)	后腹膜创伤
肾上腺素能阻滞剂(哌唑嗪,酚妥拉明)	多发硬化	抗抑郁药物	膀胱颈手术
噻嗪类利尿剂		丙咪嗪	前列腺手术
抗心理性疾病药物	脊髓损伤	阿米替林	成人型多囊肾
甲硫哒嗪(硫醚嗪)	后腹膜手术		

此种三相曲线与尿流动力学检查时的膀胱注水曲线非常相似[6]。

射精管梗阻的定义

射精管梗阻可以有多种表现形式(表 12.2),其主要症状包括不育、射精后疼痛以及血精。根据精液分析的结果,低射精量性无精子症定义为"完全性或经典性"射精管梗阻,提示双侧完全性解剖性射精管梗阻(图 12.3)。而单侧完全性或双侧部分解剖性梗阻则导致"不全性或部分性"射精管梗阻,其共同的特征是射精量少,射精后疼痛、血精。但只有"部分性"EDO 与少弱精子症相关。目前,对于"功能性"EDO 的诊断采用排除法,只有排除了解剖性梗阻因素,功能性 EDO 的诊断才能成立(图 12.5 和图 12.6)。

表 12.2　射精管梗阻的分类(按照精液分析参数)

	不完全性或部分性梗阻	完全性梗阻	功能性梗阻
射精量	少或正常	少	少
精子浓度	低	无	无或低
精子活力	低	无	无或低
精浆果糖	阳性	无	无或低

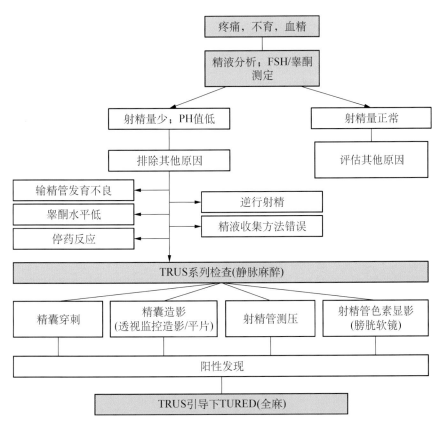

图 12.3　EDO 的诊断和治疗

TRUS,经直肠超声;TURED,经尿道射精管切开术。

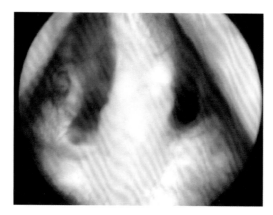

图 12.4　TRUS 引导下的射精管色素显影

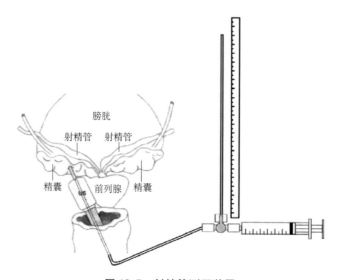

图 12.5　射精管测压装置

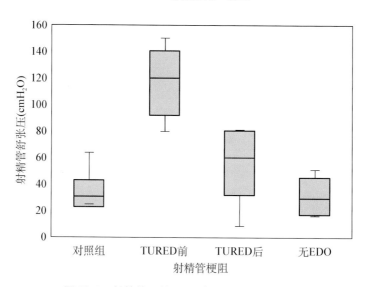

图 12.6　射精管开放压(正常生育组及 EDO 组)

经直肠精囊内注射稀释后的靛蓝溶液,膀胱镜下观察到双侧射精管开口蓝染。引自 Smith JF et al. *Urol Clin N Am* 2008;35:221-7.

采用静脉导管压力计测定 EDO 患者的射精管内压。脊髓穿刺针置入精囊,连接三通管,注入生理盐水或靛蓝(用于射精管色素显影),膀胱镜下观察到液体流出时测得的压力即为射精管"开放压"。精囊内压以静脉导管内的液体高度来计量[17]。

灰色方块代表所有测定值的 1/4 至 3/4 区间;黑色线条代表中位值;皱褶线代表各组的测定值区间。EDO 组射精管开放压显著高于对照组($P < 0.001$)及 TURED 术后组($P < 0.001$)。TURED 术后组射精管开放压与对照组及临床诊断为"无 EDO组"相比没有明显差异[17]。

射精管梗阻的诊断

经直肠超声(TRUS)是 EDO 诊断的首选影像学检测方法,但是必须认识到不是所有的 EDO 都会出现精囊扩张,也不是所有的精囊扩张都可以诊断为 EDO。仅仅基于 TRUS 而进行的治疗,有 50% 没有必要手术[4,5]。诊断技术正在不断优化,本书其他章节也会进行讨论。

准确鉴别不完全性和完全性、解剖性和功能性梗阻是 EDO 诊断的目标。射精管测压是最近出现的一种新的 EDO 诊断方法(图 12.5 和图 12.6)[17],可以对射精管色素显影时射精管内的压力进行较为准确的量化测定。和检测输尿管肾盂连接处梗阻的 Whitaker 实验以及测定膀胱出口梗阻的尿流动力学方法理念一样,测定精囊内液体进入前列腺部尿道时的压力(也即射精管开放压)可以用来鉴别不同类型的 EDO(图12.5)。一项前瞻性对照研究结果显示:未经治疗的 EDO 组射精管开放压显著高于生育力正常的对照组(输精管结扎复通的患者),均值分别为 116 cm H_2O 和 33 cm H_2O[17]。EDO 组患者在接受 TURED 手术后,射精管开放压,则降至对照组水平。总体而言,此项研究提示:(1)生育力正常的人群射精管开放压较低,通常小于 45 cm H_2O;(2)EDO 导致不育的患者射精管开放压明显升高;(3)接受治疗后,EDO 患者的射精管开放压,可以降至正常水平;(4)对于 TURED 无效的 EDO 患者,可能具有其他的潜在性病理因素,例如尿道狭窄。基于已有的评估肾盂输尿管连接部(Uretero Pelvic Jurction,UPJ)和膀胱出口梗阻的压力-流体概念,诊断性射精管测压技术最有潜力成为鉴别完全性和不完全性、解剖性和功能性 EDO 的有效方法。

射精管梗阻的治疗

EDO 治疗的指征包括性交不适或性交困难、反复发作的血精、不育。停用表 12.1所列举的药物可以使射精障碍得到改善。EDO 最有效的治疗方法是经尿道射精管切开术(TURED),可以在门诊进行,采用全身或区域阻滞麻醉[10]。TURED 使用的是膀胱电切镜(24Fr),在中线部位(诊断完全性 EDO)或是侧方(针对单侧 EDO)切开精阜(图 12.4 和 12.7)。单侧 TURED 需要经过诊断性试验确定为单侧 EDO,操作时需要保护对侧射精管开口(图 12.8)。若电切平面选择正确,几次电切后,云雾状牛奶样的液体会从切口处流出。尽量使用小电流,防止管腔烧灼过度而形成瘢痕;尽量少使用电凝,防止射精管开口凝固。尽管直肠或横纹括约肌损伤比较少见,操作时也必须密切关注,尽量避免。TURED 术后,留置 Foley 导尿管 24 小时,门诊拔出。术后 5 天可以恢复性生活。术后 2 周进行精液分析,并定期随访,直至精液质量稳定。

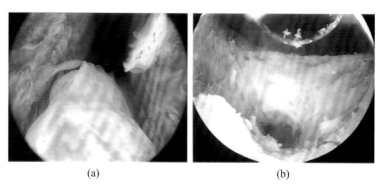

(a)　　　　　　　　　　　　　　(b)

图 12.7　TURED(完全性 EDO)

(a)电切前膀胱镜下观察精阜,(b)切开精阜后膀胱镜下可见去顶后的囊肿。引自 Smith JF et al. Urol Clin N Am 2008;35：221 - 7.

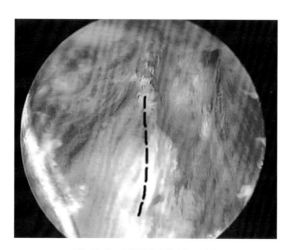

图 12.8　TURED(单侧 EDO)

术中看到牛奶样液体从射精管流出,标志手术成功。TRUS 可以精确定位梗阻的部位,并指导电切的深度。另外,经直肠精囊内注入美蓝或是靛蓝,也有助于判断手术是否成功,一旦电切后看到显色剂流出,则证明梗阻解除。通常情况下,TURED 可以成功治疗精阜内 1 cm～1.5 cm 病变。

此种 TURED 也成为"半- TURED"。图示中精阜的右侧被切开(患者的左侧),而左侧被保留。引自 Smith JF et al. Urol Clin N Am 2008;35：221 - 7.

结果

　　大样本回顾性分析显示,TURED 术后 20％～30％的 EDO 不育患者可以达到自然受孕[8, 15, 16, 18—20]。有报道显示,TURED 术后完全性或部分性 EDO 患者精液质量改善程度类似,约 65％～70％[4]。也有报道显示,16 例部分性 EDO 患者在 TURED 术后精液恢复比例超过完全性 EDO 患者(分别为 94％和 59％)[16]。由先天性或获得性囊肿造成的部分性和完全性 EDO 患者对 TURED 的疗效优于缘于钙化的 EDO 患者[16]。TURED 术后,60％患者的性交后疼痛和会阴区不适得到改善[1, 8]。尽管文献报道血精症状在 TURED 术后多会得到改善,但目前仍缺乏对照研究结果的支持[21, 22]。

并发症

　　TURED 的并发症发生率为 10％～20％,主要包括水样精液、血尿、附睾炎以及极为少见的尿失禁、直肠穿孔、精囊炎[4, 16]。在所有的并发症中,自限性的血精以及无需再次留置导尿的血尿比较常见,附睾炎和水样精液相对少见,但后两者更加容易被关注。水样精液的出现主要缘于尿液逆流进入精囊或去顶后的囊肿内,此种精液内往往含有肌酐。

　　另外,TURED 术后还有其他的转归形式,患者接受治疗前需要了解。大约 10％～15％的患者术后射精量增多,但依然是无精子症[4],主要源于继发性附睾梗阻,需要进行附睾管输精管吻合术。另外,4％的部分性 EDO 患者术后出现无精子症,可能源于瘢痕形成[4],此类患者术前最好进行精子冻存。

结论

　　基于射精管的解剖和生理特征,EDO 可以分为功能性和解剖性梗阻两种类型。TRUS 是首选的诊断方法,具有很好的敏感性,但不具有特异性。包括射精管测压在内的很多辅助手段有助于提高解剖性梗阻的诊断特异性而筛查出更为适合手术治疗的患者。

总结

　　EDO 可以导致不育、疼痛、血精。部分性或功能性 EDO 的诊断较为困难。TRUS是首选的诊断方法,但敏感而不特异。其他的辅助手段,例如精囊穿刺、精囊造影、精囊色素显影、射精管测压等有助于明确诊断。本章阐述了 EDO 的病理、生理以及目前常用的评估方法。

本章要点

- EDO 属于复杂的解剖性疾病,可分为不同类型,也有不同的临床表现。

- 射精管分为三个部分：前列腺外部（近段）、前列腺内部（中段）、精阜部（远段）。
- 射精控制以及抗尿液返流主要依赖于射精管进入尿道的锐角。
- 静态的 TRUS 或 MRI 检查很难鉴别功能性和解剖性 EDO。TRUS 的假阳性率为 50%[8, 9]，对于 EDO 的诊断敏感而不特异。
- EDO 治疗的指征：性交不适、性交困难、反复性血精、不育。
- TURED 的并发症中直肠或横纹括约肌损伤比较少见，但术中需要密切关注，避免发生。
- 通常情况下，TURED 可以成功治疗精阜内 1 cm～1.5 cm 的病变。
- TURED 并发症的发生率为 10%～20%，包括水样精液、血尿、附睾炎、以及较为少见的尿失禁、直肠穿孔、精囊炎。
- 4% 的部分性 EDO 患者接受 TURED 治疗后可出现无精子症。

（陈向锋　李彦锋　金晓东　李　朋　译）

参考文献

1. Farley S, Barnes R. Stenosis of ejaculatory ducts treated by endoscopic resection. J Urol 1973; 109: 664 - 6.

2. Porch PP, Jr. Aspermia owing to obstruction of distal ejaculatory duct and treatment by transurethral resection. J Urol 1978;119: 141 - 2.

3. Schroeder-Printzen I, Ludwig M, Kohn F, Weidner W. Surgical therapy in infertile men with ejaculatory duct obstruction: technique and outcome of a standardized surgical approach. Hum Reprod 2000;15: 1364 - 8.

4. Turek PJ, Magana JO, Lipshultz LI. Semen parameters before and after transurethral surgery for ejaculatory duct obstruction. J Urol 1996;155: 1291 - 3.

5. Nguyen HT, Etzell J, Turek PJ. Normal human ejaculatory duct anatomy: a study of cadaveric and surgical specimens. J Urol 1996;155: 1639 - 42.

6. Turek PJ, Aslam K, Younes AK, Nguyen HT. Observations on seminal vesicle dynamics in an in vivo rat model. J Urol 1998;159: 1731 - 4.

7. Colpi GM, Negri L, Mariani M, Balerna M. Semen anomalies due to voiding defects of the ampullo-vesicular tract: Infertility due to ampullo-vesicular voiding defects. Andrologia 1990; 22 (Suppl 1): 206 - 18.

8. Purohit RS, Wu DS, Shinohara K, Turek PJ. A prospective comparison of 3 diagnostic methods to evaluate ejaculatory duct obstruction. J Urol 2004;171: 232 - 5; discussion 235 - 6.

9. Engin G, Celtik M, Sanli O, et al. Comparison of transrectal ultrasonography and transrectal ultrasonography-guided seminal vesicle aspiration in the diagnosis of the ejaculatory duct obstruction. Fertil Steril 2009;92(3): 964 - 70.

10. Turek PJ. Seminal vesicle and ejaculatory duct surgery. In Graham S, ed. Glenn's Urologic Surgery, 6th edn. Philadelphia, PA: Lippincott, Williams & Wilkins; 2006: 439 - 45

11. Ilie CP, Mischianu DL, Pemberton RJ. Painful ejaculation. BJU Int 2007;99: 1335 - 9.

12. Worischeck JH, Parra RO. Chronic hematospermia: assessment by transrectal ultrasound. Urology 1994;43: 515 - 20.

13. Ahmad I, Krishna NS. Hemospermia. J Urol 2007;177: 1613 - 8.

14. Engin G, Kadioglu A, Orhan I, Akdol S, Rozanes I. Transrectal US and endorectal MR imaging in partial and complete obstruction of the seminal duct system: A comparative study. Acta Radiol 2000;41: 288 - 95.

15. Hellerstein DK, Meacham RB, Lipshultz LI. Transrectal ultrasound and partial ejaculatory duct obstruction in male infertility. Urology 1992;39: 449 - 52.

16. Kadioglu A, Cayan S, Tefekli A, et al. Does response to treatment of ejaculatory duct obstruction in infertile men vary with pathology? Fertil Steril 2001;76: 138 - 42.

17. Eisenberg M, Walsh TJ, Garcia M, Shinohara K, Turek PJ. Ejaculatory duct manometry in normal men and in patients with ejaculatory duct obstruction. J Urol 2008;180: 255 - 60.

18. Meacham RB, Hellerstein DK, Lipshultz LI. Evaluation and treatment of ejaculatory duct obstruction in the infertile male. Fertil Steril 1993;59: 393 - 7.

19. Nagler HM, Rotman M, Zoltan E, Fisch H. The natural history of partial ejaculatory duct obstruction. J Urol 2002;167: 253 - 4.

20. Pryor JP, Hendry WF. Ejaculatory duct obstruction in subfertile males: Analysis of 87 patients. Fertil Steril 1991;56: 725 - 30.

21. Singh I, Sharma N, Singh N, Gangas R. Hematospermia (ejaculatory duct calculus): An unusual cause. Int Urol Nephrol 2003;35: 517 - 8.

22. Weintraub MP, De Mouy E, Hellstrom WJ. Newer modalities in the diagnosis and treatment of ejaculatory duct obstruction. J Urol 1993;150: 1150 - 4.

第十三章

附睾精子抽吸术

Cigdem Tanrikut　Marc Goldstein

.

引言

　　梗阻性无精子症（obstructive azoospermia，OA）是指由于男性生殖道某些部分梗阻导致精液中完全没有精子。生育力评估发现大约 40% 的无精子症患者存在梗阻病因[1]。过去无法进行精道重建的梗阻无精子症患者，一旦无法治疗，便只能求助于供精或者领养。但现在梗阻性无精子症是男性不育因素中治疗最成功的，这主要归功于体外受精（IVF）/卵胞浆单精子注射（ICSI）联合精子获取技术的出现。

　　男性生殖管道梗阻可能是由先天性或获得性原因所致，可发生在生殖道的任何部位。附睾、输精管或者射精管都是梗阻可能发生的部位。先天性梗阻性无精子症的原因包括特发性双侧附睾梗阻、双侧输精管缺如（CBAVD），或苗勒氏管（前列腺小囊）梗阻[2]。获得性（后天）生殖管道梗阻包括输精管结扎术、泌尿生殖道感染史、手术相关的医源性损伤，或者骨盆/阴囊外伤史。

　　多数原因导致的梗阻性无精子症可考虑实施手术矫正。苗勒氏管囊肿继发的梗阻可考虑经尿道射精管切开术（transurethral resection of the ejaculatory ducts，TURED，见第 12 章）。输精管结扎术后的患者可通过输精管输精管吻合术或输精管附睾吻合术恢复生育能力（见第 10 章和第 11 章）。对于输精管结扎术后由于各种原因不愿选择输精管复通术的患者[3]，或者那些无法重建的梗阻性无精子症患者，可附睾抽取精子行 IVF-ICSI。

评估

　　初始评估应该包括详细的病史，细致的阴囊检查，包括卵泡刺激素（FSH）的血清内分泌检查，至少 2 次精液离心显微镜检。睾丸体积（≥20 mL）和 FSH（<8.0 U/L）正常，提示梗阻性无精子症[4]。

　　如果体检时未扪及输精管，梗阻的原因则考虑 CBAVD。这些患者体检时，很可能触及附睾头部，但是附睾体部和尾部可能缺失。CBAVD 是一种与囊性纤维化（cystic fibrosis）相关的生殖道异常疾病。囊性纤维化跨膜转导调节因子（cystic fibrosis transmembrane conductance regulator，CFTR)遗传突变的男性，可能缺少从附睾到精囊的任何部位[5, 6]。**患者夫妇双方都必须筛查 CFTR 基因突变，必要时进行遗传咨询。**

输精管结扎术后继发梗阻性无精子症患者通过病史采集就可以明确。如果输精管结扎患者术前有生育史，同时体检证实睾丸体积正常，取精手术之前，无需做其他检查。如果输精管结扎术之前无生育史则术前应该检查 FSH。

可疑或确诊的梗阻性无精子症患者体检发现睾丸萎缩和/或血清 FSH 升高，需要睾丸活检证实睾丸生精功能正常与否。如果活检标本证实有精子，可立即行附睾或睾丸精子抽吸术。可疑梗阻性无精子症的患者，如果可扪及输精管，应该检查血清抗精子抗体，如果抗精子抗体强阳性，则预测梗阻性无精子症准确率非常高，并且无需睾丸活检。

治疗选择

由于附睾、输精管或射精管梗阻导致的梗阻性无精子症，不管什么病因，都可使用手术获取的新鲜精子或冻融复苏的精子行 IVF-ICSI。除了附睾精子抽吸术之外，有许多种可行的睾丸精子获取方法(见第二十一章)。

慢性梗阻性无精子症患者手术获取的精子和新鲜精液精子相比，精子活力比较低、精子受精能力下降[8]。**使用睾丸精子或者附睾精子，必须通过 ICSI 才能获得最佳结果，因此当手术获取精子后，女方必须愿意并且能够进行一个 IVF 周期。**患者夫妇也可以考虑其他非手术方案包括供精和领养的方法获得子代。

手术技术

附睾精子可以通过显微手术或者经皮穿刺手术获取(表 13.1)。显微附睾精子抽吸术(MESA)可以在女方取卵当天同时进行；也可女方取卵之前提前进行，然后精子冻存，在女方取卵日当天复苏精子使用。**经皮穿刺附睾精子抽吸术(PESA)精子获取成功率变化较大，平均 80%，并且往往不能获取足够的精子进行冻存，因此一般在女方取卵日同时行经皮穿刺附睾精子抽吸术。**不管附睾精子获取时间与取卵时间是否同步，手术获取的精子质量必须由合格的胚胎学家在相差显微镜下进行评估。

表 13.1　MESA 和 PESA 的比较

	优点	缺点
显微附睾精子抽吸术(MESA)	并发症风险小 精索或者附睾的损伤概率小 获得精子量多，可供多个周期使用 冷冻时机灵活 活动精子获取率 99%	首选全麻 需要显微外科技术 手术室中操作 费用昂贵 恢复期长

	优点	缺点
经皮附睾精子抽吸术（PESA）	简单，无需显微外科技术 局部麻醉或合用镇静 诊室内可完成	并发症风险高 精索或者附睾损伤概率高 精子获取率不到80% 获取精子量少，精子冻存基本不可能

显微附睾精子抽吸术（MESA）

MESA 尽管在脊髓麻醉，甚至局麻下也可以进行，但在全麻下最容易操作。手术需要的设备包括：

- 放大 6～25 倍的手术显微镜；
- 显微器械；
- 带有盖玻片的载玻片；
- 台式显微镜；
- 玻璃吸管（标准 5 μL 的血细胞比容管）。

病人仰卧于手术台上，麻醉诱导。阴囊备皮，消毒，铺无菌巾。阴囊正中做 3 cm 的纵形切口或沿阴囊皮肤皱褶做一横形切口。手术切口挤出睾丸，打开睾丸鞘膜，暴露睾丸和附睾。手术显微镜移入手术野。

术者反手（左手）轻柔地握住睾丸，并用拇指和食指固定附睾。在 10～15 倍的手术显微镜下，通常在附睾头部首先用显微双极电凝，在扩张的、含金黄色澄清液体的附睾管表面被膜上避开血管打开一个圆形切口。**避免选择看上去充满黄色、粘稠物质的区域，因为这些附睾管液中通常只有精子头部和精子残体。**在附睾被膜上打开一个 3～5 mm圆形开口，使用显微镊子提起附睾被膜，然后用显微剪刀楔形剪除附睾被膜，注意完整保护附睾管。术中使用双极电凝止血。选择饱满的附睾管，并使用显微持针器轻柔地将其分离（图 13.1a）。用一个 15°显微刀切开附睾管。无菌玻璃载玻片触沾附睾液，在载玻片滴一滴生理盐水或者人输卵管液，盖上盖玻片，立即置于放大 400 倍台式显微镜下观察。附睾梗阻性无精子症越靠近附睾尾部，精子质量越差，附睾头部的精子质量相对较好，因此有必要穿刺多个附睾管寻找质量最好的精子。**发现活动精子时，使用干燥微量吸管（5 μL；Drummond Scientific Co.，Broomall，PA）或者标准红细胞比容吸管接触吸收含精子的附睾液**（图 13.1b）。**附睾液通过虹吸作用吸入吸管**[9]。不推荐使用注射器抽吸，因为注射器产生负压可能会损伤精细的附睾黏膜。

附睾管打开时，附睾液流出速度最大。初步冲洗后，精子质量明显改善。**固定附睾的拇指和食指轻柔的挤压附睾可增加附睾液的流出。**经过耐心地收集可得到 25～50 μL高度浓缩的附睾液，包含近 7 500 万精子，然后分装到 6～15 个冷冻管中冷冻保存。如果在第一个切口未发现精子或只发现不活动精子，或者获得精子数量不够，则继续沿着附睾向近端做切口，甚至到睾丸输出小管，直到获得活动精子。提取的附睾液等

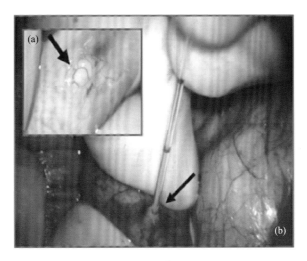

图 13.1 显微附睾精子抽吸术

(a)选择和分离扩张的附睾管(10×)。(b)通过虹吸作用抽吸精子进入微管(15×)。

分稀释在 2～3 mL 人输卵管液(human tubal fluid，HTF)中，精子浓度接近 500 万/mL。这些标本不是直接用于 IVF-ICSI，而是冷冻保存备用。

一旦获得足量的高质量的精子，使用双极电凝封闭手术切口和精细止血。睾丸和附睾回纳入鞘膜，然后 5-0 可吸收缝线连续缝合睾丸鞘膜。睾丸放回阴囊，然后逐层皮内缝合。抗菌软膏置入手术切口和弹力纱布加压包扎。

经皮附睾精子抽吸术

经皮附睾精子抽吸术(PESA)是一个无需显微手术经验的获取附睾精子的简单方法[10]。手术所需设备包括：

- 细小针头(21-号或者 22-号)
- 含有人输卵管液(HTF)的注射器
- 台式显微镜

根据患者和术者经验选择麻醉方式，PESA 可在精索阻滞局部麻醉联合静脉麻醉下进行。麻醉成功后，无菌消毒阴囊皮肤及其皱褶处，术者反手(左手)固定牵引睾丸。术者拇指和食指固定附睾。细针经皮穿刺进入附睾，然后与之相连的含有 0.1 mL 人输卵管液(HTF)的注射器从附睾轻柔地抽吸附睾液体。取少量附睾液放在台式显微镜下观察有无精子和精子活力。为了获取含有足够精子的附睾液，可能需要多次穿刺。尽管经过一番努力后，仍然有 20%的附睾穿刺无法获取精子[11]，必须进行 MESA，睾丸活检或睾丸抽吸术。

鉴于 PESA 获得精子数量不足以冷冻保存，多个 IVF-ICSI 周期可能需要多次手术。多次手术对精子获得率没有负面影响[12, 13]。

并发症

附睾精子抽吸术的并发症比较罕见。并发症包括：切口感染、阴囊血肿、附睾疤痕、损伤附睾和精索血管进而可能引起睾丸萎缩和/或睾丸功能不全。这些并发症很少需要阴囊探查处理。鉴于经皮附睾精子抽吸术（PESA）并非直视下操作，所以阴囊肿胀、疤痕和血管损伤的风险高于显微附睾精子抽吸术（MESA）。

讨论

经验丰富的显微外科医生行 MESA 治疗梗阻性无精子症的精子获得率为 99%[14, 15]。即使有过阴囊手术史或者存在广泛疤痕，手术成功率亦如此。如果整个附睾由于先前手术或感染严重破坏，手术显微镜下可通过牵引附睾头部暴露睾丸输出小管；应该至少从一根小管中抽吸精子。PESA 精子获得率比 MESA 精子获得率略低，平均 80%[16]。

如果第一次穿刺获取的精子质量较好，将梗阻性无精子症患者手术获得的精子冻存，可不考虑女方取卵时间使女方受孕，也可避免重复穿刺。**MESA 相比 PESA 可获得更多量的精子，可以进行多管冷冻以满足多个 IVF-ICSI 周期**[17, 18]。研究证实使用新鲜精子和冻融精子实施辅助生殖技术，其临床妊娠结局没有差别[9, 17, 19—21]。不管手术方式，附睾来源的精子都可以通过 IVF 和 ICSI 使卵受精。手术获取附睾精子联合 ICSI 成功受精率接近 72%[22]。MESA 和 PESA 获取精子受精率和妊娠率基本相似[21]。泌尿专家、胚胎和生殖内分泌专家的团队合作，是这些夫妇能够成功受孕最重要的因素。

结论

在辅助生殖技术的新时代，梗阻性无精子症患者可以有更多的治疗选择。附睾精子抽吸术可获得绝佳的精子获得率，获取的精子联合 IVF-ICSI 可获得良好的临床结局。此外，获取精子冷冻使辅助生殖周期方面更加方便、灵活。

本章要点

- 既往无法进行精道重建的梗阻无精子症患者，一旦无法治疗，便只能求助于供精或者领养，但现在梗阻性无精子症是男性不育因素中治疗最成功的，这主要归功于显微精子抽吸术联合卵胞浆单精子注射（ICSI）技术的出现。
- 如果体检时未扪及输精管则考虑 CBAVD。患者夫妇双方都必须筛查 CFTR 基因突变，必要时进行遗传咨询。
- 怀疑或者确认的梗阻性无精子症患者，体检发现睾丸萎缩和/或血清 FSH 升高，需要睾丸活检证实睾丸生精功能正常与否。
- 怀疑梗阻性无精子症的患者，如果可扪及输精管，应该检查血清抗精子抗体，如果抗精子抗体强阳性,则预测梗阻性无精子症准确率非常高,并且无需睾丸活检。

- 避免选择看上去充满黄色、粘稠物质的区域,因为这些附睾管液中通常只有精子头部和精子残体。
- 发现活动精子时,使用干燥微量吸管(5 μL;Drummond Scientific Co.,Broomall,PA)或者标准红细胞比容吸管接触流出附睾液吸收含精子的液体。附睾液通过虹吸作用吸入吸管。
- 经皮附睾精子抽吸术(PESA)成功率变化很大,平均为 80%,而一般难以得到足够的精子数量,以保证冷冻保存,基于这个原因,PESA 应与取卵同时进行。
- 固定附睾的拇指和食指轻柔的挤压附睾可增加附睾液的流出。
- 如果第一次穿刺获取的精子质量较好,梗阻性无精子症患者手术获得的精子冻存可不考虑女方取卵时间使女方受孕,也可帮助避免重复穿刺。MESA 相比 PESA 可获得更多量的精子,而进行多管冷冻以满足多个 IVF-ICSI 周期。

（李　朋　洪　锴　潘　峰　译）

参考文献

1. Jarow JP,Espeland MA,Lipshultz LI. Evaluation of the azoospermic patient. J Urol 1989;142:162 - 5.
2. Sharlip ID. Obstructive azoospermia or oligozoospermia due to Müllerian duct cyst. Fertil Steril 1984;41:298 - 303.
3. Lee R,Li PS,Goldstein M,et al. A decision analysis of treatments for obstructive azoospermia. Hum Reprod 2008;23:2043 - 9.
4. Schoor RA,Elhanbly S,Niederberger CS,Ross LS. The role of testicular biopsy in the modern management of male infertility. J Urol 2002;167:197 - 200.
5. Daudin M,Bieth E,Bujan L,et al. Congenital bilateral absence of the vas deferens: clinical characteristics, biological parameters, cystic fibrosis transmembrane conductance regulator gene mutations, and implications for genetic counseling. Fertil Steril 2000;74:1164 - 64.
6. Stuhrmann M,Dörk T. CFTR gene mutations and male infertility. Andrologia 2000;32:71 - 83.
7. Lee R,Goldstein M,Ullery BW,et al. Value of serum antisperm antibodies in diagnosing obstructive azoospermia. J Urol 2009;181:264 - 9.
8. Wen RQ,Li SQ,Wang CX,et al. Analysis of spermatozoa from the proximal vas deferens of vasectomized men. Int J Androl 1994;17:181 - 5.
9. Matthews GJ,Goldstein M. A simplified technique of epididymal sperm aspiration. Urology 1996;47:123 - 5.
10. Craft IL,Khalifa Y,Boulos A,et al. Factors influencing the outcome of in-vitro fertilization with percutaneous aspirated epididymal spermatozoa and intracytoplasmic sperm injection in azoospermic men. Hum Reprod 1995;10:1791 - 4.
11. Meniru GI,Gorgy A,Batha S,et al. Studies of percutaneous epididymal sperm aspiration (PESA) and intracytoplasmic sperm injection. Hum Reprod Update 1998;4:57 - 71.
12. Pasqualotto FF,Rossi-Ferragut LM,Rocha CC,et al. The efficacy of repeat percutaneous epididymal sperm aspiration procedures. J Urol 2003;169:1779 - 81.

13. Rosenlund B, Westlander G, Wood M, et al. Sperm retrieval and fertilization in repeated percutaneous epididymal sperm aspiration. Hum Reprod 1998;13: 2805 - 7.

14. Nudell DM, Conaghan J, Pedersen RA, et al. The mini-microepididymal sperm aspiration for sperm retrieval: A study of urological outcomes. Hum Reprod 1998;13: 1260 - 5.

15. Schlegel PN, Palermo GD, Alikani M, et al. Micropuncture retrieval of epididymal sperm with in vitro fertilization: Importance of in vitro micromanipulation techniques. Urology 1995; 46: 238 - 41.

16. Glina S, Fragoso JB, Martins FG, et al. Percutaneous epididymal sperm aspiration (PESA) in men with obstructive azoospermia. Int Braz J Urol 2003;29: 141 - 5.

17. Janzen N, Goldstein M, Schlegel PN, et al. Use of electively cryopreserved microsurgically aspirated epididymal sperm with IVF and intracytoplasmic sperm injection for obstructive azoospermia. Fertil Steril 2000;74: 696 - 701.

18. Schroeder-Printzen I, Zumbé J, Bispink L, et al. Microsurgical epididymal sperm aspiration: aspirate analysis and straws available after cryopreservation in patients with nonreconstructable obstructive azoospermia. MESA/TESE Group Gießen. Hum Reprod 2000;15: 2531 - 5.

19. Cayan S, Lee D, Conaghan J, et al. A comparison of ICSI outcomes with fresh and cryopreserved epididymal spermatozoa from the same couples. Hum Reprod 2001;16: 495 - 9.

20. Prabakaran SA, Agarwal A, Sundaram A, Thomas AJ Jr, Sikka S. Cryosurvival of testicular spermatozoa from obstructive azoospermic patients: The Cleveland Clinic Experience. Fertil Steril 2006;86: 1789 - 91.

21. Friedler S, Raziel A, Soffer Y, et al. The outcome of intracytoplasmic injection of fresh and cryopreserved epididymal spermatozoa from patients with obstructive azoospermia: A comparative study. Hum Reprod 1998;13: 1872 - 7.

22. Palermo GD, Schlegel PN, Hariprashad JJ, et al. Fertilization and pregnancy outcome with intracytoplasmic sperm injection for azoospermic men. Hum Reprod 1999;14: 741 - 8.

23. Anger JT, Wang GJ, Boorjian SA, Goldstein M. Sperm cryopreservation and in vitro fertilization/ intracytoplasmic sperm injection in men with congenital bilateral absence of the vas deferens: a success story. Fertil Steril 2004;82(5): 1452 - 4.

第四部分

射精障碍

第十四章

不 射 精 症

Raymond Sultan, Laurent Vaucher, Alexander Bolyakov, Darius A. Paduch

引言

不射精症（anejaculation）对患者自信心可造成极大影响，严重影响配偶间亲密和睦的关系。至今为止，不射精症依然缺乏公认的评估系统和可行的治疗方法，这加重了患者配偶对疾病的误解。怀疑患者出轨，女性自我怀疑缺乏性吸引力，男性的自责，同时加深了患者对自身生殖健康和性能力的失落感。面对不射精症患者，首先最重要的是判断不射精的主要原因和次要原因，是由神经源性或神经肌肉源性或解剖原因引起的；还是由性经验不足、焦虑等其他心理性因素所致（图 14.1）。

由于对不射精症缺乏足够的了解，我们无法形成统一、多学科、以病人为中心的疾

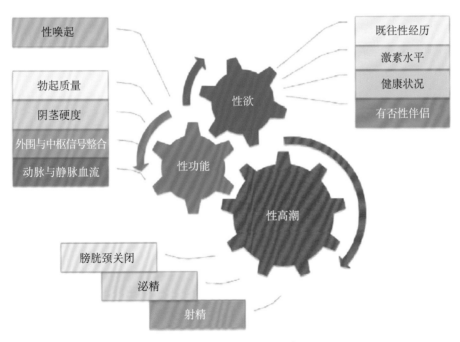

图 14.1 性反应关键要素

病评估和治疗方法。本章将阐述最近有关不射精症的神经生物学和心理学方面的重要进展。

引言

不射精症是指无精液射出，属于男性性功能障碍这类范畴疾病。性功能障碍是指患者主观认为无正常的性功能。男性性功能障碍主要分为：

1. 性欲障碍
2. 性唤起障碍
3. 勃起障碍
4. 性高潮障碍
5. 射精障碍
   a. 早泄
   b. 射精迟缓
   c. 逆向射精
   d. 不射精

由于在男科学领域内专业用词相当含糊不清，并在词意上有重叠，基于这个原因，本章节对以下词语定义如下：**性欲望（sexual desire）或性冲动、性欲（sexual drive and libido）：是指对性活动的渴望和想法；性唤起（sexual arousal）是指初始发生主观性兴奋期间对性活动作出的生理性应答**，如阴茎充血肿胀、心率加快和呼吸加快加深。**性高潮（orgasm）是性兴奋和性快感达到最高峰的主观感受。无性高潮（anorgasmia）是指缺乏达到性高潮的感受。性高潮低下（hypoorgasmia）是相对以前的性经验或者期望达到的性高潮快感减弱。射精（ejaculation）是精液从精囊和前列腺排出到前列腺部尿道的过程**，排出的精液可以是顺行沿阴茎射出；也可以逆流到膀胱。射精带来性高潮，但性高潮时不一定伴有射精，比如前列腺根治术后的男性。泌精（emission）是指在**射精前精液分泌到达前列腺部尿道积留的过程。不射精症是缺乏顺行或逆行性射精。不射精可能是原发性的（终身）**，患者从来没有射精；也可能是继发性的（患者以前能射精）。部分患者可梦遗或手淫时射精，但不能够阴道内射精。**射精延迟（retarded ejaculation）是射精过程延长**，但这个词往往错误的与不射精混淆，应该重新定义为射精时间延长。大部分病人对插入或手淫超过 30 分钟才能射精感到烦恼。射精功能减退（hypoactive ejaculatory dysfunction）是指射出减少、患者射精较以前乏力和精液量下降，少于 2 mL。早泄（premature ejaculation）是指性交时插入后不足 2 分钟就射精（大多数男性在插入后 7~14 分钟射精）。

性欲、性唤起和性高潮是连续的，但可以简单地把男性的性反应分成 3 个周期：唤起期、高潮期、高潮后消退期。每个周期有特征性超声学表现（图 14.2）

以往对所有因不射精症导致的不育患者都使用电刺激诱导射精或者穿刺取精（经附睾或睾丸）。随着我们对射精生理学的深入理解，更多个性化、特效的治疗方法将提供给患者。

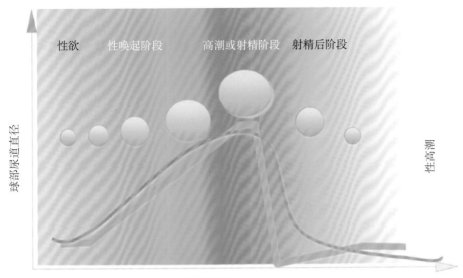

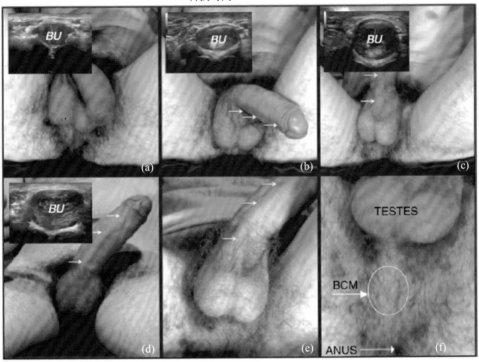

图 14.2　男性的性反应周期

（a）在松弛状态球部尿道（BU）的直径变小，球海绵体肌和坐骨海绵体肌（BCM）增厚.（b-d）在唤起时，尿道海绵体充满血液和球部尿道截面增加（e）箭头指向尿道海绵体。（f）会阴部解剖。

流行病学

　　DSM-IV 没有把不射精症单列为一种疾病，所以很难估计其患病率。DSM-IV 分类法中男性性功能障碍领域内疾病分类只有勃起障碍（302.72），性欲低下（302.71）和性高潮障碍,之前 DSM-Ⅲ 把性高潮障碍归为男性性高潮受阻(302.74)[1, 2]。性高潮和射精是不同的生理现象的观点已经被广泛接受。由于不射精症没有出现在 ICD-9,因此常被归于 ICD-9 中的性高潮障碍或勃起障碍分类。由于大部分男性性功能流行病学研究使用 DSM-Ⅲ 和 DSM-Ⅳ 分类法,有可能不射精症的实际患病率高于报道。Nathan[3] 回顾了 22 个性调查报告,估计男性性高潮障碍患病率占总人口 5% 左右;性兴奋受阻(延迟射精)占 10%~20%。这和 Spector 和 Carey 报道的 4%~10% 的男性高潮障碍相似,他们的报道极有可能包括原发性和继发性的不射精症患者。尽管数据不够精确,大多数作者认为不射精症约占男性全人群的 10%[4]。因此,不射精症是一种严重的但未引起足够重视的疾病。

男性性反应的解剖学和生理学

男性性功能与大脑、脊髓、周围和自主神经系统、内分泌系统、精囊、前列腺、膀胱颈、阴茎、尿道、球海绵体肌等都有关系(图 14.3)。射精功能依靠交感神经兴奋和附睾、输精管、输精管壶腹以及精囊的收缩来完成精液排出(emission)。同时,膀胱颈关闭使

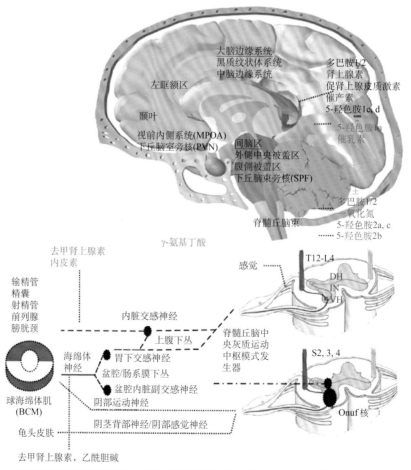

图 14.3　男性的性反应神经解剖。蓝色神经递质被认为具有兴奋性作用,红色具有抑制性作用

前列腺尿道内的精液顺行排出(图 14.4)。**正常射精是精液从尿道排出的生理过程**,可分为连续的 2 个阶段,泌精和排精。**泌精阶段包含交感和副交感神经放电活动,并导致精液从精囊和前列腺流出,同时膀胱颈关闭。排精过程是球状海绵体肌和坐骨海绵体肌有节律的收缩,促使精液排出体外。**这些肌肉收缩受阴部神经的运动支配(图 14.5)。产生有效的射精须协调内脏器官(精囊、前列腺、输精管)、会阴肌(BCM)和平滑肌(膀胱颈)的活动,而且解剖学上没有精道梗阻。经直肠高分辨动态超声能观察到射精过程(图 14.4)。巨大的前列腺囊肿阻塞射精管会导致射精量减少。因此,不射精症患者可考虑影像学检查,例如经直肠超声,部分患者可行骨盆 MRI(图 14.6)。

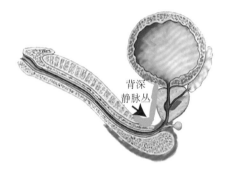

正常射精参数:

前列腺尿道开放:	−20 ms
精囊收缩:	0
第一次会阴肌收缩:	100 ms
会阴肌收缩次数:	11-12
射精时间:	16-18 s
前列腺尿道直径:	3.5 mm

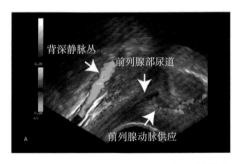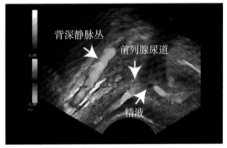

图 14.4　经直肠超声成像显示泌精和排精

现在一般认为**控制射精的神经肌肉系统**,受脊髓水平的运动中枢模式发生器(**motor central pattern generators, CPG**)调节。CPG 是指一旦激活就能进行精准、时间依赖性的感觉传入,导致多肌肉群收缩运动的神经回路。脊髓模式发生器是需高度协调控制肌群活动的常见机制,如吞咽和咳嗽。控制射精的脊髓 CPG 整合来自脊髓的感觉调节信号和盆底肌肉群(BCM)的本体感受器信号,从而启动射精。射精 CPG 不受脊髓以上神经控制。因此 T10 以上脊髓截断的男性,也可依靠震动刺激或人工刺激阴部神经感觉支而射精。**目前尚不清楚,性高潮的感觉是否一定要有来自射精 CPG 的信号传递到大脑才能完成。**然而,基于动态超声观察,我们有理由认为会阴和盆底肌肉群(BCM)的本体感受器可增强性高潮的感受。非常明确的是,和以前报道相反,性高潮的感觉和启动射精并不需要精液分泌到后尿道。最近,我们用动态超声观察前列腺根治术后男性性高潮时的盆腔和生殖器,证实 BCM 的收缩和后尿道是否存在精液无关(未

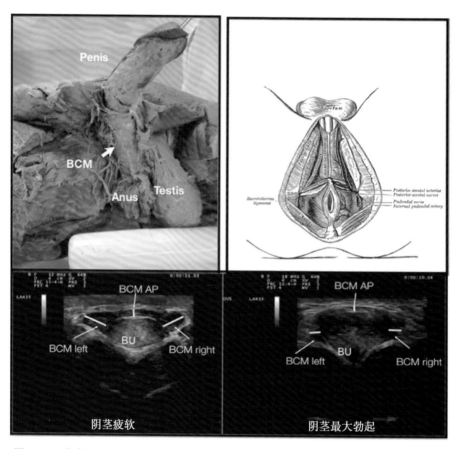

图 14.5　盆底解剖：BCM，球海绵体肌；BU，球根尿道；BCM AP，球海绵体肌前后的厚度

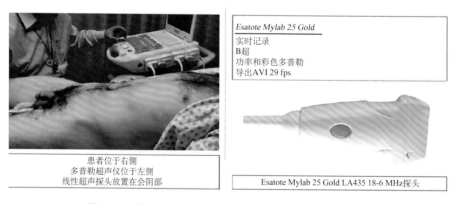

图 14.6　性医学实验室用于超声和视频评估的经典设备

发表数据）。脊髓的感觉和效应中心在脊髓水平通过中间神经元相连接，左右运动神经核通过粗纤维连接，协调会阴部左右肌群的收缩，这一现象我们可通过动态超声观察到。Truitt 和 Coolen[6] 报道大鼠射精相关的中间神经元位于 L3-4 水平的中央灰质区，发送投射到位于下丘脑的神经核：小分支下丘脑核（SPFs）。基于位置和下丘脑投射的

特点,这些细胞统称为腰脊髓丘脑细胞(LST)。研究这类神经元的受体调控机制,提供了研发治疗性高潮和射精障碍(OED)药物的新途径。部分学者认为 CPG 可能由独立的两部分组成,一部分支配勃起/泌精,另一部分支配排精[7]。**CPG 随年龄增长而发育成熟,行走和运动协调也受 CPG 调节可作为佐证,所以任何中枢神经系统发育的损伤都会延迟 CPG 的发育成熟。** 评估原发性不射精症的年轻患者时,牢记这一观点很重要。传入信息对 CPG 的反复刺激可以加速 CPG 的成熟,在早产儿中已经证实这一点[8]。足够水平的雄激素化对 CPG 的成熟至关重要[9]。青春期前男孩由于射精中枢还没有成熟,即使自我刺激阴茎自慰也不会射精。动物实验显示青春期前去势的大鼠 CPG 的成熟延迟[9]。因此,青春期延迟和成年期性腺功能减退可导致不射精。

脊髓射精中枢信号传入和输出

阴茎背神经是阴部神经的感觉支,它将来自龟头、阴茎皮肤和阴囊的末梢神经感受器的刺激传递到腰骶髓(图 14.3),射精所需的刺激感觉主要由它传入,切断双侧阴茎背神经可阻止射精。射精(泌精和排精)受交感神经控制,主要通过 α_1 受体激活,α_1 受体拮抗剂可导致逆向射精、泌精失败,甚至不射精。α_1 受体激动剂米多君(midodrine)有促进射精的作用,报道它对 50% 的没有脊髓损伤的不射精患者有作用[10]。糖尿病引起交感神经病变可导致不射精和逆向射精,大约 40% 的糖尿病患者出现这一症状[11]。**在精液排出期阴部神经支配于所有横纹肌发挥作用。** 负责输出躯体运动信号至会阴肌的运动神经元位于腰髓内单一髓核内,在人类此核称之为 Onuf 核。令人感兴趣的是雄激素对这些运动神经元有营养作用[12],所以性腺功能减退或青春期延迟可导致射精延迟。在我们实验室,通过射精时同步动态超声影像记录确认,**会阴肌正常收缩才能产生有力的射精。** 脊髓丘脑束(LSt)神经元调节射精的感觉和运动中枢,LSt 位于脊髓射精发生器感觉和运动区间[13]。Guliano 团队[14]报道短暂的微电极刺激 LSt 可激发射精信号。$GABA_A$ 类受体激动剂可消除来自 LSt 神经元的神经激活反应,根据这一原理,临床可以使用 GABA 类受体拮抗剂治疗不射精[14]。动物实验发现:用荷包牡丹碱化物(bicuculine methiodide)可以缩短射精潜伏期,增加会阴肌收缩力[15, 16]。我们知道 D1/D2 和 5-HT2C 受体激动剂可在脊髓水平诱发性反应,所以对这些受体有拮抗作用的药物,对于脊髓射精中枢的整合功能有抑制作用[17]。糖尿病神经病变和服用 5-羟色胺(5-HT)再摄取抑制剂 SSRIs 的患者由于阴茎背神经敏感性下降,可导致继发性不射精症[18]。

越来越多的实验性数据认为,医源性的药物治疗可引起不射精症,这些药物干扰了 **GABA、多巴胺和 5-HT 在脊髓水平发出正常信号。** 性腺功能减退和糖尿病对脊髓射精中枢的损伤更大,实验模型发现糖尿病患者会阴肌缩小,射精障碍发生率增加[19],一旦射精障碍发生,即使糖尿病得到良好控制也无法恢复正常射精功能,这可能反映了患者神经病变严重,胰岛素治疗也很难逆转[20]。所以,**射精障碍的患者必须行糖尿病筛查**[21]。

脊上中枢和调控

脊髓水平的射精反射调节需要中枢神经轴不同水平的抑制性和兴奋性控制的共同

参与[22—24]。PET 断层摄影技术和功能性 MRI 检查观察到人类射精时，大脑最活跃的是中-间脑区域，结构上涉及腹侧中脑被盖（奖赏区域，含有多巴胺能神经元）、中央中脑被盖侧面和下丘脑子束旁核（SPFs）[25]。性刺激期间，性交行为通常会刺激三个和射精密切相关的整合系统并释放多巴胺：黑质纹状体系统促使肌肉运动准备而不增加性动机，中脑边缘系统强化刺激，视前内侧系统产生生殖器反射[17, 26]。视前内侧系统（MPOA）对所有雄性脊椎动物的性行为都很重要。因为 MPOA 是控制性行为的高级中枢，它直接和大脑大部分区域交换信号，是感觉信息处理的重要调节器官[27, 28]，MPOA 高度依赖于体内雄激素才能表现出诱导雄性性行为的功能。视前内侧系统（MPOA）神经元投射信息到下丘脑室旁核（PVN），激活 PVN 可调节无接触勃起和性交的活力[24]。射精和性高潮期间，可以观察到刺激 MPOA 及其腹侧区域可以诱发球状海绵体肌节律性收缩[29]。中脑边缘系统的损伤可导致性交行为受抑制、性行为不协调以及性欲下降，因此中脑边缘系统的多巴胺能中心可能对性动机的促进有影响作用[30]。创伤、中风、帕金森病、癫痫手术等引起的中枢神经系统结构性破坏间接证实 MPOA、中脑边缘系统和中脑被盖在男性性功能所起的重要作用。性高潮时左侧眶额区的血流量减少[31]。这一区域有行为抑制的作用。损伤前额叶可导致性功能低下，而双侧前颞叶细胞坏死可导致性功能亢进和口部过度活动症（Kluver-Bucy 综合征）[32]。**高达 1/3 有过各种脑创伤的男性患者，无法继续和配偶发生性行为**[33]。尽管大多数患者能够正常勃起，仍有 64% 行颞叶切除的癫痫男性患者有性功能障碍。这些资料显示性功能有明确的神经解剖学基础，随着对性高潮和射精发生机制的进一步了解，可以预计不久的将来，不射精和射精障碍的治疗会从心理学治疗为主转变到生物学治疗为主。

性行为中的中枢神经系统神经化学调节

动物研究证实 5-羟色胺（serotonin）和多巴胺（dopamine）作为中枢神经递质参与射精过程的调控，其他一些神经递质也有调控射精作用，包括乙酰胆碱、催产素、肾上腺素、γ-氨基丁酸和一氧化氮。影响射精和性高潮功能关键信号传导的临床治疗药物也会导致不射精症。

5-羟色胺（5-hydroxytriptamine，5-HT）

5-羟色胺（serotonin）是调节射精最重要的神经递质，治疗服用 SSRIs 经常会损害射精功能。然而 5-羟色胺的生物效应依赖于激活的受体类型。至今，已发现 14 种结构明显不同的 5-HT 受体亚型[34, 35]。5-HT$_{1A}$ 受体激动剂可显著促进射精，激活 5-HT$_{1B}$ 可损害射精。5-羟色胺再摄取抑制剂（SSRIs）可持久延迟射精[36]。

多巴胺

多巴胺（dopamine，DA）能加强男性性功能已经广为人知。多巴胺可消除中枢神经系统的抑制性作用，加强感觉运动的整合，使得雄激素化的中枢神经能够对性刺激产生反应。5 种多巴胺受体亚型（D1-D5）分别调节射精功能的不同反应：激活 D1 亚型可延长射精潜伏期,激活 D2 和 D3 亚型有促进射精的效果,使用脱水吗啡会刺激啮齿动物的交配行为。多巴胺对射精功能的效应可能是剂量依赖性的:低剂量时,非选择性 DA 激动剂可抑制性交(减少射精和插入阴道频率),而较高剂量时可缩短射精潜伏期[22]。脊髓多巴胺能神经元位于射精效应中心旁,这表明多巴胺可能直接调节射精功能[37]。促进射精的 DA 受体激动剂和抑制剂已经用于治疗射精障碍,但是,目前这些药物都有锥体外系副作用,限制了它的广泛使用,预计这一领域会有进一步的发展。令人兴奋的是睾酮可以直接或者通过上调 NO 合酶来刺激 MPOA 释放多巴胺,刺激生殖器反射和性动机[38, 39]。**睾酮在多个层面(中枢、外周和内分泌)影响射精,睾酮治疗射精障碍的确切作用机理和潜能的相关临床研究在不断发展[40]。**我们临床研究证实睾酮对射精功能有重要作用,大多数不射精患者的睾酮水平低于射精功能正常者。既往积极的性体验有助于提高多巴胺激动剂的效果,例如 D2/D3 激动剂可增加非接触性勃起的次数[41]。动物实验发现,只有在足够次数的射精后,C-fos 在涉及性反应的脑区的表达才会发生变化,所以这也支持缺乏性经验和射精体验会妨碍性反应改善[42, 43]。而且夜间遗精(nocturnal emissions)和大脑 C-fos 的表达并非一致。D1 激动剂可增加性行为的次数和性驱动力[44]。多巴胺能系统对青春期性欲的获取很重要,氟哌啶醇预处理过的性幼稚大鼠即使暴露在发情期的雌性中,其寻求性行为的次数也会减少。

催产素

实验证据支持大脑中的催产素(oxytocin,OT)对性行为表现的作用,包括阴茎勃起和射精。性高潮时下丘脑释放催产素,给大鼠系统或中枢性使用催产素可缩短大鼠射精潜伏期和射精间隔时间;这种调控作用和多巴胺密切相关,因为 D3 激动剂可以激活大脑催产素受体而诱导射精[46]。催产素还可以调节人类附睾、输精管和前列腺的收缩。收缩运动可能通过血管加压素受体 V_{1A} 调节,明晰其中的复杂关系有助于研发用于治疗射精障碍的催产素激动剂或者拮抗剂[47]。

总之,射精和性高潮是一种神经肌肉活动,它有明确的解剖学和生理学基础。动物实验和临床观察显示:**不射精症可能是中枢和外周神经中的射精中枢解剖损伤,或者神经递质异常的结果。**心理学和精神病学描述的射精焦虑和恐惧有其生物学基础,即皮层下中枢可对脊髓射精中枢产生深度抑制作用。降低中枢和脊髓水平的抑制、增加脊髓发生器兴奋性的药物和行为(强调积极强化和性经验的重要性),是不射精症最为主要的、符合现代整体医学观的治疗方法(图 14.1)。

不射精症患者的评估

必须获取患者详细的发育史、性生活史和既往治疗史,包括处方和自行使用的药物史、手术史、盆底创伤和手术情况。

夜间遗精的存在可排除绝大部分神经源疾病,但不能确诊患者就是单纯的心理性不射精。尽管有人支持夜间遗精患者阴道内不射精有独特的生物学原因,但我们不同意这一观点,从现象学、伦理和宗教信仰的角度看,阴道内射精是完整性交的一部分,其目的是繁衍后代。因此，对大多数有夜间遗精的患者，治疗目的是能够达到阴道内射精，所以这一观点对患者毫无意义。夜间遗精可以辅助治疗不育症，睡前放置避孕套获得精子行宫腔内人工授精已有报道。

包括完整的神经系统检查在内的体检是评估患者的关键。我们医院对首诊患者使用生物感觉阈值（biothesiometry）测定，来排除感觉丧失引起的不射精症。然而，也有其他学者使用热敏感阈值测定的方法，排除生殖器感觉神经元病变[48]。详细、开放的问答式访谈有助于取得患者的信任，因为很多患者担心不射精原因会被直接归于心理问题，而不作进一步的处理，也没有对产生问题原因有所解释。勃起质量按照问卷量表评估，并非所有不射精的患者都有勃起功能障碍。但是指出这一问题很重要，因为勃起功能障碍和不射精患病率升高有关。

对于大多数成年健康男性而言，性兴奋、性高潮和射精不但高度融合，而且同时发生。这使得人们在表述时认为：射精和性高潮是同义词，甚至有些临床和科学文献也这样认为。基于治疗评估不射精患者的经验，我们发现如果不把性功能障碍分解为正常性活动的功能性和解剖性的不同反应阶段来分析，几乎不可能制定不射精症的治疗方案。因此，所谓的射精，是性欲、性兴奋、性高潮、勃起功能和神经肌肉协同运动引起的精液从尿道口排出的过程，这一过程不是单一的动作，而是被分为性活动不同反应阶段，有不同的概念，且可以独立发生（图 14.1 和 14.2）。例如，有时神经肌肉活动和协同射精会不完全匹配，没有精囊、前列腺、球状海绵体肌、膀胱颈的神经肌肉运动无法射精。但是会阴肌（BMC）的神经肌肉运动可以独立发生，而不伴有射精，但可伴有性高潮。我们已经在前列腺癌根治术后的患者身上看到这种情况，他们不能射精，但是仍有性高潮（图 14.1 和 14.7）。

确定不射精是原发性、永久性的，还是近期的、继发性的很重要。对于原发性不射精下一步要确定患者是否有过成功的性高潮。典型的射精发生在持续的性兴奋和性高潮之后（图 14.2）。出于伦理和宗教原因，要确定较年轻患者是否有过性高潮很困难，这些年轻人婚前禁欲，包括手淫，他们从没有在清醒状态下有过性高潮，所以不理解什么是性高潮。常有女性配偶报告患者在阴道内排尿，排尿中枢和射精中枢解剖位置很近，而且共享相似的神经回路，都通过 Onuf 神经核和会阴神经接收感觉信号。缺乏性经验、排尿和射精中枢组织异常、不稳定性膀胱和 Valsalva 动作，多会导致性刺激时不自主地排尿。

在实验室，我们可用经会阴动态高分辨 3D 多普勒超声直接观察和测量性兴奋能力、勃起能力、性高潮情况和射精模式。我们发现在性兴奋时球部尿道持续渐进性扩张（图 14.5 和 14.6），扩张尺度（球部尿道横截面）和性兴奋的水平相匹配。不射精患者即使有坚硬的勃起，其球部尿道横截面经常只有极小的扩展。患者经过 45 分钟性刺激后，仍未发现球部尿道横截面扩张，可诊断为原发性无性高潮的性唤起和射精障碍。只有球部尿道横截面和会阴肌收缩正常的患者才能诊断单纯性射精障碍。这种分类为药物治疗提供更好的选择，针对原发性唤起障碍不射精患者，治疗方法着重在改善内分泌疾病、行为调节、感觉神经病变评估和改善低叶酸和低维生素 B_{12} 症状。行为调节主要有反复强化性快感，减少焦虑感。我们发现抑制性唤起对会阴肌群的自主收缩有负反

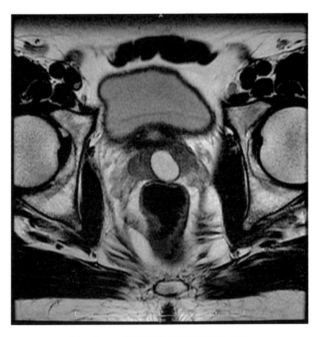

图 14.7　梗阻性前列腺囊肿的 MRI

馈作用,男性绷紧下肢也可收缩会阴肌群(经皮肌电图证实),在"停止—开始"刺激模式中肌电图有明显波动。超声直视下的生物反馈治疗,让患者看到会阴肌群收缩,这对性唤起正常的患者治疗有极大帮助。原发性阴道内不射精的患者经常用过度的力量、坚硬物体甚至衣物来刺激阴茎,对这些病例,通过超声直接观察刺激程度是必不可少的,这可以帮助患者的行为治疗,以实现阴道内射精。在这些患者中,我们使用人造阴道穿窿(手电筒型人造硅胶阴道,Fleshlight),让患者不用过多手上力量就能增强刺激感觉,人造阴道更容易被患者接受,特别是对那些出于宗教和个人原因不想直接接触自己生殖器的患者。**在我们的医院,激素替代治疗结合性行为调节,成功地让 90％性唤起失常的男子实现射精。**

　　性唤起和会阴肌收缩(性高潮时)正常的不射精患者必须先检查性高潮后的尿液,排除逆向射精,如果患者 FSH 升高可能患非梗阻性无精子症(NOA),或者曾行输精管结扎手术,还必须行经直肠超声(TRUS)。有 2 例有性高潮而不射精的患者,我们发现患有原发性的精囊肌原性障碍,所以尽管没有解剖性梗阻也无法射精,2 例患者对电刺激射精无反应,但两者都可穿刺取精,精囊碘造影摄片也证实无射精管梗阻。大多数有性高潮的不射精患者,病因可能是医源性的、神经源性的或者射精管梗阻(大多有少量前列腺液分泌)引起的(图 14.8)。

阴道内不射精症患者的治疗选择

　　不射精症的医疗处理方案包括停止使用干扰射精的药物,开始使用促进射精的药物[49]。
干扰射精药物的类别:抗抑郁药(高达 62％性功能障碍)和 α - 受体阻滞剂[49]。

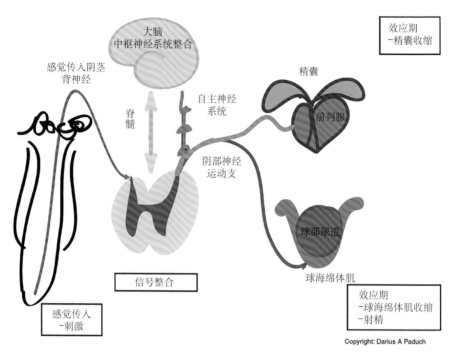

图 14.8　性反应期间神经信号传递

SSRIs(选择性五羟色胺再摄取抑制剂)可使射精延迟和无法泌精,三环类抗抑郁药物(tricyclic antidepressant)和抗多巴胺能药物有中枢性抗肾上腺能效果,α-受体阻滞剂影响膀胱颈的收缩功能。选择性 α-受体阻滞剂坦索罗辛和超选择性 α-受体阻滞剂西洛多辛会更多地影响射精功能,影响可以是中枢性的,也可是外周性的,可能损伤输精管的收缩功能[50,51]。射精力度和治疗效果的反应可以通过患者自行报告的分级方法衡量:0-无可见射精,1-精液溢出,2-精液射落在脐下,3-精液射在脐上(图 14.9)。

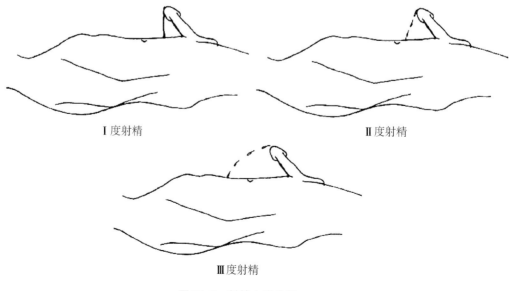

Ⅰ度射精　　　　　　　　　　　　　Ⅱ度射精

Ⅲ度射精

图 14.9　射精力度分级

不射精症的一线治疗药物是拟交感神经药，即 α-受体激动剂（丙咪嗪、米多君、麻黄素、伪麻黄碱）可以用作首选药物。然而，α-受体激动剂诱导顺向射精的总体成功率令人失望。米多君（Midodrine）对逆转不射精且顺向射精疗效最佳，可作为首选药物[10,52]。米多君可明显升高血压，我们使用米多君联合阴茎振动器治疗脊髓损伤的患者，在监护仪的监测下，治疗安全性可以接受，可获得很好的效果，射精率达到89%[53]。

金刚烷胺（amantadine），一种中枢和外周间接刺激多巴胺能神经的激动剂，显示对治疗不射精有疗效[54]。催产素（oxytocin）是一种性高潮时下丘脑释放的肽能类神经调控介质，参与泌精过程[55]，大鼠实验证实催产素可以缩短射精潜伏期和射精后间隔时间[46,47]。催产素也可以调节人类附睾、输精管和前列腺的收缩功能。个案报道使用低剂量鼻内喷洒（buserelin）乙基酰胺（GnRH类似物）对治疗不射精有效。

总之，至今为止，**仍没有发现治疗不射精的特效药物**。过去根据推测认为：药物治疗总体成功率低于电震动器和电刺激射精。无论如何，随着我们对男性性反应神经生理知识的认识拓展，迟早会获得治疗不射精的特效药物。

阴茎震动刺激获得射精的成功率高达70%，此方法可以不用麻醉在诊所操作，也可由患者在家自己完成。振动器放置在阴茎系带处至少3分钟，最佳振幅2.5 mm，频率100 Hz。这种方法需要有完整的脊髓射精反射弧，如果患者脊髓损伤位置低于脊髓射精反射弧，约在胸腰椎T_{10}以下，这个方法无效[56]。联合药物治疗，如服用米多君，可以提高疗效[52]。这一方法的风险是可引起皮肤磨损和糜烂，以及自主神经反射失调，患者自主神经反射失调的发生率高于电刺激射精的患者[57]。阴茎震动刺激激活阴部神经，如果阻止阴部神经纤维可以抑制射精[58]。

电刺激射精术（electroejaculation）广泛用于治疗脊髓损伤后和心理性不射精男性，没有脊髓损伤的患者需在全身麻醉下电刺激射精。**对有脊髓损伤、自主神经反射失调以及 T_6 以上损伤的患者，操作前 10 分钟给予硝苯地平 30 mg 舌下含服，并且整个过程始终都要密切监测血压。**如果治疗过程中患者出现高血压危象，应移除探头终止治疗。术前有很多措施可以提高电刺激射精（EEJ）的效果，包括术前 7 天开始服用速达非（Sudafed）促进射精，枸盐酸钾（Urocit-K）10 mg tid，或者碳酸氢钠 500 mL 术前 12 和 2 小时服用碱化尿液，术前灌肠以优化探头和前列腺周围神经的接触。患者侧卧位或截石位，术前做直肠指检或者肛门镜检查，排除可能存在的损伤。使用不杀伤精子的矿物油润滑导尿管，彻底导尿后缓慢灌入保护精子的缓冲液与 30 mL 的碱性培养基（HamsF-10、20 mmol 的 HEPES 缓冲液和 1% 的人血清白蛋白）。然后可以在直肠内插入电刺激探头（probe），起始刺激电压为 5V，持续 5 秒后立即终止电流，如果没有射精和节律性尿道周围肌肉收缩，等待 20 秒后再次接通刺激电流，电压每次可上调 2.5～5 V，最高至 20～30 V。仔细监测直肠探头温度，超过 40 度需冷却后再插入。射精后，前向射精得到的精子和导尿管内获得的逆向射精的精子分开保存。

电刺激射精术的风险和并发症有：麻醉风险、感染、诱发自主神经反射失调和电刺激部位创伤和热损伤。

电刺激射精收集的精子质量低下。因此，用经电刺激射精收集到的精子做 IVF 和 ICSI 的怀孕率一直比较低。与其他获取精子的方法相比，电刺激射精获得的精子不适用于精子冻存。

其他不射精患者收集精子的方法，有强力前列腺按摩和使用不损伤精子的医用避孕套收集夜间遗精的精液[60,61]。

除了阴茎震动刺激射精和电刺激射精外，对希望获得精子的患者还可行穿刺取精术，包括睾丸穿刺、经皮输精管穿刺和精囊穿刺取精，也可行显微镜下输精管抽吸取精[62,63]。成本-效益分析表明，局部麻醉下行外科取精优于全身麻醉下的电刺激射精取精[64]。

结论

全世界有成千上万的男性被不射精困扰。迄今为止，有关男性性高潮和射精的神经生物学理解还很贫乏，主流医学也不重视这方面的研究，仍无法成功地诊断和治疗这一疾病。本章总结的药理学、神经生物学和动态超声影像学方面的最新进展，提高了获得性医学领域内特效药物"圣杯"的可能性。

总结

在年轻男性中，性唤起、性高潮和射精障碍（AOEDs）较勃起障碍更常见。然而，性唤起、性高潮和射精障碍（AOEDs）的诊断和治疗的研究进展非常有限。引起性高潮和射精问题的原因可能是内分泌疾病、中枢和周围神经系统（CNS，PNS）病变、中枢神经系统发育不全、肌源性失能和外周感觉神经病变，也可能是医源性的药物副作用。客观测量性高潮和射精功能方法的缺乏，阻碍了该疾病评估的进展。对射精神经生物学更深入的了解，将有助于成功治疗男性原发性不射精症。

致谢

本研究受礼来（Eli Lilly）公司和其资助的 Dr. Paduch 和 Alexander Bolyakov 的研究支持。

本章要点

- 性唤起是性活动的生理准备期。
- 性高潮是性兴奋和性快感达到最高峰的主观感受。
- 性高潮障碍是指缺乏性高潮的感受。
- 泌精是指射精前精液分泌到前列腺尿道的过程。
- 不射精是指顺向和逆向射精都缺乏。
- 射精是精液从尿道口正常排出的生理过程。
- 泌精期包含有交感和副交感神经活动，使得精液从精囊和前列腺移出，同时膀胱颈关闭。排精是指球状海绵体肌和坐骨海绵体肌节律性收缩将精液排出的过程。

- 射精的神经肌肉活动受脊髓水平的中枢神经模式发生器调节(CPG)。
- 至今未明：射精中枢神经模式发生器调节(CPG)的信号上传至大脑对产生性高潮是否必须。
- 行走和随意运动也受CPG调节的现象表明：中枢神经模式发生器随年龄增长而发育成熟,所以任何中枢神经系统发育的损伤都会延迟CPG的发育成熟。
- 阴部神经支配在射精的排精期起作用的所有横纹肌。
- 会阴肌群正常收缩对于形成强有力的射精是必须的。
- 不射精可由医源性的药物治疗引起,这些药物干扰 γ-氨基丁酸(gamma-amino butyric acid,GABA)、多巴胺和5-HT在脊髓水平的信号传递。
- 所有不射精的患者必须做糖尿病(DM)筛查。
- 高达1/3脑部创伤(无论是何种创伤)的患者(包括男性和女性),无法和配偶亲密互动,继续性活动。
- 睾酮在多个层面影响射精(中枢、外周和内分泌),有关睾酮治疗射精障碍确切机理和治疗潜能的临床研究,正在不断发展和完善之中。
- 不射精可由中枢和外周神经系统中射精中枢解剖学上损坏引起,也可能由神经递质信号异常引起。
- 梦遗的存在可排除大部分的神经病变,但不意味患者只是单纯的心理性不射精。
- 完整的神经系统检查在内的体检是评估患者的关键。对首诊患者,我们使用生物感觉阈值测定,来排除感觉丧失引起的不射精。
- 不射精的医疗方案包括停用干扰射精的药物,开始使用促进射精的药物。
- 没有特别有效和专一治疗不射精的药物。
- 阴茎震动刺激诱导射精的成功率达到70%。
- 对有脊髓损伤、自主神经反射失调以及 T_6 以上损伤的患者,电刺激射精治疗前10分钟给予硝苯地平30 mg舌下含服,并且整个过程始终都要密切监测血压。电刺激射精收集的精子质量低下。

（钱海宁　孙中义　陈　见　李　朋　译）

参考文献

1. Waldinger MD, Schweitzer DH. Changing paradigms from a historical DSM-Ⅲ and DSM-Ⅳ view toward an evidence-based definition of premature ejaculation. Part Ⅱ: proposals for DSM-V and ICD-11. J Sex Med 2006;3: 693-705.

2. Waldinger MD, Schweitzer DH. Changing paradigms from a historical DSM-Ⅲ and DSM-IV view toward an evidence-based definition of premature ejaculation. Part I: validity of DSMIV-TR. J Sex Med 2006;3: 682-92.

3. Nathan SG. The epidemiology of the DSM-Ⅲ psychosexual dysfunctions. J Sex Marital Ther 1986;12: 267-81.

4. Delavierre D. [Diagnosis of male anorgasmia]. Prog Urol 2008;18: F8-10.

5. Johnson RD. Descending pathways modulating the spinal circuitry for ejaculation: effects of chronic spinal cord injury. Prog Brain Res 2006;152: 415 - 26.

6. Truitt WA, Coolen LM. Identifi cation of a potential ejaculation generator in the spinal cord. Science 2002;297: 1566 - 9.

7. Vera PL, Nadelhaft I. Anatomical evidence for two spinal 'afferentinterneuron-efferent' reflex pathways involved in micturition in the rat: a 'pelvic nerve' reflex pathway and a 'sacrolumbar intersegmental' reflex pathway. Brain Res 2000;883: 107 - 18.

8. Barlow SM, Finan DS, Lee J, Chu S. Synthetic orocutaneous stimulation entrains preterm infants with feeding difficulties to suck. J Perinatol 2008;28: 541 - 8

9. Breedlove SM. Cellular analyses of hormone influence on motoneuronal development and function. J Neurobiol 1986;17: 157 - 76.

10. Safarinejad MR. Midodrine for the treatment of organic anejaculation but not spinal cord injury: a prospective randomized placebo-controlled double-blind clinical study. Int J Impot Res 2009;21: 213 - 20.

11. Dunsmuir WD, Holmes SA. The aetiology and management of erectile, ejaculatory, and fertility problems in men with diabetes mellitus. Diabet Med 1996;13: 700 - 8.

12. Catala M. [How sex dimorphism is established in the spinal nucleus of Onuf?]. Morphologie 1999;83: 5 - 8.

13. Xu C, Giuliano F, Yaici ED, et al. Identifi cation of lumbar spinal neurons controlling simultaneously the prostate and the bulbospongiosus muscles in the rat. Neuroscience 2006;138: 561 - 73.

14. Borgdorff AJ, Bernabe J, Denys P, Alexandre L, Giuliano F. Ejaculation elicited by microstimulation of lumbar spinothalamic neurons. Eur Urol 2008;54: 449 - 56.

15. Fernandez-Guasti A, Larsson K, Beyer C. Effect of bicuculline on sexual activity in castrated male rats. Physiol Behav 1986;36: 235 - 7.

16. Fernandez-Guasti A, Larsson K, Beyer C. Comparison of the effects of different isomers of bicuculline infused in the preoptic area on male rat sexual behavior. Experientia 1985;41: 1414 - 6.

17. Stafford SA, Coote JH. Activation of D2-like receptors induces sympathetic climactic-like responses in male and female anaesthetised rats. Br J Pharmacol 2006;148: 510 - 6.

18. Bleustein CB, Eckholdt H, Arezzo JC, Melman A. Quantitative somatosensory testing of the penis: Optimizing the clinical neurological examination. J Urol 2003;169: 2266 - 9.

19. Dorfman VB, Vega MC, Coirini H. Reduction of the spinal nucleus of the bulbocavernosous volume by experimental diabetes. Brain Res 2004;1019: 265 - 9.

20. Yonezawa A, Ebiko M, Yoshizumi M, et al. Effects of insulin replacement on ejaculatory dysfunction in streptozotocininduced diabetic rats. Int J Urol 2009;16: 208 - 11.

21. Delfi no M, Imbrogno N, Elia J, Capogreco F, Mazzilli F. Prevalence of diabetes mellitus in male partners of infertile couples. Minerva Urol Nefrol 2007;59: 13 - 5.

22. Peeters M, Giuliano F. Central neurophysiology and dopaminergic control of ejaculation. Neurosci Biobehav Rev 2008;32: 438 - 53.

23. Allard J, Truitt WA, McKenna KE, Coolen LM. Spinal cord control of ejaculation. World J Urol 2005;23: 119 - 26.

24. Coolen LM. Neural control of ejaculation. J Comp Neurol 2005;493: 39 - 45.

25. Holstege G. Central nervous system control of ejaculation. World J Urol 2005;23: 109 - 14.

26. Hull EM, Weber MS, Eaton RC, et al. Dopamine receptors in the ventral tegmental area affect motor, but not motivational or reflexive, components of copulation in male rats. Brain Res 1991;

554: 72 - 6.

27. Simerly RB, Swanson LW. The organization of neural inputs to the medial preoptic nucleus of the rat. J Comp Neurol 1986;246: 312 - 42.

28. Simerly RB, Gorski RA, Swanson LW. Neurotransmitter specificity of cells and fibers in the medial preoptic nucleus: An immunohistochemical study in the rat. J Comp Neurol 1986;246: 343 - 63.

29. Marson L. Lesions of the periaqueductal gray block the medial preoptic area-induced activation of the urethrogenital reflex in male rats. Neurosci Lett 2004;367: 278 - 82.

30. Everitt BJ, Cador M, Robbins TW. Interactions between the amygdala and ventral striatum in stimulus-reward associations: studies using a second-order schedule of sexual reinforcement. Neuroscience 1989;30: 63 - 75.

31. Miyagawa Y, Tsujimura A, Fujita K, et al. Differential brain processing of audiovisual sexual stimuli in men: comparative positron emission tomography study of the initiation and maintenance of penile erection during sexual arousal. Neuroimage 2007;36: 830 - 42.

32. Khandelwal DC, Sethi PK, Anand I. Kluver Bucy syndrome. J Assoc Physicians India 2005; 53: 23.

33. Rees PM, Fowler CJ, Maas CP. Sexual function in men and women with neurological disorders. Lancet 2007;369: 512 - 25.

34. Hillegaart V, Ahlenius S. Facilitation and inhibition of male rat ejaculatory behaviour by the respective 5-HT1A and 5-HT1B receptor agonists 8-OH-DPAT and anpirtoline, as evidenced by use of the corresponding new and selective receptor antagonists NAD - 299 and NAS - 181. Br J Pharmacol 1998;125: 1733 - 43.

35. Rehman J, Kaynan A, Christ G, et al. Modification of sexual behavior of Long-Evans male rats by drugs acting on the 5-HT1A receptor. Brain Res 1999;821: 414 - 25.

36. Waldinger MD, Zwinderman AH, Schweitzer DH, Olivier B. Relevance of methodological design for the interpretation of efficacy of drug treatment of premature ejaculation: a systematic review and meta-analysis. Int J Impot Res 2004;16: 369 - 81.

37. Holstege JC, Van Dijken H, Buijs RM, et al. Distribution of dopamine immunoreactivity in the rat, cat and monkey spinal cord. J Comp Neurol 1996;376: 631 - 52.

38. Dominguez JM, Hull EM. Dopamine, the medial preoptic area, and male sexual behavior. Physiol Behav 2005;86: 356 - 68.

39. Dominguez JM, Muschamp JW, Schmich JM, Hull EM. Nitric oxide mediates glutamate-evoked dopamine release in the medial preoptic area. Neuroscience 2004;125: 203 - 10.

40. Corona G, Jannini EA, Mannucci E, et al. Different testosterone levels are associated with ejaculatory dysfunction. J Sex Med 2008;5: 1991 - 8.

41. Wersinger SR, Rissman EF. Dopamine activates masculine sexual behavior independent of the estrogen receptor alpha. J Neurosci 2000;20: 4248 - 54.

42. Kollack-Walker S, Newman SW. Mating-induced expression of c-fos in the male Syrian hamster brain: Role of experience, pheromones, and ejaculations. J Neurobiol 1997;32: 481 - 501.

43. Bialy M, Nikolaev E, Beck J, Kaczmarek L. Delayed c-fos expression in sensory cortex following sexual learning in male rats. Brain Res Mol Brain Res 1992;14: 352 - 6.

44. Beck J, Bialy M, Kostowski W. Effects of D(1) receptor agonist SKF 38393 on male rat sexual behavior and postcopulatory departure in the goal compartment-runway paradigm. Physiol Behav 2002;76: 91 - 7.

45. Lopez HH, Ettenberg A. Haloperidol challenge during copulation prevents subsequent increase in

male sexual motivation. Pharmacol Biochem Behav 2000;67: 387 - 93.

46. Clement P, Peeters M, Bernabe J, et al. Brain oxytocin receptors mediate ejaculation elicited by 7-hydroxy - 2-(di-N-propylamino) tetralin (7-OH-DPAT) in anaesthetized rats. Br J Pharmacol 2008;154: 1150 - 9.

47. Gupta J, Russell R, Wayman C, Hurley D, Jackson V. Oxytocininduced contractions within rat and rabbit ejaculatory tissues are mediated by vasopressin V1A receptors and not oxytocin receptors. Br J Pharmacol 2008;155: 118 - 26.

48. Lefaucheur JP, Yiou R, Colombel M, Chopin DK, Abbou CC. Relationship between penile thermal sensory threshold measurement and electrophysiologic tests to assess neurogenic impotence. Urology 2001;57: 306 - 9.

49. Ohl DA, Quallich SA, Sonksen J, Brackett NL, Lynne CM. Anejaculation and retrograde ejaculation. Urol Clin North Am 2008;35: 211 - 20, viii.

50. Kobayashi K, Masumori N, Hisasue S, et al. Inhibition of seminal emission is the main cause of anejaculation induced by a new highly selective alpha1A-blocker in normal volunteers. J Sex Med 2008;5: 2185 - 90.

51. Michel MC. Alpha1-adrenoceptors and ejaculatory function. Br J Pharmacol 2007;152: 289 - 90.

52. Soler JM, Previnaire JG, Plante P, Denys P, Chartier-Kastler E. Midodrine improves ejaculation in spinal cord injured men. J Urol 2007;178: 2082 - 6.

53. Courtois FJ, Charvier KF, Leriche A, et al. Blood pressure changes during sexual stimulation, ejaculation and midodrine treatment in men with spinal cord injury. BJU Int 2008;101: 331 - 7.

54. Ferraz MR, Santos R. Amantadine stimulates sexual behavior in male rats. Pharmacol Biochem Behav 1995;51: 709 - 14.

55. Ishak WW, Berman DS, Peters A. Male anorgasmia treated with oxytocin. J Sex Med 2008;5: 1022 - 4.

56. Brackett NL. Semen retrieval by penile vibratory stimulation in men with spinal cord injury. Hum Reprod Update 1999;5: 216 - 22.

57. Brackett NL, Ferrell SM, Aballa TC, et al. An analysis of 653 trials of penile vibratory stimulation in men with spinal cord injury. J Urol 1998;159: 1931 - 4.

58. Wieder JA, Brackett NL, Lynne CM, Green JT, Aballa TC. Anesthetic block of the dorsal penile nerve inhibits vibratory-induced ejaculation in men with spinal cord injuries. Urology 2000;55: 915 - 7.

59. Momen MN, Fahmy I, Amer M, et al. Semen parameters in men with spinal cord injury: Changes and aetiology. Asian J Androl 2007;9: 684 - 9.

60. Okada H, Fujisawa M, Koshida M, Kamidono S. Ampullary, seminal vesicular, and prostatic massage for obtaining spermatozoa from patients with anejaculation. Fertil Steril 2001; 75: 1236 - 7.

61. Hovav Y, Kafk a I, Horenstein E, Yaffe H. Prostatic massage as a method for obtaining spermatozoa in men with psychogenic anejaculation. Fertil Steril 2000;74: 184 - 5.

62. Schatte EC, Orejuela FJ, Lipshultz LI, Kim ED, Lamb DJ. Treatment of infertility due to anejaculation in the male with electroejaculation and intracytoplasmic sperm injection. J Urol 2000; 163: 1717 - 20.

63. Kamischke A, Nieschlag E. Treatment of retrograde ejaculation and anejaculation. Hum Reprod Update 1999;5: 448 - 74.

64. Ohl DA, Quallich SA, Sonksen J, Brackett NL, Lynne CM. Anejaculation: an electrifying approach. Semin Reprod Med 2009;27: 179 - 85.

Nancy L. Brackett　Charles M. Lynne　Jens Sonksen　Dana A. Ohl

第十五章

阴茎振动刺激

引言

阴茎振动刺激(penile vibratory stimulation，PVS)是诱导神经功能受损导致的不射精症患者射精的一种方法。男性脊髓损伤(spinal cord injury，SCI)患者是使用该方法的最大群体。**其他类型不射精导致的不育，由于射精中枢先天性的发育不良，和/或由于 PVS 使正常男性阴茎感觉疼痛，导致 PVS 疗效不佳。**综上原因，PVS 几乎全部应用于脊髓损伤的患者，因此本章将主要讨论 PVS 在这类人群中的应用。

世界范围内，脊髓损伤主要由创伤性事件(如车祸、高空坠落、运动性损伤)，或者暴力性事件(如刀刺伤、火器伤)引起，受伤者绝大多数是男性[1-6]。此外，这些伤者大都比较年轻，年龄通常在 16～45 岁之间[1]。对于年轻伤者，性功能和生育能力都非常重要[7]，许多人结婚并希望繁育子代。**脊髓损伤的男性大多无法通过性交射精**[8]，如果要生育子代，只能通过人工授精的方式。

PVS 被推荐为治疗 SCI 导致不射精症的一线治疗[9]。然而，许多中心采用手术取精(surgical sperm retrieval，SSR)代替 PVS 作为脊髓损伤男性获取精子的方法[10]。手术取精后，通常采用侵入性并且昂贵的卵胞浆内单精子注射(intracytoplasmic sperm injection，ICSI)治疗不育。在许多情况下，如果通过 PVS 能获取足够的总活动精子(total motile sperm，TMS)，也可行宫腔内人工授精(IUI)甚至阴道内人工授精(IVI)。SSR 替代 PVS 不是基于循证医学，而是由于从业者缺乏 PVS 的相关知识和使用培训[10]。目前，推荐 SCI 患者使用 PVS，因此要求从业者必须熟悉 PVS 的使用，这种简单的取精方法可以避免不育夫妇的过度治疗。

PVS 历史

振动刺激用于性刺激已有很长的历史。出人意料的是，振动刺激在医学上起初被用来治疗多种两性疾病[12]。首次报道应用 PVS 并诱发男性脊髓损伤患者射精，是使用一只手动按摩器[13]。Brindley[14,15]对男性脊髓损伤患者使用 PVS 进行进一步改良。早期的振动器在脊髓损伤的男性 PVS 应用中，射精成功率较低，有时需要辅以抗胆碱酯酶药物[16,17]。这些药物可引起部分患者恶心呕吐，所以治疗时需要配合服用止吐剂[19]。

1995 年，Sonksen 设计出 SCI 不射精症患者专用的振动按摩器。振动按摩器的设计是基于其对 SCI 不射精患者的研究，他发现 **2.5 mm 的振动幅度（相对于更低振幅）是最佳的诱发射精振幅**[19]。新振动器具有较高的射精成功率，并且大多数情况下无需使用抗胆碱酯酶剂和止吐剂。

PVS 流程

PVS 适用人群

PVS 最适人群是脊髓损伤并具有完整的射精反射弧的男性。PVS 实质上是通过振动按摩器的机械振动刺激阴茎。据推测，外界刺激引起射精反射包括以下过程，首先是阴茎背神经感受刺激，然后信号通过会阴神经传入到脊髓 S_2-S_4 神经节；传出反射传出到 T_{10}-L_2 交感神经链，导致附属性腺分泌及膀胱颈关闭。射精时盆底及尿道周围的肌肉组织的收缩是由阴部神经（$S_2 \sim S_4$）控制。利多卡因阴茎背神经阻滞可抑制脊髓损伤男性 PVS 诱发射精，表明**阴茎背神经是 PVS 诱发 SCI 男性射精所必需**[20]。

成功的 PVS 需要 T_{10} 以下完整的传入、传出神经传导，因此脊髓病变低于 T_{10} 的男性通常不适合进行 PVS。测试球海绵体肌反射（bulbocavernosus reflex，BCR）和髋屈肌反射（hip flexor response，HR），来检测射精反射的完整性，已被证明是预测 PVS 适用人群的有效方法。**BCR 和 HR 反射正常的患者比反射异常的患者 PVS 更易射精**[15,21,22]。BCR 和 HR 在预测低于颈椎水平损伤患者的射精成功方面更有临床价值。例如，T_1 和 T_6 之间脊髓损伤的患者，BCR 和 HR 反应均阳性，PVS 可诱导 94％的患者发生射精反射，两者均阴性的 PVS 没有成功诱导射精的案例。同样，脊髓损伤在 T_7 和 T_{12} 之间，两种反射均存在的男性，67％的可成功诱导射精；两者均无时，则无法诱导成功。与此相反，两个反射的存在，几乎可以预测男性颈髓损伤的水平，两种反射均存在的患者 78％经 PVS 诱导射精成功，而两种反射均不存在的患者仅有 50％可诱导射精成功[21]。

我们观察到 PVS 反应的潜伏期远远超过脊髓损伤后常见的"脊髓休克"期。PVS 可在脊髓损伤后的任何时间进行尝试。如果损伤后 12 至 18 个月 PVS 无反应，患者才被认为是 PVS 诱导射精失败（未发表数据）。

PVS 装置

用于 PVS 的设备各式各样。在许多情况下，可以使用非专业医疗设备诱导射精，如"按摩器"，这类产品通常用于缓解肌肉劳损（图 15.1）。专业的 PVS 振动器应该是能够紧贴阴茎，并且输出 2.5 mm 振幅的振动，从而获得最佳效果。在一篇里程碑式的论文中，振幅被确定为 SCI 男性患者 PVS 射精成功的预测指标[19]，随后的研究证实了这一发现[23,24]。大部分非处方按摩器的振幅低于 2.5 mm。目前，FertiCare®（Multicept A/S，阿尔贝特斯兰，丹麦）是市面上唯一的专门为 SCI 男性设计的振动器装置，它的输出振幅为 2.5 mm。

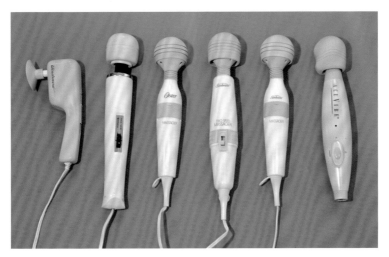

图 15.1 SCI 患者可选用的 PVS 装置种类很多。PVS 成功率最高的是能触压于阴茎上并可维持至少 2.5 mm 振幅的振动装置

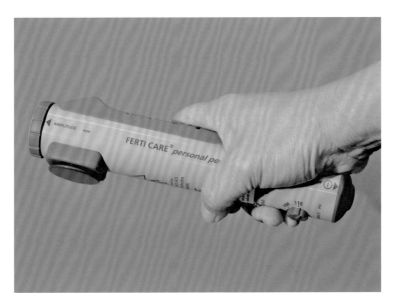

图 15.2 FertiCare，一款专门针对 SCI 男性取精使用的振动器

PVS 目标

对于每位患者，确立 PVS 目标非常重要。如果目标是让患者在家里进行 PVS，即体验性快感或在家尝试人工授精，那么应告知患者和/或夫妇进行 PVS 的安全注意事项，并指导如何进行家庭内人工授精。如果该目标是由临床医生收集精液，那么临床医生应该确保 PVS 的最优化应用。在任一情况下，第一个步骤是评估个体患者 PVS 治疗的风险和有效性。

自主神经反射异常

男性 SCI 患者进行 PVS 的过程中，有可能诱发自主神经反射异常（autonomic

dysreflexia, AD)[25,26]。T_6 以上的脊髓损伤的患者,往往会出现这种情况。**AD 是一种非限制性交感神经放电,被认为是由于受损脊髓平面以下的有害传入刺激信号激发引起的。**传入刺激信号通过交感神经引起肌肉、皮肤和内脏血管床的血管收缩,导致血压持续升高[27]。自主神经反射异常,起病异常骤然,并可出现最极端的紧急情况。如果不及时正确治疗,有可能导致患者癫痫发作、中风,甚至死亡。

为了安全预防 AD,可以在 PVS 开始前 15 分钟预先舌下含化硝苯地平,或者在 PVS 开始前 1 小时口服硝苯地平。首次 PVS,可服用 20 mg 硝苯地平,随后根据 PVS 过程中患者的血压变化调整药物剂量。PVS 过程中血压必须全程监控。在此剂量下,低血压极其罕见,因为大多数脊髓高位损伤男性患者静息时血管已经扩张到最大程度。

PVS 禁忌证

PVS 在某些情况下视为禁忌,如患者有严重的炎症或阴茎龟头异常兴奋,因为 PVS 进一步刺激可能会加重这种状态。禁忌证还包括未经治疗的高血压或心脏疾病,因为 PVS 可能升高血压。植入阴茎假体的患者,PVS 必须仔细监控,因为振动器的压力可能施加在龟头内的假体远端。另外,阴茎近期(即<18 个月)受伤的患者可能对 PVS 反应不良。

患者体位

为了安全和方便的进行 PVS,通常是把患者从轮椅转移到多体位检查台或者医院用床。该检查台应可置于坐位到平卧位的任何一种角度,治疗中便于患者体位变化。一些患者需要特定的体位才容易射精。合适的(也是更安全的)检查台,高度应该与轮椅的高度一致。一些标准检查台不能被降低到轮椅的高度,因此要求患者抬高自己,或者被抬高 20～40 cm 以到达检查台的位置。该操作是危险的。即使有合适的体检台,最好由训练有素的人员转移患者和摆放体位,尤其是高位颈髓损伤、有严重疼痛、肥胖或有脊髓固定装置的患者。如果患者转移存在问题,可以让患者在轮椅上进行 PVS。最重要的是确保安全,在 PVS 过程中患者应该处于相对安全体位,因为可能发生强直痉挛或者其他副反应。

膀胱准备

逆行射精和/或射精时尿液随精液一起排出的患者,需要膀胱准备(直到确定患者射精情况前,这些方面是未知的)。嘱患者膀胱排空,将 12～24 mL 精子洗涤缓冲液缓慢灌输膀胱。PVS 之前,该准备工作应尽快完成(不超过 10 分钟),以尽量减少膀胱内尿液积聚。

耻骨上留置导尿管的患者应作如下处理。首先,原有的导尿管应更换为新的无菌导尿管,以防止旧尿管灌洗残留物和细菌的污染。然后,用等量生理盐水冲洗膀胱,直到确认流出液体中无沉淀物。精子洗涤液重复灌洗 1～2 次。最后,膀胱中保留 12～24 mL 精子洗涤液。PVS 过程中夹闭导尿管。尿道口应放置精液收集杯,不排除 PVS

过程中出现顺行射精可能。

人员配置

参与 PVS 的专业人员的数量取决于患者病情的复杂程度。例如,最复杂的情况下,可能需要 3 名专业人员,一名专业人员负责拿着阴茎上的振动器,一名收集精液,第三名注意患者可能出现的症状。但是,在大多数情况下,1~2 名专业人士就可以安全有效地照看患者,特别是有些患者 PVS 过程可以自己手持取精杯。根据夫妇的意愿,配偶也可以协助完成 PVS,例如手持精液收集杯。

振动器的消毒与灭菌

同一振动器在不同患者间可反复使用,在患者使用前,需进行必要的清洁或灭菌。有些振动器如 FertiCare,与患者接触的元件可以拆卸下来清洁或消毒。其它一些振动器,与患者接触的部分不可拆卸;此类振动器 PVS 过程中头部可覆盖一个无菌、无杀精剂的避孕套,以保持卫生,如 Male-Factor Pak(Fertility Technology Resources,Marietta,GA)(图 15.3)。避孕套套在振动器表面相对较好,因为套在阴茎会降低阴茎的感觉,而且患者阴茎的敏感性比常人有所降低,会进一步降低取精成功率。此外,使用精液采样杯比避孕套能获取更高比例的精液,获取更多精液常常意味着获取更多的精子用于授精。

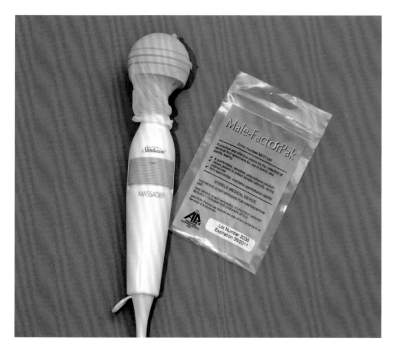

图 15.3 如果多名患者使用同一振动装置,装置在患者间使用前需进行清洁和消毒。如果振动装置头部较难清洗,可以套盖一层对精子无药物作用的避孕套,例如 Male-Factor Pak。不同患者使用装置前需注意更换避孕套,以防患者间交叉污染

振动器的放置和时间

PVS 过程中，患者可保持仰卧位、斜卧位或坐位。**振动器应放置在龟头，贴近阴茎背部或系带部**（图 15.4）。放置在阴茎中部或会阴部效果不理想。放置在睾丸位置会造成损害。患者的体位和振动器的放置，有时是根据患者的舒适度，有时是为寻求诱发射精最佳位置而设定。应用振动器时，要使用恒定压力，除非患者有阴茎植入物（见 PVS 的禁忌症）。患者使用反馈有利于改进振动器使用，因为有些患者可以发现 PVS 过程中容易射精的振动器放置位置。

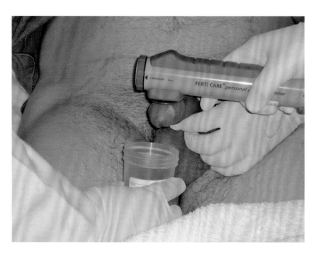

图 15.4　振动装置可以放置于阴茎龟头背部（如图示）或者阴茎系带处。取精杯收集射出的精液用于检测或者人工授精

为了监测阴茎皮肤变化，建议 PVS 过程按照以下流程。PVS 进行 2～3 分钟，然后停止 1 分钟，检查阴茎皮肤。重复以上步骤，总共 15 分钟。如果出现以下情况应停止 PVS，阴茎皮肤出血或水肿，患者的血压升高到危险的临界值，患者要求停止，或者已诱导射精。PVS 使用超过 15 分钟，可能导致阴茎皮肤破裂。

典型患者的反应

振动器刺激阴茎后，可出现某些生殖器外的躯体反应。**应告知患者及其家属可能发生的情况，以免对反应发生恐慌。**

脊髓损伤平面以下的反应

四肢有典型性痉挛的患者，损伤水平以下肢体可以看到广泛加重的肌痉挛。这些痉挛可能非常强烈。**四肢应轻柔防护以防止碰到周围物体造成外伤，但不应该强行固定，因为可能导致脆弱的骨骼断裂。**PVS 过程结束时，患者可能会经历一段不定时间的无痉挛期，这种"松弛状态"可能会持续几分钟到几小时。

颈椎或胸椎上段水平损伤的患者，PVS 可能导致腹部肌肉不规则或间歇性紧缩，其作用力往往强大到足以引起病人向前弯曲。肋间肌也可能收紧，造成患者呼吸困难。

肌肉收缩一般很少严重到需要停止治疗；但是，如果患者感到焦虑，通常需要停止 PVS，并告知患者该情况比较常见，然后恢复 PVS 程序。

随着 PVS 刺激的进行，**腹部肌肉的不规则收缩可能会变的有节律性，更加频繁，更加强有力**，这预示着射精即将到来。通常，此时阴茎仍保持松弛，如果是这样的话，阴茎可能突然勃起。这时勃起是射精来临的标志，预示射精即将来临。需要强调的是，**单单勃起不是射精的良好预测指标。例如，不出现勃起也可以射精，勃起也可能不发生射精**。如果腹部收缩后阴茎勃起，通常预示射精到来。

对中、低段胸椎水平损伤的患者应注意：脊髓损伤平面以下较少有腹部肌肉组织神经支配，上述症状很少看见。即使颈椎水平损伤的患者，有时也无法表现出所有这些"典型"反应。

损伤平面以上的反应

T_6 以上水平损伤的患者可能会遇到轻度不良症状，如出汗、面部潮红、喉咙部胀满感。这些症状可能发生在相对安全的血压水平，但此时患者血压高于平时血压。应使用自动血压监测仪，每一分钟检测一次血压。收缩压 140 mmHg 和舒张压 100 mmHg 设为血压报警值。很显然，在血压报警设置水平以下患者出现临床症状比较麻烦。因此，PVS 过程中，询问患者的感觉非常重要。

射精失败的定义

射精失败的定义未达成共识。大多情况下，取决于临床医生的经验。以下信息可能有助于指导医生确定患者射精失败。正如前述"PVS 设备"中，振动器输出至少 2.5 mm 振幅可以达到最佳的射精成功率。BCR 和 HR 反应正常患者，比反应不正常者更易获取精子（参考"PVS 适用人群"）。如果一个振动器无法诱发射精，PVS 中可以采用辅助方法促进射精。例如使用两个振动器包夹阴茎[28]（图 15.5），PVS 联合腹部电刺激[29]，PVS 前口服磷酸二酯酶 5 抑制剂[30—32]，或口服 α-肾上腺素能激动剂米多君[33]。

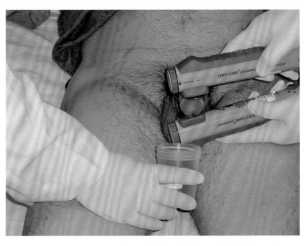

图 15.5 如果使用一台振动装置依然无法射精，可采用 2 台装置同时进行 PVS。患者耐受良好[27]。

如果患者初诊，而患者射精的各项预测指标良好（即伤害的脊髓平面较高，受伤时间超过 18 个月，BCR 和 HR 反射正常，有节律的腹部收缩），但是仍不射精，最好另改时间重复取精过程。

逆行射精

一项有 211 名 SCI 男性患者的 PVS 研究发现，逆行射精都伴随有顺行射精，而电刺激取精则常发生逆行射精[23]。另一项研究观点与之相同[34]，而 Sonksen[19] 的报道显示少数病例 PVS 仅发生逆行射精没有顺行射精。因此，何时有必要检查是否有逆行射精？ 如果获取精液目的是人工授精，患者第一次就诊应检查膀胱，确定是否有逆行射精（确诊病史），如果顺行射精量少（<0.5 mL），或者精子计数比预料的低（比以往的检测结果显著降低）应行膀胱检查，确定是否有逆行射精。如果最近 PVS 没有顺行射精，或者已经获取辅助受孕过程所需的活动精子，就没有必要置入导尿管检查膀胱。

检查是否有逆行射精，需要插入导尿管，然后用精液洗涤液灌洗膀胱，以提取可能已经粘附于膀胱底部的精液残留物，从而获取最初不易排出的精液。如果第一次灌洗效果不佳，可行第二次灌洗。

PVS 成功率

根据既往研究资料，SCI 男性患者 PVS 射精成功率差别很大（19％～96％）[19,35]。分析认为，上述结果差异可能是由于使用设备和患者人群不同造成。而针对振动器振动幅度和患者脊髓损伤层面的分层研究结果表明，患者取精成功率比较一致。

例如，有篇综述报道了 1701 例 PVS 病例，其中 SCI 412 例。88％的神经损伤平面在 T_{10} 或者 T_{10} 以上的患者，使用 2.5 mm 振幅的振荡器成功取精[10]。另一项前瞻性研究包括了 41 例脊髓损伤平面在 T_{10} 以上的男性，采用 2.5 mm 振幅刺激，获得了相似成功率（83％）[19]。另有文献报道 34 例 T_{10} 平面以上男性 SCI 患者，采用最佳振幅 PVS，获得 81％的取精成功率[24]。

患者脊髓损伤平面在 T_{11} 或者 T_{11} 以下，或者采用振幅低于 2.5 mm 的刺激，PVS 取精成功率则明显降低。例如脊髓损伤平面（C_3 - L_3）相同的 211 例患者，采用较大振幅刺激的取精成功率（54.5％）要高于较小振幅刺激的成功率（39.9％）。脊髓损伤平面在 T_{11} 或者低于 T_{11} 并采用 1.66 mm 振幅的刺激，取精成功率最低（17％）[23]。另一项研究选择了脊髓损伤平面为 C_3 至 L_1 的 25 例患者，重复测量比较不同振动幅度的取精成功率，结果发现 1.0 mm 振幅的成功率为 32％，而 2.5 mm 的振幅的成功率高达 96％[19]。不同患者采用相同振动器（2.5 mm 振幅），脊髓损伤平面在 T_{11} 或以下的患者只有 12％取精成功，而损伤平面在 T_{10} 或以上的患者成功率高达 81％[24]。

脊髓损伤男性的精液质量

大量研究表明，相对于神经系统完整的健康男性，脊髓损伤男性精液质量受到一定的损伤[36—39]。这些患者的精液参数特征是精子浓度正常，精子活力和存活率下降[10]。

与未损伤对照组比较，最初获取的精子活力和存活率较低，并随着时间的推移迅速下降[11]。有研究显示，脊髓损伤男性的精子正常形态率降低[36]。大多数脊髓损伤男性除了存在大部分精液参数的损伤外，也常伴有白细胞精子症[40—42]。最近研究表明，和正常男性比较，脊髓损伤男性的精子 DNA 损伤增加[36,43]。

少数脊髓损伤男性可通过自慰取精[10]。有趣的是，脊髓损伤男性通过 PVS 获得的精液质量与自慰取精相仿。比较相同脊髓损伤患者 PVS 和自慰取精，获取精液参数无显著性差异[44]。另有研究，比较两个不同分组脊髓损伤患者 PVS 和自慰取精结果，精液参数同样没有任何差异[45]。**然而，和电刺激射精（EEJ）相比较，多数研究表明，PVS 取精精液质量优于 EEJ。**例如，Brackett 等[46]的研究结果显示，脊髓损伤男性通过 PVS 获得精子的活动率和前向运动精子的比率要显著高于 EEJ 取精，两种方法获取的精子浓度类似。这些结果是通过组内与组间比较获得的[46]。

Ohl 等[47]研究获得相似的结果。在这项交叉设计实验中，11 名脊髓损伤患者分别通过 PVS 和 EEJ 获取精液。研究结果表明，PVS 和 EEJ 顺行射精精子数量没有区别，但 PVS 顺行射精获取精子的活力、存活率、总活动精子数和仓鼠卵穿透能力比 EEJ 获取的精子质量更好。相对于 PVS，EEJ 逆行射精方法可获得更多的精子。另一项研究中，Restelli 等[36]发现，脊髓损伤男性通过 PVS 获得的精子活动力显著高于 EEJ 获取的精子。

除了 PVS 和 EEJ，其他方法也被用于 SCI 患者精子的获取。某些情况下可以使用前列腺按摩，但获取的活动精子总数变化较大[48—50]。目前尚不清楚该方法应用于脊髓损伤男性的恰当时机。在不具有 PVS 或 EEJ 设备的情况下，可行前列腺按摩。

外科取精（surgical sperm retrieval，SSR）是从睾丸组织获取精子的方法。手术方法包括睾丸精子抽吸术（testicular sperm aspiration，TESA），显微镜下附睾精子抽吸术（micro-surgical epididymal sperm aspiration，MESA），经皮附睾精子抽吸术（percutaneous epididymal sperm aspiration，PESA），以及从输精管抽吸精子等多种技术[51—54]。与 PVS、EEJ 或前列腺按摩不同，SSR 并非专门用于治疗不射精症。相反，SSR 是主要用于无精子症获取精子的方法。脊髓损伤男性使用 SSR 作为取精方法目前尚存在争议[10,55]。

脊髓损伤的男性精液质量差的原因尚不完全清楚。精子浓度正常，活力低的典型特征在一般人群并不多见。因此，生活方式被认为是导致此问题的可能原因，如射精频率低、阴囊温度升高、膀胱处理方法不当，损伤时间亦是脊髓受损男性精液质量变差的原因之一。随后的研究表明，简单的"生活方式因素"并不能完全解释这个问题，如受伤男性和正常男性的阴囊温度相似[56]，即使频繁的射精，精液质量仍低于正常[57—60]。损伤后精液质量并不会随时间渐进性下降[62]。

精浆成分改变可能与此相关。脊髓损伤男性精浆中的所有成分测得的浓度与对照组显著不同，明确反映出脊髓损伤男性的精浆发生异常改变[63—66]。脊髓损伤男性的精浆成分浓度异常与精子活力低下是否有关，还要通过实验来证明。研究发现，中和脊髓损伤男性精液中异常高浓度的特定细胞因子有助于改善精子活力，这表明细胞毒性细胞因子可能是造成脊髓损伤男性精子活力低下的原因[67,68]。考虑到大多数脊髓损伤的男性精液中含有较高浓度的活化 T 淋巴细胞，这些细胞可能是细胞因子的来源[69]。

精浆主要由前列腺和精囊分泌。有证据表明，脊髓损伤男性的这些腺体可能功能失调。有报道称，脊髓损伤男性的精子在精囊部位的运送和储存出现异常[70]。脊髓损伤男性精囊功能异常被认为是精液颜色不正常的原因[71]。脊髓损伤大鼠模型提供了精囊功能障碍的组织学证据，包括急性炎症、血管扩张和上皮细胞白细胞迁移[72]。

一些研究表明，与年龄相同的正常健康男性比较，脊髓损伤男性前列腺较小[73,74]。实验动物前列腺去神经支配后，前列腺的生长、细胞形态和功能均发生变化[75,76]。目前已证实，脊髓损伤男性精浆中前列腺特异性抗原的浓度比正常对照组低[77—79]。

睾丸因素也可能导致脊髓损伤男性的精液质量下降[36,80]。**综合所有可能因素，这可能是由睾丸及其附属性腺混合因素造成的。**平时大量接触这类病人的医生，会遇到一些精液质量极端变化的患者，从无精子症到精液参数正常。但是，多数患者的精液质量表现为单纯的弱精子症。

夫妇治疗

PVS、EEJ 和 SSR 三种方式取精后，脊髓损伤的男性进行辅助受孕应该选择哪种方式呢？基于已有资料，决定就非常明了。获得精液后进行相应的检查，如果排除女方因素，辅助生殖技术（assisted reproductive technologies，ART）的选择很大程度上依赖于可用活动精子总数（total motile sperm count，TMSC）。TMSC 越高可供选择的辅助生殖方式就越多。例如，操作简单、成本相对较低的阴道内人工授精（intravaginal insemination，IVI）和/或宫腔内人工授精（intrauterine insemination，IUI）。若 TMSC 高于 500 万（特别是高于 1 000 万）选择人工授精更容易，而 TMSC 低于百万甚至数千时要慎重考虑是否选择人工授精[81]。

但是，有些医生直接把 SSR 和 ICSI 作为治疗脊髓损伤后不射精症的首选治疗方案。调查显示，PVS 或 EEJ 不作为首选的原因是设备缺乏和/或缺乏必要的技术训练[10]。目前尚不清楚为什么医生没有培训 PVS 和 EEJ 技术。可能的原因是，脊髓损伤后不射精的男性仅占不育男性很小一部分，而无精子症占不育症比例要大得多。因此，医生必须具备必要的设备并掌握使用方法，才能适应不同患者群体的需求。

另一个可能的原因是 PVS 或 EEJ 不能获得医疗保险支付，或者 PVS 和 EEJ 比手术取精获得更少的医疗保险支付。此外，手术取精获得的总活动精子数较低，只能采用比较昂贵的辅助生殖技术——ICSI。

调查发现，34% 和 54% 的生殖中心不为男性脊髓损伤的夫妇提供 IUI 或 IVI。不提供或者不对患者解释 PVS、EEJ、IVI 或者 IUI 相关的知情同意，而这恰恰是高质量医疗服务的重要环节。遵照医学伦理和相关法律，医生有责任明确地告知患者可能的治疗方案。美国医学会（AMA）概述了医生和病人之间的沟通过程，并指出医生与病人讨论知情同意的内容既是对医生的伦理要求也是法律义务[82]。AMA 制定的知情同意的纲要如下：

- 治疗或者治疗过程的风险和益处；

- 替代治疗方案,无论其成本,还是保险可覆盖范围,或者医生做不做该手术;
- 治疗方案或者程序改变后的风险和益处;
- 不接受治疗方案或程序的风险和益处。

即使预后不良,也必须向患者解释治疗方案和其预后差的原因[83]。提供有关 PVS、EEJ、IVI 和 IUI 的相关信息,实现最大的知情同意,让脊髓损伤男性充分了解可能的治疗方案。

不熟悉 PVS 或 EEJ 的医生,可能更关注两种方式的取精的成功率或者获取的最大精子数。有实验证实,451 名脊髓损伤的男性中,95％的患者通过 PVS 或者 EEJ 获取精子。有的中心不愿因少数患者而投巨资,购买电刺激取精设备。**大部分脊髓损伤的患者可以通过比较便宜的振动器获取精子(FertiCare 大约 800 美元),而且可以获取足够的精子做 IVI 或者 IUI。**一项包括 1701 例患者的 PVS 研究结果显示:总精子数 $5 \sim 10 \times 10^6 /mL$ 占 10％,$10 \sim 20 \times 10^6 /mL$ 的占 12％,大于 $20 \times 10^6 /mL$ 的占 43％。因此,65％的 PVS 治疗可以获取 $5 \times 10^6 /mL$ 以上的总精子数。

脊髓损伤的男性 PVS 获取的精子行 IVI 或 IUI 治疗后可获得满意的怀孕率[84—88]。考虑到 IVI 和 IUI 的花费(200～600 美元),相比 IVF 和 ICSI(8000～12000 美元)要低,脊髓损伤的男性应被告知可行 IVI 和 IUI。

关于家庭人工授精的注意事项:大多数夫妇希望尽可能以最自然的方法来怀孕。男性脊髓损伤的家庭也不例外。在进行比较复杂的有效治疗如 SSR、IVF、ICSI 前,可指导许多脊髓损伤的男性及其配偶应尝试使用家庭内 PVS 加 IVI,以通过这种方法怀孕[86,89—93]。对于当今社会的许多夫妻,应指导他们实施家庭内人工授精。

家庭人工授精的最适人群是可持续进行 PVS 治疗,并且治疗过程中可控制任何不良并发症(如不良反应等)的患者。在指导患者夫妇在家收集精液前,应在医院收集并在临床评估男性的顺行射精精液是否有足够的总精子数。脊髓损伤男性行阴道内人工授精并成功妊娠所需的总精子数的最低值尚未统一界定,关于在选择更为高级的辅助受孕方式前应该尝试 IVI 的周期数,临床医生对此要讨论制定一个指南。配偶应评估是否有任何输卵管或子宫疾病以及正常的排卵周期,并应告知在家预测排卵的方法。

对于脊髓损伤位于或者高于 T_6 的男性,应指导如何预防和控制不良反应。建议方案:PVS 前 1 小时口服硝苯地平。硝苯地平剂量应预先在医院确定。然后根据医院制定的方案放置振动器,并在既定时间内诱导射精。患者配偶应该被告知注意观察阴茎皮肤变化,如果阴茎皮肤出血、变红、肿胀或者患者出现不良反应症状及时停止 PVS。

精液必须收集到一个干净的样品杯。然后抽入注射器的针筒。注射器插入阴道深部,类似于卫生棉塞放置的位置。注射器到位后,推动注射器的活塞,将精液送递到阴道内。有些医院建议注射完后,女性保持平卧位 15～30 分钟,以通过重力作用帮助精液保持在阴道内。然而,尚无数据表明平卧体位会增加怀孕率。

最近的一项多中心研究报道了 169 例 SCI 男性 PVS 后配偶自行阴道内人工受精[94]。男性的平均年龄为 32 岁(22～44 岁)。研究对象配偶为健康非 SCI 妇女,排除女性不育因素(平均年龄 29 岁,范围 19～36 岁)。**169 对夫妇中,73 对(43％)夫妇 99 次临床妊娠并分娩 87 名健康婴儿(85 个单胎妊娠,1 对双胞胎)。**3 名女性已怀孕。平均怀孕时间为 1.2 年（0.1～8.2 年）。其中 9 对夫妇共发生 10 次流产。PVS 或家庭受精过程中无并发症发生。

　　基于上述迄今为止最大规模研究结果，我们可以认为，脊髓损伤的男性，精液参数正常且配偶完全健康，PVS 后配偶自行阴道内人工授精是一种可行并且经济的辅助受孕方法。

结论

　　脊髓损伤的患者绝大多数是年轻人，生儿育女对他们来讲极其重要。10%～15% 脊髓损伤的患者可通过性交或手淫射精。而其余患者，当需要获取精液时，PVS 是治疗男性脊髓损伤导致不射精症的一线疗法。据报道，T_{10} 或其以上脊髓损伤的男性，通过此方法 80% 或更多的患者可成功取精。脊髓损伤在 T_{11} 或更低的男性取精成功率为 10%～15%。1701 名脊髓损伤的患者参与的 PVS 实验结果表明，虽然脊髓损伤的男性精液质量受损显著，但是在可顺行射精患者中，65% 的可取得足够的总活动精子（即大于 $5 \times 10^6/mL$），并可行宫腔内人工授精。25% 的患者可获取活动精子，但总精子数不超过 $5 \times 10^6/mL$（即足够行 IVF/ICSI），而仅 10% 的患者无顺行射精。

　　PVS 简单易学，需要专用设备少。唯一的显著并发症是自主神经异常反射，通过评估患者的危险因素，给予预防性治疗，并且在术中密切监测血压变化。

　　对于脊髓损伤的患者，PVS 是一种安全、可靠、高效获得精液的技术。这种方法使患者能够采用家庭受精、宫腔内人工授精或更先进的辅助生殖技术并达到怀孕目的成为可能，而不是直接采用 IVF/ICSI 方式怀孕。

本章要点

- 除脊髓损伤外，其他类型的不射精性不育大多对 PVS 反应不良。
- 脊髓损伤的男性大多数无法通过正常性交射精。
- PVS 是推荐治疗脊髓损伤引起的不射精症的一线疗法。
- 2.5 mm 的振动幅度（相对于低振幅）是诱发 SCI 患者射精的最佳振幅。
- PVS 的最适人群是脊髓损伤并具有完整的射精反射弧的男性。
- 通过 PVS 诱导射精的脊髓损伤的男性必须具有阴茎背神经。
- 球海绵体肌反射和髋关节反射正常的患者相比较反射不正常的患者通过 PVS 更容易获取精子。
- PVS 可引起自主神经反射异常。
- 自主神经反射异常（AD）是交感神经非自主、非可控性放电，最严重时可能危及患者生命。
- 预先给予硝苯地平可安全控制 AD。
- 近期阴茎损伤的患者（即<18 个月）对 PVS 反应较差。
- 对于可能发生逆行射精的患者，术前行膀胱准备。
- 避孕套覆盖在振动器表面，诱导射精效果优于覆盖在阴茎上。

- 振动器应该放置在患者阴茎龟头背部或系带处。
- 应告知相应的并发症,以免发生其他躯体反应时家属惊慌失措。
- 应注意防止患者四肢撞到周围人,但是强行固定有可能导致骨折
- 腹部收缩可能变得有节律,更加频繁和更加有力,预示着射精即将到来。
- 仅仅观察阴茎勃起不是一个良好的预测射精的指标。
- 非勃起状态可以射精,勃起可不伴有射精。
- 通过对 211 名脊髓损伤的男性 PVS 研究发现,逆行射精伴随顺行射精发生。
- SCI 男性精液质量特点是浓度正常,活力和存活率异常。
- 与 EEJ 相较,研究表明 PVS 获取精子的质量更优良。
- 脊髓损伤的男性精液质量变差的原因尚不完全清楚,可能是睾丸和附属性腺共同作用的结果。
- 大部分 SCI 患者使用价格低廉的振动器(FertiCare,大约 800 美元)可诱导射精,并可获得足够的精子数进行 IVI 或者 IUI。
- 65% 的患者实验中可取得足够的活动精子(即大于 5×10^6/mL)。
- SCI 的男性通过 IVI 和 IUI 可以获得较高妊娠率。
- 总体而言:169 对夫妇中,73 对(43%)夫妇 99 次临床妊娠并分娩 87 名健康婴儿(85 个单胎妊娠,1 对双胞胎)。

(刘玉林　王　翔　李　朋　译)

参考文献

1. National SCI Statistical Center. Spinal Cord Injury: Facts and Figures at a Glance 2008. http://www. spinalcord. uab. edu/(accessed June 16,2008).
2. O'Connor P. Incidence and patterns of spinal cord injury in Australia. *Accident Analysis and Prevention* 2002;34: 405 - 15.
3. Kuptniratsaikul V. Epidemiology of spinal cord injuries: A study in the Spinal Unit, Siriraj Hospital, Th ailand, 1997 - 2000. *J Med Assoc Th ailand* 2003;86: 1116 - 21.
4. Mena Quinones PO, Nassal M, Al Bader KI, et al. Traumatic spinal cord injury in Qatar: an epidemiological study. *The Middle East Journal of Emergency Medicine* 2002;1: 1 - 5.
5. Kondakov EN, Simonova IA, Poliakov IV. The epidemiology of injuries to the spine and spinal cord in Saint Petersburg, Russia. *Zhurnal Voprosy Neirokhirurgii Imeni N-N-Burdenko* 2002;2: 50 - 3.
6. Igun GO, Obekpa OP, Ugwu BT, et al. Spinal injuries in the plateau state, Nigeria. *East African Medical Journal* 1999;76: 75 - 9.
7. Anderson KD. Targeting recovery: priorities of the spinal cord-injured population. *J Neuotrauma* 2004;21: 1371 - 83.
8. Bors E, Comarr AE. Neurological disturbances of sexual function with special reference to 529 patients with spinal cord injury. *Urol Surv* 1960;10: 191 - 222.
9. Ohl DA, Quallich SA, Sonksen J, et al. Anejaculation and retrograde ejaculation. *Urol Clin North Am* 2008;35: 211 - 20, viii.

10. Kafetsoulis A, Brackett NL, Ibrahim E, et al. Current trends in the treatment of infertility in men with spinal cord injury. Fertil Steril 2006a; 86: 781 - 9.

11. Brackett NL, Santa-Cruz C, Lynne CM. Sperm from spinal cord injured men lose motility faster than sperm from normal men: The effect is exacerbated at body compared to room temperature. *J Urol* 1997b; 157: 2150 - 3.

12. Riordan T. A history of the vibrator. http://www.slate.com/id/2121835/, posted July 5, 2005 (accessed January 11, 2009).

13. Comarr AE. Sexual function among patients with spinal cord injury. *Urol Int* 1970;25: 134 - 68.

14. Brindley GS. Reflex ejaculation under vibratory stimulation in paraplegic men. Paraplegia 1981; 19: 299 - 302.

15. Brindley GS. The fertility of men with spinal injuries. *Paraplegia* 1984;22: 337 - 48.

16. Chapelle PA, Blanquart F, Puech AJ, et al. Treatment of anejaculation in the total paraplegic by subcutaneous injection of physostigmine. *Paraplegia* 1983;21: 30 - 6.

17. Jesionowska H, Hemmings R. Good-quality semen recovered from a paraplegic man with physostigmine salicylate treatment: A case report . *J Reprod Med* 1991;36: 167 - 9.

18. Ver Voort SM. Ejaculatory stimulation in spinal-cord injured men. [Review]. *Urology* 1987;29: 282 - 9.

19. Sonksen J, Biering-Sorensen F, Kristensen JK. Ejaculation induced by penile vibratory stimulation in men with spinal cord injuries: The importance of the vibratory amplitude. *Paraplegia* 1994;32: 651 - 60.

20. Wieder J, Brackett N, Lynne C, et al. Anesthetic block of the dorsal penile nerve inhibits vibratory-induced ejaculation in men with spinal cord injuries. *Urology* 2000;55: 915 - 7.

21. Bird VG, Brackett NL, Lynne CM, et al. Reflexes and somatic responses as predictors of ejaculation by penile vibratory stimulation in men with spinal cord injury. *Spinal Cord* 2001;39: 514 - 9.

22. Ohl DA, Sonksen J. Penile vibratory stimulation and electroejaculation. In Hellstrom WJG, ed. *Male Infertility and Sexual Dysfunction*. New York: Springer-Verlag New York, Inc; 1997: 219 - 29.

23. Brackett NL, Ferrell SM, Aballa TC, et al. An analysis of 653 trials of penile vibratory stimulation on men with spinal cord injury. *J Urol* 1998b; 159: 1931 - 4.

24. Ohl DA, Menge AC, Sonksen J. Penile vibratory stimulation in spinal cord injured men: Optimized vibration parameters and prognostic factors. *Arch Phys Med Rehab* 1996a; 77: 903 - 5.

25. Ekland MB, Krassioukov AV, McBride KE, et al. Incidence of autonomic dysreflexia and silent autonomic dysreflexia in men with spinal cord injury undergoing sperm retrieval: Implications for clinical practice. *J Spinal Cord Med* 2008;31: 33 - 9.

26. Claydon VE, Elliott SL, Sheel AW, et al. Cardiovascular responses to vibrostimulation for sperm retrieval in men with spinal cord injury. *J Spinal Cord Med* 2006;29: 207 - 16.

27. Karlsson AK. Autonomic dysfunction in spinal cord injury: Clinical presentation of symptoms and signs. *Prog Brain Res* 2006;152: 1 - 8.

28. Brackett NL, Kafetsoulis A, Ibrahim E, et al. Application of 2 vibrators salvages ejaculatory failures to 1 vibrator during penile vibratory stimulation in men with spinal cord injuries. *J Urol* 2007b; 177: 660 - 3.

29. Kafetsoulis A, Ibrahim E, Aballa TC, et al. Abdominal electrical stimulation rescues failures to penile vibratory stimulation in men with spinal cord injury: A report of two cases. *Urol* 2006b; 68: 204 - 11.

30. Giuliano F，Hultling C，El Masry WS，et al. Randomized trial of sildenafil for the treatment of erectile dysfunction in spinal cord injury. Sildenafi l Study Group. *Ann Neurol* 1999;46：15 – 21.

31. Giuliano F，Rubio-Aurioles E，Kennelly M，et al. Efficacy and safety of vardenafil in men with erectile dysfunction caused by spinal cord injury. *Neurology* 2006;66：210 – 6.

32. Giuliano F，Sanchez-Ramos A，Lochner-Ernst D，et al. Efficacy and safety of tadalafi l in men with erectile dysfunction following spinal cord injury. *Arch Neurol* 2007;64：1584 – 92.

33. Soler JM，Previnaire JG，Plante P，et al. Midodrine improves orgasm in spinal cord-injured men：The effects of autonomic stimulation. *J Sex Med* 2008;5：2935 – 41.

34. Ohl DA，Menge AC，Sonksen J. Penile vibratory stimulation in spinal cord injured men：Optimized vibration parameters and prognostic factors. *Arch Phys Med Rehabil* 1996;77：903 – 5.

35. Sonksen J，Ohl DA. Penile vibratory stimulation and electroejaculation in the treatment of ejaculatory dysfunction. *Int J Androl* 2002;25：324 – 32.

36. Restelli AE，Bertolla RP，Spaine DM，et al. Quality and functional aspects of sperm retrieved through assisted ejaculation in men with spinal cord injury. *Fertil Steril* 2009;91(3)：819 – 25.

37. Utida C，Truzzi JC，Bruschini H，et al. Male infertility in spinal cord trauma. *Int Braz J Urol* 2005;31：375 – 83.

38. Brown DJ，Hill ST，Baker HW. Male fertility and sexual function after spinal cord injury. *Prog Brain Res* 2006；152：427 – 39.

39. DeForge D，Blackmer J，Garritty C，et al. Fertility following spinal cord injury：a systematic review. *Spinal Cord* 2005;43：693 – 703.

40. Basu S，Lynne CM，Ruiz P，et al. Cytofluorographic identification of activated T-cell subpopulations in the semen of men with spinal cord injuries. *J Androl* 2002;23：551 – 6.

41. Trabulsi EJ，Shupp-Byrne D，Sedor J，et al. Leukocyte subtypes in electroejaculates of spinal cord injured men. *Arch Phys Med Rehabil* 2002;83：31 – 3.

42. Aird IA，Vince GS，Bates MD，et al. Leukocytes in semen from men with spinal cord injuries. *Fertil Steril* 1999;72：97 – 103.

43. Brackett NL，Ibrahim E，Grotas JA，et al. Higher sperm DNA damage in semen from men with spinal cord injuries compared with controls. *J Androl* 2008a；29：93 – 9.

44. Toussaint D，Roth EJ，Chen D，et al. Comparison of semen quality obtained by vibratory stimulation and masturbation. *Hum Reprod* 1993;8：1067 – 9.

45. Brackett NL，Lynne CM. The method of assisted ejaculation affects the outcome of semen quality studies in men with spinal cord injury：A review. *Neurorehab* 2000;15：89 – 100.

46. Brackett NL，Padron OF，Lynne CM. Semen quality of spinal cord injured men is better when obtained by vibratory stimulation versus electroejaculation. *J Urol* 1997a；157：151 – 7.

47. Ohl DA，Sonksen J，Menge AC，et al. Electroejaculation versus vibratory stimulation in spinal cord injured men：Sperm quality and patient preference. *J Urol* 1997;157：2147 – 9.

48. Engin-Uml SY，Korkmaz C，Duru NK，et al. Comparison of three sperm retrieval techniques in spinal cord-injured men：Pregnancy outcome. *Gynecol Endocrinol* 2006;22：252 – 5.

49. Momen MN，Fahmy I，Amer M，et al. Semen parameters in men with spinal cord injury：Changes and aetiology. *Asian J Androl* 2007;9：684 – 9.

50. Arafa MM，Zohdy WA，Shamloul R. Prostatic massage：a simple method of semen retrieval in men with spinal cord injury. *Int J Androl* 2007;30(3)：170 – 3.

51. Craft I，Tsirigotis M. Simplifi ed recovery，preparation and cryopreservation of testicular spermatozoa. *Hum Reprod* 1995;10：1623 – 6.

52. Tsirigotis M，Pelekanos M，Beski S，et al. Cumulative experience of percutaneous epididymal

sperm aspiration (PESA) with intracytoplasmic sperm injection. *J Assist Reprod Genet* 1996;13: 315 - 9.

53. Haberle M, Scheurer P, Muhlebach P, et al. Intracytoplasmic sperm injection (ICSI) with testicular sperm extraction (TESE) in non-obstructive azoospermia: Two case reports. *Andrologia* 1996;28 (Suppl 1): 87 - 8.

54. Westlander G, Hamberger L, Hanson C, et al. Diagnostic epididymal and testicular sperm recovery and genetic aspects in azoospermic men. *Hum Reprod* 1999;14: 118 - 22.

55. Brackett NL, Lynne CM, Attia GR, et al. Treatment of infertility in men with spinal cord injury: Medical progress and ethical considerations. *Top Spinal Cord Inj Rehabil* 2008b; 13: 120 - 33.

56. Brackett NL, Lynne CM, Weizman MS, et al. Scrotal and oral temperatures are not related to semen quality or serum gonadotropin levels in spinal cord-injured men. *J Androl* 1994; 15: 614 - 9.

57. Sonksen J, Ohl DA, Giwercman A, et al. Effect of repeated ejaculation on semen quality in spinal cord injured men. *J Urol* 1999;161: 1163 - 5.

58. Hamid R, Patki P, Bywater H, et al. Effects of repeated ejaculations on semen characteristics following spinal cord injury. *Spinal Cord* 2006;44: 369 - 73.

59. Siosteen A, Forssman L, Steen Y, et al. Quality of semen after repeated ejaculation treatment in spinal cord injury men. *Paraplegia* 1990;28: 96 - 104.

60. Das S, Dodd S, Soni BM, et al. Does repeated electro-ejaculation improve sperm quality in spinal cord injured men? *Spinal Cord* 2006;44: 753 - 6.

61. Ohl DA, Denil J, Fitzgerald-Shelton K, et al. Fertility of spinal cord injured males: Eff ect of genitourinary infection and bladder management on results of electroejaculation. *J Am Paraplegic Soc* 1992;15: 53 - 9.

62. Brackett NL, Ferrell SM, Aballa TC, et al. Semen quality in spinal cord injured men: Does it progressively decline post-injury? *Arch Phys Med Rehabil* 1998a; 79: 625 - 8.

63. Hirsch IH, Jeyendran RS, Sedor J, et al. Biochemical analysis of electroejaculates in spinal cord injured men: Comparison to normal ejaculates. *J Urol* 1991;145: 73 - 6.

64. Odum L, Sonksen J, Biering Sorensen F. Seminal somatostatin in men with spinal cord injury. *Paraplegia* 1995;33: 374 - 6.

65. Zhu J, Brackett NL, Aballa TC, et al. High seminal platelet-activating factor acetylhydrolase activity in men with spinal cord injury. *J Androl* 2006;27: 429 - 33.

66. Maher AD, Patki P, Lindon JC, et al. Seminal oligouridinosis: Low uridine secretion as a biomarker for infertility in spinal neurotrauma. *Clin Chem* 2008;54: 2063 - 6.

67. Cohen DR, Basu S, Randall JM, et al. Sperm motility in men with spinal cord injuries is enhanced by inactivating cytokines in the seminal plasma. *J Androl* 2004;25: 922 - 5.

68. Brackett NL, Cohen DR, Ibrahim E, et al. Neutralization of cytokine activity at the receptor level improves sperm motility in men with spinal cord injuries. *J Androl* 2007a; 28: 717 - 21.

69. Basu S, Aballa TC, Ferrell SM, et al. Infl ammatory cytokine concentrations are elevated in seminal plasma of men with spinal cord injuries. *J Androl* 2004;25: 250 - 4.

70. Ohl DA, Menge A, Jarow J. Seminal vesicle aspiration in spinal cord injured men: Insight into poor semen quality. *J Urol* 1999;162: 2048 - 51.

71. Wieder JA, Lynne CM, Ferrell SM, et al. Brown-colored semen in men with spinal cord injury. *J Androl* 1999;20: 594 - 600.

72. Dashtdar H, Valojerdi MR. Ultrastructure of rat seminal vesicle epithelium in the acute phase of spinal cord transection. *Neurol Res* 2008;30: 487 - 92.

73. Frisbie JH, Kumar S, Aguilera EJ, et al. Prostate atrophy and spinal cord lesions. *Spinal Cord* 2006;44: 24 - 7.

74. Hvarness H, Jakobsen H, Biering-Sorensen F. Men with spinal cord injury have a smaller prostate than men without. *Scand J Urol Nephrol* 2007;41: 120 - 3.

75. Wang JM, McKenna KE, McVary KT, et al. Requirement of innervation for maintenance of structural and functional integrity in the rat prostate. *Biol Reprod* 1991;44: 1171 - 6.

76. Martinez-Pinero L, Dahiya R, Nunes LL, et al. Pelvic plexus denervation in rats causes morphologic and functional changes of the prostate. *J Urol* 1993;150: 215 - 8.

77. Lynne CM, Aballa TC, Wang TJ, et al. Serum and seminal plasma prostate specific antigen (PSA) levels are different in young spinal cord injured men compared to normal controls. *J Urol* 1999;162: 89 - 91.

78. Brasso K, Sonksen J, Sommer P, et al. Seminal plasma PSA in spinal cord injured men: A preliminary report. *Spinal Cord* 1998;36: 771 - 3.

79. Alexandrino AP, Rodrigues MA, Matsuo T. Evaluation of serum and seminal levels of prostate specific antigen in men with spinal cord injury. *J Urol* 2004;171: 2230 - 2.

80. Huang HF, Li MT, Wang S, et al. Effects of exogenous testosterone on testicular function during the chronic phase of spinal cord injury: Dose effects on spermatogenesis and Sertoli cell and sperm function. *J Spinal Cord Med* 2004;27: 55 - 62.

81. Van Voorhis BJ, Barnett M, Sparks AE, et al. Effect of the total motile sperm count on the efficacy and cost-effectiveness of intrauterine insemination and in vitro fertilization. *Fertil Steril* 2001;75: 661 - 8.

82. American Medical Association (AMA) Informed Consent. http: //www. ama-assn. org/ama/pub/category/4608. html (accessed July 31,2008).

83. ASRM. Fertility treatment when the prognosis is very poor or futile. *Fertil Steril* 2004;82: 806 - 10.

84. Biering-Sorensen F, Laeessoe L, Sonksen J, et al. The effect of penile vibratory stimulation on male fertility potential, spasticity and neurogenic detrusor overactivity in spinal cord lesioned individuals. *Acta Neurochir Suppl* 2005;93: 159 - 63.

85. Ohl DA, Wolf LJ, Menge AC, et al. Electroejaculation and assisted reproductive technologies in the treatment of anejaculatory infertility. *Fertil Steril* 2001;76: 1249 - 55.

86. Rutkowski SB, Geraghty TJ, Hagen DL, et al. A comprehensive approach to the management of male infertility following spinal cord injury. *Spinal Cord* 1999;37: 508 - 14.

87. Pryor JL, Kuneck PH, Blatz SM, et al. Delayed timing of intrauterine insemination results in a signifi cantly improved pregnancy rate in female partners of quadriplegic men. *Fertil Steril* 2001; 76: 1130 - 5.

88. Heruti RJ, Katz H, Menashe Y, et al. Treatment of male infertility due to spinal cord injury using rectal probe electroejaculation: The Israeli experience. *Spinal Cord* 2001;39: 168 - 75.

89. Sonksen J, Sommer P, Biering-Sorensen F, et al. Pregnancy after assisted ejaculation procedures in men with spinal cord injury. *Arch Phys Med Rehab* 1997;78: 1059 - 61.

90. Lochner-Ernst D, Mandalka B, Kramer G, et al. Conservative and surgical semen retrieval in patients with spinal cord injury. *Spinal Cord* 1997;35: 463 - 8.

91. Nehra A, Werner M, Bastuba, et al. Vibratory stimulation and rectal probe electroejaculation as therapy for patients with spinal cord injury: semen parameters and pregnancy rates. *J Urol* 1996; 155: 554 - 9.

92. Dahlberg A, Ruutu M, Hovatta O. Pregnancy results from a vibrator application,

electroejaculation, and a vas aspiration programme in spinal cord injured men. *Hum Reprod* 1995；10：2305 - 7.

92. Elliott S. Sexual dysfunction and infertility in men with spinal cord disorders. In Lin V, ed. *Spinal Cord Medicine*：Principles and Practice. New York：Demos Medical Publishing；2003：349 - 65.

94. Sonksen J, Lochner-Ernst D, Brackett NL, et al. Vibratory ejaculation in 169 spinal cord injured men and home insemination of their partners. *J Urol* 2008；179：656.

第十六章

射精障碍的治疗

Dana A. Ohl, Susanne A. Quallich, Jens Sønksen, Nancy L. Brackett, Charles M. Lynne

引言

在众多引发男性不育的疾病中,射精障碍并不常见。如果诊疗得当的话,往往能获得良好的治疗效果。本章重点阐述射精障碍的诊断和治疗。

正常射精

精液由多个器官的分泌产物混合而成,其中精囊液占主要部分(约 2/3),剩余的主要成分来自前列腺液。精囊分泌的蛋白可以导致精液凝固[1],而前列腺特异性抗原则可以分解这些蛋白而导致精液液化。来自睾丸的精子及尿道球腺的分泌物仅占精液体积的 1%～2%[2]。

射精间期,精子储存在附睾尾部[3]。偶尔在长期禁欲或是疾病状态下,精子可以向精道远端迁移或是储存在精囊内[4,5]。在射精的时候,精子沿输精管排出,与精囊液汇集后,经由射精管进入前列腺部尿道,并在此处与前列腺液汇集,进而蓄积下来。射精管进入前列腺部尿道的开口位于膀胱颈和尿道外括约肌之间,精阜的两侧。

性功能受很多神经的调控。来自外生殖器的感觉刺激经由阴茎背神经传至脊髓中枢(S2-4),阴茎勃起由发自 S2-4 的副交感神经控制,而射精则由发自 T10-L2 的交感神经控制。而尿道周围肌的收缩则由发自 S2-4 的阴部神经的躯体纤维控制[6]。

性刺激时,尿道周围肌收缩,尿道球腺分泌物被挤出尿道外口,产生"射精前奏"(Pre-ejaculate);随着性刺激继续进行,尿道周围的骨骼肌张力性收缩,其强度很大,随后才是真正意义上的射精。缺少了此种高强度的骨骼肌收缩,射精无法完成[7]。

在尿道周围骨骼肌张力性收缩后几秒钟内,膀胱颈口的平滑肌也会强力收缩而关闭尿道内口,射精器官收缩促使精液泄入后尿道,随后在尿道周围肌的不自主而节律性收缩作用下,精液向前射出体外。膀胱颈部/尿道内括约肌的收缩对于防止逆行射精至关重要[8]。

射精障碍的病因(表 16.1)

早泄是很常见的性功能障碍之一,大样本的横断面研究显示其发病率高达 31%[9]。

早泄的特征性表现是插入前或插入后短时间内射精，不受患者主观控制，导致患者本人和/或配偶焦虑及沮丧。秒表测定研究显示阴道内射精潜伏期（IELT）低于1.5分钟提示临床早泄[10]。

早泄可以是终生的，对于这些患者行为治疗往往无效，这提示可能存在潜在的神经性疾病[11,12]；也可以是获得性的，多不伴有神经性疾病，对行为治疗的反应也比较好[13]。

特发性不射精主要表现为性活动时不射精。此种情况下，无论是性交还是自慰，无论何种性刺激，均无法让患者达到射精。然而，很多患者会出现间歇性遗精，提示射精反射完好[14]。出现遗精时，患者会苏醒，并可以体会到射精的感觉。尽管部分病例可以找到神经性疾病的证据，大多数均属于心理性因素[15]。

表16.1 射精障碍的分类
早泄
特发性不射精/性感缺失病
逆行射精
神经源性不射精

Perelman[16]最近报道，有些患者在性活动时无法达到高潮，而自慰时仍可以射精，其主要原因是特殊的自慰癖好或自慰过度。

逆行射精主要由于射精时膀胱颈口无法关闭，精液逆流进入膀胱。通常情况下，逆行射精的患者射精反射正常，有射精时的高潮感，但无精液排出，高潮后的尿液由于混有精液而呈云雾状。

α受体阻滞剂，例如治疗前列腺增生的坦索洛新、阿夫唑嗪，均可以导致逆行射精，但是往往仍伴有前向射精。非选择性的α受体阻滞剂，例如多沙唑嗪、特拉唑嗪也有此类副作用[17]。

膀胱颈部手术可以导致逆行射精，TURP或经尿道前列腺消融术最为常见[18,19]。膀胱颈口Y-V整形术也可以导致逆行射精，但现在临床已很少使用。

另外，逆行射精也可以由神经性疾病引发，此时与神经源性不射精症的机制类似。肾上腺素能神经是否完全损伤决定着射精障碍的程度，例如糖尿病性神经病变。**早期糖尿病导致的肾上腺素能神经病变轻微可以表现为逆行射精，而到了后期病变加重则会导致不射精。**

神经源性不射精由各种神经性病变引起，不同的原发病可以导致不同的临床表现。某些情况下可以出现射精反射启动障碍，也可以表现为射精反射和高潮感正常，而仅仅由于肾上腺素能神经损伤而导致不能射精障碍。详见下述：

脊髓损伤（SCI）可以导致勃起和射精功能障碍。通常情况下，勃起障碍可以得到有效的治疗，而即便是性交成功，多数患者也很难射精[20]。更为糟糕的是，此类患者的精液质量很差。**仅5%的患者可以在没有药物干预的情况下成功受孕。**

后腹膜淋巴结清扫（RPLND）是许多睾丸肿瘤患者整体治疗的重要组成部分。**经典的根治性切除术中，控制射精的节后交感神经元都要被清除，势必导致无法射精**[21]。保留神经的RPLND可以有效的防止此类并发症[22]，但仍无法避免，尤其是化疗后或是淋巴结广泛转移的病例。其他影响交感神经的后腹膜手术也可以出现射精障碍，例如主动脉置换术[23]。尽管人们多认为RPLND经常导致逆行射精，但是最常见的并发症却是不射精[24]。

血糖控制不理想的**糖尿病患者**发生神经病变的风险很高[25]，可以表现为勃起功能障碍，也可以导致膀胱颈口关闭障碍和射精障碍[26]。**通常情况下病情逐渐加重，表现为**

部分性逆行射精、完全性逆行射精、不射精[27]。

其他中枢或周围神经病变可导致射精障碍。这些病变主要包括：脊柱裂、多发性硬化、横断性脊髓炎、以及血管性脊髓损伤。

药物也可以影响神经功能而导致射精障碍。α受体阻滞剂多导致逆行射精，偶尔也会引发不射精。另外，**抗抑郁药可以导致高潮障碍，进而无法射精**[28]。

射精障碍的评估

既往病史对于射精障碍的诊断非常有价值，但是患者由于没有体验过正常的射精过程而很难准确描述自己的病症。早泄常被误认为正常的现象，而高潮感觉正常的患者，也只有在射精后尿检发现精子时才被诊断为逆行射精。勃起功能障碍和射精障碍常常会被混为一谈，因此在做出诊断之前，必须对核心问题作出准确评估。

诸如脊髓损伤等明显的神经性疾病很容易被诊断，而包括糖耐量异常等细微因素，则需要详细检查才能被发现。偶然情况下，主诉射精障碍的患者最终被诊断为潜在性糖尿病，因此在最初阶段，糖尿病相关的其他症状就应该被列入筛查范围。另外，细微的感觉或运动系症状也有助于发现不明原因的神经系疾病。

体格检查应该包括睾丸体积、输精管触诊、尿道外口体检等，而血清 FSH 及睾酮测定则对于评价睾丸生精功能有一定价值。

能够前向射精的患者需要进行精液分析，而没有前向射精或射精量少的患者需要进行射精后尿检找精子。

射精障碍性不育症的处理

早泄

早泄主要是一种性功能障碍疾病，只有插入阴道前就射精的早泄才会导致不育。而对于此类患者收集精液后，在家中自行人工授精也往往可以成功受孕。目前，治疗早泄的主要药物是选择性 5-羟色胺再摄取抑制剂（SSRIs）。

特发性不射精

性治疗一直以来是治疗特发性不射精的一种选择。但多数报道认为其疗效欠佳。对于此类患者，为了生育，多数需要采用诱导射精或是外科取精联合辅助生殖技术。

逆行射精

因为药物而诱发的逆行射精，例如 α 受体阻滞剂，需要停药；正在使用坦索洛新的患者也可以换用阿夫唑嗪，用以提高前向射精量[17]。

拟交感类药物可以增加膀胱颈口收缩的压力而促使逆行射精转变为前向射精[29]，尤其对于诸如糖尿病性神经病变等引发的渐进性逆行射精[30]。某些情况下，拟交感类药物可以促使不射精的患者，转为逆行或前向射精。

如果药物治疗失败，可以收集射精后的尿液，经过处理后获得的精子可以用于人工授精。由于尿液对于精子有毒性作用，可以在收集尿液前 12 小时和 2 小时给予 500 mg 的碳酸氢钠，用以碱化尿液。自慰取精前，留置导尿，排空膀胱，有助于获得完整的精液标本而提高活动精子的产量。逆行射精所得的精子必须经过处理才可用于人工授精。

神经源性不射精

对于药物治疗无效的不射精患者，可以考虑借助人工途径获取精子联合辅助生殖技术而获取子代。可供选择的取精途径包括：阴茎振动刺激取精、电刺激取精、以及外科途径取精。

射精障碍患者的取精方法

阴茎振动刺激取精(PVS)

此种方法的成败取决于是否具有完好的低位脊髓反射。操作非常简单，充分刺激阴茎，启动射精反射。**最佳的适用人群是 T9 以上的脊髓损伤患者**，此类患者的感觉传入（经阴茎背神经至 S2 - 4）、脊髓间交互（S2 - 4 与 T10 - L2 之间）、交感传出（T10 - L2）、尿道周围肌控制（S2 - 4，阴部神经）均保持完好无损。髋屈肌反射以及球海绵体反射正常有助于预测 PVS 的成功[31]。

振动器初始设置参数为 2.5 mA、100 Hz[32]。对于自主神经反射异常而易于血压升高的患者，操作前可以给予硝苯地平 10～20 mg，舌下含服[33]。振动器置于阴茎系带处，持续刺激，直至射精（见图 16.1）。一旦射精，刺激立刻停止，避免自主神经反射过度。通常在射精前会出现肌肉的紧张性收缩，最多持续刺激 3 分钟，一次操作可以多次射精，但每次射精后需要停止刺激，间隔 1 分钟。PVS 的并发症包括自主神经反射过度

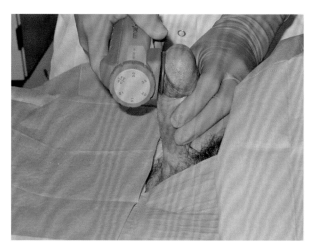

图 16.1   阴茎振动器置于阴茎系带处

和阴茎皮肤损伤。

　　PVS 获取的精子可以用于人工授精、试管婴儿（体外受精，IVF 或是卵胞浆内单精子注射，ICSI）、甚至家庭自行人工授精[34]。

电刺激取精（EEJ）

　　电刺激取精对于任何原因导致的不射精症都有效（表 16.2）。目前唯一的 FDA 批准的电刺激取精装置是 Seager 电刺激取精仪（Dalzell Medical Systems，The Plains，VA），如图 16.2 和图16.3。对于脊髓损伤引发的射精障碍，EEJ 时无需麻醉，而对于感觉完好的患者则需要使用全身麻醉。局部麻醉由于会阻滞 EEJ 时的神经传导而不能使用。

表 16.2　适用于电刺激取精的不射精症

脊髓损伤
后腹膜淋巴结清扫术后
糖尿病性神经病变
多发性硬化
脊柱裂
老年性不射精症
心理性不射精症
儿童癌症患者

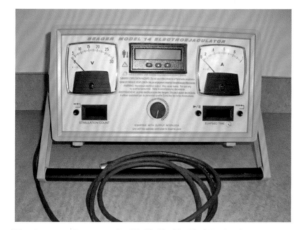

图 16.2　Seager 电刺激取精仪（Dalzell Medical Systems，The Plains，VA）

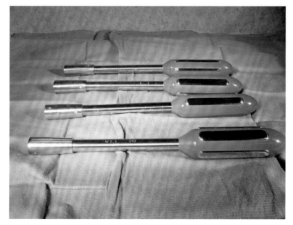

图 16.3　Seager 电刺激取精仪（Dalzell Medical Systems，The Plains，VA），不同型号的直肠探头

对于易于发生自主神经反射异常的患者,操作前需要给予硝苯地平 10～30 mg 舌下含服[33]。另外,操作前和后均需进行直肠镜检查。开始刺激前,需要留置导尿,并注入碳酸氢钠以碱化尿液;直肠探头置入直肠内,开始波段性刺激;收集前向和逆行射精所得的产物。

刺激模式:起始强度 5 伏,刺激 5 秒;停顿(往往在停顿时出现射精);增加刺激强度 2.5～5 伏,同时监控探头的温度。此种刺激模式可以提高前向射精量[7,35]。

EEJ 获得的精子可以用于人工授精或是试管婴儿(体外受精,IVF 或是卵胞浆内单精子注射,ICSI)[36]。

外科取精

不射精症患者可以通过外科途径获取精子,包括经皮穿刺取精手术或是开放手术,之前的相关章节也有所提及。此种方法获得的精子数量少且活动力差,通常需要借助 ICSI 技术才能受孕成功,因此费用较贵,术前需要慎重考虑。

成本效益分析

对于脊髓损伤(SCI)患者,首选 PVS,因其易于被患者接受,且获取的精子质量较好[37,38];失败后可以选择 EEJ。对于需要麻醉的 EEJ,成本分析显示选择经皮或开放手术取精联合 IVF/ICSI 更为合理[36]。总而言之,感觉完好的脊髓损伤或非脊髓损伤患者均可以选择 EEJ,但也可以直接采用外科取精联合体外受精获取子代。

本章要点

- 射精障碍在男子不育症的病因中不常见,但其治愈率很高。
- 射精过程由发自 T10 到 L2 的交感神经控制。
- 早泄是一种常见的性功能障碍,但很少导致不育。
- 特发性不射精多具有心理性因素,行为治疗效果差,多需要借助辅助生殖技术获取子代。
- 逆行射精多缘于膀胱颈口关闭障碍,可以给予拟交感类药物进行治疗,也可以收集尿液中的精子联合辅助生殖技术获取子代。
- 神经源性不射精可以采用阴茎振动刺激取精、电刺激取精、或是外科取精,再联合辅助生殖技术获取子代。
- 成本效益分析显示,脊髓损伤患者首选阴茎振动刺激取精、次选电刺激取精,外科取精是终极选择。
- 对于电刺激取精时需要麻醉的患者而言,直接选择外科取精联合 ICSI 更为合理。

(陈向锋　李　铮　刘智勇　李　朋　译)

参考文献

1. Robert M, Gagnon C. Semenogelin I: a coagulum forming, multifunctional seminal vesicle protein. *Cellular Molec Life Sci* 1999;55(6-7): 944-60.

2. Chughtai B, Sawas A, O'Malley RL, et al. A neglected gland: A review of Cowper's gland. *Int J Androl* 2005;28(2): 74-7.

3. Prins GS, Zaneveld LJ. Radiographic study of fluid transport in the rabbit vas deferens during sexual rest and after sexual activity. *J Reprod Fertil* 1980;58(2): 311-9.

4. Jarow JP. Seminal vesicle aspiration in the management of patients with ejaculatory duct obstruction. *J Urol* 1994;152(3): 899-901.

5. Ohl DA, Menge AC, Jarow JP. Seminal vesicle aspiration in spinal cord injured men: Insight into poor sperm quality. *J Urol* 1999;162(6): 2048-51.

6. Thomas AJ Jr. Ejaculatory dysfunction. *Fertil Steril* 1983;39(4): 445-54.

7. Soksen J, Ohl DA, Wedemeyer G. Sphincteric effects during penile vibratory ejaculation and electroejaculation in men with spinal cord injuries. *J Urol* 2001;165(2): 426-9.

8. Bohlen D, Hugonnet CL, Mills RD, et al. Five meters of H2O: the pressure at the urinary bladder neck during human ejaculation. *Prostate* 2000;44(4): 339-41.

9. Laumann EO, Paik A, Rosen RC. Sexual dysfunction in the United States: Prevalence and predictors. *JAMA* 1999;281(6): 537-44.

10. Waldinger MD, Zwinderman AH, Olivier B, Schweitzer DH. Proposal for a definition of lifelong premature ejaculation based on epidemiological stopwatch data. *J Sex Med* 2005;2(4): 498-507.

11. Colpi GM, Fanciullacci F, Beretta G, et al. Evoked sacral potentials in subjects with true premature ejaculation. *Andrologia* 1986;18(6): 583-6.

12. Fanciullacci F, Colpi GM, Beretta G, et al. Cortical evoked potentials in subjects with true premature ejaculation. *Andrologia* 1988;20(4): 326-30.

13. Shull GR, Sprenkle DH. Retarded ejaculation reconceptualization and implications for treatment. *J Sex Marital Ther* 1980;6(4): 234-6.

14. Hovav Y, Dan-Goor M, Yaffe H, et al. Nocturnal sperm emission in men with psychogenic anejaculation. *Fertil Steril* 1999;72(2): 364-5.

15. Geboes K, Steeno O, De Moor P. Primary anejaculation: Diagnosis and therapy. *Fertil Steril* 1975;26(10): 1018-20.

16. Perelman MA. Unveiling retarded ejaculation. *J Urol* 2006;175(Suppl 4): 430.

17. Hellstrom WJ, Sikka SC. Effects of acute treatment with tamsulosin versus alfuzosin on ejaculatory function in normal volunteers. *J Urol* 2006;176(4): 1529-33.

18. Dunsmuir WD, Emberton M. There is significant sexual dysfunction following TURP. *BJU* 1996;77(Suppl 1): 39-40.

19. Thorpe AC, Cleary R, Coles J, et al. Written consent about sexual function in men undergoing transurethral prostatectomy. *Br J Urol* 1994;74(4): 479-84.

20. Søksen J, Biering-Søensen F. Fertility in men with spinal cord or cauda equina lesions. *Sem Neurol* 1992;12(2): 106-14.

21. Kedia KR, Markland C, Fraley EE. Sexual function after high retroperitoneal lymphadenectomy. *Urol Clin North Am* 1977;4(3): 523-8.

22. Donohue JP, Foster RS, Rowland RG, et al. Nerve-sparing retroperitoneal lymphadenectomy with preservation of ejaculation. *J Urol* 1990;144(2): 287-91.

23. Weinstein MH, Machleder HI. Sexual function after aorto-iliac surgery. *Ann Surg* 1975;181(6):

787 – 90.

24. Kedia KR, Markland C, Fraley EE. Sexual function following high retroperitoneal lymphadenectomy. *J Urol* 1975;114(2)：237 – 9.

25. Genuth S. Insights from the diabetes control and complications trial/epidemiology of diabetes interventions and complications study on the use of intensive glycemic treatment to reduce the risk of complications of type 1 diabetes. *Endocr Pract* 2006;12(Suppl 1)：34 – 41.

26. Sexton WJ, Jarow JP. Effect of diabetes mellitus upon male reproductive function. *Urology* 1997；49(4)：508 – 13.

27. Dunsmuir WD, Holmes SA. The aetiology and management of erectile, ejaculatory, and fertility problems in men with diabetes mellitus. *Diabet Med* 1996;13(8)：700 – 8.

28. Montejo AL, Llorca G, Izquierdo JA, et al. Incidence of sexual dysfunction associated with antidepressant agents：A prospective multicenter study of 1022 outpatients. *J Clin Psychiatry* 2001;62 (Suppl 3)：10 – 21.

29. Kamischke A, Nieschlag E. Update on medical treatment of ejaculatory disorders. *Int J Androl* 2002 ; 25(6)：333 – 44.

30. Gilja I, Parazajder J, Radej M, Cvitkovi P, Kovaci M. Retrograde ejaculation and loss of emission：Possibilities of conservative treatment. *Eur Urol* 1994;25(3)：226 – 8.

31. Bird VG, Brackett NL, Lynne CM , et al. Refl exes and somatic responses as predictors of ejaculation by penile vibratory stimulation in men with spinal cord injury. *Spinal Cord* 2001;39 (10)：514 – 9.

32. Søksen J, Biering-Søensen F, Kristensen JK. Ejaculation induced by penile vibratory stimulation in men with spinal cord lesion：The importance of the vibratory amplitude. *Paraplegia* 1994;32(10)：651 – 60.

33. Steinberger RE, Ohl DA, Bennett CJ, et al. Nifedipine pretreatment for autonomic dysreflexia during electroejaculation. *Urology* 1990;36(3)：228 – 31.

34. Ohl DA, Quallich SA, Sonksen J, Brackett NL, Lynne CM. Anejaculation：An electrifying approach. *Sem Reproductive Med* 2009;27(2)：179 – 85.

35. Brackett NL, Ead DN, Aballa TC, et al. Semen retrieval in men with spinal cord injury is improved by interrupting current delivery during electroejaculation. *J Urol* 2002;167(1)：201 – 3.

36. Ohl DA, Wolf LJ, Menge AC, et al. Electroejaculation and assisted reproductive technologies in the treatment of anejaculatory infertility. *Fertil Steril* 2001;76(6)：1249 – 55.

37. Ohl DA, Søksen J, Menge AC, et al. Electroejaculation versus vibratory stimulation in spinal cord injured men：sperm quality and patient preference. *J Urol* 1997;157(6)：2147 – 9.

38. Brackett NL, Padron OF, Lynne CM. Semen quality of spinal cord injured men is better when obtained by vibratory stimulation versus electroejaculation. *J Urol* 1997;157(1)：151 – 7.

第五部分

精索静脉曲张、鞘膜积液和回缩性睾丸

第十七章

精索静脉曲张

Armand Zini　Jason M. Boman

引言

精索静脉曲张指睾丸蔓状静脉丛的异常扩张。在普通男性人群中,精索静脉曲张的发病率约 15%,不育症男性中伴有可触及的精索静脉曲张为 35%~40%[1, 2]。因此,精索静脉曲张被认为与男性不育相关,是北美进行治疗的最常见的男性不育疾病[3]。

精索静脉曲张影响生育的确切机制至今尚未阐明,矫正精索静脉曲张对生育的影响仍存在争议[4, 5]。精索静脉曲张修复(精索静脉的阻断)可有多种不同方法,包括开放手术、腹腔镜手术、血管栓塞等,相对于其他方法,显微精索静脉结扎术因其治愈率高(精索静脉曲张消失)、并发症发生率低,被认为是最佳手术方法[6, 7]。

随着体外受精(IVF)和卵胞浆内单精子注射技术(ICSI)的出现,有人开始质疑对不育症夫妇伴有的精索静脉曲张治疗的必要性。不过,精索静脉结扎术比辅助生殖技术创伤更小、治疗费用更低、妊娠方式更自然,因此全面理解精索静脉曲张以及精索静脉结扎术对治疗男性不育的作用仍非常重要。

本章将阐述精索静脉曲张的病因学和病理生理学,精索静脉曲张治疗的适应证和方法,同时综述文献报道的精索静脉结扎术的治疗效果。

精索静脉曲张的发病率

精索静脉曲张在已育和不育男性中的发生率不同,提示精索静脉曲张与男性不育有关。据报道 35%~40% 的男性不育患者存在可触及的精索静脉曲张(睾丸静脉扩张),而在普通男性人群中约 15%[1, 8, 9]。在继发性男性不育患者中精索静脉曲张发病率增至 80%[10, 11],但有研究显示,在原发性和继发性男性不育患者中精索静脉曲张的发病率无明显差异(分别为 45% 和 44%)[12]。这说明精索静脉曲张可引起男性生育力的进行性下降,但大部分患有精索静脉曲张的男性(~75%)有生育能力[13]。需要指出:在可育和不育男性人群中精索静脉曲张发病率的报道存在一些差异,很大可能是由于不同医师对确立精索静脉曲张的临床诊断标准不统一,而且随着年龄增长精索静脉曲张的发生率显著增加[13—15]。

精索静脉曲张的病因学和病理生理学

病因学

一般认为精索静脉曲张在青春期开始发病。据统计，青少年男性精索静脉曲张的发病率与成年男性相似(~15%)[16,17]。Oster 进一步调查，在 188 名 6~9 岁男孩中未发现精索静脉曲张，但在 10~14 岁男孩中发病率随年龄增长而增高。一般认为在青春期发生的生理改变(即腹腔内压力增高)导致睾丸血流增加和精索内静脉的过度充盈引起静脉扩张[18]。

几个解剖学特点也易导致精索内静脉曲张。左侧精索内静脉多回流至肾静脉，而右侧精索内静脉一般直接回流至下腔静脉，所以左侧精索内静脉较右侧精索内静脉承受更大的回流阻力，这一解剖学差异导致精索静脉曲张一般左侧多见。静脉瓣膜功能不全引起静脉血返流和静水压增大，也是发生精索静脉曲张的另一被接受的理论[19,20]。最近，有报道认为肥胖可降低精索静脉曲张的发病风险[21]。另有一些少见病因，如恶性和良性的腹膜后肿块也可引起继发性精索静脉曲张。

已经有多种机制解释精索静脉曲张引起的睾丸病理改变。阴囊温度增高可能是精索静脉曲张影响睾丸内分泌功能和精子发生的主要原因，因为这两者都对温度升高敏感。实际上，在精索静脉曲张男性患者和实验诱导的精索静脉曲张动物模型中，阴囊和睾丸内温度均升高[22-25]。精索静脉结扎术显示可降低睾丸温度[26]。与其他器官相比，温度升高对睾丸功能的不利影响可能是由于睾丸蛋白的热稳定性降低导致[27-29]。高温同样对附睾有不利影响，实验性附睾温度升高可使附睾的储存能力下降，导致精液中精子的数量和质量降低[30]。

肾上腺和肾脏代谢物质返流理论来源于早期解剖影像学研究，证实肾静脉血液可返流至精索内静脉。尽管有报道证实精索内静脉内这些代谢产物浓度的增加与精索静脉曲张的发生存在相关性，但这些代谢产物几乎没有明确的性腺毒性[31-34]。肾静脉返流引起的精索内静脉静水压增大，也可能是精索静脉曲张诱导病理改变的原因[35]。

病理生理学

精索静脉曲张对男性生育力不利影响最明确的表现为睾丸萎缩[13]。通过阴囊超声检查，我们可客观证实左侧精索静脉曲张患者的左侧睾丸体积小于右侧。然而，精索静脉曲张分级与睾丸萎缩程度的关系并未明确。Zini 等[37]发现左侧精索静脉曲张患者的左侧睾丸体积相对于右侧睾丸的损失量(如右侧睾丸与左侧睾丸体积之差)，随精索静脉曲张分级增加而增大，而 Alukal 等[38]并未发现精索静脉曲张分级与睾丸体积差异之间的这种关系。

精索静脉曲张与双侧睾丸生精功能异常和睾丸间质细胞功能障碍相关[39-42]。不育男性伴精索静脉曲张的睾丸组织学不同，但是，大多数研究认为精索静脉曲张使其精子发生功能降低(精子生成过少)[43,44]。最近，Santoro 和 Romeo[45]描述了精索静脉曲张患者睾丸组织超微结构的异常。他们指出对青少年精索静脉曲张患者睾丸组织结构改变的关注较成年人少,提示青少年精索静脉曲张若不及时治疗将在后期出现更严重的睾丸损害。与精索静脉曲张相关的睾丸生殖细胞凋亡增加,可能由睾丸高温和低睾酮水平导致[28]。年龄较大(>30 岁)的精索静脉曲张患者睾酮浓度(睾酮由睾丸间质细胞分泌)低于年轻患者,这一趋势并未在无精索静脉曲张的男性中发现,提示精索静脉曲张对睾丸间质细胞有进行性损害[13]。

尽管对原发性和继发性男性不育伴精索静脉曲张的流行病学研究表明:精索静脉曲张可导致生育力的进行性下降,但这一观点尚缺乏前瞻性研究证实。**Macleod(1965 年)等**[13, 25, 46]观察到大多数精索静脉曲张伴不育男性,精液参数指标较正常生育男性差(精子数量少、精子畸形率高、精子活力差)。然而,这种"应激方式"并非精索静脉曲张特异性的指标,因此不能用来诊断精索静脉曲张[47]。Chehval 和 Purcell[48]前瞻性地研究了未经治疗的精索静脉曲张患者,随访 9~96 个月时,发现精子浓度和活力显著下降。但 Lund 和 Larsen[49]通过前瞻性对照方式研究未经治疗的伴有和/不伴有精索静脉曲张男性,进行为期 8 年的随访,两组研究对象的精液参数均未发现降低。遗憾的是近 40 年来,没有相关研究能更好地阐明精索静脉曲张的病理生理机制,尤其是这一常见疾病对人类精子功能的影响。在初步预测生殖数据时,应该考虑到固有的局限性(如生物的高度多样性)和精子标准参数的变化,这一点尤其重要[50, 51]。

精索静脉曲张和男性不育的关系

精索静脉曲张对男性生育潜能的真正影响仍不清楚。大多数证实精索静脉曲张和男性生育力潜能降低(如精液参数异常、不育)相关的研究,均是针对高度选择性人群(如不育男性),而很少是随机选择的研究对象。这样就可解释为何难以确定精索静脉曲张与男性生育力的相关性。缺乏可靠的生育力检测是涉及精索静脉曲张与男性不育的另一个挑战。在通常的精索静脉曲张研究中报道的传统精液参数(精子浓度、精子活力和精子形态)具有高度的生物多样性,对预测男性生育潜能仅具有适度的参考价值[50]。最终受孕结局很大程度上受女性因素影响,在预测精索静脉曲张对男性生育力潜能方面价值有限[52]。

精索静脉曲张对精液参数的影响尚未最终确立。对不育男性的研究发现精索静脉曲张与异常的精液参数相关[13, 46]。在非选择男性人群(例如不育)的研究中,精索静脉曲张与精液参数的关系尚未明确(表 17.1)。Johnson[53]显示军队新兵招募中,接近 70%可触及精索静脉曲张的人有精液参数异常。相反,Zargooshi[54]观察到大部分患有明显精索静脉曲张(Ⅱ度)的年轻军人精液参数正常。**总的来说,对非不育人群的研究,在精索静脉曲张和不育的关系方面产生矛盾结果(表 17.1)。因此,精索静脉曲张和男性不育的因果关系尚未明确。**

表 17.1　已生育人群精索静脉曲张与男性生育力潜能(生育子代、精液参数)之间的关系

研究	数量(n)	研究人群	精索静脉曲张患者数量(n)	结　果
生育子代				
Uehling, 1968[a]	776	国民警卫队队员	175	患有精索静脉曲张男性与对照组比较：妻子妊娠数量无明显差异
Thomason 和 Farris, 1979[b]	909	常规体检	282	已生育男性和整体人群精索静脉曲张发病率无明显差异
Pinto 等, 1994[c]	946	普通泌尿科门诊	211	精索静脉曲张与同侧睾丸萎缩相关；不育和已育精索静脉曲张患者睾丸体积无差异；睾丸萎缩和生育状况无相关性
Lund 和 Larsen, 1998[d]	68	军人	24	精索静脉曲张和对照组男性生育率无差异；精索静脉曲张男性精子数量无下降
Safarinejad, 2008[e]	11 441	非选择的夫妻	1 648	精索静脉曲张患者不育风险更高
精液参数				
deCastro 和 Mastrorocco, 1984[f]	598	可生育的、输精管结扎术前患者	97	精子数量低于 40×10^6/mL 男性中精索静脉曲张发病率更高，但是患有和/不患精索静脉曲张男性平均精子参数无差异
Handelsman, 1984[g]	119	健康的精子捐献者	30	无精索静脉曲张男性的精液和激素参数无差异
Farris 等, 1981[h]	243	偶然发现，常规检查	131	与对照组相比，精索静脉曲张男性精子数量 $\leqslant 20 \times 10^6$/mL 者更多；与轻度精索静脉曲张相比，中、重度精索静脉曲张患者精子数量更少
Lund 等, 1993[i]	542	新兵	49	精索静脉曲张与精子参数异常相关
Johnson 等, 1970[j]	1 592	新兵	151	63％无症状精索静脉曲张有明显的精液异常
Pasqualotto, 2005[k]	367	不育伴精索静脉曲张，已育伴/不伴精索静脉曲张	150	精索静脉曲张与不育男性精子参数异常相关，而与已育男性无关
Zargooshi, 2007[l]	189	军人体检，不育患者	165	偶然发现的严重精索静脉曲张与精子参数异常无关

[a]　Uehling DT. Fertility in men with varicocele. Int J Fertil 1968;13(1)：58－60.

[b]　Thomason AM，Farris BL. The prevalence of varicoceles in a group of healthy young men. Mil Med 1979;144(3)：181－2.

[c]　Pinto KJ，Kroovand RL，Jarow JP. Varicocele related testicular atrophy and its predictive effect upon fertility. J Urol 1994;152(2 Pt 2)：788－90.

[d]　Lund L，Larsen SB. A follow-up study of semen quality and fertility in men with varicocele testis and in control subjects. Br J Urol 1998;82(5)：682－6.

[e]　Safarinejad MR. Infertility among couples in a population-based study in Iran：prevalence and associated risk factors. Int J Androl 2008;31(3)：303－14.

[f]　deCastro MP，Mastrorocco DA. Reproductive history and semen analysis in prevasectomy fertile men with and without varicocele. J Androl 1984;5(1)：17－20.

g　Handelsman DJ，Conway AJ，Boylan LM，Turtle JR. Testicular function in potential sperm donors：normal ranges and the effects of smoking and varicocele. Int J Androl 1984;7(5)：369－82.

h　Farris BL，Fenner DK，Plymate SR，et al. Seminal characteristics in the presence of a varicocele as compared with those of expectant fathers and prevasectomy men. Fertil Steril 1981;35(3)：32－7.

i　Lund L，Rasmussen HH，Ernst E. Asymptomatic varicocele testis. Scand J Urol Nephrol 1993;27(3)：395－8.

j　Johnson DE，Pohl OR，Rivera-Correa H. Varicocele：an innocuous condition? South Med J 1970;63(1)：34－6.

k　Pasqualotto FF，Lucon AM，de Goes PM，et al. Semen profile，testicular volume，and hormonal levels in infertile patients with varicoceles compared with fertile men with and without varicoceles. Fertil Steril 2005;83(1)：74－7.

l　Zargooshi J. Sperm count and sperm motility in incidental high-grade varicocele. Fertil Steril 2007;88(5)：1470－3.

尽管大多数研究提示睾丸萎缩与精液参数下降有关，但睾丸萎缩对男性生育力的影响也尚未明确。在一项研究中，左侧精索静脉曲张伴睾丸萎缩的男性精液参数指标差，而没有睾丸萎缩时则相对较好[55]。Diamond 等[56]以同样的方式对青少年男性进行研究显示：正常睾丸与受累睾丸体积差异超过 10%，可引起精子浓度降低和总活动精子数量降低。然而睾丸体积减小与生育力降低的关系并未明确[57]。

诊断

正确的体格检查对精索静脉曲张的诊断和分级非常重要。温暖和松弛的阴囊（必要时使用加热垫）有利于阴囊体检。医师需对患者分别进行站立位和平卧位体检，体检时患者需配合做 Valsalva 动作（引起精索静脉丛充血），应记录睾丸体积（最好使用标准的睾丸测量计）。通过体格检查对精索静脉曲张分级如下：

1. Ⅰ级（轻度）：仅在 Valsalva 动作时可触及扩张迂曲静脉。
2. Ⅱ级（中度）：无 Valsalva 动作时即可触及扩张迂曲的静脉，但不能看见。
3. Ⅲ级（重度）：休息时即通过阴囊皮肤可见扩张迂曲的静脉。

当临床检查有困难时（如肥胖男性、有阴囊手术史、睾丸高位等），阴囊多普勒超声检查是明确体检发现的有价值的诊断工具，并可同时客观测量睾丸体积。超声对怀疑术后复发性或持续性精索静脉曲张也有诊断价值。尽管尚无明确的诊断标准，一般来说，超声探及 2 条或 3 条以上直径＞3.0 mm 的静脉，Valsalva 动作可见静脉返流即符合精索静脉曲张的诊断[58,59]。对于体格检查未触及精索静脉曲张，而在超声检查时发现以上征象者可诊断为亚临床型，但没有太多临床意义[60]。因此，超声检查并非精索静脉曲张诊断常规所必需，除非体格检查不确定时才使用。

大多数精索静脉曲张发生于左侧，对于双侧精索静脉曲张者，左侧往往更严重[9,61]。单纯右侧精索静脉曲张较为罕见，往往提示右侧精索内静脉直接汇入右侧肾静脉，但是需要进一步检查是否存在内脏转位或腹膜后肿瘤[62]。平卧后不能减轻的精索静脉曲张同样需要检查。精索静脉曲张伴不育男性的初步检查，应包括精液分析和性激素检测。

治疗注意事项

成年精索静脉曲张患者手术的常见适应证包括精索静脉曲张伴不育或症状性精索

静脉曲张(如疼痛)。**基于美国泌尿外科协会(AUA)男性不育最佳临床策略指南(Best Practice Policies for Male Infertility of the American Urological Association)**[3]，尝试怀孕的夫妇如符合以下所有标准，男方精索静脉曲张也应接受治疗：(1)精索静脉曲张可触及；(2)男方有一项或多项精液参数异常或精子功能异常；(3)夫妇明确不孕不育；(4)女方具有正常生育力或可纠正的不孕症。对精液参数正常或亚临床型精索静脉曲张男性不推荐手术治疗。

精索静脉曲张患者出现睾丸疼痛或雄激素缺乏症状，若无其他病因，也接受手术治疗。另外，对未来生育力担心和有形体美学要求的患者也可接受手术治疗。

青少年精索静脉曲张的处理要比成人更加困难并且存在更大争议。青少年精索静脉曲张往往没有症状，多在常规体检时发现。极少数青少年患者会有睾丸疼痛或不适的症状，或因阴囊肿物而由家庭医生推荐就诊。

不应该推荐对所有青少年精索静脉曲张进行预防性治疗(预防未来不育症)，因为很少有研究能明确精索静脉曲张对精液分析以及任何其他生育力指标的影响。有研究表明可触及的精索静脉曲张伴有精液异常，是理想的手术指征，术后精液参数可获得改善，建议该类患者接受手术治疗[63]。由于心理和生理原因，不提倡对青少年精索静脉曲张患者进行精液分析。尽管有些学者观察到青少年精索静脉曲张患者对 GnRH 刺激的反应增强[64, 65]，但 GnRH 刺激和不育的关系仍不明确，并且不能使用这种方法确定哪些患者需要治疗。

精索静脉曲张同侧睾丸体积减小，是判断青少年精索静脉曲张患者是否有手术必要的首要标准。许多学者认为可触及精索静脉曲张，伴同侧睾丸体积萎缩应采取手术治疗[66]。该标准主要基于有学者认为精索静脉曲张术后，受影响的睾丸可以"追赶"生长发育[67—70]。睾丸萎缩定义为精索静脉曲张侧睾丸体积<2 mL，或小于正常对侧睾丸体积的 20%。由于没有检查能够预测青少年成年后不育与否，因此，长期随访未治疗的精索静脉曲张患者非常重要。严重症状性(疼痛)精索静脉曲张，或双侧可触及精索静脉曲张伴睾丸萎缩是另一个手术适应证。

精索静脉曲张的治疗

精索静脉曲张手术方式有多种，包括腹膜后精索静脉结扎术、传统的腹股沟开放手术、经腹股沟和腹股沟下途径的显微精索静脉结扎术、腹腔镜手术和介入栓塞术[71—75]。我们推荐腹股沟下显微精索静脉结扎术，与非显微手术相比，显微精索静脉结扎术成功率高(精索静脉曲张消失)、并发症发生率低(精索静脉曲张复发、鞘膜积液和睾丸萎缩)[6, 72, 76, 77]。与经腹股沟途径相比，经腹股沟下途径术中和术后疼痛都较轻[78, 79]。但由于位置更低，血管数量更多，因而腹股沟下途径比经腹股沟途径手术更具有挑战性[80]。

腹股沟下显微精索静脉结扎术

对于腹股沟下手术途径，须使用显微镜放大视野防止损伤睾丸动脉和淋巴管。对于双侧显微精索静脉结扎术，为达到更好的术后美观效果，我们推荐术前标记切口位置（图 17.1）。腹股沟区按照标准方式消毒铺巾。

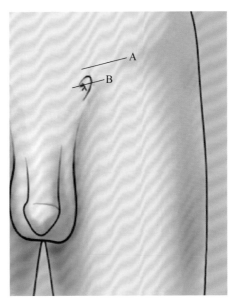

图 17.1 经腹股沟（A）和腹股沟下（B）切口标记点示意图。注意腹股沟下切口的中点在腹股沟外环口（X）

我们采用以腹股沟外环为中心的 2.0～3.0 cm 斜形皮肤切口（图 17.1，图 17.2）[3]。用蚊式钳挑起 Camper 筋膜和 Scapa 筋膜，用单极电刀分离这些组织。分别在切口两端用两个 Richardson 撑开器拉开切口暴露精索，用手指由外环沿精索走形滑至阴囊上端。然后用 Babcock 钳将精索抓住、提出切口外，其下置入一根大的 Penrose 引流管（1 英

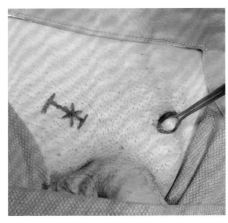

图 17.2 右侧腹股沟下标记一个 2 厘米切口，切口中心位于腹股沟外环口。分离 Scarpa 筋膜和 Camper 筋膜后提出左侧精索

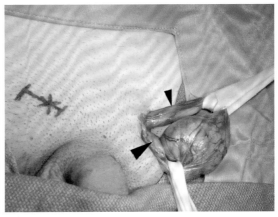

图 17.3 左侧睾丸从切口处提出。将 Penrose 引流管置于引带（大箭头）和精索（小箭头）下方

寸）（图 17.2）。操作过程中应注意保护髂腹股沟神经和生殖股神经的生殖支。通过轻柔牵拉精索并推动睾丸将其提出切口，即可**暴露引带静脉（gubernacular veins）和精索外静脉穿通支（external spermatic perforators）**，分别将其钳夹和分离切断（图 17.3），随后睾丸回置于阴囊，并将精索置于 Penrose 引流管平台上。然后将手术显微镜移至术区，在 8～15 倍放大倍数下检查精索。轻轻提起精索外筋膜和精索内筋膜，用单极电刀沿精索筋膜纤维走行方向切开筋膜（图 17.4）。暴露并检查精索内血管（图 17.5）。

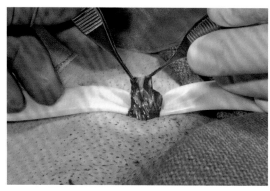 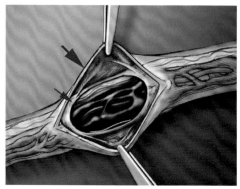

图 17.4　轻轻提起精索外筋膜和内筋膜，准备切开　　图 17.5　打开精索内筋膜（小箭头）和外筋膜（大箭头）暴露精索内血管和输精管

　　为了简化手术过程，在分离精索时保护输精管及其血管，避免可能的潜在损伤，我们首先在精索内血管束和精索外筋膜间开一个小窗，这样就把精索内血管束与精索外筋膜及其附属结构（提睾肌纤维、精索外血管、输精管及其血管）分开[81]。随后在精索内血管束与精索外筋膜及其附属结构之间置入第二根 Penrose 引流管并进一步分离精索结构（图 17.6）。

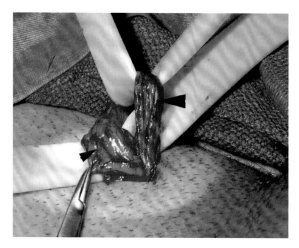

图 17.6　简化手术过程，用两个 Penrose 引流管分隔精索外筋膜（小箭头）及其附属结构（提睾肌纤维、精索外血管、输精管及其血管）和精索内血管（大箭头）

首先解剖精索内筋膜的内容物(位于最表面的 Penrose 引流管上)。微小的搏动常常提示下方精索内动脉的位置。微型多普勒可辅助判断动脉位置。一旦确定动脉位置,应将其与周围所有静脉分离并套以血管带予以保护。术中应注意辨别和保护淋巴管(通常有 2~5 支),发现后套以 2-0 丝线保护。所有精索内静脉都用钛夹或 4-0 丝线结扎并离断。之后精索应"骨骼化",精索仅保留动脉和淋巴管(图 17.7)。

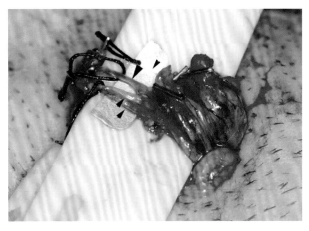

图 17.7　首先完成分离解剖,使精索骨骼化,只保留动脉(大箭头)和淋巴管(小箭头)

随后提起和分离精索外筋膜的内容物(位于两根 Penrose 引流管之间)。确认识别输精管及其附属血管并予以保护。保护所有提睾肌动脉(cremasteric arteries)。所有提睾肌静脉(cremasteric veins)均被结扎并离断。**精索静脉结扎完成后,精索应仅保留睾丸和提睾肌动脉、输精管及其血管,和精索淋巴管**。使用 1% 新霉素液(neomycin)冲洗切口后,3-0 可吸收线缝合 Scarpa 筋膜和 Camper 筋膜。含有肾上腺素的 0.5% 布比卡因(Marcaine)浸润封闭切口,然后用 4-0 或 5-0 可吸收线连续缝合皮肤切口,覆盖无菌敷贴。

其他手术方式

精索静脉结扎术还有几种其他手术方式,包括腹膜后和腹股沟开放手术、腹股沟[72]和腹股沟下[82]显微精索静脉结扎术、腹腔镜手术和介入栓塞术。无论是腹股沟低位术式[72],还是由 Marmar 等[82]首次报道的腹股沟下术式,**很多泌尿科医师和男性不育专家都首选显微精索静脉结扎术,因为与非显微外科技术相比,显微手术成功率高、并发症少**[6, 72]。

由于腹股沟下切口显微精索静脉结扎术无需打开腹外斜肌腱膜,因此与腹股沟手术相比,腹股沟下切口在术中和术后疼痛较轻[82]。**然而,与腹股沟水平相比,腹股沟下水平有更多的血管(静脉和动脉),因此腹股沟下显微精索静脉结扎术难度更大。**

治疗效果

手术成功率

　　精索静脉曲张修复的目的是阻塞结扎精索静脉以防止静脉回流。精索静脉曲张修复方法可以通过开放手术、显微手术或腹腔镜手术结扎精索内静脉，或向精索静脉内注入硬化剂或栓塞剂以达到阻断静脉回流的目的。**最近几项研究表明，与传统的高位结扎或腹腔镜的手术方式相比，腹股沟或腹股沟下切口显微手术能更好地提高精子活力和受孕率，降低复发率和并发症发生率**[72, 79, 83—85]。然而，尚无显微精索静脉结扎术的前瞻性随机对照研究（比较手术与非手术治疗）。

　　尽管多数针对成年人的研究认为精索静脉结扎术可改善男性生育力，但大多数研究都是非对照研究[4]。一般来说，精索静脉结扎术可改善几个标准和特别的精液参数（semen parameter），术后受孕率为 $40\%\sim60\%$[4, 86, 87]。**精液参数的改善同年龄没有关系**，精液参数改善可见于青少年，甚至 40 岁以上成年男性[88—92]。精液参数的改善可能是同侧睾丸改变的结果，因为这种情况可见于右侧睾丸缺如或萎缩的患者[93]。**一般来说，严重的和/或双侧精索静脉曲张术后精液参数改善，要比轻度单纯左侧精索静脉曲张术后精液参数改善更好，提示精索静脉曲张对睾丸功能的不利影响依赖于精索静脉曲张的严重程度**[94—96]。精索静脉结扎术也可促进无精子症患者精液中的精子恢复，改善严重少精子症患者精液中的精子质量[97, 98]，甚至可以自然受孕，而不必选择辅助生殖技术[99, 100]。

　　最新几篇综述严格地调查了精索静脉结扎术随机对照试验的结果。评估所有随机对照研究（包括亚临床型精索静脉曲张和精液参数正常的精索静脉曲张）的数据结果并不支持精索静脉结扎术对男性不育症有益[5, 101]。然而在北美，亚临床型和/或精液参数正常的精索静脉曲张往往并不治疗[60]。**最近，仅对临床型精索静脉曲张和精液参数异常精索静脉曲张的随机研究进行再次分析后的数据支持精索静脉结扎术治疗男性不育症（表 17. 2）**[102]。ART 技术的进步（如 ICSI）为精索静脉曲张患者夫妇提供了可行的治疗方法，使得精索静脉曲张手术的对照研究更加难以开展[102—104]。

表 17.2　精索静脉结扎术治疗临床型精索静脉曲张不育患者的随机对照研究
（排除精液分析正常和/或亚临床型精索静脉曲张）

研究	n	妊娠率		P 值	结论
		手术组	对照组		
Madgar, 1995[c]	45	60%(15/25)	10%(2/20)	0.001	在仅发现精索静脉曲张为致病因素的不育男性中，精索静脉结扎术改善精液参数和生育率
Nieschlag, 1998[d]	125	29%(18/62)	25%(16/63)	NS[a]	随访观察，精索静脉结扎术与精液参数改善相关，但与妊娠率无关

续 表

研究	n	妊娠率		**P**值	结论
Krause，2002[104]	67	15％(5/33)	17.6％(6/34)	NS[a]	与对照组相比，精索静脉结扎术组妊娠率没有显著增加；然而由于入组病例少，数据结论不确凿
Overall	237	36％(39/107)[b]	20％(24/120)[b]	0.009[b]	

a NS：无显著差异(P≥0.05)。

b 基于 Ficarra 等描述的"处理"分析[102]。

c Madgar I，Weissenberg R，Lunenfeld B，Karasik A，Goldwasser B. Controlled trial of high spermatic vein ligation for varicocele in infertile men. Fertil Steril 1995;63(1)：120-4.

d Nieschlag E，Hertle L，Fischedick A，Abshagen K，Behre HM. Update on treatment of varicocele：counseling as effective as occlusion of the vena spermatica. Hum Reprod 1998;13(8)：2147-50.

大多数青少年精索静脉曲张的研究提示，精索静脉结扎术对改善睾丸功能和/或提高男性生育力有益。一般来说，手术适用于睾丸萎缩和/或精液参数异常的青少年。随访(1～15 年)对照研究发现，与保守等待观察相比，精索静脉结扎术可改善精液参数，增大睾丸体积(表 17.3)。此外，与非显微手术相比，显微手术对青少年精索静脉曲张的效果更佳(睾丸发育和并发症发生率)[68—70]。同样，研究数据提示对精液参数异常和/或睾丸萎缩的青少年精索静脉曲张患者可推荐精索静脉结扎术治疗。

表 17.3 精索静脉结扎术治疗成年精索静脉曲张的对照试验

研究	分组		随访时间(年)	结论
	手术组(**n**)	对照组(**n**)		
Laven 等，1992[a]	34	33	1	手术组精子数量和睾丸体积增加
Pozza 等，1994[b]	75	75	5	手术组精子参数较高
Yamamoto 等，1995[c]	29	22	1	手术组精子数量和睾丸体积增加
Sayfan 等，1997[d]	32	26	15	手术组精子数量和睾丸体积增加
Paduch 和 Niedzielski，1997[e]	88	36	1	手术组睾丸体积增加
Lenzi 等，1998[f]	19	19	2～8	手术组精子参数改善

a Laven JS，Haans LC，Mail WP，et al. Effects of varicocele treatment in adolescents：a randomized study. Fertil Steril 1992;58(4)：756-62.

b Pozza D，Gregori A，Ossanna P，et al. Is it useful to operate on adolescent patients a □ ected by left varicocele? J Androl 1994;15(Suppl)：43S-46S.

c Yamamoto M，Hibi H，Katsuno S，Miyake K. Effects of varicocelectomy on testis volume and semen parameters in adolescents：a randomized prospective study. Nagoya J Med Sci 1995;58(3-4)：127-32.

d Sayfan J，Siplovich L，Koltun L，Benyamin N. Varicocele treatment in pubertal boys prevents testicular growth arrest. J Urol 1997;157(4)：1456-7.

e Paduch DA，Niedzielski J. Repair versus observation in adolescent varicocele：a prospective study. J Urol 1997;158(3 Pt 2)：1128-32.

f Lenzi A，Gandini L，Bagolan P，Nahum A，Dondero F. Sperm parameters after early left varicocele treatment. Fertil Steril 1998;69(2)：347-9.

精索静脉结扎术还可改善男性内分泌功能。Comhaire 和 Vermeulen[40]评估 10 位睾酮水平降低、存在勃起功能障碍和精索静脉曲张的患者，所有患者接受精索静脉结扎术后血清睾酮水平升高。最近，Su 等[92]对 53 位不育伴精索静脉曲张患者进行研究，同样观察到精索静脉结扎术后平均睾酮水平的显著升高。

并发症

精索静脉结扎术有 3 种常见并发症：鞘膜积液、复发和睾丸萎缩。

鞘膜积液是由于结扎淋巴管导致。与腹膜后手术（7%～9%）、腹腔镜手术（12%）或传统腹股沟手术（3%～30%）相比，显微精索静脉结扎术能够更好地识别淋巴管，可降低淋巴管的误扎率（0%～0.69%）[6, 72]。小且无症状的鞘膜积液可以随访观察，大而有症状的需要手术修复（鞘膜积液切除术）。

复发是由于未完全结扎静脉侧支所致。**显微精索静脉结扎术复发率（<2%）显著低于腹膜后手术（15%～25%）、腹腔镜手术（5%～15%）或腹股沟手术（5%～15%）**[6, 72]。复发后可行二次手术，然而，手术难度往往较大，发生并发症的风险也更大（如睾丸萎缩和鞘膜积液）[105]。可尝试选择介入栓塞治疗，降低并发症发生率。

睾丸缺血萎缩是由于睾丸动脉受损引起。由于精索有旁系血管（输精管动脉和精索外动脉）供应睾丸，即使损伤了睾丸动脉，睾丸萎缩的发生率仍较低。Chan 等[106]分析超过 2 000 例患者，显微精索静脉结扎术误扎动脉的发生率低于 1%。

结论

精索静脉曲张是男性不育症患者最常见的疾病，这也是致力于治疗这类患者的泌尿科医生面临的一个严峻挑战。我们认为，虽然精索静脉曲张和男性不育的因果关系尚未完全阐明，但两者之间必定存在关联。在这个生殖医学新时代，尽管为精索静脉曲张不育夫妇提供了多种有效的治疗方法，即 IVF 和 ICSI，然而显微精索静脉结扎术由于成功率更高和并发症更少，同样为精索静脉曲张患者提供了很好的选择。

本章要点

- 据报道 35%～40%不育男性伴有可触及的精索静脉曲张（扩张的睾丸静脉），而在总体男性人群中发病率仅为 15%。在继发性不育男性中，精索静脉曲张的发生率高达 80%。
- 阴囊温度增高可能是精索静脉曲张影响内分泌功能和精子发生的首要机制，这两者都对温度升高较敏感。
- 精索静脉曲张与双侧生精功能异常和睾丸间质细胞功能障碍相关。不育伴精索静脉曲张的男性睾丸形态学差异较大，但是大多数研究认为其精子发生功能降低（生精功能低下）。
- 对已育人群的研究中，精索静脉曲张和生育力的关系方面具有矛盾的结果。因此，精索静脉曲张和男性不育的因果关系尚未明确。
- 对于尝试怀孕的夫妇如符合以下所有标准，男方精索静脉曲张应接受治疗：（1）可触及精索静脉曲张;(2)男方有一项或多项精液参数异常或精子功能异常;(3)夫妇明确不孕不育;(4)女方具有正常生育力或可纠正的不孕症。

- 与非显微手术相比,显微精索静脉结扎术成功率高、并发症少,因而很多泌尿科医生和男性不育专家推荐显微精索静脉结扎术。
- 最近再分析临床型和精液参数异常精索静脉曲张的随机研究数据支持精索静脉结扎术治疗男性不育。

(田汝辉　彭　靖　李　朋　李　铮　译)

参考文献

1. Clarke BG. Incidence of varicocele in normal men and among men of different ages. JAMA 1966; 198: 1121.

2. Fretz PC, Sandlow JI. Varicocele: Current concepts in pathophysiology, diagnosis, and treatment. Urol Clin North Am 2002;29: 921.

3. Sharlip ID, Jarow JP, Belker AM, et al. Best practice policies for male infertility. Fertil Steril 2002;77: 873.

4. Schlesinger MH, Wilets IF, Nagler HM. Treatment outcome after varicocelectomy: A critical analysis. Urol Clin North Am 1994;21: 517.

5. Evers JL, Collins JA. Assessment of efficacy of varicocele repair for male subfertility: A systematic review. Lancet 2003;361: 1849.

6. Cayan S, Kadioglu TC, Tefekli A, Kadioglu A, Tellaloglu S. Comparison of results and complications of high ligation surgery and microsurgical high inguinal varicocelectomy in the treatment of varicocele. Urology 2000;55: 750.

7. Ghanem H, Anis T, El-Nashar A, Shamloul R. Subinguinal microvaricocelectomy versus retroperitoneal varicocelectomy: Comparative study of complications and surgical outcome. Urology 2004;64: 1005.

8. Akbay E, Cayan S, Doruk E, Duce MN, Bozlu M. The prevalence of varicocele and varicocele-related testicular atrophy in Turkish children and adolescents. BJU Int 2000;86: 490.

9. Greenberg SH, Lipshultz LI, Wein AJ. Experience with 425 subfertile male patients. J Urol 1978; 119: 507.

10. Gorelick JI, Goldstein M. Loss of fertility in men with varicocele. Fertil Steril 1993;59: 613.

11. Witt MA, Lipshultz LI. Varicocele: a progressive or static lesion? Urology 1993;42: 541.

12. Jarow JP, Coburn M, Sigman M. Incidence of varicoceles in men with primary and secondary infertility. Urology 1996;47: 73.

13. World Health Organization. The influence of varicocele on parameters of fertility in a large group of men presenting to infertility clinics. Fertil Steril 1992;57: 1289.

14. Levinger U, Gornish M, Gat Y, Bachar GN. Is varicocele prevalence increasing with age? Andrologia 2007;39: 77.

15. Canales BK, Zapzalka DM, Ercole CJ, et al. Prevalence and effect of varicoceles in an elderly population. Urology 2005;66: 627.

16. Steeno O, Knops J, Declerck L, Adimoelja A, van de Voorde H. Prevention of fertility disorders by detection and treatment of varicocele at school and college age. Andrologia 1976;8: 47.

17. Oster J. Varicocele in children and adolescents：an investigation of the incidence among Danish school children. Scand J Urol Nephrol 1971；5：27.

18. Scaramuzza A，Tavana R，Marchi A. Varicoceles in young soccer players. Lancet 1996；348：1180.

19. Buschi AJ，Harrison RB，Norman A，et al. Distended left renal vein：CT/sonographic normal variant. AJR Am J Roentgenol 1980；135：339.

20. Braedel HU，Steffens J，Ziegler M，Polsky MS，Platt ML. A possible ontogenic etiology for idiopathic left varicocele. J Urol 1994；151：62.

21. Handel LN，Shetty R，Sigman M. The relationship between varicoceles and obesity. J Urol 2006；176：2138.

22. Zorgniotti AW，Macleod J. Studies in temperature，human semen quality，and varicocele. Fertil Steril 1973；24：854.

23. Goldstein M，Eid JF. Elevation of intratesticular and scrotal skin surface temperature in men with varicocele. J Urol 1989；142：743.

24. Saypol DC，Howards SS，Turner TT，Miller ED Jr. Influence of surgically induced varicocele on testicular blood flow，temperature，and histology in adult rats and dogs. J Clin Invest 1981；68：39.

25. Ali JI，Weaver DJ，Weinstein SH，Grimes EM. Scrotal temperature and semen quality in men with and without varicocele. Arch Androl 1990；24：215.

26. Wright EJ，Young GP，Goldstein M. Reduction in testicular temperature after varicocelectomy in infertile men. Urology 1997；50：257.

27. Mieusset R，Bujan L，Plantavid M，Grandjean H. Increased levels of serum follicle-stimulating hormone and luteinizing hormone associated with intrinsic testicular hyperthermia in oligospermic infertile men. J Clin Endocrinol Metab 1989；68：419.

28. Lue YH，Lasley BL，Laughlin LS，et al. Mild testicular hyperthermia induces profound transitional spermatogenic suppression through increased germ cell apoptosis in adult cynomolgus monkeys (Macaca fascicularis). J Androl 2002；23：799.

29. Sarge KD. Male germ cell-specific alteration in temperature set point of the cellular stress response. J Biol Chem 1995；270：18745.

30. Bedford JM，Yanagimachi R. Epididymal storage at abdominal temperature reduces the time required for capacitation of hamster spermatozoa. J Reprod Fertil 1991；91：403.

31. Comhaire F，Vermeulen A. Varicocele sterility：Cortisol and catecholamines. Fertil Steril 1974；25：88.

32. Cohen MS，Plaine L，Brown JS. The role of internal spermatic vein plasma catecholamine determinations in subfertile men with varicoceles. Fertil Steril 1975；26：1243.

33. Ito H，Fuse H，Minagawa H，et al. Internal spermatic vein prostaglandins in varicocele patients. Fertil Steril 1982；37：218.

34. Abbatiello ER，Kaminsky M，Weisbroth S. The effect of prostaglandins and prostaglandin inhibitors on spermatogenesis. Int J Fertil 1975；20：177.

35. Shafi k A，Bedeir GA. Venous tension patterns in cord veins. I. In normal and varicocele individuals. J Urol 1980；123：383.

36. Zini A，Buckspan M，Berardinucci D，Jarvi K. The influence of clinical and subclinical varicocele on testicular volume. Fertil Steril 1997；68：671.

37. Zini A，Buckspan M，Berardinucci D，Jarvi K. Loss of left testicular volume in men with clinical left varicocele：Correlation with grade of varicocele. Arch Androl 1998；41：37.

38. Alukal JP, Zurakowski D, Atala A, et al. Testicular hypotrophy does not correlate with grade of adolescent varicocele. J Urol 2005;174: 2367.

39. Dubin L, Hotchkiss RS. Testis biopsy in subfertile men with varicocele. Fertil Steril 1969;20: 51.

40. Comhaire F, Vermeulen A. Plasma testosterone in patients with varicocele and sexual inadequacy. J Clin Endocrinol Metab 1975;40: 824.

41. Johnsen SG, Agger P. Quantitative evaluation of testicular biopsies before and after operation for varicocele. Fertil Steril 1978;29: 58.

42. Hudson RW. The endocrinology of varicoceles. Fertil Steril 1988;49: 199.

43. Agger P, Johnsen SG. Quantitative evaluation of testicular biopsies in varicocele. Fertil Steril 1978;29: 52.

44. Ibrahim AA, Awad HA, El-Haggar S, Mitawi BA. Bilateral testicular biopsy in men with varicocele. Fertil Steril 1977;28: 663.

45. Santoro G, Romeo C. Normal and varicocele testis in adolescents. Asian J Androl 2001;3: 259.

46. MacLeod J. Seminal cytology in the presence of varicocele. Fertil Steril 1965;16: 735.

47. Ayodeji O, Baker HW. Is there a specific abnormality of sperm morphology in men with varicoceles? Fertil Steril 1986;45: 839.

48. Chehval MJ, Purcell MH. Deterioration of semen parameters over time in men with untreated varicocele: Evidence of progressive testicular damage. Fertil Steril 1992;57: 174.

49. Lund L, Larsen SB. A follow-up study of semen quality and fertility in men with varicocele testis and in control subjects. Br J Urol 1998;82: 682.

50. Guzick DS, Overstreet JW, Factor-Litvak P, et al. Sperm morphology, motility, and concentration in fertile and infertile men. N Engl J Med 2001;345: 1388.

51. Menkveld R, Wong WY, Lombard CJ, et al. Semen parameters, including WHO and strict criteria morphology, in a fertile and subfertile population: an effort towards standardization of in-vivo thresholds. Hum Reprod 2001;16: 1165.

52. ESHRE Capri Workshop Group. Social determinants of human reproduction. Hum Reprod 2001;16: 1518.

53. Johnson DE, Pohl DR, Rivera-Correa H. Varicocele: an innocuous condition? South Med J 1970;63: 34.

54. Zargooshi J. Sperm count and sperm motility in incidental high-grade varicocele. Fertil Steril 2007;88: 1470.

55. Sigman M, Jarow JP. Ipsilateral testicular hypotrophy is associated with decreased sperm counts in infertile men with varicoceles. J Urol 1997;158: 605.

56. Diamond DA, Zurakowski D, Bauer SB, et al. Relationship of varicocele grade and testicular hypotrophy to semen parameters in adolescents. J Urol 2007;178: 1584.

57. Pinto KJ, Kroovand RL, Jarow JP. Varicocele related testicular atrophy and its predictive effect upon fertility. J Urol 1994;152: 788.

58. Hoekstra T, Witt MA. The correlation of internal spermatic vein palpability with ultrasonographic diameter and reversal of venous flow. J Urol 1995;153: 82.

59. Petros JA, Andriole GL, Middleton WD, Picus DA. Correlation of testicular color Doppler ultrasonography, physical examination and venography in the detection of left varicoceles in men with infertility. J Urol 1991;145: 785.

60. Practice Committee of the American Society for Reproductive Medicine. Report on varicocele and infertility. Fertil Steril 2006;86: S93.

61. Dubin L, Amelar RD. Varicocelectomy: 986 cases in a twelve-year study. Urology 1977;10: 446.

62. Comhaire F, Kunnen M, Nahoum C. Radiological anatomy of the internal spermatic vein(s) in 200 retrograde venograms. Int J Androl 1981;4: 379.

63. Okuyama A, Nakamura M, Namiki M, et al. Surgical repair of varicocele at puberty: Preventive treatment for fertility improvement. J Urol 1988;139: 562.

64. Kass EJ, Freitas JE, Salisz JA, Steinert BW. Pituitary gonadal dysfunction in adolescents with varicocele. Urology 1993;42: 179.

65. Castro-Magana M, Angulo M, Canas A, Uy J. Leydig cell function in adolescent boys with varicoceles. Arch Androl 1990;24: 73.

66. Kass EJ. The adolescent varicocele: treatment and outcome. Curr Urol Rep 2002;3: 100.

67. Kass EJ, Belman AB. Reversal of testicular growth failure by varicocele ligation. J Urol 1987; 137: 475.

68. Schiff J, Kelly C, Goldstein M, Schlegel P, Poppas D. Managing varicoceles in children: Results with microsurgical varicocelectomy. BJU Int 2005;95: 399.

69. Kocvara R, Dvoracek J, Sedlacek J, Dite Z, Novak K. Lymphatic sparing laparoscopic varicocelectomy: A microsurgical repair. J Urol 2005;173: 1751.

70. Zampieri N, Zuin V, Corroppolo M, et al. Varicocele and adolescents: Semen quality after 2 different laparoscopic procedures. J Androl 2007;28: 727.

71. Walsh PC, White RI Jr. Balloon occlusion of the internal spermatic vein for the treatment of varicoceles. JAMA 1981;246: 1701.

72. Goldstein M, Gilbert BR, Dicker AP, Dwosh J, Gnecco C. Microsurgical inguinal varicocelectomy with delivery of the testis: An artery and lymphatic sparing technique. J Urol 1992;148: 1808.

73. Donovan JF Jr. Laparoscopic varix ligation. Urology 1994;44: 467.

74. Jarow JP, Assimos DG, Pittaway DE. Effectiveness of laparoscopic varicocelectomy. Urology 1993;42: 544.

75. Enquist E, Stein BS, Sigman M. Laparoscopic versus subinguinal varicocelectomy: A comparative study. Fertil Steril 1994;61: 1092.

76. Murray RR Jr, Mitchell SE, Kadir S, et al. Comparison of recurrent varicocele anatomy following surgery and percutaneous balloon occlusion. J Urol 1986;135: 286.

77. Grober ED, O'Brien J, Jarvi KA, Zini A. Preservation of testicular arteries during subinguinal microsurgical varicocelectomy: Clinical considerations. J Androl 2004;25: 740.

78. Gontero P, Pretti G, Fontana F, et al. Inguinal versus subinguinal varicocele vein ligation using magnifying loupe under local anesthesia: Which technique is preferable in clinical practice? Urology 2005;66: 1075.

79. Al-Kandari AM, Shabaan H, Ibrahim HM, Elshebiny YH, Shokeir AA. Comparison of outcomes of different varicocelectomy techniques: open inguinal, laparoscopic, and subinguinal microscopic varicocelectomy: A randomized clinical trial. Urology 2007;69: 417.

80. Hopps CV, Lemer ML, Schlegel PN, Goldstein M. Intraoperative varicocele anatomy: A microscopic study of the inguinal versus subinguinal approach. J Urol 2003;170: 2366.

81. Zini A, Fischer A, Bellack D, et al. Technical modification of microsurgical varicocelectomy can reduce operating time. Urology 2006;67: 803.

82. Marmar JL, DeBenedictis TJ, Praiss D. The management of varicoceles by microdissection of the spermatic cord at the external inguinal ring. Fertil Steril 1985;43: 583.

83. Cayan S, Erdemir F, Ozbey I, et al. Can varicocelectomy significantly change the way couples use assisted reproductive technologies? J Urol 2002;167: 1749.

84. Barbalias GA, Liatsikos EN, Nikiforidis G, Siablis D. Treatment of varicocele for male

infertility：A comparative study evaluating currently used approaches. Eur Urol 1998；34：393.

85. Beck EM，Schlegel PN，Goldstein M. Intraoperative varicocele anatomy：A macroscopic and microscopic study. J Urol 1992；148：1190.

86. Zini A，Blumenfeld A，Libman J，Willis J. Benefi cial effect of microsurgical varicocelectomy on human sperm DNA integrity. Hum Reprod 2005；20：1018.

87. Nasr-Esfahani MH，Razavi S，Javdan Z，Tavalaee M. Artificial oocyte activation in severe teratozoospermia undergoing intracytoplasmic sperm injection. Fertil Steril 2008；90：2231.

88. Zini A，Boman J，Jarvi K，Baazeem A. Varicocelectomy for infertile couples with advanced paternal age. Urology 2008；72：109.

89. Ishikawa T，Fujisawa M. Effect of age and grade on surgery for patients with varicocele. Urology 2005；65：768.

90. Agarwal A，Deepinder F，Cocuzza M，et al. Efficacy of varicocelectomy in improving semen parameters：New meta-analytical approach. Urology 2007；70：532.

91. Schatte EC，Hirshberg SJ，Fallick ML，Lipschultz LI，Kim ED. Varicocelectomy improves sperm strict morphology and motility. J Urol 1998；160：1338.

92. Tanrikut C，Goldstein M，Rosoff JS，Lee RK，Nelson CJ，Mulhall JP. Varicocele as a risk factor for androgen deficiency and effect of repair. BJU International 2011；108：1480.

93. Asci R，Sarikaya S，Buyukalpelli R，Yilmaz AF，Yildiz S. The outcome of varicocelectomy in subfertile men with an absent or atrophic right testis. Br J Urol 1998；81：750.

94. Steckel J，Dicker AP，Goldstein M. Relationship between varicocele size and response to varicocelectomy. J Urol 1993；149：769.

95. Libman J，Jarvi K，Lo K，Zini A. Beneficial effect of microsurgical varicocelectomy is superior for men with bilateral versus unilateral repair. J Urol 2006；176：2602.

96. Scherr D，Goldstein M. Comparison of bilateral versus unilateral varicocelectomy in men with palpable bilateral varicoceles. J Urol 1999；162：85.

97. Gat Y，Bachar GN，Everaert K，Levinger U，Gornish M. Induction of spermatogenesis in azoospermic men after internal spermatic vein embolization for the treatment of varicocele. Hum Reprod 2005；20：1013.

98. Pasqualotto FF，Sobreiro BP，Hallak J，Pasqualotto EB，Lucon AM. Induction of spermatogenesis in azoospermic men after varicocelectomy repair：An update. Fertil Steril 2006；85：635.

99. Kadioglu A，Tefekli A，Cayan S，et al. Microsurgical inguinal varicocele repair in azoospermic men. Urology 2001；57：328.

100. Matthews GJ，Matthews ED，Goldstein M. Induction of spermatogenesis and achievement of pregnancy after microsurgical varicocelectomy in men with azoospermia and severe oligoasthenospermia. Fertil Steril 1998；70：71.

101. Kamischke A，Nieschlag E. Varicocele treatment in the light of evidence-based andrology. Hum Reprod Update 2001；7：65.

102. Ficarra V，Cerruto MA，Liguori G，et al. Treatment of varicocele in subfertile men：The Cochrane Review-a contrary opinion. Eur Urol 2006；49：258.

103. Templeton A. Varicocele and infertility. Lancet 2003；361：1838.

104. Krause W，Muller HH，Schafer H，Weidner W. Does treatment of varicocele improve male fertility? Results of the 'Deutsche Varikozelenstudie'，a multicentre study of 14 collaborating centres. Andrologia 2002；34：164.

105. Grober ED，Chan PT，Zini A，Goldstein M. Microsurgical treatment of persistent or recurrent

varicocele. Fertil Steril 2004;82: 718.

106. Chan PT, Wright EJ, Goldstein M. Incidence and postoperative outcomes of accidental ligation of the testicular artery during microsurgical varicocelectomy. J Urol 2005;173: 482.

107. Marmar JL, Agarwal A, Prabakaran S. , et al. Reassessing the value of varicocelectomy as a treatment for male subfertility with a new meta-analysis. Fertil Steril 2007;88(3): 639.

108. Abdel-Meguid TA, Al-Sayyad A, Tayib A, Farsi HM. Does varicocele repair improve male infertility? An evidence-based perspective from a randomized, controlled trial. European Urology 2011;59: 455.

109. Smit M, Romign JC, Wildhagen MF, et al. Decreased sperm DNA fragmentation after surgical varicocelectomy is associated with increase pregnancy rate. J Urol 2010;183: 270.

110. Esteves SC, Oliveira FV, Bertolla RP. Clinical outcome of intracytoplasmic sperm injection in infertile men with treated and untreated clinical varicocele. J Urol 2010;184: 1442.

111. Schauer I, Madersbacher S, Jost R, Hübner WA, Imhof M. The impact of varicocelectomy on sperm parameters: a meta-analysis. J Urol 2012;187: 1540.

第十八章

鞘 膜 积 液

Paul Tonkin   Jay Sandlow

引言

早在 1828 年,Isaac Holmes Matthewe 就已报道鞘膜积液的诊断及治疗。其借助蜡烛光透视阴囊,用于鞘膜积液的辅助诊断,并总结当时鞘膜积液的诊疗技术。其中方法之一,包括放置一根套管针引流液体和一个外科缝针挂线缝合,以保持开放通道和持续引流,直到通道二期愈合。另一种方法是通过植入一根套管针并注入由 2/3 酒精和 1/3 水组成的腐蚀药剂[1],即现在所谓早期硬化疗法去除部分鞘膜[2,3]。尽管鞘膜积液的诊疗,没有经历其他泌尿手术那样的不断革新进步,但目前在其治疗方面也有很大改进,我们将在本章节中详细讨论。

胚胎学

在胎儿发育过程中,睾丸从腹部降入阴囊。鞘状突为一条状舌形腹膜,引导睾丸下降。正常的胎儿发育过程中,当睾丸从内环进入到阴囊近端,鞘状突即封闭。在阴囊内,环绕睾丸位置的部分残留了一个不大的潜在空隙,系形成鞘膜腔。鞘膜积液就是在鞘膜腔空隙内的液体异常积聚。

鞘膜积液通常为半透明液体,呈琥珀色。比重变化在 $1.010 \sim 1.025$,与其他渗透液一样白蛋白的含量波动在 $3 \sim 6 \, g/dL$[5]。在闭锁的鞘状突中,当渗出液增多,或者吸收减少,都会导致形成单纯鞘膜积液。精索鞘膜积液的发生是由于鞘状突关闭不全,导致精索鞘膜层的扩张而形成孤立性的积液。而先天性或者交通性鞘膜积液,是由于鞘状突未闭,腹腔液可以通过这个通道自由进入阴囊而形成[6](见图 18.1)。

病因

由于患者年龄不同,鞘膜积液的病因多种多样。在儿童人群中,先天性积液常见,发病率大约为 5%。Osifo 等发现 **83%的先天性积液,在 18 个月内自行消失,其消失高峰为 4 个月和 6 个月。**18 个月后不会自然消失,这在早产儿与足月儿之间没有差异。

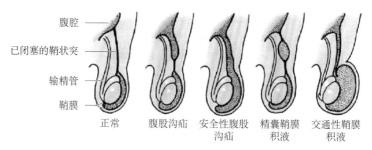

腹腔

已闭塞的鞘状突

输精管

鞘膜

正常　腹股沟疝　安全性腹股　精囊鞘膜　交通性鞘膜
　　　　　　　　　沟疝　　　　积液　　　　积液

图 18.1　源于鞘状突的异常闭合所导致的腹股沟管和阴囊的异常
（From Wein AJ，Kavoussi LR，Novick AC，Partin AW，Peters CA. *Campbell-Walsh Urology*，vol. 4，9th edn. Philadelphia：Saunders Elsevier；2007：page 3790.）

由此得到结论，在新生儿先天性鞘膜积液手术治疗之前，观察鞘膜积液是否自行消失的时间至少需要 18 个月[7]。

成年人鞘膜积液多因鞘膜层液体分泌增加或者重吸收减少而导致。常见的诱因如炎症、感染、恶性肿瘤、创伤和外科手术。阴囊结石是少见的病因之一，为源自于鞘膜良性、可移动的睾丸外钙化小体。阴囊结石（也称为"阴囊珍珠"）是外观圆形、纯白，且富有弹性的肿物。从组织学上而言，其为羟磷灰石组成的中心病灶，其周围有纤维物质堆积。通常认为阴囊珠起源于睾丸及附睾附件的扭转，阴囊内血肿形成及反复创伤[8]。

化学性和细菌性附睾炎及局限性阴囊感染通常会导致鞘膜积液。在热带雨林中，丝虫病是引起感染性鞘膜积液的常见原因，其引起钙化和胆固醇沉积而导致鞘膜纤维性增厚（图 18.2）。然而丝虫病引起的鞘膜积液，液体中很少含有幼虫或成虫，与一般的鞘膜积液不同，其液体为白色、高浓度牛奶样液体[9]。

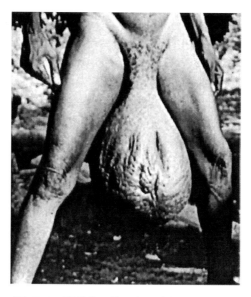

图 18.2　阴囊淋巴管阻塞导致的巨大鞘膜积液
（From Wein AJ，Kavoussi LR，Novick AC，Partin AW，Peters CA. *Campbell-Walsh Urology* vol. 4，9th edn. Philadelphia：Saunders Elsevier；2007：page 456.）

研究证实，许多泌尿系或非泌尿系肿瘤起始阶段表现为鞘膜积液。尽管睾丸肿瘤不常见，但临床发现可疑征兆时，根据临床指标排查可疑的睾丸肿瘤至关重要。睾丸和精索结构的外伤，可以导致鞘膜积液或鞘膜积血形成。当体格检查不能判别时，应该运用超声来评估睾丸损伤。

一些外科手术也可以引起医源性鞘膜积液的形成，如肾移植、精索静脉曲张结扎术和腹股沟疝修补术。肾移植时，精索结扎会导致鞘膜积液，据报道其发生率大约为68%[10]。这项技术逐渐被大多数移植外科医生摒弃，因为鞘膜积液可能给免疫受损的患者带来额外的感染和伤口愈合风险。与之相反，最近有一组500例捐赠者实施腹腔镜下保留精索的肾切除术的报道，其中只有1例需要外科干预来处理鞘膜积液[11]。

应用非显微外科方法实施精索静脉结扎术，最常见的并发症是鞘膜积液，其发生率为3%～39%[12]，原因为术中损伤淋巴管。显微外科技术运用可以减少并发症及复发率[13, 14]。有报道：139例行显微精索静脉结扎术的患者，均未出现术后鞘膜积液[12]。同样Lemack等报道30例儿科患者中42侧精索静脉曲张，只有1例出现术后不需要外科干预处理的鞘膜积液。用显微外科的方法精细分离血管，保护动脉血供和淋巴管回流，可以降低术后鞘膜积液复发率和并发症发生率[15]。最后，腹股沟疝修补术时，假如阴囊的淋巴管引流被破坏，也会导致鞘膜积液。

诊断

患者通常主诉进行性阴囊肿大和单侧不适。体格检查发现患侧阴囊增大，可以或不能触及同侧睾丸。透光实验可以确诊鞘膜积液。因为**大约有10%的睾丸肿瘤呈现反应性鞘膜积液**，因此对于区分单纯性鞘膜积液与伴有睾丸肿块的鞘膜积液非常必要。**如果不能够充分触及睾丸，需要借助超声来辅助诊断。**尽管没有直接的证据支持，许多泌尿外科医生通常对小于50岁的鞘膜积液患者例行超声检查。腹股沟疝与单纯性鞘膜积液的鉴别非常关键。腹股沟疝透光实验阴性，可以传送咳嗽引起的腹压冲动，并可以手还纳。而鞘膜积液透光实验阳性，不能传送和减小咳嗽引起的腹压冲动，除非是交通型鞘膜积液。

干预指征

大多数鞘膜积液为无痛性，然而症状通常与其大小和重量相关。大的鞘膜积液通常引起不适感，可能给患者带来烦恼或痛楚。尽管慢性鞘膜积液会导致睾丸萎缩，通常其干预的指征为疼痛和患者期望移除鞘膜积液。**大的鞘膜积液会影响睾丸温度[16]**，因此可能对生育有潜在影响。

治疗

由于鞘膜积液无有效药物治疗，因此其治疗的方法通常为外科手术。无论后续是否采用硬化疗法，都要吸出鞘膜积液。既往文献记载的很多技术和药剂，包括吸出鞘膜积液，注射麻醉剂与硬化剂，如四环素、滑石粉、95％酒精、纤维蛋白胶、聚乙二醇单十二醚、苯酚、十四基硫酸钠（STDS）和其他刺激性物质等，都有成功治疗的报道。使用硬化剂的目的，就是将鞘膜黏附到白膜上，以消除液体积聚的潜在空隙。

Beiko 等[2]完成了一项 51 例患者伴有 53 个鞘膜积液的前瞻性研究。将患者分为两组，第 1 组行积液抽吸和十四基硫酸钠硬化，第 2 组行鞘膜积液切除术。结果第 1 组的成功率为 76％，第 2 组的成功率为 84％。术后并发症，第 1 组为 8％，而第 2 组为 40％。计算每组干预的费用，切除术是积液抽吸和硬化治疗费用 9 倍多。许多研究表明，初次抽吸和硬化治疗成功率在 69％～76％，重复再次治疗的成功率为 87％～94％[3, 17]。

并发症包括感染，如交通性鞘膜积液导致腹膜炎。由于这样的原因，在儿童人群中，抽吸和硬化治疗是禁忌。其他并发症如术后疼痛，鞘膜积液复发，炎症及可以导致男性不育的睾丸纤维化。因此，对于期望生育的男性而言，硬化治疗是相对禁忌。**尽管抽吸和硬化治疗有相当高的复发率，但对于薄壁的鞘膜积液而言，其简单、安全、花费较少，并可在门诊处理。**当手术有禁忌证时，在发展中国家，由于其医疗资源不足，抽吸和硬化治疗是有效的治疗手段，有理由推荐为一线疗法。

手术疗法

外科手术治疗鞘膜积液有许多方法。当体格检查或超声发现睾丸内肿物时，应该首先考虑经腹股沟途径的鞘膜切除术。及早使用双重闭合的橡胶套保护好精索非常必要。顺着腹股沟完整游离鞘膜，结扎引带和分离阴囊壁。当手术视野从伤口分离暴露后，切开鞘膜积液囊壁，立即吸净鞘膜囊液。手术医生可以将鞘膜囊液送细胞学检查和/或培养。显露睾丸后，可以直视下观察、触摸，必要时可以超声探查。假如发现睾丸恶性病变，在不违反肿瘤切除术原则的前提下，可行睾丸活检或睾丸切除术。假如没有发现睾丸恶性病变，可以按照本章节介绍的方法，行鞘膜积液切除术。

假如术前超声检查未发现睾丸内肿块，可以采取经阴囊切口行鞘膜积液切除术。麻醉后，患者仰卧位，双腿稍分开。在无菌条件下准备阴囊和铺巾。手术医生紧紧固定鞘膜积液，绷紧位于鞘膜积液之上的阴囊皮肤。在阴囊表面血管之间，经阴囊纵隔或阴囊皱褶处切开。此法可减少出血和瘢痕形成。打开皮肤切口，切开肉膜和提睾肌筋膜，横向剥离直至鞘膜壁层。分离到这种程度时，鞘膜积液常呈现为蓝色。术者持续挤压阴囊直至鞘膜囊完全暴露出切口，显露视野。用粗纱布钝性分离鞘膜积液周围的粘连部分。一旦鞘膜从多层组织中分离移出，用两把 Allis 钳钳夹鞘膜。用手术刀或双极电刀在无血管区域切开鞘膜积液囊。助手需要尽快吸净积液，以免溅出伤及术者和污染手术视野。这时，可以行细胞学检查和培养。腹侧开口可以降低损伤睾丸、附睾、输精管和精索结构的概率。术中注意：**大的鞘膜积液通常会导致阴囊解剖结构的改变，这时需要仔细分离内部的精索血管、输精管和附睾。**一种方法是用烟卷式 Penrose 引流条或带色血管标记环环绕这些结构以鉴别。一旦鉴别上述结构，用电刀切开鞘膜积液囊壁，注意不要损伤上述结构。探查睾丸及附睾是否有肿块。若发现精液囊肿、附睾管膨胀提示附睾梗阻、阴囊珠或慢性炎症。如果探查到炎症性结节，一定要切除，这样会减少复发的可能性。

当对有生育要求年轻患者手术时，切除鞘膜积液囊壁前，**最重要的是确认附睾边界并予以保护。**大的慢性鞘膜积液，附睾可能移位离开睾丸，输精管盘绕部分有可能位于鞘膜积液壁内层。显微镜下观察和透光实验有助于鉴别附睾边缘。一旦分清明确附睾边界，才可安全切除或折叠鞘膜壁。

术者通过直接观察鞘膜壁，选择最合适的术式。**厚壁多腔的慢性鞘膜积液，最好的术式是鞘膜切除术，而薄壁的鞘膜积液最好术式是折叠术。**

切除术

单纯切除术(也称作 Jaboulay 或 Winkleman 术式)是切除多余的鞘膜积液囊壁，在包绕附睾边界处预留约一个手指宽度。用 4 - 0(可吸收)铬肠线锁边缝合残余边缘，予以止血(图 18.3)。

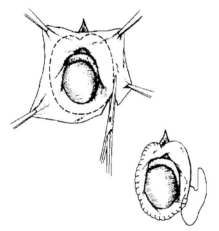

图 18.3 鞘膜积液修复切除术
(Reproduced with permission from Goldstein M. *Surgery of Male Infertility*,1st edn. Philadelphia：W. B. Saunders Company；1995：199 - 201.)

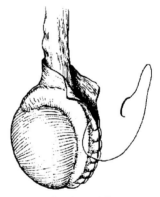

图 18.4 "瓶状手术"技术即精索后方的鞘膜囊液翻转术，用于鞘膜修补
(Reproduced with permission from Goldstein M. *Surgery of Male Infertility*，1st edn. Philadelphia：W. B. Saunders Company；1995：199 - 201.)

另一术式是 1907 年报道的 Andrews 术式或"瓶子"术式。这种术式是高位打开鞘膜积液囊壁的前壁，挤出睾丸，在睾丸后壁翻转囊壁包绕精索(图 18.4)。许多外科医生通常联合采用以上几种术式，从囊内挤出睾丸，切除多余囊壁，预留大约 2 cm 左右，翻转囊壁到精索后部，用可吸收线环形缝合残壁。术者一定注意，不要把翻转的囊壁与精索缝合太紧，以免损伤精索血管，导致睾丸缺血坏死。

鞘膜积液折叠修补术

　　Lord 在 1964 年首次报道折叠术，认为这种术式可以减少术后血肿。采用这种术式，其共报道 22 例患者，术后都无血肿[18]。尽管这种术式显著降低术后血肿形成，但只适合薄壁鞘膜积液。如果用这种术式处理厚壁鞘膜积液，在阴囊内会残存明显的组织块，其会引起不适或明显的阴囊组织隆起。另外，折叠术出血少，不必切除粘连组织，手术时间较短。而且，该术式只是简单打开囊壁，反转缝合或者电凝止血。一旦打开囊壁挤出睾丸，反转囊壁，在距离睾丸和附睾大约 1 cm 处，迅速用 8 或 12 号可吸收线缝合（见图 18.5）。

　　处理鞘膜积液时，无论采取切除术或者折叠术，都需要用电凝止血，术中精细止血，确保术区无出血点。即使很小的活动性出血或渗血，也会在阴囊内蓄积并导致阴囊血肿。完全

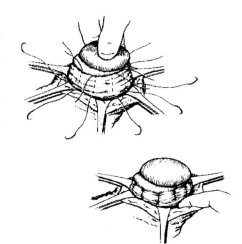

图 18.5　鞘膜折叠技术用于鞘膜修补
（ Reproduced with permission from Goldstein M. *Surgery of Male Infertility*, 1st edn. Philadelphia: W. B. Saunders Company; 1995: 199 - 201. ）

止血后，把睾丸回复原位。然后检查近侧精索是否存在伴随的疝囊。假如存在斜疝，需要采用外科方法修补。在切除区最内层留置引流管，然而没有确切证据表明，引流管可以减少血肿形成。手术伤口用 3 - 0 和 2 - 0 可吸收线分别缝合肉膜和皮下层。

　　阴囊手术后没有统一的护理标准。然而，如果在手术结束时精细止血，尤其在术中仔细止血，术后加压和抬高阴囊，都可防止术后并发症[19]。假如留置引流管，需要在 24～48 小时后拔出。

并发症

　　阴囊手术术后的常见并发症已有报道。Swartz 等回顾了 95 位患者，共 110 次阴囊手术，包括鞘膜积液切除术（55％），精液囊肿切除术（15％），附睾切除术（4％），双侧或者混合术式（27％）。110 次阴囊手术中 20％出现并发症，包括复发（6％）、血肿（5％）和感染（3.6％）。值得注意的是：95％阴囊手术并发症继发于鞘膜积液切除后[20]。

　　鞘膜积液手术治疗时，可能会无意损伤输精管或者附睾，导致梗阻和不育。这种医源性损伤可能直到患者尝试生育，或者进行无精子症评估时才被发现。假如对侧输精管道完好，损伤一侧通常不会引起不育。Goldstein 等[21]回顾性分析，发现其中 6 人由于医源性损伤附睾所导致，2 人由于医源性损伤输精管所导致。同样，Zahalsky 等对在 1990—2003 年期间，行单侧或者双侧鞘膜积液切除术后病理标本分析。结果显示，338 成年人行鞘膜积液切除术，111 患者行精液囊肿切除术，无显微外科技术时，鞘膜积液切除术有 6％患者损伤附睾，精液囊肿切除术有 17％患者损伤附睾[22]。因此，手术医生有

必要在术前告知患者该手术的风险。

结论

鞘膜积液准确的诊断和治疗仍是泌尿外科医生日常工作中的重要组成部分。依据循证医学证据，与泌尿外科其他手术相比，鞘膜积液的外科处理，还没有很大的技术创新。对于无生育要求的患者而言，抽吸术和硬化治疗仍为一种有效的治疗措施。对于患者而言，根据鞘膜积液的特点，选择不同术式，对于获得良好预后非常必要。最后，对于将来有生育要求的年轻患者而言，鞘膜积液术中识别精索结构，保留附睾边界至关重要。

本章要点

- 睾丸在下降过程中，携带一部分腹膜，称为腹膜鞘状突。正常胎儿发育过程中，腹膜鞘状突从内环到阴囊近端逐渐闭合。这就在睾丸周围部分遗留潜在间隙。鞘膜积液由于鞘膜双层中潜在间隙异常液体积聚所致。
- 83％的先天性鞘膜积液通常在 18 个月内自行消失，消失多在出生后 4～6 个月。
- 新生儿先天性鞘膜积液的手术治疗之前，先天性鞘膜积液自行消失应至少观察 18 月。
- 鞘膜积液源于鞘膜内液体分泌增加或者重吸收减少，可以由炎症、感染、恶性肿瘤、创伤和外科干预引起。
- 非显微外科的传统手术治疗精索静脉曲张术后，鞘膜积液通常是最常见的并发症，发病率 3％～39％。术后鞘膜积液通常由于术中无法鉴别和保护淋巴管。显微外科手术已经证实可显著降低并发症发生率和鞘膜积液复发率。
- 10％的睾丸肿瘤呈现出继发性鞘膜积液。
- 如果无法行睾丸触诊检查时，需要借助超声检查。
- 较大的鞘膜积液可以影响睾丸温度，因此可能导致不育。
- 尽管抽吸和硬化治疗有相当高的复发率，然而这两种方法被认为是针对薄壁鞘膜积液的简单、安全、经济和有效的门诊治疗手段。
- 若术前行超声检查睾丸内未发现肿块，可以安全地行经阴囊鞘膜积液切除术。
- 较大鞘膜积液可能会严重改变阴囊的正常解剖结构，因此需要非常小心鉴别，分离精索内血管、输精管及附睾。
- 对于有生育要求的年轻的鞘膜积液患者，在切除鞘膜积液囊壁时，必须鉴别出附睾边界。
- 多腔、慢性厚壁囊壁最好行鞘膜积液切除术。单腔、薄壁囊壁最好行"瓶形术式"，实施鞘膜折叠术。
- 鞘膜积液折叠术最好的适应证为单腔、薄壁的囊壁。
- 如果对于厚壁的囊腔行鞘膜折叠术，阴囊内会残留可触摸到的肿块，引起不适或明显阴囊凸起。

- 鞘膜积液切除术可能对输精管或附睾产生不可逆损伤，进而导致梗阻和不育。

- 对于有生育要求的青年患者而言，当行鞘膜积液手术时，必须分清精索结构和附睾边界。

- 运用手术放大镜，术中显微镜操作和透光实验可以帮助避免对输精管、附睾及睾丸血供的损伤。

（张　伟　潘　峰　涂响安　李　朋　译）

参考文献

1. Hamilton JN, Rovner ES, Turner WR. Urology in pre-Civil War Charleston. J Urol 2008;180 (2): 477-80.

2. Beiko DT, Kim D, Morales A. Aspiration and sclerotherapy versus hydrocelectomy for treatment of hydroceles. Urology 2003;61(4): 708-12.

3. Braslis KG, Moss DI. Long-term experience with sclerotherapy for treatment of epididymal cyst and hydrocele. Aust N ZJ Surg 1996;66(4): 222-4.

4. Goldstein M. Hydrocele. In Goldstein M, ed. Surgery of Male Infertility. Philadelphia: W. B. Saunders Company; 1995: 199-201.

5. Rowland RG, Herman JR. Tumors and infectious diseases of the testis, epididymis and scrotum. In Gillenwater JY, Grayhack JT, Howards SS, Mitchell ME, eds. Adult and Pediatric Urology, 4th edn, vol 2. Philadelphia: Lippincott, Williams & Wilkins; 2002: 1901-4

6. Schneck FX, Bellinger MF. Abnormalities of the testes and scrotum and their surgical management. In Wein AJ, Kavoussi LR, Novick AC, Partin AW, Peters CA, eds. Campbell-Walsh Urology, 9th edn, vol 4. Philadelphia: Saunders Elsevier; 2007: 3787-90.

7. Osifo OD, Osaigbovo EO. Congenital hydrocele: Prevalence and outcome among male children who underwent neonatal circumcision in Benin City, Nigeria. J Pediatr Urol 2008;4(3): 178-82.

8. Mitterberger M, Pinggera GM, Neuwirt H, et al. Do mountain bikers have a higher risk of scrotal disorders than on-road cyclists? Clin J Sport Med 2008;18(1): 49-54.

9. Jachowski LA, Gonzalez-Flores B. Filarial etiology of tropical hydroceles in Puerto Rico. Am J Top Med Hyg 1962;11: 220.

10. Penn I, Mackie G, Halgrimson CG, et al. Testicular complications following renal transplantation. Ann Surg 1972;176(1): 697.

11. Chin EH, Hazzan D, Herron DM, et al. Laparoscopic donor nephrectomy: Intraoperative safety, immediate morbidity, and delayed complications with 500 cases. Surg Endosc 2007; 21 (4): 521-6.

12. Lipschultz LI, Th omas AJ, Khera M. Surgical management of male infertility. In Wein AJ, Kavoussi LR, Novick AC, Partin AW, Peters CA, eds. Campbell-Walsh Urology, 9th edn, vol 1. Philadelphia: Saunders Elsevier; 2007: 654-716.

13. Marmar JL, Kim Y. Subinguinal microsurgical varicocelectomy: a technical critique and analysis of semen and pregnancy data. J Urol 1994;152: 1127-32.

14. Goldstein M, Gilbert B, Dicker A, et al. Microsurgical inguinal varicocelectomy with delivery of the testis: an artery and lymphatic sparing technique. J Urol 1992;148: 1808-11.

15. Lemack GE, Uzzo RG, Schlegel PN, Goldstein M. Microsurgical repair of the adolescent varicocele. J Urol 1998;160(1):179-81.

16. Wysock J, Schwartz MJ, Goldstein M. Hydroceles associated with varicoceles: Incidence and mathematical model of their insulating effects. J Urol 2009;181(4) supp:684.

17. Sigurdsson T, Johansson JE, Jahnson S, Helgesen F, Andersson SO. Polidocanol sclerotherapy for hydroceles and epididymal cysts. J Urol 1994;151(4):898-901.

18. Lord PH. A bloodless operation for the radical cure of idiopathic hydrocele. Br J Surg 1964;51(1):914.

19. Sandlow JI, Winfield HN, Goldstein M. Surgery of the scrotum and seminal vesicles. In Wein AJ, Kavoussi LR, Novick AC, Partin AW, Peters CA, eds. Campbell-Walsh Urology, 9th edn, vol 1. Philadelphia: Saunders Elsevier; 2007: 1098-108.

20. Swartz MA, Morgan TM, Krieger JN. Complications of scrotal surgery for benign conditions. Urology 2007;69(4):616-9.

21. Hopps CV, Goldstein M. Microsurgical reconstruction of iatrogenic injuries to the epididymis from hydrocelectomy. J Urol 2006;176(5):2077-9.

22. Zahalsky MP, Berman AJ, Nagler HM. Evaluating the risk of epididymal injury during hydrocelectomy and spermatocelectomy. J Urol 2004;171(6):2291-2.

第十九章

成人回缩性睾丸阴囊固定术

Marc Goldstein　　Howard H. Kim

引言

　　隐睾症（cryptorchidism）通常是指睾丸未经治疗未降入阴囊（untreated undescended testis, UDT），倍受小儿泌尿外科医生关注，在成人少见。一篇包含 46 项研究的综述报道：15 岁以下 UDT 发生率为 1.6%～2.2%，且随着年龄增长发生率降低[1]。隐睾症在成人中罕见，并且缺乏相关研究，因此很难确定 UDT 在成年群体中的发病率。但是，即使在成年后罕见发生，或在幼年通常接受过治疗，UDT 对男性生殖专家仍有重要意义。例如，无论是在诊室或麻醉状态，如果回缩性睾丸可以下降入阴囊，患儿通常可不接受手术修复治疗。虽然回缩性睾丸并非真正的隐睾，但也可以影响生育。此外，回缩性睾丸可转变为获得性隐睾[2, 3]。

温度和精子发生

　　精子发生对温度特别敏感。众所周知，精索静脉曲张与睾丸温度升高相关，这被认为是生精障碍的主要病理生理特征[4-6]。同样，隐睾症，即使是单侧隐睾也可伴随高发的不育症[7]。动物和人类研究均显示人为提升睾丸温度可导致生精功能受损[8]。将猪的睾丸推入腹腔并固定，将会导致生精阻滞[9]。隐睾下降固定术（orchiopexy）可恢复睾丸生精功能。在手术创建的猪隐睾模型中，应用腹腔内降温装置降低睾丸温度可恢复睾丸生精功能[10]。多种原因导致的睾丸温度升高均可影响生精功能[8]。Jung 和 Schuppe[8]回顾相关文献指出：发热（3 天，＞39℃）和生殖器热水浸浴（＞43℃）两种情况均可影响精液质量或生育参数。然而，还有许多公认的可诱发生殖器热应激和导致精子发生受损的因素，因缺乏充分的数据无法得出确切结论。这些因素包括使用塑料纸尿裤、睡眠期间生殖器包裹、久坐、手提电脑、加热的地板、紧身内衣、职业暴露和桑拿浴[8]。这些活动可能会导致生殖器温度升高，但随之而来的精液质量下降仍缺乏充分的数据说明。

回缩性睾丸和不育

成人持续回缩性睾丸的结局未知。我们在部分不育男性中发现患有回缩性睾丸（未发表数据），该类患者的精液参数与精索静脉曲张患者相似。但是，这些患者并无可扪及的精索静脉曲张，大多表现为两个或单个睾丸，可降入阴囊和回缩入腹腔，每天停留在腹腔内1个小时或更长时间。有些回缩性睾丸除了在热水浴或麻醉状态下，几乎都停留在患者腹腔。睾丸温度调节功能受损可导致生精功能受损。阴囊睾丸固定术能够改善部分患者的精液质量和生育能力。文献报道先天性或获得性的成年隐睾症患者接受睾丸固定术后生精功能得到改善[11—13]。

其他研究团队也有相似报道。Caucci等[14]绘制精子发生图，应用透射电镜研究接受治疗的38例青春期前青少年患者（平均年龄18岁）和7例成年患者（平均年龄28岁）的精液和睾丸活检组织，评估这些因为小而萎缩的回缩性睾丸在青春期前接受睾丸固定术和/或hCG激素治疗的青少年和成年患者的生育能力。发现只有8/38（21%）的青少年生精功能。正常5例（13%）为无精子症，25例（66%）为少弱精子症并伴有精子成熟异常和高畸形率。7例成年患者中，2例（28.5%）生精正常，3例（43%）为少弱精子症，2例（28.5%）为无精子症。

Nistal和Paniagua评估成人回缩性睾丸的活检组织，发现许多局灶性的组织学病变以"马赛克"样镶嵌图案分布，包括生精小管管腔扩张、管径减小、黏膜固有层增厚、管状玻璃样变、小管发育不全、精液囊肿、间质细胞增生、空泡变性或睾丸支持细胞胞浆嗜酸化、精子细胞成熟异常、未成熟精子细胞的塌陷、成熟阻滞、生精细胞减少或缺乏、小管周围和血管周围淋巴细胞浸润和静脉扩张[15]。他们推测这些病变代表生精小管萎缩的不同阶段，睾丸缩回腹股沟管过程中可引起静脉扩张，输出管道暂时部分闭塞，从而导致生精小管萎缩[15]。

阴囊睾丸固定术

回缩性睾丸行阴囊睾丸固定术时，需建立一个肉膜储袋。如睾丸扭转时实施的固定术，单纯缝合睾丸白膜到肉膜的固定术，不能防止睾丸回缩至腹股沟内。建立一个肉膜储袋，并将白膜用不可吸收缝线固定至肉膜可使睾丸下降入阴囊并永久性地防止回缩。

在睾丸表面低位阴囊皮肤皱褶处做3~4 cm横切口（图19.1）。切口表浅，只切开真皮层并不进入肉膜。创建一个足以容纳成人睾丸的肉膜储袋。在肉膜和皮下之间进行分离，保留一层薄的皮肤。

创建一个宽敞的储袋后，垂直切开肉膜及壁层鞘膜，将睾丸移至储袋内（图19.2）。4-0铬肠线围绕精索缝合关闭肉膜切口（但不能太紧）以防止睾

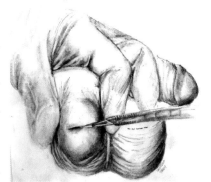

图 19.1　睾丸表面阴囊皮肤皱褶处做一横切口

丸回缩(图 19.3)。睾丸放入储袋后,用小圆针带 4－0 丝线间断缝合白膜三针,将睾丸固定至真皮层(图 19.4)。皮肤覆盖睾丸,4－0 铬肠线间断缝合关闭切口(图 19.5)。

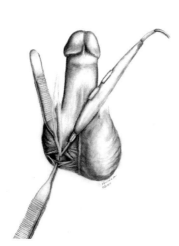

图 19.2　储袋创建后,垂直切开肉膜及壁层鞘膜

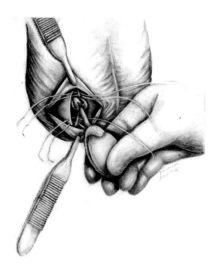

图 19.3　围绕精索缝合关闭肉膜切口,防止睾丸脱出肉膜储袋

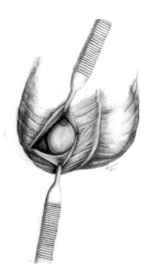

图 19.4　睾丸放入储袋后,间断缝合白膜三针,将睾丸固定至真皮层

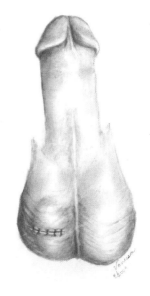

图 19.5　间断缝合关闭皮肤切口

　　虽然大多数回缩性睾丸可选择保守治疗,但某些情况下有必要手术修复。睾丸回缩的患者临床表现是:特发性不育和睾丸长期位于腹部或腹股沟管内。睾丸下降固定术将睾丸固定于阴囊,可使患者受益。

本章要点

- 未经治疗的成年隐睾症(UDT)极其罕见。
- 尽管回缩性睾丸并非真正的隐睾,但可导致生育能力受损。
- 隐睾症,即使单侧隐睾,亦可导致高发的不育症。动物和人类研究均显示人为提升睾丸温度可导致生精功能受损。
- 成人持续回缩性睾丸的结局未知。
- 回缩性睾丸与精索静脉曲张患者的精液参数相似。然而,这些患者并无可扪及的精索静脉曲张。他们大多表现为两个或单个睾丸,可降入阴囊或回缩至腹腔,每天在腹腔内停留 1 个小时或更长时间。有些回缩性睾丸除了在热水浴或麻醉状态下,几乎所有时间都停留在腹腔。
- 当对回缩性睾丸实施阴囊睾丸固定术时,需建立一个肉膜储袋。
- 睾丸回缩的患者临床表现为特发性不育和睾丸长期位于腹部或腹股沟管内,睾丸下降固定术将睾丸固定于阴囊,可使患者受益。

致谢

这项工作由美国纽约社区信托基金(The Frederick J. and Theresa Dow Wallace Fund)资助完成。

（陈慧兴　潘　峰　李石华　金晓东　李　朋　译）

参考文献

1. Sijstermans K，Hack WW，Meijer RW et al. The frequency of undescended testis from birth to adulthood：A review. Int J Androl 2008;31：1.
2. Robertson JF，Azmy AF，Cochran W. Assent to ascent of the testis. Br J Urol 1988;61：146.
3. Schiffer KA，Kogan SJ，Reda EF，et al. Acquired undescended testes. Am J Dis Child 1987;141：106.
4. Saypol DC，Howards SS，Turner TT，et al. Influence of surgically induced varicocele on testicular blood flow，temperature，and histology in adult rats and dogs. J Clin Invest 1981;68：39.
5. Zorgniotti AW，Macleod J. Studies in temperature，human semen quality，and varicocele. Fertil Steril 1973;24：854.
6. Goldstein M，Eid JF. Elevation of intratesticular and scrotal skin surface temperature in men with varicocele. J Urol 1989;142：743.
7. Hadziselimovic F. Cryptorchidism，its impact on male fertility. Eur Urol 2002;41：121.
8. Jung A，Schuppe HC. Influence of genital heat stress on semen quality in humans. Andrologia 2007;39：203.
9. Wensing CJ. Testicular descent in the rat and a comparison of this process in the rat with that in the pig. Anat Rec 1986;214：154.
10. Frankenhuis MT，Wensing CJ. Induction of spermatogenesis in the naturally cryptorchid pig.

Fertil Steril 1979;31: 428.

11. Shin D, Lemack GE, Goldstein M. Induction of spermatogenesis and pregnancy after adult orchiopexy. J Urol 1997;158: 2242.

12. Sakamoto H, Iwasaki S, Kushima M, et al. Traumatic bilateral testicular dislocation: A recovery of spermatogenesis by orchiopexy 15 years after the onset. Fertil Steril 2008;90: 2009 e9.

13. Giwercman A, Hansen LL, Skakkebaek NE. Initiation of sperm production after bilateral orchiopexy: clinical and biological implications. J Urol 2000;163: 1255.

14. Caucci M, Barbatelli G, Cinti S. The retractile testis can be a cause of adult infertility. Fertil Steril 1997;68: 1051.

15. Nistal M, Paniagua R. Infertility in adult males with retractile testes. Fertil Steril 1984;41: 395.

第六部分

非梗阻性无精子症

非梗阻性无精子症：临床诊疗进展

Peter N. Schlegel

引言

  过去的 17 年，非梗阻性无精子症（non-obstructive azoospermia，NOA）诊疗发生了根本性变化：从临床诊断模糊，没有直接的治疗方案，发展到出现能够针对 NOA 满意的治疗方法。非梗阻性无精子症患者具有睾丸体积小、FSH 升高的典型特点。因此，这些患者往往无需大量的实验室评估或对睾丸进行有创性的检测，便可做出临床诊断。我们对非梗阻性无精子症相关潜在缺陷的不断认识，使得我们能够更容易地对 NOA 进行分类诊断，并分析其治愈可能性。至少 1％男性可能患有 NOA，因此如何治疗 NOA 给泌尿外科医师带来巨大的挑战。过去 NOA 患者想要获得子代的唯一治疗方法，就是寻求供精人工授精或领养。显然，这些"替代"疗法并没有直接治疗这一疾病。一些新方法的出现，给我们提供了治疗 NOA 患者的机会，这样他们便能够自己生育子代。在 20 世纪 90 年代早中期，人们认识到部分 NOA 患者的睾丸可能有精子存在[1]。我们之后利用这些精子进行的辅助生殖技术，在 20 世纪 90 年代末期取得了一些进展，使得 NOA 患者的治疗方案实现优化。在这一章节，我们将概括这些临床评估与治疗，并特别强调睾丸显微取精术（microdissection testicular sperm extraction，micro-TESE）这一技术的发展[2]。这一外科技术的出现，提高了医生定位睾丸中局灶性生精区域的能力。我们将讨论睾丸显微取精术有效治疗 NOA 的作用，并将其优越的安全性和有效性与其他精子获取技术进行比较。睾丸显微取精术的过程和基本原理前期已发表于 *Seminars in Reproductive Medicine*，在征得作者同意的情况下，我们将其与最新结果和新见解一并呈现于此[3]。

  为了确定一份精液样本是否真正没有精子，对精液样本进行离心，并在显微镜下对样本进行一丝不苟的检查非常必要。Ron-El 等[4]报道：超过 35％的被认为是 NOA 的精液样本，经离心后多次细致检查发现有精子。另外，我们常规检测发现，取精术前 5％～10％无精子症患者，经多次细致精液检测能够发现精子。女方取卵日当天，确实在一些 NOA 患者精液中，能够检测到足够供 ICSI 使用的精子。*因此，我们再次强调 NOA 患者应当在预约取精术当天再进行一次精液分析*。

  对于所有的无精子症患者，为鉴别出其潜在的、可治疗的男性不育病因，进行完整病史采集和体格检查很有必要。NOA 患者睾丸体积往往较小（<15 mL），并伴随附睾扁平。一些患者可能有隐睾病史。NOA 患者性激素检查典型地呈现出血清 FSH 升高、睾酮和雌二醇水平正常或接近正常。在进行进一步干预治疗前，至少在行睾丸取精术前 3 个月，评估 NOA 患者，处理、治疗和纠正任何潜在可能的异常，包括手术治疗严重的精索静脉曲张、纠正性激素异常和避免性腺毒性损伤等。因为女方年龄较大时其受孕的机会降低，通常当女方年龄小于 38 岁时，才会考虑男方行睾丸固定术和精索静脉结扎术，并且这些手术仅能使小部分患者受益，同时还要求在行取精术前有 6 个月的恢复期。

然而，女方年龄增大（>38 岁）时受孕的机会减小，行睾丸固定术和精索静脉结扎术的价值降低，因为它仅使小部分男性受益，并且还要求在行取精术前有 6 个月的恢复期。

诊断性睾丸活检的价值

NOA 患者的精子发生存在严重缺陷，在其睾丸内没有足够的精子生成，使得射出精液中不含有精子。尽管其精子生成存在缺陷，最近研究发现超过 50% 的 NOA 患者的睾丸内确实有精子生成[2]。NOA 患者睾丸组织学检测异常，其生精小管内或表现为唯支持细胞综合征（sertoli Cell-only）或表现为生精阻滞（maturation arrest），或表现为生精低下（hypospermatogenesis）。通常，在生精小管内可以见到不同的生精类型。由于诊断性睾丸活检时所取的睾丸组织很小（通常少于 5% 的生精小管），有精子生成的区域非常局限，因此其诊断价值很有限。即便是将其中生精类型最好的类型（而非总体的生精情况）作为预测指标，活检结果也不能很好的预测睾丸显微取精术能够取到精子的概率[5]。Tournaye 等早期研究发现，即使睾丸活检的生精类型以唯支持细胞综合征为主，显微取精精子获取率还可以达到 50%，而诊断性睾丸活检显示生精类型为成熟阻滞和生精低下时，活检对预测其后精子获取率几乎没太大意义。

我们对 NOA 最大的一个误解是：睾丸内睾丸生精状态是同步均一的。**幸运的是，睾丸组织学显示，尤其睾丸生精功能受损时，生精小管内生精状态通常并不同步均一。**甚至在睾丸生精情况正常时，其睾丸内也常常会有小部分区域表现为唯支持细胞综合征或硬化症。与此类似，NOA 患者睾丸内一般也会有小部分区域存在精子发生，因此其睾丸内部分区域可能以唯支持细胞综合征为主，而另外区域则可能有少量的精子生成。**这种非同步均一性有助于解释为什么诊断性睾丸活检对精子获取率的预测有限。**这也有助于我们解释为什么 NOA 患者射出的精液内没有精子，而其睾丸内确实有精子生成。对睾丸精子发生的不同步均一性（结构方面和功能方面）的理解，对我们认识如何治疗 NOA 至关重要。

术前准备

对 NOA 患者进行遗传学检查可以筛查其精子生成匮乏的原因，并为其诊断和预后提供重要信息。Y 染色体微缺失检查和染色体核型分析，通常可以揭示 15%～20%

NOA 患者精子生成匮乏的原因。克氏综合征(47,XXY)或 AZFc 缺失(70％)患者的预后较好,而 AZFa 或 AZFb(或 AZF b+c)完全缺失患者的预后则会很差(获取率基本为零)。核型异常是考虑进行胚胎活检的一个指标,从而探查是否具有已知的、可遗传给胎儿的遗传学异常。

NOA 患者睾丸生精小管的精子生成可能非常有限,这要求我们在施行侵入性手术操作前,对其睾丸有限的精子生成进行最优化保护。如果精子发生刚开始,睾丸并受到其他/外在因素的损害,那么即使进行了有效的外科治疗,可能还是找不到精子。一些干预可能提高这些患者的精子生成。由于精子生成需要 3 个月时间,并且会受到前期手术导致的炎症或血肿形成的不利影响,因此 TESE(睾丸取精术)至少在前期活检或其他阴囊手术 6 个月后方才尝试。我们使用一系列的超声来探查评估前期 TESE(睾丸取精术)血管损伤后形成的实质瘢痕。由于睾丸活检或取精术导致睾丸内损伤的患者,其血清 FSH 升高的水平可以反映这一损伤,FSH 升高甚至早于超声观测到的组织学改变或血清睾酮水平改变。我们认为睾丸活检或细针睾丸抽吸后导致的睾丸内出血(其在随机性/诊断性睾丸活检过程中难以控制)是瘢痕形成的首要因素。

合并精索静脉曲张的 NOA 患者,在睾丸取精术之前可考虑行精索静脉显微结扎术,以利于精子生成,或使射出精液中出现精子。但遗憾的是精索静脉结扎术的这些益处,可能要等 6 个月甚至更长时间才能显现。在康奈尔大学进行治疗的一系列合并有证据充分的精索静脉曲张的 NOA 患者,大约有 10％的患者在行精索静脉结扎术后能够从精液找到精子,从而避免睾丸取精术[7]。另外,在对治疗过的患者进行回顾性研究时发现,TESE(睾丸取精术)前行精索静脉结扎术并不影响 NOA 合并精索静脉曲张患者的精子获取率。因此,我常常仅对精液中曾有过精子,或有足够时间(即女方年龄小于 30~32 岁)的患者行精索静脉手术,这可使他们能够从中受益。

许多 NOA 患者的血清睾酮水平受损和睾丸内睾酮水平低下。这些病人常常表现为睾酮水平偏低并伴随雌激素水平相对增高,提示睾丸内芳香化酶活性增加是循环(血清)睾酮水平偏低的原因[8]。芳香化酶抑制剂如阿那曲唑(Arimidex)治疗血清睾酮水平偏低、使睾丸内(内源性)睾酮水平增加,睾酮/雌二醇比值升高。这种没有按照药物适应证、让患者口服阿那曲唑治疗 NOA 的用法,确实能够增加循环睾酮水平、降低雌二醇水平,进而增加少精子症患者的精子生成。我们通常让血清睾酮水平偏低,伴随雌二醇水平相对升高(即 $T<300ng/dL$, $E_2>30pg/mL$)的患者每日口服阿那曲唑 1 mg,一个月内重复检测睾酮和雌二醇水平来评估治疗成功与否。我们并不期望睾酮水平增加后能有足够精子可以射出,但我们希望它可以优化睾丸内睾酮水平,以利于精子发生。

Ramasamy 等[9]报告了这一疗法治疗克氏综合征患者的结果,这些患者上午总睾酮水平基线小于 300ng/dL,每日服用阿那曲唑 1 mg。若用药后睾酮水平并没有增加至 250 ng/dL 以上,则更换为阿那曲唑和 hCG 联合应用。经治疗后,患者血清睾酮水平从 147 ng/dL 增加至 305 ng/dL($P=0.003$),睾酮/雌二醇比值均值由 5.8 增加至 10.9。睾酮水平正常的男性经治疗后其精子获取成功率(SRR：43/68,68％)比未经治疗的男性精子获取成功率(SRR19/22,86％)低($P=0.06$)；接受治疗且对治疗有反应、睾酮水平上升至 250 ng/dL 或以上(35/68)的患者 SRR(77％)比经治疗后睾酮水平低于

250 ng/dL的患者的 SSR(55%)更高。

治疗方法和 IVF/ICSI

如果 NOA 患者的睾丸内有精子存在，那么这些精子的生存能力（发育能力）也很有限。实际上，这些精子无法经过附睾运输，不会出现在射出的精液中。因此，这些精子在诸如冻存等其他不利条件下存活的能力比较有限。**我们已经发现只有 30% NOA 患者的睾丸精子冻融后，能够较好存活并达到能获得理想的 ICSI 结果的要求**[9]。基于此，我们更倾向于女方进入 IVF 周期后，对男方行取精术以使其能够使用新鲜精子。在这种情况下，如果取精术没有找到精子，并且夫妻双方也不选择使用供精，那么 IVF 周期的后续部分就此取消。在特殊情况下，如果前期预测的精子获得率很低（我们以前的经验是＜10%），并且夫妻双方拒绝使用供精行 IVF，那么我们就会给其提供计划性的精子冻存。当然，这在某些中心是一个常规做法，他们报道的冷冻精子可获得与新鲜精子相同的体外受精成功率。但是其既往对照组采用新鲜获取精子实施体外受精的成功率低，且其使用冷冻精子行体外受精的妊娠率也远低于我们报道的使用获取的新鲜精子的 IVF 妊娠率。

取精术时间通常会安排在取卵前一天。当取精术不能安排在取卵之前，或者当卵巢刺激尚不能使卵泡良好发育时，或者前期精液中仅见极少量精子时，取精术会安排在 IVF 周期的取卵当天。在取卵之前和取卵当天行取精术其妊娠率似乎并无差异。睾丸精子（来自 NOA 患者）取出后通常需要获得运动能力，并孵育过夜。

手术操作途径

精子获取方法包括细针穿刺抽吸术、经皮睾丸活检术、开放性睾丸活检术、睾丸多点活检术（睾丸取精术）和睾丸显微取精术。细针穿刺抽吸术的优点是其侵入性很小，然而其对睾丸功能的不良影响可能比简单的活检更大。在对 NOA 精子获取术进行系统性回顾研究中，Tournaye 等[11]认为精子获取术是 NOA 患者至少是以唯支持细胞综合征为主导的 NOA 患者获取精子最有效的方法。他们还认为细针穿刺抽吸术容易出现睾丸内并发症，睾丸多点活检术风险最大，睾丸显微取精出现并发症的概率最低。细针穿刺抽吸术获得精子的概率要比睾丸多点活检术低。总的来说，睾丸显微取精术获得精子的概率最高，并且其出现并发症的风险最低[11]。

睾丸细针穿刺术需要用一个 19～22 号针，相对盲目地多次穿进睾丸实质，之后利用带有细针的注射器所产生的强大负压穿进、穿出睾丸实质[12]。少量生精小管因此被吸入细针中后置入精子培养液中。然后分析每个抽吸部位所取得的生精小管内是否有精子。对这一技术进行改进后，Dr. Paul Turek[13]介绍了一种鉴定睾丸内精子生成区域的技术"睾丸细针穿刺地图"或"地图式取精术"，可用于指导术中活检。分析这些睾丸标本需要丰富的细胞学经验，而睾丸细针穿刺的结果可用来指导接下来的睾丸取精术。其后，可以选择开放睾丸活检术获取精子。尽管他们报道"地图式睾丸细针穿刺"的成功率很高，但是这些都是初始细针穿刺证实有精的患者。

在早期一项报道精子生成具有不均一性的研究中，Jow 等[1]发现近 1/3 的 NOA 患者睾丸内存在精子。这只是根据简单的活检结果，并且只是出于诊断目的。在精子获取技术和精子获取率方面存在大量困惑。其后，大量不同的临床研究报道：睾丸多点活检术的精子获取率高达50％。遗憾的是，其会导致白膜下的睾丸血供迅速减少，因此其具有损伤睾丸血供的风险，在一些案例报道中，甚至会造成睾丸血流的完全中断和睾丸组织丢失。Goldstein等[14]介绍了一种鉴别被膜下血管的方法。这一方法有助于最大限度地降低破坏睾丸血供的风险。有报道显示使用这一方法进行诊断性睾丸活检出现并发症的概率更低。利用手术显微镜寻找睾丸中有精子生成的区域，这一方法被称作睾丸显微取精术[2]。简单地说，即在睾丸中极沿赤道面将睾丸充分打开，使得生精小管在生理状态下沿着睾丸血供得以充分暴露，并保护睾丸内的血流（见图20.1）。手术显微镜在放大15～20倍时可以鉴别最有可能存在精子的生精小管。若生精小管内有精子生成，其内所含的细胞比没有精子生成的生精小管所含细胞要多。因此，相对于无精子发生的生精小管而言，有完整的精子发生的生精小管更粗大、更不透明。睾丸显微取精术有助于鉴别有精子生成的生精小管，从而提高精子的获取量，并减少需要取出的睾丸组织量。

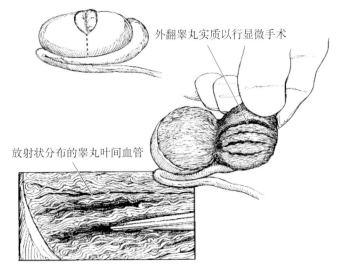

外翻睾丸实质以行显微手术

放射状分布的睾丸叶间血管

图20.1　睾丸显微取精术示意图：该图呈现了自最初切口至充分暴露生精小管的过程，及其可在睾丸实质深部进行解剖的优势

睾丸显微取精术

为了鉴别出睾丸内所有潜在精子生成的区域，显微取精术必须对睾丸内所有的生精小管进行检测。在纤薄的睾丸纵隔之内，生精小管高度屈曲，伴行的细长的小血管呈放射状缠绕生精小管。在生精小管间进行分离，有助于检测更深层次的生精小管，直至达到白膜层面。在分离过程中保护沿小管走行的血供非常关键，注意避免从白膜上直接分离生精小管。在小管和白膜之间的间隙内，存在着大量的血管，这些血管易于广泛出血，显微取精时一旦破坏这一区域很难控制其出血。显微取精时放大的倍数越大，

越易于鉴定哪些小管更大更正常。取精这一操作可能比较乏味,在睾丸体积较大时尤甚,可能需要花费数小时,充分并安全地检测睾丸的所有区域,即使是对这一领域很有经验的显微外科医生亦如此。

最早对睾丸显微取精术进行描述的研究报道于 1999 年。在这一研究中,Schlegel 报道的多点取精术的精子获取率为 45%,而运用睾丸显微取精术的精子获取率则增至 63%。在一项对照研究中,一侧睾丸选用多点取精术,另一侧则同时加用显微取精术,结果发现若单独选用多点活检取精,约 1/3 的患者错失获得精子的机会。2000 年,Amer 等[15]研究报道:睾丸显微取精术的精子获取率(47%)高于标准的多点取精术的精子获取率(30%)。另外,睾丸显微取精术后患者的急性和慢性并发症,包括睾丸萎缩和供血中断等发生概率都明显降低。Okada 等[10]进一步研究认为:睾丸显微取精术的精子获取率比传统睾丸取精术的精子获取率高,尤其对精子发生以唯支持细胞综合征为主导(其生精小管的大小等差别更明显)的患者其差异明显。应用这一技术的最新研究结果显示,460 例行显微取精手术的 NOA 患者中,62%的患者发现有精子;而行传统的睾丸多点取精的患者,精子获取率仅为 32%[12]。Ramasamy 等[16]对康奈尔的睾丸显微取精术的安全性亦作了回顾性研究分析。这一研究通过对睾丸取精术后进行阴囊超声检测和睾酮水平检查,对睾丸多点活检术和显微取精术对机体的影响进行了比较。睾丸显微取精术后患者的睾酮生成恢复的更早、更完全,18 个月后血清睾酮水平恢复到基线期的 95%,而行传统的睾丸多点取精术患者的血清睾酮水平则仅恢复到基线期的 85%。同样,睾丸显微取精术患者通过阴囊超声检出的术后急、慢性改变也更少。**睾丸显微取精术术后并发症低可能与该操作过程中相对容易且充分的止血有关。**

精子处理

倘若 NOA 患者的睾丸实质内有精子生成,那么这些精子则存在于生精小管内。充分有效剪碎睾丸组织,可以使精子从生精小管内释放出来,并可以提高发现精子的概率。睾丸显微取精术取出的组织量,通常远少于睾丸多点活检术取出的组织量(不足其取出量的 1/50)。为了保证睾丸组织被充分地碎裂为组织悬液,并保证在手术室中能最容易地识别出玻片上的精子,可以让睾丸悬液流经 24 号血管留置针导管,反复抽吸睾丸组织悬液,可以确保足够的睾丸组织悬液流经细管,让更多精子可以从生精小管内释放出来,这一方法可以使精子获取量最多增加 300 倍[17]。我认为这样处理睾丸组织悬液样本非常重要,所以在手术室内在将这些样本交给胚胎学家检测前,我会对这些睾丸组织悬液样本先进行处理。每个粗大的生精小管样本,都应该循序地检查其内有无精子。一旦发现精子手术即可结束。由于精子在冻融后不能有效的存活,因此有意的取出额外的睾丸组织可能会浪费睾丸内存在的精子,并对睾丸产生额外的伤害,可能还会不利于未来的生育治疗。

康奈尔大学睾丸显微取精术总结果

康奈尔大学威尔医学院在过去对 1 161 对因 NOA 而行 TESE-ICSI 周期的夫妇进行治疗的过程中,积累了令人鼓舞的经验。其中,男方开始治疗的平均年龄为 36.1 岁,女方平均年龄 31.7 岁。男方治疗前的起始血清 FSH 均值为 23.8 IU/L(正常值为 1～8 IU/L)，睾丸平均体积为 9.6 mL。在过去 1 161 个尝试 TESE-ICSI 治疗的周期中，有 634 个周期获得了可用于 ICSI 的精子(精子获取率为 55%)。在这些获得了精子的周期中，每次 ICSI 的受精率为 53%(3 608/6 857)，有 92% 的周期进行了胚胎移植。在可评估的周期中，其临床妊娠率(超声可检出胎心)达到 47%(304/644)，在获得临床妊娠的周期中有 40% 获得了活胎分娩。将近 300 个小孩在我们中心出生，其中出现双胞胎的比例为 11%，三胞胎的比例<1%，其余为单胎。选择康奈尔尝试治疗过的患者，通常之前大都经历了失败的治疗。上述研究所得结果是基于所有患者所得的结果，包括之前在其他中心行睾丸取精术(通常是睾丸多点取精术)失败的患者。对于首次尝试取精术的患者，其精子获得率达 60% 以上。

除了 Y 染色体 AZFa 区和 AZFb 区完全缺失外，其他的无精症病因并不能作为一个绝对预测指标，预测睾丸内精子的有无，上述两者的精子获得率多为 0%。

传统睾丸取精术后的睾丸显微取精术

Ramasamy 等[18] 的一项最新研究显示，睾丸显微取精术作为 NOA 患者获取精子的一种方法，其优越性还在于对于前期睾丸活检或睾丸取精术失败的患者，仍可进行睾丸显微取精术。在这一研究中，未曾行活检术的患者行睾丸显微取精术的精子获得率为 52%，而双侧睾丸均曾进行过一到两次活检取精的患者，行睾丸显微取精术的精子获得率亦可达到 50%。而双侧睾丸均曾进行过三到四次甚至更多次活检取精的患者，之后行睾丸显微取精术的精子获得率则为 22%。这些数据强有力地说明：盲目、随机地进行睾丸活检常常会损伤睾丸内有精子生成的区域。事实上，双侧睾丸均进行一到两次活检，并不能充分评估睾丸内精子发生的情况，而在睾丸显微取精术前，行睾丸活检也并不能比不行睾丸活检提供任何更好的信息。即使每侧睾丸均曾进行过三次甚至更多次数的活检取精，运用睾丸显微取精术获得精子的机会还可达 22%。因此，即使传统睾丸取精术失败，睾丸显微取精术仍有能够获得精子的机会。

睾丸显微取精术成功的预测指标

康奈尔团队进行的另外一项研究分析了血清 FSH 水平与睾丸显微取精术精子获得率之间的相关性。**血清 FSH 水平在 15～30、30～45 或者高于 45 的患者的精子获取率均相似(平均为 63%)**。FSH 水平甚至超过 90 IU/L 的患者在行睾丸显微取精术时也能发现精子。这些发现提示睾丸内可能存在局灶性的精子发生区域，并不足以影响血清 FSH 水平(或睾丸体积)，而睾丸显微取精术常常可以发现这些区域。事实上，只有那些 FSH<15 的 NOA 患者精子获得率是不同的，其精子获得率为 51%[19]。这些患者睾丸生精小管表现为均一性的精子成熟阻滞，并且常普遍存在遗传异常，其精子获得率较低[20]。前期研究认为血清 FSH 水平是精子获得率的一个良好预测指标。这些研究主要是基于随机性的睾丸单点或多点取精术。这些研究提示随机性的睾丸活检可能会鉴别出睾丸内占主导地位的精子发生模式，但不一定能鉴别出睾丸内精子生成的最佳区域。这一回顾性研究发现对于精子生成存在严重缺陷的患者，睾丸显微取精术在

获取精子方面具有优势，进一步说明了睾丸显微取精术是 NOA 患者获取精子的最佳方法。

克氏综合征

NOA 最严重的典型病例之一是克氏综合征。这些患者典型的表现为睾丸体积小（2.5 mL）和 FSH 显著升高。Ramasamy 等[9]研究报道**克氏综合征患者，行睾丸显微取精术的精子获取率为 66%**。尽管这类患者的睾丸体积非常小，但还是取得了令人满意的结果，可能是因为睾丸显微取精术可以有效地在睾丸内寻找有精子生成的微小有限区域。

我们所在医疗机构诊治了 88 例典型非嵌合型克氏综合征患者（47,XXY 或不含 46,XY 的嵌合型），他们在 114 个 TESE-ICSI 联合周期中尝试了取精术。对以往睾丸取精术所取精子进行冻存的患者，使用冻存的精子进行额外的 3 个 IVF 周期。在获取新鲜精子的取精术中，68%（77/144）的尝试获得了精子。在睾丸取精术获取精子的周期中，每次 ICSI 卵子受精率为 55%，其中 66/78 例（84%）进行了胚胎移植，临床妊娠率达 42%（33/78）。截至目前共出生 44 例婴儿，这些妊娠中有 39% 为多胎妊娠，所有的子代均健康（均为 46,XX 和 46,XY）。早期睾丸活检的组织病理学，对预测克氏综合征患者睾丸显微取精术成功与否并无意义。尽管这些患者在诊断性睾丸活检时，大多表现为唯支持细胞综合征，但其中 70% 的患者在其后的睾丸显微取精术中能够发现精子。这些病人中有两位患者甚至在早期的睾丸多点取精术中亦未发现精子，但在之后的睾丸显微取精术却都发现了精子。这些发现阐述了即使患者存在潜在的遗传学缺陷，TESE-ICSI 同样可以为其创造生育的可能。克氏综合征患者对激素治疗的反应性，似乎可以作为预测其精子获取率的一个指标。尽管睾酮的基线水平并不能预测其取精术成功与否，但对阿那曲唑/hCG 反应越好的患者，其睾丸显微取精术获取精子的机会就越大。

化疗/放疗后无精子症

我们治疗的另一组 64 名非梗阻性无精子症患者，其罹患不同疾病且接受过放疗，他们因持久性的非梗阻性无精子症，共进行了 77 次取精手术。这些患者均为无精子症且放疗后至少 6 年仍表现为无精子症。64 名患者中有 13 名（20%）还接受了性腺之外的放疗。接受放疗到行睾丸取精术的平均间隔时间为 16.3 年（6～34 年）。这些取精手术中 53%（41/77）成功获取了精子，其中 41%（17/41）的夫妇获得了临床妊娠。淋巴瘤患者的精子获取率为 48%，而生殖细胞瘤治疗后的精子获取率则为 73%。诊断性睾丸活检并无可预测精子获取率的作用。大多数患者的精子发生情况以唯支持细胞综合征为主导，即便是在部分生精小管内可见到一些生殖细胞。TESE-ICSI 结局与所使用的特定的化疗药物之间并无相关性。

Y 染色体微缺失遗传学检查，对睾丸取精术的结局具有重要意义。AZFb 区完全缺失的患者睾丸取精术获取精子的概率很低。我们的经验是：23 个 AZFb 区完全缺失的患者睾丸取精术时均未发现精子，而同期无 AZFb 区缺失的 NOA 患者的精子获取率则达 67%

(85/126)。AZFa 区完全缺失患者病理特征为唯支持细胞综合征，其精子获取率很低[21]。在我们医院行诊断性活检或睾丸取精术的 10 例 AZFa 区完全缺失患者均未发现精子。因此，对于 AZFa 区或 AZFb 区缺失的患者，我们不主张其进行睾丸取精术[22]。

使用 Y 染色体微缺失患者精子，行 ICSI 的妊娠率与使用获取的相同类型精子的妊娠率十分相近。 单独 AZFc 区缺失（我们经验中唯一的、有精子生成的 Y 染色体缺失类型）大多数（75％）患者，至少可以在其射出精液中发现有极少量的精子。AZFc 区缺失的无精子症患者中大多数（50％～75％）患者，可以通过活检或睾丸显微取精术发现精子[17]。我们报道了 27 个 AZFc 区缺失的无精症（12 个周期）或严重少精症（15 个周期）的 IVF 周期，每个周期的临床妊娠率，可比得上未受其影响的无精子症（睾丸取精术）和少精子症（射出精液）者的临床妊娠率。所有出生子代表型均正常，但我们认为所有的男孩都会存在 AZFc 区缺失，其精子发生会受损[23]。

小结

大多数 NOA 患者可以从其睾丸中获取精子。尽管这些患者的睾丸功能出现严重异常，但我们仍能发现其存在精子生成的有限区域。睾丸显微取精术是一种可有效治疗这些患者的方法。这一手术操作可能略显乏味，但其确实可有效治疗这些患者，即使这些患者的 FSH 水平明显升高、睾丸体积小或存在上述与不育相关的一些状况（如克氏综合征）。

本章要点

- 为了确认一份精液样本是否真的无精子，有必要对其进行离心和细致的显微镜检。
- 通常，NOA 患者的睾丸体积小（<15 mL），而附睾不饱满、扁平。
- NOA 患者的精子发生存在严重缺陷，其睾丸内没有足够的精子生成，而使得精液中无精子。
- 幸运的是：睾丸组织学显示精子发生过程通常并不均一同步，尤其是对精子发生受损的男性。
- 这种精子发生非同步性，有助于解释为什么诊断性睾丸活检，对预测精子获取率的作用很有限。
- 对 NOA 患者进行遗传学检查，可阐述其精子生成障碍的原因，并为其诊断和预后提供重要信息。
- 在康奈尔大学进行治疗的一系列证据充分的精索静脉曲张的 NOA 患者，大约有 10％患者在行精索静脉结扎术后能够从精液找到精子，从而避免睾丸取精术。
- 使用阿那曲唑确实能够增加少精症患者的循环睾酮水平并降低其雌二醇水平，进而增加精子生成的可能性。
- 我们发现只有 33％的 NOA 患者的睾丸取精样本能够经受冻融，并具有能获得理想 ICSI 结局的受精潜能。
- 取精术通常要安排在取卵的前一天。降低睾丸显微取精术后并发症，可能与在手术操作过程中，手术相对难易程度和充分的止血有关。

- 迅速充分剪碎睾丸组织，以使精子可以从生精小管内释放出来，可以提高发现和识别精子的概率。
- 使用 24 号血管留置针导管，反复抽吸睾丸组织悬液，以确保睾丸组织悬液流经细管，以使更多精子可以从生精小管内释放出来这一方法可以精子获取量最多增加 300 倍。
- 在可评估的周期中，其临床妊娠率（超声可检出胎心）达到 47％（304/644）。
- 除了 Y 染色体 AZFa 区和 AZFb 区完全缺失外，其他的无精子症病因并不能作为一个绝对的预测指标预测睾丸内精子的有无。
- 血清 FSH 水平在 15～30、30～45 或者高于 45 的患者的精子获取率均相似（平均为 63％）。
- 克氏综合征患者睾丸显微取精术的精子获取率为 66％。
- 遗传学检查：Y 染色体微缺失检测对睾丸取精术的预后具有一定意义。
- 使用 Y 染色体微缺失患者精子行 ICSI 的妊娠率与使用获取的相同类型精子的妊娠率相近。
- 大多数 NOA 患者可以从其睾丸中获取精子。尽管这些患者的睾丸功能出现严重异常，但我们仍能发现其存在精子生成的、有限的区域。睾丸显微取精术是一种有效治疗这些患者的方法。

（王俊龙　蓝儒竹　李　朋　李　铮　李石华　译）

参考文献

1. Jow WW, Schlegel PN, Cichon Z, et al. Identifi cation and localization of copper-zinc superoxide dismutase gene expression in rat testicular development. J Androl 1993;14(6)：439-47.
2. Schlegel PN. Testicular sperm extraction：microdissection improves sperm yield with minimal tissue excision. Hum Reprod 1999;14(1)：131-5.
3. Schlegel PN. Microdissection TESE：A revolutionary surgical technique and results. Semin Reprod Med 2009;27：165-70.
4. Ron-El R, Strassburger D, Friedler S, et al. Extended sperm preparation：An alternative to testicular sperm extraction in non-obstructive azoospermia. Hum Reprod 1997;12：1222-6.
5. Tournaye H, Liu J, Nagy PZ, et al. Correlation between testicular histology and outcome after intracytoplasmic sperm injcction using testicular spermatozoa. Hum Repord 1996;11(1)：127-32.
6. Schlegel PN, Su LM. Physiological consequences of testicular sperm extraction. Hum Reprod 1997;12(8)：1688-92.
7. Schlegel PN, Kaufmann J. The role of varicocelectomy in men with non-obstructive azoospermia. Fertil Steril 2004;81：1585-8.
8. Pavlovich CP, King P, Goldstein M, Schlegel PN. Evidence for a treatable endocrinopathy in infertile men. J Urol 2001;165：837-41.
9. Ramasamy R, Ricca JA, Palermo GD, et al. Successful fertility treatment for Klinefelter's syndrome. J Urol 2009;182(3)：1108-13.

10. Schlegel PN，Liotta D，Hariprashad J，Veeck LL. Fresh testicular sperm from men with nonobstructive azoospermia works best for ICSI. Urology 2004;64(6)：1069 – 71.

11. Donoso P，Tournaye H，Devroey P. Which is the best sperm retrieval technique for non-obstructive azoospermia? A systematic review. Hum Reprod Update. 2007;13(6)539 – 49.

12. Friedler S，Raziel A，Strassburger D，et al. Testicular sperm retrieval by percutaneous fine needle sperm aspiration compared with testicular sperm extraction by open biopsy in men with non-obstructive azoospermia. Hum Reprod 1997;12：1488 – 93.

13. Turek PJ，Cha I，Ljung BM. Systematic fine-needle aspiration of the testis：correlation to biopsy and results of organ "mapping" for mature sperm in azoospermic men. Urology 1997;49(5)：743 – 8.

14. Dardashti K，Williams RH，Goldstein M. Microsurgical testis biopsy：a novel technique for retrieval of testicular tissue. J Urol 2000;163(4)1206 – 7.

15. Amer M，Ateyah A，Hany R，Zohdy W. Prospective comparative study between microsurgical and conventional testicular sperm extraction in non-obstructive azoospermia：Follow-up by serial ultrasound examinations. Hum Reprod 2000;15(3)：653 – 6.

16. Ramasamy R，Yegan N，Schlegel PN. Structural and functional changes to the testis after conventional versus microdissection testicular sperm extraction. Urology 2005;65：1190 – 4.

17. Ostad M，Liotta D，Ye Z，Schlegel PN. Testicular sperm extraction (TESE) for non-obstructive azoospermia：Results of a multi-biopsy approach with optimized tissue dispersion. Urology 1998; 52：692 – 7.

18. Ramasamy R，Schlegel PN. Microdissection testicular sperm extraction：Effect of prior biopsy on success of sperm retrieval. J Urol 2007;177(4)：1447 – 9.

19. Ramasamy R，Schlegel PN. Effect of FSH on sperm retrieval rates in men with non-obstructive azoospermia. Fertil Steril，in press.

20. Hung AJ，King P，Schlegel PN. Uniform testicular maturation arrest：A unique subset of men with non-obstructive azoospermia. J Urol 2007;178(2)：608 – 12；discussion 612.

21. Kamp C，Huellen K，Fernandes S，et al. High deletion frequence of the complete AZFa sequence in men with Sertoli-cell only syndrome. Mol Hum Reprod 2001;7(10)：987 – 94.

22. Hopps CV，Mielnik A，Goldstein M，et al. Detection of sperm in men with Y chromosome microdeletions of the AZFa，AZFb and AZFc regions. Hum Reprod 2003;18：1660 – 5.

23. Choi JM，Chung P，Veeck L，et al. AZF microdeletions of the Y chromsome and in vitro fertilization outcome. Fertil Steril 2004;81：337 – 41.

第七部分

非手术治疗

第二十一章

特异性药物治疗

Rebcca Z. Sokol

引言

正常的男性生育力依赖于功能完备的生殖内分泌系统。任何对下丘脑-垂体-睾丸轴之间精细协同作用的破坏因素,都有可能导致性腺功能减退和/或不育。临床评估应确定不育患者:是否有睾酮分泌或作用异常? 发病原因? 以及激素治疗能否改善不育?

生殖内分泌系统

生殖内分泌系统包括下丘脑、脑垂体、睾丸和外周组织。从各个部位分泌的激素受正、负反馈信号调控,并彼此协同来维持正常的男性生殖功能。

下丘脑和垂体

促性腺激素释放激素(GnRH)是在神经递质的调节下由下丘脑产生的。GnRH每30～40分钟脉冲释放入垂体门脉系统,作用于垂体促性腺激素受体,并刺激脑垂体合成和分泌促性腺激素,即黄体生成素(LH)和卵泡刺激素(FSH)进入循环系统。在睾丸组织,LH结合于睾丸间质细胞的G蛋白偶联受体,并刺激睾丸细胞合成和分泌睾酮和雌二醇。睾酮反过来分别作用于下丘脑和垂体,分别抑制 GnRH 和 LH 的合成和分泌[1]。

FSH 刺激支持细胞产生抑制素、雄激素结合蛋白和一系列生长因子,抑制素通过负反馈调控系统调节 FSH 的分泌。催乳素是由下丘脑合成和释放的一种多肽激素。催乳素水平的升高会干扰男性促性腺激素并抑制睾酮合成[1, 2]。

睾丸

睾丸包含间质组织和生精小管两类解剖单位。间质组织内含有产生睾酮的间质细胞。循环系统中的睾酮作用于睾酮敏感组织中的雄激素受体,刺激和维持第二性征,提高肌肉和骨骼的合成,并调节性欲和性功能。在睾丸中,睾酮作用于雄激素结合蛋白,维持生精小管内高浓度睾酮,从而维持精子的发生。

睾酮经 5α-还原酶作用转换成双氢睾酮(DHT),该过程主要发生在外周组织中,仅小部分的转换发生在睾丸中[3,4]。胚胎形成期男性化表型和青春期/成年期的雄激素作用，都依赖于 DHT。DHT 是前列腺正常生长、睾丸下降、阴茎生长所必须，也与男性斑秃有关[5]。

睾酮也可以通过芳香化酶转变为雌二醇，小部分的雌二醇直接来自于睾丸。雌激素对于 GnRH、LH 的释放调节、骨骺融合都有重要作用。

生殖细胞和支持细胞存在于生精小管内。支持细胞是生殖细胞分化所必须的[9]，其功能主要受 FSH 调节，在支持细胞上可以找到 FSH 激素受体。甲状腺激素、生长激素、胰岛素样生长因子- I、激活素、卵泡抑素和其他生长因子对于支持细胞的功能也起到相应作用。

支持细胞可产生抑制素，一种由 α 和 β 亚基组成的 32-kDA 蛋白。推测抑制素 β 作用在垂体水平，选择性地抑制 FSH 的产生。抑制素 β 对精子发生也有睾丸旁分泌作用[12—15]。抑制素、FSH 和睾酮在精子发生起始、成熟和维持中起重要作用[15]。

临床评价

详细的病史、体格检查和实验室检测可确定不育是否是由下丘脑-垂体-睾丸轴、雄激素受体异常或相关的其他潜在身体状况所导致，并且能够指导临床医生选择合适的药物治疗。

体格检查

体格检查可发现病人是否存在睾酮不足、睾酮作用抵抗、DHT 缺乏或雌激素水平增高。这些检查也可确定患者的第二性征是属于青春期前，还是青春期后[16]。

性腺功能低下发生在青春期前的患者，会造成青春期延迟，表现为第二性征缺失或不足，包括胡须、胸毛和体毛稀疏、男性特有秃顶征象的缺失、无睾丸、骨骼肌发育不良以及尖锐嗓音。患者表型为：婴儿样的生殖器和小而硬的睾丸，后者由于精子发生障碍引起。

如果胚胎形成期睾丸间质细胞或雄激素功能缺失，则会导致尿道下裂、隐睾症或小阴茎。若雄激素受体抵抗，其特点为外生殖器性别不明，严重者可表现为完全女性化。前列腺缺失与 5α-还原酶缺乏有关[1,4]。

性腺功能减退发生在青春期后，其特点为：新发作的性欲减退或\和勃起障碍、胡须稀疏、面部皱纹增加，这些男性常出现女性身体特征。外部生殖器正常，睾丸通常比正常人更小、更软。但在体积上极少像青春期前发病的患者，因为睾丸的大小反映了生精小管的存在和作用，这些男性之前已经有精子发生形成[1]。

青春期后发生性腺功能减退的男性，一般拥有正常的浑厚嗓音，其骨骼比例正常，因为长骨骨骺在正常的雄激素和雌激素的刺激作用下而融合。但是，近期频繁骨折的男性，可能存在睾酮缺乏相关的骨质疏松。男性乳房发育表示睾酮/雌二醇比例失衡，这可能是由于睾酮水平下降或者雌激素水平异常上升。其他导致男性乳房发育的原因包括肾脏和肝脏疾病、甲状腺功能亢进、药物所致，以及睾丸、肾上腺肿瘤和其他产生

hCG 的肿瘤[17]。

体格检查也可以确定不同程度性腺机能减退伴随的身体疾病。这包括甲状腺疾病、慢性肝脏疾病、肾衰竭、血液疾病（包括血色素沉着、地中海贫血、镰状细胞贫血）、慢性疾病相关的营养不良，也可能包括糖尿病和代谢综合征[1]。

实验室检测

基本的实验室检测包括血清中睾酮、**LH** 和 **FSH** 的水平。是否检测游离睾酮、雌二醇和\或催乳素水平，应根据病史回顾和体格检查的结果而定。

循环睾酮水平反映了睾丸间质细胞的功能。总睾酮测量包括与激素结合球蛋白（SHBG）结合和未结合的两类睾酮，通常后者能够准确反映可用睾酮的水平。然而，SHBG 水平的变化会影响进入组织的睾酮水平，导致游离睾酮生物活性浓度评估的不准确[16]。SHBG 会随糖尿病、甲状腺功能亢进、年龄的增加、甲状腺功能减退及雌性激素的使用而减少[18]。对于这些患者，测量游离睾酮比全部睾酮更能真实反映生物活性睾酮的水平。遗憾的是，通常游离睾酮的测量不可靠，如果患者的临床特征需要进一步测量游离睾酮，那么实验应采用平衡透析法[19—22]。睾酮不足既可以由睾丸间质细胞功能减低引起（原发性睾丸功能障碍）；也可以因为下丘脑或垂体分泌GnRH、LH 和 FSH 障碍，继而导致刺激睾丸的促性腺激素缺失。由于 LH 释放受循环系统中睾酮的抑制性反馈调节，血清 LH 的测量反映了睾丸受损间质细胞的功能，因此，睾丸功能障碍患者表现为 LH 水平升高，下丘脑或垂体功能障碍患者表现为LH 水平降低。

血清 FSH 水平反映了不育男性生精上皮的状况。生殖细胞严重受损的无精子症男性通常 FSH 水平较高。而 FSH 和 LH 同时增高则见于睾丸功能严重受损，反映生精小管细胞（支持细胞和生殖细胞）和睾丸间质细胞的数量下降。低水平的睾酮、LH 和FSH 表示下丘脑和垂体功能不足[16]。

当患者有性功能减退、睾酮水平明显降低、中枢神经系统肿瘤、或使用可提高泌乳素水平的药物时，应当对泌乳素水平进行检测。如果怀疑垂体肿瘤，推荐同时检测其他垂体激素，包括促肾上腺皮质激素、促甲状腺激素、生长激素、胰岛素样生长因子-I[1, 16]。

当患者表现出乳房发育、睾丸肿块、或有外源性雌激素摄入和雄激素抵抗相关病史，应当对雌二醇水平进行检测。当患者 5α-还原酶缺乏时应当检测 DHT 水平。大多数实验室没有抑制素检查项目，但其可以作为精子发生异常的标志物[11, 21]。

鉴别诊断

对血清睾酮、LH 和 FSH 的检测，可以确定患者性腺功能低下的病因是来源于下丘脑、垂体、睾丸、还是雄激素受体。确定病因可以进一步帮助指导治疗方式。鉴别诊断的主要分类包括低促性腺激素性性腺功能减退、睾丸衰竭，以及雄激素代谢和作用异常（表 21.1）。

表 21.1   内分泌相关男性不育的鉴别诊断

低促性腺激素性性腺功能减退症	危重或慢性疾病
单纯性低促性腺激素性性腺功能减退症	药物使用
其他遗传性下丘脑疾病	先天性肾上腺增生
垂体疾病	**睾丸功能障碍**
单一性 LH 或 FSH 缺乏	原发性睾丸功能障碍
颅咽管瘤	克氏综合征
垂体肿瘤	无睾症、自身免疫性睾丸功能障碍、睾丸扭转
浸润性疾病	原发性生精细胞功能障碍
垂体梗死/卒中	**5α-还原酶缺乏**
创伤性脑损伤	**雄激素抵抗**

改编自 Sokol R2. Seminars in Reproduetive Mediaine 2009；27：152

低促性腺激素性性腺功能减退

　　低促性腺激素性性腺功能减退病人表现为 LH 和 FSH 分泌不足。缺少 LH 和 FSH 的刺激，睾丸间质细胞则不会分泌睾酮，从而阻止精子发生。低促性腺激素性性腺功能减退主要包括特发性低促性腺激素性性腺功能减退（IHH）和垂体疾病[1]。

单纯性低促性腺素性腺功能减退

　　IHH 的经典类型是卡尔曼综合征，它是由特发性的下丘脑 GnRH 分泌不足导致。缺少 GnRH 的刺激，垂体不会分泌促性腺激素。GnRH 神经元从嗅区到下丘脑迁徙缺陷，导致 GnRH 分泌障碍以及嗅觉缺乏。这种综合征和 KAL-1 的基因变异有关，最初被认为是伴性遗传疾病[24]。卡尔曼综合征在男性中的发病率是 1：10 000[25, 26]。相关表型有：面中线缺损，如腭裂、色盲、耳聋、肾发育不全、双手联带运动。IHH 也可以是常染色体显性或隐性遗传。隐性遗传类型可能和 GnRH 受体变异相关。但是，大多数卡尔曼综合征为散发，且没有明确的遗传基础[1, 26]。

　　IHH 有一种变异类型，即成年型或迟发性 IHH，变现为性功能低下和/或继发不育，促性腺激素缺乏伴有低睾酮水平和少弱精子症。这类患者青春期发育和既往生育能力正常。这不是由于年龄增加所导致，而是 IHH 的一种迟发类型。

其他遗传性下丘脑疾病

　　其他低促性腺激素性性腺功能低下相关的遗传异常包括 Laurence-Moon-Biedl 综合征、家族型脑共济失调、Prader-Will 综合征[28]。

垂体疾病

单纯 LH 和 FSH 缺乏

　　偶然情况下，男性表现为单一 LH 缺乏，这种症状之前被称作可生育太监综合征。

因为 LH 的缺乏可抑制睾丸间质细胞的刺激作用,所以睾酮的水平不足以启动雄激素化作用,但是正常分泌的 FSH 可以刺激精子发生。偶然情况下,男性表现为单一 FSH 缺乏和不育。但患者拥有正常的雄性特征,因为 LH/睾酮轴正常[1, 29]。

颅咽管瘤

颅咽管瘤来源于残余的 Rathke 氏囊,通常从出生开始缓慢生长。典型肿瘤发生于邻近视神经交叉的垂体柄。肿瘤体积通常较大、呈囊性,侵及蝶鞍并抑制垂体激素的分泌,压迫视神经。因此,患者会出现垂体功能低下,成年男性表现为垂体激素产生抑制、泌乳素升高、视觉受损、严重头痛、性功能低下和生精功能抑制[1, 30, 31]。

垂体肿瘤

常见的垂体肿瘤可以分泌泌乳素。产生泌乳素的垂体瘤被发现时往往是较大的腺瘤,患者表现为勃起功能障碍[32]。肿瘤通过压迫垂体组织干扰和抑制促性腺激素分泌[33]。分泌生长激素或 ACTH 的垂体肿瘤患者,会表现出巨人症、肢端肥大症和库欣综合征等相关迹象和症状。分泌 FSH 的肿瘤,特征性发病于中年男性,表现为慢性视觉受损、性功能低下和少弱精子症[34]。而无分泌功能的肿瘤损害主要在于压迫侵袭,抑制促性腺激素的分泌。无泌乳素分泌功能的肿瘤与泌乳素水平轻度高于临界值有关,这是由于多巴胺对泌乳素分泌的抑制作用被肿瘤干扰所致。多巴胺是一种可以抑制泌乳素的神经递质,当其被抑制时泌乳素释放增多。同样的,无功能垂体肿瘤可以干扰 LH 和 FSH 的分泌,并促进泌乳素的释放,这与促性腺激素分泌细胞被压迫,和能减少多巴胺释放入垂体门脉循环的神经通路被干扰有关[1]。

侵入性疾病

某些疾病可以通过对垂体的侵入性破坏,导致垂体功能低下。侵入性疾病如组织细胞增多病 X、淀粉样变性、肉状瘤病和感染性肉芽肿性疾病,其异常细胞可以替代垂体的正常细胞[35]。循环系统中铁离子升高,可以由血色素沉着病和一些需要长期输血治疗的疾病如镰状细胞贫血、地中海贫血引起,常会侵犯垂体[36]。

影像学检查对于确定下丘脑和垂体是否存在肿块和侵入性疾病,必不可少[35]。近期回顾研究 4 122 例垂体肿瘤的病理类型为:84.6% 是腺瘤,颅咽管瘤占 3.2%,感染性损害占 1.1%,其余类型是转移瘤、脊索瘤和囊性损伤[37, 38]。

垂体梗死/卒中

突发垂体出血可导致永久性的垂体功能障碍。这往往是由于垂体肿瘤出血导致,多数情况下有严重头痛的前兆。垂体卒中伴随着严重的低血压,这是由于外周出血和/或低血压造成的[39]。

创伤性脑损伤

颅底创伤可导致垂体激素分泌减少[39,40]。

危重病和慢性疾病

危重病包括严重心肌梗死、烧伤、获得性免疫缺陷症，它们会抑制下丘脑-垂体轴。性腺功能低下的程度与疾病的严重程度相关[41]。慢性疾病同样可以抑制下丘脑-垂体轴，但同时对睾丸也有直接抑制作用。越来越多的证据表明糖尿病、代谢综合征和肥胖可能会影响睾酮的产生，对此应引起足够的重视[1,42—44]。

药物

外源性雄激素可通过垂体的负反馈机制抑制 LH 和 FSH 的合成和释放。缺少FSH 的刺激，精子发生停滞。所以，这些患者表现为睾酮水平上升或下降（取决于具体雄激素药物的使用），促性腺激素含量下降，泌乳素水平正常。雌二醇含量可因睾酮的芳香化作用而升高。睾酮的偷用滥用可以通过质谱仪，对尿液中睾酮和表睾酮含量的测定得出。两者正常比例是 1：1，类固醇滥用时比例为 6：1[1,45]。

先天性肾上腺增生

21-羟化酶缺乏的先天性肾上腺增生患者，无法将 17-羟孕酮转换成皮质醇。皮质醇含量的下降，可以刺激垂体产生更多的 ACTH。过多的 ACTH，又刺激肾上腺雄激素的过多产生，包括雄烯二酮、脱氢表雄酮、硫酸脱氢表雄酮和睾酮。这些过剩的肾上腺雄激素，对下丘脑和垂体产生负反馈作用，抑制内源性促性腺激素的分泌。因此，睾丸缺少 FSH 的刺激从而使精子产生减少。由于循环中的高水平肾上腺雄激素，青春期提早出现，骨骺提前闭合导致身材矮小。睾丸萎缩，但是肾上腺残余瘤可通过睾丸体检发现[46—47]。11β-羟化酶同样可以导致先天性肾上腺增生，但是这些患者往往伴随高血压[1,48]。

睾丸功能障碍

睾丸功能障碍患者可被分成两大类。（1）原发性睾丸功能障碍/高促性腺激素性性腺功能低下：这些患者间质细胞和生殖细胞功能异常。实验室检查表现为促性腺激素水平升高、睾酮水平降低以及严重的少弱精子症和无精子症。（2）原发性生殖细胞功能障碍：这些患者间质细胞功能正常，但是生精功能障碍。表现为血清 FSH 升高、LH 和睾酮水平正常以及少弱精子症或无精子症。

原发性睾丸功能障碍

克氏综合征

克氏综合征是原发性睾丸衰竭最常见的原因[49]。发病率在新生儿中占到 156：100 000。但是实际发病率可能更高,因为有些患者可能无法被诊断[50—56]。

克氏综合征经典的染色体表型为 47,XXY,其他变异类型有 XY/XXY,XXXY,XXYY,XXXXY。疾病可以是母亲或父亲来源[53]。最近的数据提示雄激素受体 CAG 重复多态性的异常,可导致克氏综合征表型的变异[51]。

无睾症、自身免疫性睾丸功能障碍、睾丸扭转

睾丸消失综合征或无睾症患者在出生时,拥有正常的染色体核型和外生殖器,但是阴囊空虚。使用"消失"这一词语是因为在胚胎发育期必须存在有功能的睾丸组织才能拥有正常的外生殖器。这应当与双侧隐睾相鉴别[1]。

自身免疫性睾丸功能障碍可单独出现,或作为两种多腺体衰竭综合征(Ⅰ型、Ⅱ型,累及不止一个内分泌系统)的一部分出现。间质细胞抗体的产生导致睾丸功能障碍。Ⅰ型多内分泌腺病综合征伴随 21 号染色体缺陷[1]。

睾丸扭转危害睾丸实质的脉管系统。缺血时间与生精上皮的损伤密切相关,长时间的缺血会损害支持细胞和间质细胞[54]。

原发性生殖细胞功能障碍

原发性生殖细胞功能障碍的原因包括青春期后病毒或细菌性睾丸炎、化疗药物使用、辐射、环境毒素和原发性因素[55, 56]。

雄激素代谢和作用异常

5α-还原酶缺乏

5α-还原酶缺乏会阻止睾酮向双氢睾酮(DHT)的正常转换。缺少 DHT,DHT 敏感器官将不能正常发育,患者表现为外阴性别不明、前列腺发育不良和青春期女性男性化[4]。激素检测可有睾酮的轻微升高、几乎检测不出的 DHT 和正常水平的 LH、FSH。

治疗秃顶和前列腺增生使用的 5α-还原酶抑制剂会导致 DHT 水平的降低,和精液参数的轻微下降,这在停用药物后有所恢复[57]。

雄激素抵抗

雄激素抵抗源于雄激素受体对激素的不敏感,表现为睾酮和雌激素水平升高,LH 含量升高而 FSH 正常。雄激素受体功能低下,将导致细胞对睾酮的应答缺陷,继发血

清 LH 水平升高。由于睾丸受到高水平 LH 的持续刺激,睾酮的分泌速度有所增加。垂体的雄激素受体同样对睾酮的负反馈抑制不敏感,LH 持续过度分泌[58]。睾酮通常通过芳香化作用转换成雌二醇,因此血清雌激素水平升高。睾酮/雌激素的比例波动通常导致男性乳房发育。

患者的临床表现取决于受体功能的受损程度[16, 59]。受体完全不敏感者(睾丸雌性化)表现出女性特征:乳房发育、阴毛和腋毛稀疏、原发性闭经、和 XY 表型。血清睾酮和雌二醇明显升高,而后者主要作用在于维持女性身体特征。部分雄激素抵抗的患者(Reifenstein 综合征)表现为外阴性别不明[58]。轻度雄激素抵抗患者的表型正常,但是精子发生异常[59],其发病率没有确定。诊断依靠上述的激素水平,但是确诊需要检测雄激素受体编码基因序列。雄激素受体由雄激素受体基因编码,位于 X 染色体长臂的Xq11-12。外显子包含一个 CAG 重复序列,它的长度可变,和雄激素受体的活性成负相关。不育男性的 CAG 重复序列较长[1, 60]。

治疗

内分泌相关男性不育的特异化治疗是基于生殖腺轴诊断的异常(表 21.2)。

表 21.2　内分泌相关男性不育的鉴别诊断

低促性腺激素性性腺功能减退症	雄激素替代治疗**
促性腺激素	重组 FSH(卵泡刺激素)*
HCG(人绒毛膜促性腺激素)	枸橼酸克罗米芬*
HMG(人尿促性腺激素)	**雄激素合成及应答缺陷**
重组 FSH(卵泡刺激素)	无
GnRH(促性腺激素释放激素)	
枸橼酸克罗米芬*	*　实验阶段
睾丸功能障碍	**　不确定患者是否接受睾丸穿刺以用于 IVF/ICSI

低促性腺激素性性腺功能减退症

低促性腺激素性性腺功能减退患者的治疗取决于根本病因。IHH 患者是激素治疗的适宜人群,肿瘤可根据细胞的种类和大小选择手术或者药物治疗,而浸润性疾病则可以药物治疗。先天肾上腺增生的患者给予皮质类固醇替代治疗。皮质类固醇可将过度刺激的 ACTH 和肾上腺雄激素水平抑制到正常。

开始应用激素替代疗法的指征是持续低水平的 LH、FSH、睾酮以及精子产生低下。激素治疗方式的选择和最终效果取决于**促性腺激素减退**的程度。外源性促性腺激素可以刺激精子发生和使其受孕成功。最常见的药物是人绒膜促性腺激素(hCG)、人尿促性腺激素(hMG)或重组 FSH。如果患者不期望生育,可以选用睾酮替代疗法。

HCG 与 LH 在作用上相似,它可以刺激 Leydig 细胞合成和分泌睾酮。单独使用hCG 治疗不完全促性腺激素低下的患者可以增加精子数量,达成受孕[61]。使用剂量

1 500～2 000 IU 的 HCG 18～24 周,每周 2 到 3 次,直到血清睾酮水平恢复正常且睾丸体积和精子数量不再上升。部分不完全缺陷患者和完全性腺功能低下患者还需要额外 hMG 的治疗。HMG 包含 FSH,可以刺激精子发生,但是只有经 hCG 刺激后睾丸内睾酮水平恢复正常范围才起作用。HMG 的使用剂量为 75 IU,每周 2 到 3 次,直到完成受孕。受孕后维持 3 个月停用 hMG,继续 hCG 治疗[61, 62]。

重组 FSH 可以替代 hMG 使用[63],推荐剂量 150 IU,一周两次[63—65]。重组 FSH 可使单纯性 FSH 缺乏症的患者生育[66]。FSH 的治疗效果和安全性还在研究之中,有一例曾接受 FSH 治疗的患者出现双侧睾丸肿瘤[66, 67]。

接受促性腺激素治疗的患者,应每月严格监测睾丸情况、睾酮和雌激素水平以及精液分析。根据睾丸体积和激素水平调节药物剂量。由于 hCG 可以刺激睾丸雌激素的产生和雄激素向雌激素的转换,所以患者可发生雄激素/雌激素比值下降、男性乳房发育和精子发生抑制。其他副作用包括头痛、乳房疼痛以及抗 hCG 和 LH 抗体的产生[68],也曾有睾丸肿瘤的报道[66]。可选择性地使用克罗米芬,特别是成年性低促性腺激素性性腺功能减退的患者。

如果患者有下丘脑疾病,GnRH 也是一种治疗选择,但是该方法患者使用不方便。GnRH 每 2 个小时皮下药物泵持续给药或经鼻吸入,但其促进精子生成的效果未必优于促性腺激素[70—73]。补充生长激素对于低促性腺激素性性腺功能减退症不是重要的治疗手段[74]。对于低促性腺激素性性腺功能减退患者而言,之前长期的睾酮治疗,并不影响最终促性腺激素治疗效果[75, 76]。

睾丸功能障碍

睾丸衰竭(睾酮水平低、精子发生障碍)可以使用睾酮替代治疗。

如果患者的症状发生在青春期之后,雄激素治疗依旧可以维持其第二性征、性欲和性能力。如果患者还没有经历青春期,治疗应该从低剂量开始,逐渐慢升到成人使用剂量。

在美国,睾酮替代治疗的用药途径包括口服、肌注、经皮吸收(颊黏膜吸收备选)。睾酮庚酸盐和环戊丙酸盐每两周肌注一次,剂量为 200 mg。药代动力学研究表明酯化睾酮的超生理剂量高峰出现在药物摄入的 24 小时后,在第 9 天回落到性腺机能正常水平,并在第 14 天进一步降至性腺机能减退水平。血液循环中雌激素水平拥有相似模式[77, 78]。皮下睾酮摄入更符合雄激素的生理作用形式,它包括一个透皮吸收增强型的非阴囊睾酮贴片和一个外用凝胶,两者都每天使用[79, 80]。接受雄激素治疗的患者应该严密监测,包括影像学检查、睾酮/雌激素水平、肝功能、空腹脂肪和胆固醇、血常规和至少 1 年 1 次的前列腺特异性抗原检测,这些检查在治疗的第 1 年内应该更加频繁[81]。

目前对于原发性睾丸或生殖细胞功能障碍,依然没有被证实的可以刺激精子发生的激素治疗手段。克氏综合征患者被报道通过睾丸取精术(TESE),并借助体外受精(IVF)或者卵胞浆内单精子注射技术(ICSI)实现受孕[82]。一些雄激素/雌激素比例异常的男性,接受芳香酶抑制剂后生精功能得到提高[83—85]。最近又报道了一些不育男性,通过 TESE 联合 IVF/ICSI 受孕成功的研究[86]。近期研究表明:一些患者在接受

IVF/ICSI 之前，会受益于重组 FSH 和克罗米酚治疗[87,88]。克罗米酚的副作用包括：体重增加、恶心、眩晕、头通、腹部不适以及雌激素水平上升，这将导致男性乳房发育及精子发生抑制，其他副作用包括视觉异常，近期有报道一例患者出现视网膜中央静脉阻塞，并有血栓形成倾向[89,90]。

外源性睾酮将会抑制促性腺激素并可能抑制精子发生。所以，睾酮替代治疗对于考虑接受 IVF/ICSI 的患者并不合适。

同时，患者应当被告知供精人工授精和领养作为替代方案。

雄激素合成和应答缺陷

5α-还原酶缺乏的男性的精液通常不足以使女性受孕，由于他们泌尿生殖系统解剖异常，必要时可选用宫腔内人工授精。

目前还没有可以克服雄激素受体水平缺陷的药物。部分雄激素抵抗的男性都有不同程度的性腺功能和生育力低下。如果在精液或者睾丸中有精子存在，患者可以选择 IVF/ICSI 获得生育。

总结

在对下丘脑-垂体-睾丸轴生理学的充分理解基础上，系统的病史回顾、体格检查、实验室筛查，可以让临床医生确定内分泌异常补充可促使产生足够精子以启动妊娠是否为导致不育的原因。如果病变是在下丘脑和垂体水平，促性腺激素。如果存在睾丸功能障碍和雄激素受体缺陷，目前没有激素治疗可促进精子发生。这些患者可以借助于 IVF/ICSI 技术生育子代。睾丸衰竭男性接受不育治疗之后，应该予以睾酮替代治疗。

本章要点

- 正常的男性生育力依赖于功能完备的生殖内分泌系统。
- 生殖内分泌系统包括下丘脑、脑垂体、睾丸和外周组织。
- 详细的病史、体格检查和实验室检测可确定不育是否是由下丘脑-垂体轴、睾丸、雄性激素受体异常或相关的其他潜在身体状况所导致，并且能够指导临床医生选择合适的药物治疗。
- 体格检查可以确定不同程度性腺机能减退伴随的身体疾病。
- 最初的实验室检测包括血清睾酮、**LH** 和 **FSH** 的水平。
- 对血清睾酮、**LH** 和 **FSH** 的检测可以确定患者性腺功能低下的病因是来源于下丘脑、垂体、睾丸还是雄激素受体，而病因学进一步指导治疗的选择方式。
- 常见的垂体肿瘤可以分泌泌乳素。泌乳素瘤在被发现时往往是垂体大腺瘤，患者表现为性功能低下。
- 某些疾病可以通过对垂体的侵入性破坏导致垂体功能低下。

- 睾丸衰竭患者可被分成两大类。(1)原发性睾丸衰竭/高促性腺性腺功能低下：这些患者间质细胞和生殖细胞功能异常。实验室检查表现为促性腺激素水平升高、睾酮水平降低以及严重的少弱精子症和无精子症。(2)原发性生殖细胞衰竭：这些患者间质细胞功能正常，但是生精功能衰竭。表现为血清 **FSH** 升高、**LH** 和睾酮水平正常以及少弱精子症或无精子症。
- 雄激素抵抗源于雄激素受体对激素的不敏感，表现为睾酮和雌激素水平升高，**LH** 含量升高而 **FSH** 正常。
- 内分泌相关男性不育的特异化治疗是基于生殖腺轴诊断的异常。
- 目前对于原发性睾丸或生殖细胞功能障碍，依然没有被证实的可以刺激精子发生的激素治疗手段。

（刘宇飞　潘　峰　田　龙　译）

参考文献

1. Sokol RZ. Endocrinology of male infertility：Evaluation and treatment. *Sem Reprod Med* 2009；27：149‐58.［Received permission from the publisher，Thieme Publishers New York，to reproduce parts of the text in this publication.］

2. Gillam MP，Molitch ME，Lombardi G，Colao A. Advances in the treatment of prolactinomas. *Endocr Rev* 2006；27：485‐534.

3. Ito T，Horton R. The source of plasma dihydrotestosterone in man. *J Clin Invest* 1971；50：1621‐7.

4. Wilson JD，Griffin JE，Russell DW. Steroid 5α-reductase 2 deficiency. *Endocr Rev* 1993；14：577‐93.

5. Hughes IA. Minireview：Sex differentiation. *Endocrinology* 2001；142：3281‐7.

6. Longcope C，Sato K，McKay C，Horton R. Aromatization by splanchnic tissue in men. *Clin Endocrinol Metab* 1994；58：1089‐93.

7. Winters SJ，Troen P. Evidence for a role of endogenous estrogen in the hypothalamic control of gonadotropin secretion in men. *J Clin Endocrinol Metab* 1985；61：842‐5.

8. Morishima A，Grumbach MM，Simpson ER，Fisher C，Qin K. Aromatase deficiency in male and female siblings caused by a novel mutation and the physiological role of estrogens. *J Clin Endocrinol Metab* 1995；80：3689‐98.

9. Petersen C，Soder O. The sertoli cell：a hormonal target and'super'nurse for germ cells that determines testicular size. *Horm Res* 2006；66：153‐61.

10. Holsberger DR，Cooke PS. Understanding the role of thyroid hormone in Sertoli cell development：A mechanistic hypothesis. *Cell Tissue Res* 2005；322：133‐40.

11. de Kretser DM，Buzzard JJ，Okuma Y，et al. The role of activin，follistatin and inhibin in testicular physiology. *Mol Cell Endocrinol* 2004；225：57‐64.

12. Kolb BA，Stanczyk FZ，Sokol RZ. Serum inhibin B levels in males with gonadal dysfunction. *Fertil Steril* 2000；74：234‐8.

13. Tong S，Wallace EM，Burger HG. Inhibins and activins：Clinical advances in reproductive medicine. *Clin Endocrinol* (Oxf) 2003；58：115‐27.

14. Matthiesson KL, McLachlan RI, O'Donnell L, et al. The relative roles of follicle-stimulating hormone and luteinizing hormone in maintaining spermatogonial maturation and spermiation in normal men. *J Clin Endocrinol Metab* 2006;91: 3962 – 9.

15. Jarow JP, Zirkin BR. The androgen microenvironment of the human testis and hormonal control of spermatogenesis. *Ann N Y Acad Sci* 2005;1061: 208 – 20.

16. Sokol RZ, Swerdloff RS. Endocrine evaluation. In: Lipshultz LI, Howards ST, eds. *Infertility in the Male*, 3rd edn. St. Louis, MO: Mosby-Year Book, Inc. ;1997: 10 – 28.

17. Braunstein GD. Clinical Practice: Gynecomastia. *N Eng J of Med* 2007;357: 1229 – 37.

18. Glass AR, Swerdloff RS, Bray GA, Dahms WT, Atkinson RL. Low serum testosterone and sex-hormone-binding-globuin in massively obese men. *J Clin Endocrinol Metab* 1977;45: 1211 – 9.

19. Vermeulen A, Verdonck L, Kaufman JM. A critical evaluation of simple methods for the estimation of free testosterone in serum. *J Clin Endocrinol Metab* 1999;84: 3666 – 72.

20. Wang C, Catlin DH, Demers LM, Starcevic B, Swerdloff RS. Measurement of total serum testosterone in adult men: Comparison of current laboratory methods versus liquid chromatography-tandem mass spectrometry. *J Clin Endocrinol Metab* 2004;89: 534 – 43.

21. Handelsman D J. U pdate in andrology. *J Clin Endocrinol Metab* 2007;92: 4505 – 11.

22. Rosner W, Auchus RJ, Azziz R, Sluss PM, Raff H. Position statement: Utility, limitations, and pitfalls in measuring testosterone: An Endocrine Society position statement. *J Clin Endocrinol Metab* 2007;92: 405 – 13.

23. Fernandez-Arjona M, Diaz J, Cortes I, et al. Relationship between gonadotrophin secretion, inhibin B and spermatogenesis in oligozoospermic men treated with highly purifi ed urinary follicle-stimulating hormone (uFSH-HP): A preliminary report. *Eur J Obstet Gynecol Reprod Biol* 2003; 107: 47 – 51.

24. Kallmann FJ, Schoenfeld WA. The genetic aspects of primary eunuchoidism. *Am J Ment Def* 1944;158: 203 – 36.

25. Trarbach EB, Baptista MTM, Garmes HM, Hackel C. Molecular analysis of KAL – 1, GnRH-R, NELF and EBF2 genes in a series of Kallmann syndrome and normosmic hypogonadotropic hypogonadism patients. *J Endocrinol* 2005;187: 361 – 8.

26. Bhagavath B, Podolsky RH, Ozata M, et al. Clinical and molecular characterization of a large sample of patients with hypogonadotropic hypogonadism. *Fertil Steril* 2006;85: 706 – 13.

27. Nachtigall LB, Boepple PA, Pralong FP, Crowley WF Jr. Adult-onset idiopathic hypogonadotropic hypogonadism: A treatable form of male infertility. *New Engl J Med* 1997; 336: 410 – 15.

28. Goldstone AP, Beales PL. Genetic obesity syndromes. *Front Horm Res* 2008;36: 37 – 60.

29. Giltay JC, Deege M, Blankenstein RA, et al. Apparent primary follicle-stimulating hormone deficiency is a rare cause of treatable male infertility. *Fertil Steril* 2004;81: 693 – 6.

30. Bunin GR, Surawicz TS, Witman PA, et al. The descriptive epidemiology of craniopharyngioma. *J Neurosurg* 1998;89: 547 – 51.

31. Karavitaki N, Cudlip S, Adams CB, Wass JA. Craniopharyngiomas. *Endocr Rev* 2006;27: 371 – 97.

32. Carter JN, Tyson JE, Tolis G, et al. Prolactin-screening tumors and hypogonadism in 22 men. *N Engl J Med* 1978;299: 847 – 52.

33. Ben-Jonathan N. Dopamine: A prolactin-inhibiting hormone. *Endocr Rev* 1985;6: 564 – 89.

34. Melmed S. Update in pituitary disease. *J Clin Endocrinol Metab* 2008;93: 231 – 8.

35. Murialdo G, Tamagno G. Endocrine aspects of neurosarcoidosis. *J Endocrinol Invest* 2002;25:

650 – 62.

36. Pradyumna D, Phatak MD, Bonkovsky HL, Kowdley KV. Hereditary hemochromatosis: Time for targeted screening. *Ann Intern Med* 2008;149: 270 – 2.

37. Bayrak A, Saadat P, Mor E, et al. Pituitary imaging is indicated for the evaluation of hyperprolactinemia. *Fertil Steril* 2005;84: 181 – 5.

38. Saeger W, Ludecke DK, Buchfelder M, et al. Pathohistological classification of pituitary tumors: 10 years of experience with the German Pituitary Tumor Registry. *Eur J Endocrinol* 2007;156: 203 – 16.

39. Schneider HJ, Kreitschmann-Andermahr I, Ghigo E, Stalla GK, Agha A. Hypothalamopituitary dysfunction following traumatic brain injury and aneurysmal subarachnoid hemorrhage: A systematic review. *JAMA* 2007;298: 1429 – 38.

40. Maiya B, Newcombe V, Nortje J, et al. Magnetic resonance imaging changes in the pituitary gland following acute traumatic brain injury. *Intensive Care Med* 2008;34: 468 – 75.

41. Spratt DI, Cox P, Orav J, Moloney J, Bigos T. Reproductive axis suppression in acute illness is related to disease severity. *J Clin Endocrinol Metab* 1993;76: 1548 – 54.

42. Ding EL, Song Y, Malik VS, Liu S. Sex differences of endogenous sex hormones and risk of type 2 diabetes: A systematic review and meta-analysis. *JAMA* 2006;295: 1288 – 99.

43. Goodman-Gruen D, Barrett-Connor E. Sex differences in the association of endogenous sex hormone levels and glucose tolerance status in older men and women. *Diabetic Care* 2000;23: 912 – 8.

44. Hammoud AO, Gibson M, Peterson CM, Hamilton BD, Carrell DT. Obesity and male reproductive potential. *J Androl* 2006;27: 619 – 26.

45. Catlin DH, Cowan DA, de la Torre R, et al. Urinary testosterone(T) to epitestosterone (E) ratios by GC/MS. I. Initial comparison of uncorrected T/E in six international laboratories. *J Mass Spectrom* 1996;31: 397 – 402.

46. Bonaccorsi AC, Adler I, Figueiredo JG. Male infertility due to congenital adrenal hyperplasia: Testicular biopsy findings, hormonal evaluation, and therapeutic results in three patients. *Fertil Steril* 1987;47: 664 – 70.

47. Stikkelbroeck NM, Otten BJ, Pasic A, et al. High prevalence of testicular adrenal rest tumors, impaired spermatogenesis, and Leydig cell failure in adolescent and adult males with congenital adrenal hyperplasia. *J Clin Endocrinol Metab* 2001;86: 5721 – 8.

48. Ghazi AA, Hadayegh F, Khakpour G, Azizi F, Melby JC. Bilateral testicular enlargement due to adrenal remnant in a patient with C11 hydroxylase deficiency congenital adrenal hyperplasia. *J Endocrinol Invest* 2003;26: 84 – 7.

49. Bojesen A, Juul S, Gravholt CH. Prenatal and postnatal prevalence of Klinefelter syndrome: A national registry study. *J Clin Endocrinol Metab* 2003;88: 622 – 6.

50. Simpson JK, de la Cruz F, Swerdloff RS, et al. Klinefelter syndrome: Expanding the phenotype and identifying new research directions. *Genet Med* 2003;5: 460 – 8.

51. Thomas NS, Hassold TJ. Aberrant recombination and the origin of Klinefelter syndrome. *Hum Reprod Update* 2003;9: 309 – 17.

52. Lanfranco F, Kamischke A, Zitzmann M, Nieschlag E. Klinefelter's syndrome. *Lancet* 2004;364: 273 – 83.

53. Meschede D, Horst J. The molecular genetics of male infertility. *Mol Hum Reprod* 1997;3: 419 – 30.

54. Cilento BG, Atala A. Cryptorchidism, testicular torsion, and torsion of testicular appendages. In

Kandeel FR, ed. *Male Reproductive Dysfunction: Pathophysiology and Treatment*. New York and London, England: Informa Healthcare; 2007: 161 - 71.

55. Sokol RZ. Environmental toxins and male fertility. In Kandeel F, ed. *Male Reproductive Dysfunction: Pathophysiology and Treatment*. New York and London, England: Informa Healthcare; 2007: 203 - 7.

56. Hauser R, Sokol R. Science linking environmental contaminant exposures with fertility and reproductive health impacts in the adult male. *Fertil Steril* 2008;89 (Suppl 1): e59 - 65.

57. Amory JK, Wang C, Swerdloff RS, et al. The effect of 5α-reductase inhibition with dutasteride and finasteride on semen parameters and serum hormones in healthy men. *J Clin Endocrinol Metab* 2008;92: 1659 - 65.

58. Griffin JE. Androgen resistance: the clinical and molecular spectrum. *N Engl J Med* 1982;326: 611 - 8.

59. Aiman J, Griffin JE. The frequency of androgen receptor deficiency in infertile men. *J Clin Endocrinol Metab* 1982;54: 725 - 32.

60. Davis-Dao CA, Tuazon ED, Sokol RZ, Cortessis VK. Male infertility and variation in CAG repeat length in the androgen receptor gene: a meta-analysis. *J Clin Endocrinol Metab* 2007; 92: 4319 - 26.

61. Finkel DM, Phillips JL, Snyder PJ. Stimulation of spermatogenesis by gonadotropins in men with hypogonadotropic hypogonadism. *N Engl J Med* 1985;313: 651 - 5.

62. Sokol RZ. Male factor infertility. In: Lobo RA, Mishell DR Jr, Paulson RJ, Shoupe D, eds. *Infertility, Contraception, and Reproductive Endocrinology*, 4th edn. Malden, MA: Blackwell Science, Inc.; 1997: 547 - 66.

63. Bouloux PM, Nieschlag E, Burger HG, et al. Induction of spermatogenesis by recombinant follicle-stimulating hormone (puregon) in hypogonadotropic azoospermic men who failed to respond to human chorionic gonadotropin alone. *J Androl* 2003;24: 604 - 11.

64. Bouloux P, Warne DW, Loumaye E, et al. FSH Study Group in Men's Infertility: Efficacy and safety of recombinant human follicle-stimulating hormone in men with isolated hypogonadotropic hypogonadism. *Fertil Steril* 2002;77: 270 - 3.

65. Liu PY, Turner L, Rushford D, et al. Efficacy and safety of recombinant human follicle stimulating hormone (Gonal-F) with urinary human chorionic gonadotrophin for induction of spermatogenesis and fertility in gonadotrophin-deficient men. *Hum Reprod* 1999;14: 1540 - 5.

66. Liu PY, Handelsman DJ. The present and future state of hormonal treatment for male infertility. *Hum Reprod Update* 2003;9: 9 - 23.

67. Fukagai T, Kurosawa K, Sudo N, et al. Bilateral testicular tumors in an infertile man previously treated with follicle-stimulating hormones. *Urology* 2005;65: 592. e16 - 18.

68. Sokol RZ, McClure RD, Peterson M, Swerdloff RS. Gonadotropin therapy failure secondary to human chorionic gonadotropin induced antibodies. *J Clin Endocrinol Metab* 1981;52: 929 - 32.

69. Whitten SJ, Nangia AK, Kolettis PN. Select patients with hypogonadotropic hypogonadism may respond to treatment with clomiphene citrate. *Fertil Steril* 2006;86: 1664 - 8.

70. Hoffman AR, Crowley WF Jr. Induction of puberty in men by long-term pulsatile administration of low-dose gonadotropin releasing hormone. *N Engl J Med* 1982;307: 1237 - 41.

71. Kliesch S, Behre HM, Nieschlag E. High efficacy of gonadotropin or pulsatile gonadotropin-releasing hormone treatment in hypogonadotropic hypogonadal men. *Eur J Endocrinol* 1994;131: 347 - 54.

72. Klingmuller D, Schweikert HU. Maintenance of spermatogenesis by intranasal administration of

gonadotropin-releasing hormone in patients with hypothalamic hypogonadism. *J Clin Endocrinol Metab* 1985;61: 868－72.

73. Skarin G, Nillius SJ, Wibell L, Wide L. Chronic pulsatile low dose GnRH therapy for induction of testosterone production and spermatogenesis in a man with secondary hypogonadotropic hypogonadism. *J Clin Endocrinol Metab* 1982;55: 723－6.

74. Shoham Z, Conway CS, Ostergaard H, et al. Cotreatment with growth hormone for induction of spermatogenesis in patients with hypogonadotropic hypogonadism. *Fertil Steril* 1992; 57: 1044－51.

75. Hammar M, Berg AA. Long term androgen replacement therapy does not preclude gonadotrophin-induced improvement in spermatogenesis. *Scand J Urol Nephrol* 1990;24: 17－9.

76. Ley SB, Leonard JM. Male hypogonadotropic hypogonadism: Factors influencing response to human chorionic gonadotropin and human menopausal gonadotropin, including prior endogenous androgens. *J Clin Endocrinol Metab* 1985;61: 746－52.

77. Snyder PJ, Lawrence DA. Treatment of male hypogonadism with testosterone enanthate. *J Clin Endocrinol Metab* 1980;51: 1335－9.

78. Sokol RZ, Palacios A, Campfi eld LA, Saul C, Swerdloff RS. Comparison of the kinetics of injectable testosterone in eugonadal and hypogonadal men. *Fertil Steril* 1982;37: 425－30.

79. Meikle AW, Arver S, Dobs AS, et al. Pharmacokinetics and metabolism of a permeation-enhanced testosterone transdermal system in hypogonadal men: Influence of application site-a clinical research center study. *J Clin Endocrinol Metab* 1996;81:1832－40.

80. Swerdloff RS, Wang C, Cunningham G, et al. Long-term pharmacokinetics of transdermal testosterone gel in hypogonadal men. *J Clin Endocrinol Metab* 2000;85: 4500－10.

81. Endocrine Sociey Clinical Practice Guidelines. Testosterone therapy in adult men with androgen deficiency syndromes. http://www. endo-society. org/guidelines (accessed Mar 2011).

82. Schiff JD, Palermo GD, Veeck LL, et al. Success of testicular sperm injection and intracytoplasmic sperm injection in men with Klinefelter syndrome. *J Clin Endocrinol Metab* 2005;90: 6263－7.

83. Pavlovich CP, King P, Goldstein M, Schlegel PN. Evidence of a treatable endocrinopathy in infertile men. *J Urol* 2001;165: 837－41.

84. Raman JD, Schlegel PN. Aromatase inhibitors for male infertility. *J Urol* 2002;167: 624－9.

85. Whitten SJ, Nangia AK, Kolettis PN. Select patients with hypogonadotropic hypogonadism may respond to treatment with climophene citrate. *Fertil Steril* 2006;86(6): 1664－8.

86. Zitzmann M, Nordhoff V, von Schonfeld V, et al. Elevated follicle-stimulating hormone levels and the chances for azoospermic men to become fathers after retrieval of elongated spermatids from cryopreserved testicular tissue. *Fertil Steril* 2006;86: 339－47.

87. Hussein A, Ozgok Y, Ross L, Niederberger C. Clomiphene administration for cases of non-obstructive azoospermia: A multicenter study. *J Androl* 2005;26: 787－93.

88. Foresta C, Bettella A, Garolla A, Ambrosini G, Ferlin A. Treatment of male idiopathic infertility with recombinant human follicle-stimulating hormone: A prospective, controlled, randomized clinical study. *Fertil Steril* 2005;84: 654－61.

89. Sokol RZ. Prevention and management of complications occurring during treatment with clomiphene. *Drug Safety* 1990;5: 513－6.

90. Politou M, Gialerake A, Merkouri E, Travlou A, Baltatzis S. Central retinal vein occlusion secondary to clomiphene treatment in a male carrier of FV leiden. *Genetic Testing and Molecular Biomarkers* 2009;13: 1－3.

第二十二章

克氏综合征

Elena Gimenez　Michael Herman
Laurent Vaucher　Alexander Bolyakov　Darius A. Paduch

引言

　　克氏综合征(Klinefelter syndrome，KS，47，XXY)是一种常见的染色体异常(在男性中患病率约为 1∶600～1∶1 000)，在门诊许多儿科医生容易忽视其诊断。对克氏综合征患者的早期诊断，并进行终身多学科、经济有效的社会综合干预非常重要，同时确诊后也应及时进行语言沟通和物理治疗等方面的早期干预。像对待老龄化一样，优化的医疗管理可以提高患者对社会发展的适应能力。目前仅有很少一部分基因异常的相关疾病，能够在病理生理学方面得到较好的解释，并且可以结合辅助生殖技术为患者带来福音，帮助有生育要求的患者生育血亲子代，这其中就包括克氏综合征。克氏综合征的核心问题是对生育能力的影响，除此以外，他们的生长发育和正常人一样，拥有正常的情商和智商，所以儿童时期的诊断及早期干预至关重要。

流行病学

　　产前筛查发现，每 500 名男婴中有 1 例为克氏综合征[1]。2008 年，美国人口普查局数据(http://www.census.gov)显示：在 31 257 108 名 0～14 岁的男孩中，至少有 35 000～50 000例为克氏综合征，美国全国大约有 550 000 例患者。在美国或欧洲，尽管有经济快速的检测方法，但仍然没有被列为新生儿筛查项目[2, 3]。克氏综合征发病率高于目前要求强制性筛查的其他三类疾病，如原发性甲状腺功能低下(1∶4 000 新生儿)、半乳糖血症(1∶30 000～60 000)和苯丙酮尿症(1∶15 000～25 000)。仅仅有 10% 的克氏综合征患者在青春期前被诊断，25% 的患者是在青春期或成年后由于青春期发育不良或不育才被确诊，剩下的一部分终身未被诊断[4]。

病理生理学

　　克氏综合征的主要症状为睾丸发育不良和认知问题，主要原因是多了一条 X 染色体。因为 X 染色体上的许多基因在睾丸、卵巢和大脑中表达水平较高，所以克氏综合征可影响大脑和睾丸的功能[5,6]。虽然男性和女性携带的 X 染色体数量不同,但 X 染色体相关基因在男性和女性的大脑中的表达均有上调。尽管在人等哺乳动物大脑中基因上调的机制并不清楚,但可以确定的是组蛋白 H3 和 H4 上特定氨基酸位点的甲基化及其导致的染色质变化参与了大脑中基因的表达和调控[7]。因此异常 X 染色体失活,可能是导致某些克氏综合征儿童和成人智力异常的原因。

非整倍体异常也就是一整条染色体的减少或增多,是目前为止最常见、最重要的染色体异常[8]。克氏综合征的染色体核型为 47,XXY,在男性婴儿中发生率为 1∶600～1∶1 100,是最常见的染色体异常。80% 的克氏综合征核型分析为 47,XXY,剩下的20% 为嵌合型,比如:46,XY/47,XXY、48,XXXY 或 48,XXYY。当来自父母的一对性染色体在减数分裂 I 期或 II 期出现异常或者胚胎早期细胞有丝分裂时出现异常,都可能发生这种情况。克氏综合征患者中多余的一条 X 染色体 60% 来自父亲,40% 来自母亲[9]。

70% 的母源性性染色体多体是由于减数分裂 I 期的异常导致。绝大多数患者的母亲年龄并没有明显偏大,除非合子出现后有丝分裂异常导致染色体不分离[10]。大部分父源性的克氏综合征的染色体异常是由于减数分裂 I 期中 X 染色体和 Y 染色体重组异常,导致一对染色体出现在一个相同的子细胞中。父亲年龄是否可以增加克氏综合征的发生概率,已经引起广泛的争议[11],但目前尚未证实这两者明确相关[12]。

染色体失活

哺乳动物不止有一条 X 染色体,由于 DNA 失活,所以一条 X 染色体上基因表达受限。X 染色体失活被认为是随机的,大约有 15% 的基因可发生失活机制逃逸而继续在两条染色体上表达[13]。Iitsuka 等[14] 研究了父源的 X 染色体失活数量,并且对比了克氏综合征表型的多样性,认为非随机的失活比例大于 80%。这与父母基因甲基化差异而导致 X 染色体失活作为优先失活的概念相悖,因为这些差异经常可以在不同表型的克氏综合征患者中观察到。更好地理解 X 染色体上失活基因数量的分子机制,能够提高克氏综合征和正常人之间表型差异的预测能力。

实验室评估

在胚胎时期诊断为克氏综合征的患儿应该在出生后 3～6 月进行睾酮检测,如果睾酮水平比较低,且患者阴茎发育异常,可进行一个短程的睾酮补充治疗。在青春期启动期间,生长曲线、卵泡刺激素、黄体生成素及睾酮水平应该每 6～12 月随访检测一次,观察是否有青春期启动延迟或青春期进程缓慢。克氏综合征患者骨质减少或骨质疏松的风险增加,因此在青春期后推荐做骨扫描。克氏综合征患者深静脉血栓形成的风险也会增加,在雄激素治疗期间应进行血红细胞压积监测,避免由于血黏稠度升高增加血栓形成的风险。

青春期发育和睾丸功能

大部分克氏综合征患儿，在出生时都有发育正常的生殖器和已下降的睾丸，这反映了他们在胎儿发育阶段都具有正常的下丘脑-垂体-性腺轴和雄激素受体功能。如果出现小睾丸、尿道下裂或双侧隐睾，在新生儿阶段应该进行雄激素评估，排除促性腺激素低下性性腺功能减退症。大部分青少年会出现青春期启动，但接近 2/3 存在青春期发育迟缓，或青春期后期男性化不明显，可能需要进行雄激素补充治疗来加速青春期发育。儿童时期的克氏综合征患者，通常会有与年龄匹配的睾酮水平，然而在青春期启动时，雄激素可能会下降至一个较低水平，同时伴随着促性腺激素的增加和雌激素水平的升高[15]。

胎儿期和围产期

一些学者对流产的克氏综合征胚胎睾丸进行了组织学检查[16, 17]，从妊娠中期的胚胎睾丸中可发现，尽管生精小管和睾丸间质细胞相对完整，但生精细胞数目已明显减少，早期阶段的睾丸间质细胞功能也出现了一定程度的下降。正常的胎儿在围产期已经形成"微青春期"，也就是说下丘脑-垂体-性腺轴（HPGA）之间的负反馈联系已经激活。3 个月后，由于睾丸功能的失活，导致了卵泡刺激素、黄体生成素及睾酮水平的升高。Lahlou 等[18]随访了在围产期已经确诊的 18 例克氏综合征婴儿，以 215 例正常婴儿作为对照，进行了黄体生成素（LH）、卵泡刺激素（FSH）、抗苗勒氏管激素（AMH）、抑制素 B 及睾酮的检测，发现除了雄激素外，其他激素水平均无显著性差异。克氏综合征婴儿在开始的几个月雄激素会出现生理性升高，但是与对照组相比，随后的 8 个月会出现明显下降。另外一个研究也在 22 例围出生期诊断为克氏综合征的婴儿中发现相同的现象，在最初的几个月出现睾酮反应迟缓[19]。因此，**睾丸功能障碍可能出现在早期发育阶段**，尽管间质细胞组织学形态正常，但其功能可能已经受损。

儿童期

儿童期的典型特征是正常睾丸一般很少有生理活动。睾丸间质细胞不产生明显的睾酮，生精细胞也处于减数分裂静止状态。支持细胞分泌 AMH 和抑制素 B，可以让 LH 和 FSH 处于一个较低水平。许多研究证实在克氏综合征儿童时期，这些器官是完整的[15, 20, 21]。而且，在儿童时期，也没有发现任何明显的组织学改变，在生精小管里生精细胞减少，间质细胞和支持细胞保持正常[20, 22]。最近研究表明：睾丸间质细胞功能损伤是从围产期开始一直持续到儿童期。这个研究进行了青春期前男孩的激素水平检测，包括抑制素前体、Pro-aC[23]。当 LH、FSH、睾酮、AMH、抑制素 B 水平在正常范围内时，Pro-aC 水平已经在正常范围的最低值，这个指标间接反映睾丸间质细胞功能。

青春期和成年期

在青春期，下丘脑-垂体轴的激活导致了睾酮水平的显著提高及精子发生。伴随着这些改变,支持细胞生成的抑制素 B 水平明显升高,这个可作为成年人睾丸生精能力的标志[24]。克氏综合征患者在青春期抑制素 B 水平降低,提示睾丸功能已经出现严重下降。Wikstrom 等[20]收集了 14 例青春期前克氏综合征男孩,他们均无隐睾史或影响睾丸成熟的病史,这些患者在接受睾丸活检行精子冷冻保存前,进行了一系列激素水平的检测。大约一半患者睾丸中可以发现精原细胞,与没有生精细胞的患者相比,这些患者年龄相对较小。有精原细胞的患者没有高促性腺激素性性腺功能减退症的迹象,但年龄较大的患者已经出现了这些症状。而且,通过活检发现患者睾丸纤维化和透明样变的程度随着年龄增长而增加。另外一项研究也显示,根据 Tanner 分期,随着青春期进展,LH 水平比睾酮水平升高更明显,提示睾丸功能在青春期进展过程中已经开始下降[23]。虽然这两个研究均为小样本,缺少对照组,但至少可以说明**睾丸功能随时间逐渐退化,大部分患者在 14 岁就已经没有生精细胞了**。不幸的是,仅仅不到 10%的克氏综合征患者可以在青春期前得到确诊[25],这意味着其他患者几乎没有机会在生精细胞消失前得到干预。更重要的是,在青春期前确诊的患者,如果条件允许的话,可以像隐睾一样,有权利选择生育力冷冻保存[23]。辅助生殖技术(ART)可以在这些有生育要求的患者中发挥重要作用。

辅助生殖技术

　　Tournaye 等[26]首先描述了克氏综合征患者通过睾丸活检获得精子。在他们的系列研究中,报道的 9 例患者中有 4 例取到精子,但这组患者没有成功怀孕。**直到 1998年在康奈尔一例克氏综合征患者通过睾丸显微取精术(MICRO-TESE)从睾丸中成功获取精子,并通过辅助生殖技术(ART)诞生了第一例婴儿**[27, 28]。通过 TESE,可以切开和挑出单个的生精小管,并当场进行分析检查,观察是否有精子。如果有精子,可以配合 ICSI 治疗获得健康正常的妊娠。TESE 已经被证实在非梗阻性无精子症患者中应用安全有效,同时也逐渐成为克氏综合征患者进行辅助生殖技术时的选择[29—38]。值得注意的是,目前还没有成本效益分析,对比 TESE 和其他辅助生殖技术模式,一个值得考虑的重要因素是许多不育的治疗项目没有被保险公司保险项目所覆盖。

　　一项较大的研究中,通过 TESE 技术克氏综合征患者睾丸精子获得率(SRR)为50%~72%,妊娠率高达 46%[35, 36, 38]。精子获得率的差异,反映了治疗策略的不一致,如果患者在取精前服用芳香化酶抑制剂(aromatase inhibitors),通过 Micro-TESE 技术精子获取率最高[36]。**睾酮替代治疗不会提高克氏综合征患者的精子获取率。如果治疗需要,为了减少对睾丸功能的抑制作用,应监测促性腺激素水平**。此外,在不同的中心有不同的实验室经验来确定精子生成能力。

　　最后,尽管现在没有充足的证据支持,但这些患者精子中常染色体和性染色体的非整倍性仍有增加的风险。一组研究对照不同来源精子的情况分析,包括非嵌合体克氏综合征患者、嵌合体克氏综合征患者、正常染色体核型的生育及不育患者[39]。研究发现非嵌合体克氏综合征和嵌合体克氏综合征患者相比,常染色体异常率没有明显差异,然而,这两类克氏综合征患者与其他两个对照组相比,无论是性染色体还是常染色体异常率都比较高。所以应建议这类患者做胚胎植入前的遗传学诊断，尽管这项技术可能会有胚胎丢失或误诊以及**出现胚胎远期影响的风险**[40—42]。

认知功能和早期干预

克氏综合征患者的智力在儿童和青少年时期基本正常，但是有时可发现学习成绩较差。典型的执行力通常定义为概念形成、解决问题能力、切换任务、抑制不适当的反应；启动快速、流畅的反应；工作的计划性以及持续的关注力等。尽管克氏综合征的患儿执行力受损，损害模式存在特殊任务倾向性。与此相反，概念形成、问题解决、任务切换以及快速反应都正常[43]。多余的染色体和(或)先天性性腺功能减退症激发了皮质下通路结构的改变，包括语言处理能力，这也为克氏综合征患者语言能力的缺陷，提供了神经生物学方面的解释[44]。克氏综合征患儿可能出现肌张力下降，表达和语言能力发育延迟，伴随阅读困难和阅读障碍发生率的增加。出现的**社交困难可能会被语言发展问题和性格问题所掩盖**。克氏综合征患儿的神经行为学和神经认知表型可能会导致学业失败和第二性征行为障碍，这些患者在青春期通常表现为身材高大，手眼不协调以及男性特征不明显。因此，强烈建议进行早期的评估和干预，因为恰当的治疗性干预可以明显提高预后效果[45]。尽管大部分克氏综合征患儿拥有正常的智商(IQ)，但他们的**言语(Verbal IQ)受到明显的影响，包括语言表达能力**，听觉处理能力以及听力记忆能力。语言表达缺陷包括用词和组词困难。除外一些复杂句式结构的理解困难，克氏综合征患儿的语言接受能力，同其他年龄相仿的对照组一样。语言表达能力的下降，可能与克氏综合征患儿接受多样化的读写任务有关。这些结果意味着读写学习的困难，可能与已经存在的语言功能下降有关。通过对语言表达能力的治疗，**早期注意力培养可以减轻患儿由于语言相关学习能力下降而导致的一些不适应行为**[46]。

部分学者认为，既然高促性腺激素性性腺功能减退症对大脑的发育有负面影响，那么低雄激素水平可能是导致认知功能损伤的原因。然而，低雄激素水平不可能是影响学习和语言问题的主要原因，因为患卡尔曼综合征(Kallmann syndrome)的儿童和青少年雄激素水平很低，但他们并没有认知方面的问题[47]。**对于克氏综合征的患儿，推荐进行早期雄激素替代治疗来提高他们的智商，目前也已经证实在青春期前进行雄激素替代治疗对认知功能也非常有益**[48]。

骨密度下降和雄激素作用

预防性治疗是儿童和青少年医疗服务的其中一部分。对于克氏综合征患者影响最大的就是骨密度下降。不幸的是，克氏综合征患者的高促性腺激素性性腺功能减退症状发生与骨密度增强高峰的起始一致，所以克氏综合征患者在晚年可能有骨质减少和骨质疏松风险[49]。无论男孩还是女孩，骨量的最快增长出现在 Tanner 晚期(Ⅲ-Ⅳ)，一直持续到 20 岁左右[50]。类固醇类性激素对于骨形成、骨转换以及骨骺闭合有非常重要的作用[51—55]。青春期延迟的患儿比同龄人的骨密度低，所以任何一种类型的高促性腺激素性性腺功能减退症,无论什么年龄对于骨密度降低来说,都是危险因素[49, 56]。**克氏综合征是引起高促性腺激素性性腺功能减退症的最常见的原因,40%以上的克氏综合征患者最后都会出现骨质疏松**[51, 55, 57]。对于克氏综合征患者在青春期出现雄激素减退时,如果未进行雄激素补充,通常意味着他们可能在成年期出现骨密度下降[58, 59]。

类固醇类性激素作用于骨骼的分子机制目前仍不完全明确,这个领域的实验和临床研究仍十分活跃。无论男性还是女性,雌二醇都有促进骨骺闭合的作用,雌激素通过间接作用于破骨细胞抑制骨吸收[60]。雄激素通过生长因子、维生素D以及成骨细胞和破骨细胞的细胞因子调节间接影响骨骼生长[55, 61]。雄激素通过雄激素受体介导对成骨细胞的直接作用机制尚不完全清楚。然而,雄激素可以明确提高骨皮质的数量[62]。男性雄激素芳香化后转化为雌激素,是体内雌激素的重要来源。

雄激素替代治疗,可以为克氏综合征的年轻患者带来许多益处。然而长期治疗可能会抑制精子生成,降低睾丸显微取精术获取精子的成功率,所以在青春期替代治疗初期,应该使用间断用药方法,采取逐渐加大剂量,至成年后保持稳定的剂量[63, 64]。睾酮可以帮助减轻体重,促进第二性征发育,提高性欲,增强性能力[65]。然而,睾酮替代治疗也增加了骨量和骨骼负荷,所以与同龄人相比是否能得到正常的骨量还存在争议。一些研究显示对于克氏综合征患者进行睾酮补充可以增加骨量,然而,**青春期前激素治疗获益的克氏综合征患者青春期后激素治疗效果不佳**[66-68]。还有研究证实,即使对患者进行长期睾酮补充,骨密度仍然低于正常同龄人,睾酮不能逆转骨质流失[67, 69, 70],Kubler 等总结认为:这可能与青春期启动后才开始补充睾酮有关。总之,在任何年龄段开始补充雄激素都有益,可以降低晚年骨折风险。如果能在儿童期就开始进行激素替代治疗效果最好。尽管过去曾使用睾酮注射治疗,但这种外用形式的激素替代疗法在年轻患者并未广泛使用。近来这种外用形式的激素替代疗法较为常用,因为它是一种更加符合生理要求的替代形式[63]。

Kanis 等[71]对髋部骨折的女性做了评估,发现50岁的女性骨折概率约为0.2%,80岁增至22%,相同年龄的男性骨折发生概率分别约为0.1%和11%。男性发生骨折的年龄与女性相比会更迟,但他们发生骨折时,患病率和死亡率都较高[66, 72, 73]。在退伍军人(VA)疗养院发生髋骨骨折的老年人中,66%的老人雄激素睾酮水平低于300 ng/dL[74]。由于存在较高的死亡率,而且这种条件下的老年人普遍缺乏这种意识,所以对于高促性腺激素和骨密度降低的老年人进行雄激素检测非常重要[75]。克氏综合征患者,血浆中的低雄激素水平和骨密度低下密切相关[76, 77, 78],所以这些患者应该终身随访监测,防止这些副作用的出现。

克氏综合征患儿的管理

克氏综合征的患儿应该个体化管理,因为不是所有的患儿都有睾酮低下或青春期发育问题。儿童时期,应该把注意力放在对患儿学习困难和语言发展的早期发现上,因为尽早启动语言表达的治疗至关重要。在青春期,治疗焦点应该切换到青春期和生理发育的正常化,以及对未来信心的建立。青少年常见问题是面部毛发发育不良、肌力不足和不射精。在我们的经验中，三分之一的青少年（14～18 岁）可能出现这些现象。克氏综合征患儿的男性化特征不明显可能是最初睾丸功能下降和雄激素抵抗的结果。睾酮替代可以作为部分克氏综合征青少年的治疗方案。但我们应该牢记，睾酮替代治疗可能降低患者成年以后睾丸获取精子的成功率。睾酮替代治疗应该通过体格检查、第三性征（社会性别）、性激素结合球蛋白下降、红细胞比容升高以及睾酮测定和促性腺激素水平来监测。

生育力

　　生育力保存问题应该同青少年患者及其父母一起商量。基于文献报道和我们的经验，青春期发育过程中，在早期会有精子开始生成，而且可能在射出的精液中找到精子。既往这种不育症一直被认为无法治疗。精子冷冻保存不仅可以从生殖生物学角度为患者带来明显益处，而且可以从青少年心理发展方面给患者带来积极的影响。精子保存有利于我们与年轻的克氏综合征患者讨论不育对他们的影响。在我们的实践中，这些患者更容易接受不育的诊断。有可用的精子可以让体外辅助生育技术的过程本身更简便，避免全身麻醉，减少取精手术费用。

　　当有一个携带遗传缺陷的患儿，需要采集精液进行冻存，并接受后续可能的外科手术时，在每个拟行生育力冷冻保存的中心，都需要解决由此带来的复杂的伦理问题、法律问题以及逻辑问题。我们目前倾向于对已经有手淫史的 Tanner Ⅱ/Ⅲ 期的青少年进行精液检查。**在小于 14 岁的 10 例青少年中，2 例在射出的精液中找到精子。**早期进行睾丸取精尽管可能有很多益处，但仍不确定，也未被证实。因为虽然通过睾丸显微取精术获取精子行 ICSI 助孕，可以成功生育子代，但重要的是需要向患者本人及其父母确保生育的子代不会存在克氏综合征的风险。据保守估计，至少 60％的克氏综合征患者可以在高水平诊疗中心，通过显微取精术（Micro-TESE）获取精子，成功进行体外辅助受孕，这是生殖医学的一个重大成功。

　　目前为止，我们还不能确定最佳激素治疗时机和最佳的取精时机。外源的睾酮可能降低精子获取成功率，然而，这也可以简单折射出一种现象，克氏综合征患者进行早期睾酮注射治疗可能会使睾丸功能障碍更严重，从而出现青春期延迟或者青春期发育不良[36]，所以需要更多的数据来支持克氏综合征患者的最佳激素补充时机。在我们的实践中，在对不育患者进行治疗前停止睾酮注射治疗至少 6 个月到 1 年，所有患者都使用芳香化酶抑制剂，如阿那曲唑至少 6 个月，可以降低睾丸内雌激素水平，使睾酮的生成增加。**芳香化酶抑制剂（aromatase inhibitors）可以增加睾酮水平，使用后可以提高精子获取率**[79]。一些过去反复使用大剂量睾酮的患者现在使用局部给药制剂，比如睾酮凝胶，可以提高睾酮生理水平，且不抑制 FSH 和 LH 水平，但使用睾酮针剂可能会对两者造成影响。一些新的技术，如睾丸异体移植术和目前尚缺乏体外培养系统的精原干细胞移植技术，可能为精子生成提供技术支持。如果一些患者没有生育要求，治疗的焦点就应放在睾酮替代治疗，保持身体健康、骨骼健康以及减少深静脉血栓形成风险。

总结

克氏综合征普遍存在，但检出率并不高。早期干预和多学科诊治有助于改善患者预后，给予克氏综合征患儿认知上更多理解，以及满足情感上的需求有助于治疗标准化。对于青少年，生殖健康是青少年医学很重要的一部分，从科学与实践的角度出发，以及治疗经验等方面来看，我们不能告诉青少年克氏综合征患者不能生育，因为他们大部分有精子。目前迫切需要进行随机试验来优化和标准化治疗方案。

本章要点

- 克氏综合征的主要症状为睾丸发育不良和认知问题，主要原因是多一条 X 染色体。
- 70％的母源性性染色体多体是由于减数分裂 I 期的异常导致。
- 在胚胎时期诊断为克氏综合征的患儿应该在出生后 3～6 月进行睾酮检测，如果睾酮水平比较低，且患者阴茎发育异常，可进行一个短程的睾酮补充治疗。
- 大部分克氏综合征的患儿在出生时都有发育正常的生殖器和已下降的睾丸。
- 睾丸功能障碍可能出现在早期发育阶段。
- 睾丸功能随时间逐渐退化，大部分患儿在 14 岁就已经没有生精细胞了。
- 直到 1998 年，在康奈尔一例克氏综合征患者通过睾丸显微取精术（Micro-TESE）帮助从睾丸中成功获取精子，并通过辅助生殖技术（ART）成功诞生了第一例婴儿。
- 一项较大的研究中，通过 TESE 技术睾丸精子获得率（SRR）为 50％～72％，妊娠率高达 46％。
- 睾酮替代治疗不会提高克氏综合征患者的精子获取率，如果治疗需要，为限制对睾丸功能的抑制应监测促性腺激素水平。
- 可出现胚胎远期影响的风险。
- 克氏综合征患者的智力在儿童和青少年时期基本正常，但是有时可发现学习成绩较差。
- 社交困难可能会被语言发展问题和性格问题所掩盖。
- 言语智商受到明显的影响，包括语言表达能力，听觉处理能力以及听力记忆能力。
- 早期注意力培养，可以减轻患儿的由于语言相关学习能力下降而导致的一些不适应行为。
- 对于克氏综合征的患儿，推荐进行早期雄激素替代治疗来提高他们的智商，目前也已经证实在青春期前进行雄激素替代治疗，对认知功能也非常有益。
- 克氏综合征是引起高促性腺激素性性腺功能减退症的最常见的原因，40％以上的克氏综合征患者，最后都会出现骨质疏松。
- 一些研究显示：对于克氏综合征患者进行睾酮补充可以增加骨量，然而，青春期前激素治疗获益的患者青春期后激素治疗效果不佳。
- 克氏综合征的患儿应该个体化管理，因为不是所有的患儿都有睾酮低下或青春期发育问题。

- 在小于 14 岁的 10 例青少年中，2 例在射出的精液中找到精子。
- 芳香化酶抑制剂（aromatase inhibitors）可以增加睾酮水平，使用后可以提高精子获取率。
- 如果一些患者没有生育要求，治疗的焦点就应该放在睾酮替代治疗，保持身体健康、骨骼健康以及减少深静脉血栓形成风险。

（朱晓斌　陈　亮　潘　峰　李　朋　李石华　译）

参考文献

1. Abramsky L, Chapple J. 47,XXY (Klinefelter syndrome) and 47,XYY: Estimated rates of and indication for postnatal diagnosis with implications for prenatal counselling. *Prenat Diagn* 1997; 17: 363.

2. Cirigliano V, Lewin P, Szpiro-Tapies S, et al. Assessment of new markers for the rapid detection of aneuploidies by quantitative fluorescent PCR (QF-PCR). *Ann Hum Genet* 2001;65: 421.

3. Paduch DA, Mielnik A, Schlegel PN. Molecular diagnosis of chromosomal aneuploidy including Klinefelter syndrome. *Fertil Steril* 2004;82: S2.

4. Lanfranco F, Kamischke A, Zitzmann M, et al. Klinefelter's syndrome. *Lancet* 2004;364: 273.

5. Wilda M, Bachner D, Zechner U, et al. Do the constraints of human speciation cause expression of the same set of genes in brain, testis, and placenta? *Cytogenet Cell Genet* 2000;91: 300.

6. Wang PJ, McCarrey JR, Yang F, et al. An abundance of X-linked genes expressed in spermatogonia. Nat Genet 2001;27: 422.

7. Akhtar A. Dosage compensation: An intertwined world of RNA and chromatin remodelling. *Curr Opin Genet Dev* 2003;13: 161.

8. Nielsen J, Wohlert M. Chromosome abnormalities found among 34,910 newborn children: Results from a 13-year incidence study in Aarhus, Denmark. *Hum Genet* 1991;87: 81.

9. Jacobs PA, Bacino C, Hassold T, et al. A cytogenetic study of 47,XXY males of known origin and their parents. Ann Hum Genet 1988;52 (Pt 4): 319.

10. Harvey J, Jacobs PA, Hassold T, et al. The parental origin of 47,XXY males. *Birth Defects Orig Artic Ser* 1990;26: 289.

11. Lorda-Sanchez I, Binkert F, Maechler M, et al. Reduced recombination and paternal age effect in Klinefelter syndrome. *Hum Genet* 1992;89: 524.

12. Morris JK, Alberman E, Scott C, et al. Is the prevalence of Klinefelter syndrome increasing? *Eur J Hum Genet* 2008;16: 163.

13. Carrel L, Willard HF. X-inactivation profi le reveals extensive variability in X-linked gene expression in females. *Nature* 2005;434: 400.

14. Iitsuka Y, Bock A, Nguyen DD, et al. Evidence of skewed X-chromosome inactivation in 47,XXY and 48,XXYY Klinefelter patients. *Am J Med Genet* 2001;98: 25.

15. Salbenblatt JA, Bender BG, Puck MH, et al. Pituitary-gonadal function in Klinefelter syndrome before and during puberty. *Pediatr Res* 1985;19: 82.

16. Coerdt W, Rehder H, Gausmann I, et al. Quantitative histology of human fetal testes in chromosomal disease. *Pediatr Pathol* 1985;3: 245.

17. Murken JD, Stengel-Rutkowski S, Walther JU, et al. Letter: Klinefelter's syndrome in a fetus.

Lancet 1974;2: 171.

18. Lahlou N, Fennoy I, Carel JC, et al. Inhibin B and anti-Mullerian hormone, but not testosterone levels, are normal in infants with nonmosaic Klinefelter syndrome. *J Clin Endocrinol Metab* 2004; 89: 1864.

19. Ross JL, Samango-Sprouse C, Lahlou N, et al. Early androgen deficiency in infants and young boys with 47,XXY Klinefelter syndrome. *Horm Res* 2005;64: 39.

20. Wikstrom AM, Raivio T, Hadziselimovic F, et al. Klinefelter syndrome in adolescence: Onset of puberty is associated with accelerated germ cell depletion. *J Clin Endocrinol Metab* 2004; 89: 2263.

21. Christiansen P, Andersson AM, Skakkebaek NE. Longitudinal studies of inhibin B levels in boys and young adults with Klinefelter syndrome. *J Clin Endocrinol Metab* 2003;88: 888.

22. Muller J, Skakkebaek NE, Ratcliffe SG. Quantified testicular histology in boys with sex chromosome abnormalities. *Int J Androl* 1995;18: 57.

23. Bastida MG, Rey RA, Bergada I, et al. Establishment of testicular endocrine function impairment during childhood and puberty in boys with Klinefelter syndrome. *Clin Endocrinol (Oxf)* 2007;67: 863.

24. Andersson AM, Muller J, Skakkebaek NE. Different roles of pre-pubertal and postpubertal germ cells and Sertoli cells in the regulation of serum inhibin B levels. *J Clin Endocrinol Metab* 1998; 83: 4451.

25. Bojesen A, Juul S, Gravholt CH. Prenatal and postnatal prevalence of Klinefelter syndrome: A national registry study. *J Clin Endocrinol Metab* 2003;88: 622.

26. Tournaye H, Staessen C, Liebaers I, et al. Testicular sperm recovery in nine 47,XXY Klinefelter patients. *Hum Reprod* 1996;11: 1644.

27. Palermo GD, Schlegel PN, Sills ES, et al. Births after intracytoplasmic injection of sperm obtained by testicular extraction from men with nonmosaic Klinefelter's syndrome. *N Engl J Med* 1998; 338: 588.

28. Schlegel PN, Palermo GD, Goldstein M, et al. Testicular sperm extraction with intracytoplasmic sperm injection for non-obstructive azoospermia. *Urology* 1997;49: 435.

29. Ramasamy R, Yagan N, Schlegel PN. Structural and functional changes to the testis after conventional versus microdissection testicular sperm extraction. *Urology* 2005;65: 1190.

30. El-Haggar S, Mostafa T, Abdel Nasser T, et al. Fine needle aspiration vs. mTESE in non-obstructive azoospermia. *Int J Androl* 2008;31: 595.

31. Westlander G, Ekerhovd E, Granberg S, et al. Testicular ultrasonography and extended chromosome analysis in men with nonmosaic Klinefelter syndrome: A prospective study of possible predictive factors for successful sperm recovery. *Fertil Steril* 2001;75: 1102.

32. Friedler S, Raziel A, Strassburger D, et al. Outcome of ICSI using fresh and cryopreserved-thawed testicular spermatozoa in patients with non-mosaic Klinefelter's syndrome. *Hum Reprod* 2001;16: 2616.

33. Madgar I, Dor J, Weissenberg R, et al. Prognostic value of the clinical and laboratory evaluation in patients with nonmosaic Klinefelter syndrome who are receiving assisted reproductive therapy. *Fertil Steril* 2002;77: 1167.

34. Seo JT, Park YS, Lee JS. Successful testicular sperm extraction in Korean Klinefelter syndrome. *Urology* 2004;64: 1208.

35. Okada H, Goda K, Yamamoto Y, et al. Age as a limiting factor for successful sperm retrieval in patients with nonmosaic Klinefelter's syndrome. *Fertil Steril* 2005;84: 1662.

36. Schiff JD, Palermo GD, Veeck LL, et al. Success of testicular sperm extraction [corrected] and intracytoplasmic sperm injection in men with Klinefelter syndrome. *J Clin Endocrinol Metab* 2005;90: 6263.

37. Vernaeve V, Staessen C, Verheyen G, et al. Can biological or clinical parameters predict testicular sperm recovery in 47,XXY Klinefelter's syndrome patients? *Hum Reprod* 2004;19: 1135.

38. Koga M, Tsujimura A, Takeyama M, et al. Clinical comparison of successful and failed microdissection testicular sperm extraction in patients with nonmosaic Klinefelter syndrome. *Urology* 2007;70: 341.

39. Rives N, Joly G, Machy A, et al. Assessment of sex chromosome aneuploidy in sperm nuclei from 47,XXY and 46,XY/47,XXY males: Comparison with fertile and infertile males with normal karyotype. *Mol Hum Reprod* 2000;6: 107.

40. Jauniaux E, Pahal GS, Rodeck CH. What invasive procedure to use in early pregnancy? *Baillieres Best Pract Res Clin Obstet Gynaecol* 2000;14: 651.

41. Kuliev A, Verlinsky Y. Pre-implantation genetic diagnosis in assisted reproduction. *Expert Rev Mol Diagn* 2005;5: 499.

42. Staessen C, Tournaye H, Van Assche E, et al. PGD in 47,XXY Klinefelter's syndrome patients. *Hum Reprod Update* 2003;9: 319.

43. Temple CM, Sanfi lippo PM. Executive skills in Klinefelter's syndrome. *Neuropsychologia* 2003; 41: 1547.

44. Itti E, Gaw Gonzalo IT, Pawlikowska-Haddal A, et al. The structural brain correlates of cognitive deficits in adults with Klinefelter's syndrome. *J Clin Endocrinol Metab* 2006;91: 1423.

45. Samango-Sprouse C. Mental development in polysomy X Klinefelter syndrome (47,XXY; 48,XXXY): Effects of incomplete X inactivation. *Semin Reprod Med* 2001;19: 193.

46. Graham JM Jr, Bashir AS, Stark RE, et al. Oral and written language abilities of XXY boys: Implications for anticipatory guidance. *Pediatrics* 1988;81: 795.

47. Simm PJ, Zacharin MR. The psychosocial impact of Klinefelter syndrome: A 10 year review. *J Pediatr Endocrinol Metab* 2006;19: 499.

48. Giedd JN, Clasen LS, Wallace GL, et al. XXY (Klinefelter syndrome): A pediatric quantitative brain magnetic resonance imaging case-control study. *Pediatrics* 2007;119: e232.

49. Swerdloff RS, Wang C. Androgen deficiency and aging in men. *West J Med* 1993;159: 579.

50. Jayasinghe Y, Grover SR, Zacharin M. Current concepts in bone and reproductive health in adolescents with anorexia nervosa. *BJOG* 2008;115: 304.

51. Breuil V, Euller-Ziegler L. Gonadal dysgenesis and bone metabolism. *Joint Bone Spine* 2001;68: 26.

52. Ebeling PR. Osteoporosis in men: New insights into aetiology, pathogenesis, prevention and management. *Drugs Aging* 1998;13: 421.

53. Samelson EJ, Hannan MT. Epidemiology of osteoporosis. *Curr Rheumatol Rep* 2006;8: 76.

54. Yialamas MA, Hayes FJ. Androgens and the ageing male and female. *Best Pract Res Clin Endocrinol Metab* 2003;17: 223.

55. Hofb auer LC, Khosla S. Androgen effects on bone metabolism: Recent progress and controversies. *Eur J Endocrinol* 1999;140: 271.

56. Finkelstein JS, Neer RM, Biller BM, et al. Osteopenia in men with a history of delayed puberty. *N Engl J Med* 1992;326: 600.

57. Foresta C, Ruzza G, Mioni R, et al. Testosterone and bone loss in Klinefelter syndrome. *Horm Metab Res* 1983;15: 56.

58. Arisaka O，Arisaka M，Nakayama Y，et al． Effect of testosterone on bone density and bone metabolism in adolescent male hypogonadism． *Metabolism* 1995；44：419．

59. Orwoll ES，Klein RF． Osteoporosis in men． *Endocr Rev* 1995；16：87．

60. Kasperk C，Fitzsimmons R，Strong D，et al． Studies of the mechanism by which androgens enhance mitogenesis and differentiation in bone cells． *J Clin Endocrinol Metab* 1990；71：1322．

61. Bodine PV，Riggs BL，Spelsberg TC． Regulation of c-fos expression and TGF-beta production by gonadal and adrenal androgens in normal human osteoblastic cells． *J Steroid Biochem Mol Biol* 1995；52：149．

62. Vanderschueren D，Vandenput L，Boonen S，et al． Androgens and bone． *Endocr Rev* 2004；25：389．

63. Smyth CM，Bremner WJ． Klinefelter syndrome． *Arch Intern Med* 1998；158：1309．

64. Winter JS． Androgen therapy in Klinefelter syndrome during adolescence． *Birth Defects Orig Artic Ser* 1990；26：235．

65. Snyder PJ，Peachey H，Berlin JA，et al． Effects of testosterone replacement in hypogonadal men． *J Clin Endocrinol Metab* 2000；85：2670．

66. Choi HR，Lim SK，Lee MS． Site-specifi c effect of testosterone on bone mineral density in male hypogonadism． *J Korean Med Sci* 1995；10：431．

67. Kubler A，Schulz G，Cordes U，et al． The influence of testosterone substitution on bone mineral density in patients with Klinefelter's syndrome． *Exp Clin Endocrinol* 1992；100：129．

68. Nielsen J，Pelsen B，Sorensen K． Follow-up of 30 Klinefelter males treated with testosterone． *Clin Genet* 1988；33：262．

69. Wong FH，Pun KK，Wang C． Loss of bone mass in patients with Klinefelter's syndrome despite sufficient testosterone replacement． *Osteoporos Int* 1993；3：3．

70. van den Bergh JP，Hermus AR，Spruyt AI，et al． Bone mineral density and quantitative ultrasound parameters in patients withKlinefelter's syndrome after long-term testosterone substitution． *Osteoporos Int* 2001；12：55．

71. Kanis JA，Johnell O，Oden A，et al． FRAX and the assessment of fracture probability in men and women from the UK． *Osteoporos Int* 2008；19：385．

72. Cooper C，Atkinson EJ，Kotowicz M，et al． Secular trends in the incidence of postmenopausal vertebral fractures． *Calcif Tissue Int* 1992；51：100．

73. Cooper C． The crippling consequences of fractures and their impact on quality of life． *Am J Med* 1997；103：12S．

74. Abbasi AA，Rudman D，Wilson CR，et al． Observations on nursing home residents with a history of hip fracture． *Am J Med Sci* 1995；310：229．

75. Seeman E． Osteoporosis in men． *Osteoporos Int* 1999；9（Suppl 2）：S97．

76. Horowitz M，Wishart JM，O'Loughlin PD，et al． Osteoporosis and Klinefelter's syndrome． *Clin Endocrinol（Oxf）* 1992；36：113．

77. Eulry F，Bauduceau B，Lechevalier D，et al． ［Early spinal bone loss in Klinefelter syndrome． X-ray computed tomographic evaluation in 16 cases］． *Rev Rhum Ed Fr* 1993；60：287．

78. Seo JT，Lee JS，Oh TH，et al． The clinical signifi cance of bone mineral density and testosterone levels in Korean men with non-mosaic Klinefelter's syndrome． *BJU Int* 2007；99：141．

79. Raman JD，Schlegel PN． Aromatase inhibitors for male infertility． *J Urol* 2002；167：624．

第二十三章

男性不育的经验治疗和辅助治疗

Jeremy A. Davis　Ajay K. Nangia

引言

长期以来,多数文献认为 50％的不育与男性有关,其中单纯男性因素占 20％～30％。有报道认为 30％男性不育病因不明或者是特发性[1]。随着男性不育发病机制研究的不断深入和完善,这促使我们探寻男性不育经验性和辅助性治疗方法。**经验性治疗(empirical therapy)定义为在做出确切的诊断之前的初始治疗。辅助性治疗(complementary treatment)下定义很难,它的范畴从生活方式改变到非传统治疗,如针灸、通过自然和药物的方法控制性激素参数等。基于某些病理生理学参数,这些方法试图获得合理的科学依据,但大多数尝试性研究规模小,缺少对照,研究结论也常常不一致。对辅助治疗的研究而言,不育被认为是先天的,因为研究者也不完全清楚真正在治疗什么。原发性男性不育的治疗方法仍是难以捉摸,除非能查明不育的明确病因,进而研发出靶向性的治疗方法。**

经验性的抗氧化剂治疗

男性不育的经验性治疗涉及到各种抗氧化剂的使用。这些化合物清除细胞内正常氧代谢产生的氧自由基(ROS),包括超氧化物、过氧化氢和羟基自由基,它们在多种细胞的代谢过程中发挥着重要作用。在男性生殖系统中,它们在许多精子功能的过程中发挥作用,包括精子获能、顶体反应和精子与卵细胞的融合。只有当 ROS 浓度相对高于抗氧化能力时才会发生氧化应激,较高浓度的 **ROS 可能引起精子不同程度的功能障碍**[2]。通常是由两种途径发生:DNA 裂解[3]和精子细胞质膜脂质过氧化[4]。脂质过氧化导致膜的流动性减少,反过来也影响精子活力和精-卵融合。

精浆中通常含有大量的抗氧化剂。抗氧化剂分为食源性和内源性两种。典型的食源性抗氧化剂包括维生素 C、维生素 E、类胡萝卜素和黄酮苷[2]。内源性抗氧化剂包括胆红素、硫醇、尿酸、辅酶 Q-10、超氧化物歧化酶、过氧化氢酶、谷胱甘肽过氧化物酶[2]。金属结合蛋白包括白蛋白、血浆铜蓝蛋白、金属硫蛋白、转铁蛋白、铁蛋白和肌红蛋白,它们通过灭活金属离子催化自由基产生的能力发挥抗氧化的作用[2]。研究人员已经在观察单独或联合使用这些化合物是否可以改善男性不育症患者的生育能力。

维生素 C

膳食中作为日常补充的抗氧化剂存在于水果和蔬菜中。美国国家科学院建议成年男性摄取维生素 C 90 mg/天、维生素 E 15 mg/天[5,6]。维生素 C 是细胞外液中一种主要的抗氧化剂,它在精浆和精子本身中的浓度很高。维生素 C 是 ROS 的有效清除剂,还有助于维生素 E 再利用[7],在不育男性精液中维生素 C 的含量减少[8]。一项关于嗜烟的育龄男性的随机对照研究发现,补充这两种维生素能显著改善精子浓度、形态和存活率[9]。另一个随机、安慰剂对照实验显示:口服补充维生素 C 和维生素 E 治疗 DNA 裂解增加的男性不育患者,可使得 DNA 裂解减少,但精液参数没有改变[10]。在一个无对照的实验中发现口服补充维生素 C 和维生素 E 明显的改善配偶妊娠率和着床情况,而这些实验对象既往精子裂解增多,有过失败的 ART(IVF-ICSI)助孕史[11]。**目前,还没有大规模随机对照实验可以明确地显示口服补充维生素 C 可改善健康不育男性的精液参数或其配偶妊娠率。**

维生素 E

维生素 E 存在于细胞膜内,是抗 ROS 损害的主要保护者之一。它阻止细胞膜脂质过氧化反应,中和过氧化氢。根据 Kessopoulou 等[12]一组双盲、随机、安慰剂交叉对照实验,口服补充维生素 E(600 mg/天)改善精液 ROS 高水平人群的精子功能。Suleiman 等[13]研究表明,口服硒 300 mg/天,能明显减少精子活力不足的男性的丙二醛浓度,丙二醛浓度是衡量脂质过氧化的指标。Rolf 等[14]在一项随机、双盲、安慰剂对照的实验中发现,大剂量补充维生素 C 和维生素 E 对常规的精液参数和 24 小时精子存活率没有明显改善。尽管大多数精心设计抗氧化剂治疗男性不育的实验研究都包含补充维生素 E,但当把精液参数改善作为目标时,研究结果是互相矛盾的。还应该记住,**服用大剂量维生素 E(>400 IU/天)与心血管疾病的风险增加有关**,所以对这些疗法仍需慎重。

类胡萝卜素、番茄红素

类胡萝卜素(carotenoids),包括 β-胡萝卜素和番茄红素(lycopene)是抗氧化剂的一个重要来源。类胡萝卜素的每日允许剂量为 900 μg。β-胡萝卜素已被证明能够降低质膜的脂质过氧化作用[15]。番茄红素抗 ROS,防止细胞膜的脂质过氧化的能力是 β-胡萝卜素的 2 倍,比维生素 E 强许多倍[16]。番茄红素在番茄中发现,建议每日摄取 5～10 mg。Goyal 等[17]发现,口服补充一种处理过的番茄 2 周后,精浆中番茄红素含量明显增加。类胡萝卜素抗氧化剂的另一个来源是藻类,称为 hemaococcus pluvialis,也称为虾青素(astaxanthin)。一项小规模研究显示,与安慰剂相比,不育男性服用虾青素 3 个月后,精子运动速度和配偶怀孕率增高。**有关口服补充类胡萝卜素、番茄红素可用的研究相对较少。**

叶酸

叶酸(folic acid)是另一个已研究并用于不育症经验性治疗的药物。叶酸为嘌呤和嘧啶合成所必需,如有异常,其最终可影响 DNA 合成以及 DNA 完整性。它还在基因表达调控中发挥作用,叶酸协助同型半胱氨酸甲基化生成蛋氨酸,后者在 DNA 的甲基化和基因调控中发挥重要作用,有人基于这一理论将叶酸作为一种治疗不育的目标药物来研究。Ebisch 等[18]进行的一项双盲、安慰剂对照实验显示叶酸(5 mg/天)和锌(66 mg/天)增加低生育力患者的精子浓度。Wong 等[19]的另一项研究显示,在一组生育力正常和低生育力的人群中,给予以上剂量叶酸和锌的男性相比安慰剂组,正常精子计数明显增加。**尽管叶酸和锌引起精子浓度增加的确切机制还不清楚,这些研究都显示经验性治疗的前景,并需要进一步探索其疗效。**

肉碱和 N-乙酰半胱氨酸

肉碱(carnitine)是一种膳食抗氧化剂,通过移除细胞外乙酰辅酶 A (acetyl-CoA),以减少 ROS 对线粒体的损害[20]。人体内 3/4 的肉碱来源于饮食[21]。附睾中肉碱浓度最高,是血浆中的 2 000 倍[22]。有诸多研究观察左旋-肉碱(L-carnitine)和乙酰左旋肉碱(L-acetylcarnitine)对精子参数的影响。Lenzi 等[23]的一项安慰剂对照、双盲、随机的研究显示,左旋-肉碱(2 g/天)和乙酰左旋肉碱(1 g/天)联合治疗,在所有患者精液参数中精子活动力提高最明显。Sigman 等[24]进行的另一项前瞻性、随机、双盲、安慰剂对照的实验中,与安慰剂组相比,精子活力为 10%～50%的不育患者接受 24 周的左旋-肉碱(2 g/天)和乙酰左旋肉碱(1 g/天)联合治疗后,21 例患者的精子活力或总精子数未有临床或统计学上的显著增加[24]。Balercia 等[25]另一项安慰剂对照、双盲、随机研究发现:单独给予乙酰左旋肉碱或与左旋肉碱联合使用可增加精子活力,联合治疗 3 个月可增加精子直线运动速度[25]。**有关补充肉碱改善精子的活动力的有效性,目前的结论还是相互矛盾,需要进一步的研究。**

N-乙酰半胱氨酸(N-acetylcysteine,NAC)是另一种用于男性不育的经验性治疗的抗氧化药物。Ciftci 等[26]一项安慰剂对照、随机研究显示,每天给予患者 NAC 600 mg 3 个月,精液量、精子活力、精液黏度和血清的抗氧化能力均有明显改善。Safarinejad 等[27]进行的一项安慰剂对照、双盲、随机的研究中,将 468 名原发性少弱精不育男性随机分为 4 组,分别给予硒 200 μg/天、NAC 600 mg/天、硒 200 μg/天联合 NAC 600 mg/天、安慰剂,结果发现联合给药组所有精液参数显著改善,因此作者提倡在男性不育患者治疗中联合使用这些药物。

硒

硒(selenium)是一种微量元素,被认为是合成谷胱甘肽过氧化物酶(一种内源性抗氧化剂)所必需的元素。维生素 E 与硒代谢密切相关,作为抗氧化剂,两者协同发挥作用。一项研究发现,补充维生素 E 和硒明显减少精浆中丙二醛浓度,提高精子活力[28]。丙二醛是一种脂质过氧化反应标记物。然而这些发现却没有其他研究佐证[29]。有关硒补充剂在男性不育治疗中作用的研究很少,作为不育的辅助治疗手段,其疗效也似乎是相互矛盾的。谷胱甘肽是一种最常见的体内抗氧化剂,如上所述,它与硒和维生素 E 结合形成谷胱甘肽过氧化物酶,可中和过氧化氢。一项安慰剂对照、双盲实验发现,持续 2 月肌肉注射谷胱甘肽 600 mg/天可显著增加精子的活动力,尤其是精子前向运动力[30]。

克罗米酚柠檬酸盐和芳香化酶抑制剂

通过增加无明确激素水平异常男性睾丸内睾酮水平来改善睾丸的激素环境,试图间接地提升精子参数的方法一直备受争议。克罗米酚柠檬酸盐(clomiphene citrate)是一种改变激素环境的药物,属于非甾体类雌激素受体调节剂,和己烯雌酚不一样,它通过阻断下丘脑的雌二醇受体位点,来刺激垂体促性腺激素释放。这扰乱了正常的雌激素负反馈作用,增加了 LH、FSH 和促性腺激素释放。睾酮是由睾丸间质细胞在 LH 作用下产生的,可导致生精小管环境中睾酮浓度上升。我们知道睾丸内睾酮水平升高是有益于精子发生的,连同 FSH 增加,这些都被认为是克罗米酚提高男性生育能力的主要机制。Ghanem 等[31]的一项前瞻性、随机、安慰剂对照的研究显示,接受克罗米酚柠檬酸盐和维生素 E 的治疗组,妊娠率(36.7%)显著高于安慰剂组(13.3%),他们还发现治疗组的精子计数和前向活力的改善显著高于安慰剂组,而精子总活动力、畸形率和精液量没有明显变化。Whitten 等[32]回顾性研究发现,口服克罗米酚柠檬酸盐或注射促性腺激素治疗诊断为低促性腺激素性性腺功能减退症患者,4 例成年型特发性低促性腺激素性性腺功能减退症患者中 3 例单独使用克罗米酚后,LH、FSH 和睾酮水平有所增加,精液参数也有改善,其中两人配偶成功怀孕。使用克罗米酚柠檬酸盐对成年型的特发性低促性腺激素性性腺功能减退症可能有益。评价克罗米酚柠檬酸盐疗效的研究数量很少,需要进一步探索来评估单独使用克罗米酚的疗效或与其他经验联合治疗的疗效。

阿那曲唑(anastrozole)是一种选择性的芳香化酶抑制剂(aromatase inhibitors),有时用于治疗睾酮/雌激素比值异常的男性不育患者。阿那曲唑阻断了芳香化酶转化雄激素为雌激素的通路,从而影响整体睾酮/雌激素比率。在 Raman 和 Schlegel 的研究中,低睾酮水平和低睾酮/雌二醇比率的男性,在接受每日阿那曲唑 1 mg 后,睾酮/雌激素比率有显著改善。治疗前精液分析为少精子症的 25 例患者,经治疗后精液量、精子浓度、活力均有所增加[33]。

辅助治疗

生活方式辅助治疗

已有人尝试过许多非医疗性的辅助性男性不育的治疗方法。许多行为和生活习惯可增加不育的风险,这可能和 ROS 产生有关。在治疗男性不育时,应尽力向患者推荐改善某些行为和生活习惯。已证明吸烟能降低精液质量和增加氧自由基(ROS)[34]。吸烟产生的镉可以影响精液参数[35]。临床医师应当建议患者远离毒品,如大麻和可卡因,以及避免酗酒。大量使用大麻与睾酮水平和精子数量下降、脓精液症、男性乳房发育症有关[36]。使用可卡因 2 年的患者，第一次精液分析发现精子数量少于 2 000 万/mL 的发生率是正常男性的 2 倍，持续使用可卡因 5 年以上的大多数患者，发现存在精子活力、浓度降低和畸形率升高的问题[37]。酗酒会影响身体的激素轴和精液参数。一项研究发现，每天消耗 180 mL 的白兰地酒或威士忌的男性，FSH、LH 和雌二醇显著增加，睾酮水平相比对照组下降，精液量、精子数量、活力和形态正常精子的数量也显著减少[38]。

环境暴露预防

已证明暴露在各种各样污染的环境中会使精子的功能下降。环境污染影响生育能力可能是污染物的直接毒性作用，也可能是受体被污染物结合，或污染物影响正常的性腺轴引起的。值得注意的特定污染物有邻苯二甲酸酯类（PEs）、农药、多氯联苯（PCBs）[39]和各种碳氢化合物。PEs 和 PCBs 是环境雌激素，可在不育男性精浆中发现，它与精液量、精子数量、前向活力、正常形态率、生育能力下降有关[40]。我们发现，男性暴露于某些杀虫剂会导致精液质量降低、增加精子 DNA 损伤。这些杀虫剂越来越多地用于农业，普通人群接触到这些化学合成品的概率将增加[41]。重金属会影响精子功能，如果怀疑有接触，应该检查血清中金属离子水平[36]，这说明寻求不育治疗的男性需要询问可能的职业暴露。高温可以影响男性精液参数，这是职业暴露在高温中的男性，如电焊工、司机、面包师等不育的一个因素。尽管目前建议男性应该穿他认为最舒适的内衣，但由于高温暴露对精子发生的不良影响，建议应该避免桑拿或热水浸浴[36]。即使只有少量的研究表明这些生活方式的变化可改善人类生育能力，建议改变不健康生活方式和远离有害环境暴露仍是不错的选择[2]。

预防肥胖

肥胖（obesity）是另一个可能对生育有负面影响的情况，会导致内分泌失调和睾酮/雌激素比率失衡。在一般人群中，肥胖和代谢综合征的患病率正在增加，这在评估男性因素不育时，增加了新的考量因素。Chavarro 等[42]研究了共 483 对低生育力夫妇中的男性配偶，**发现 BMI 和雌二醇水平呈正相关，和总睾酮水平、性激素结合球蛋白负相关**，BMI 大于 $35kg/m^2$ 的男性，睾酮/雌激素比率较低。他们还发现，射精量随 BMI 增加而降低，精子 DNA 损伤在肥胖男性中显著增高。尽管大多数有关肥胖与男性不育的研究发现精液参数只有边际性变化，但精子浓度低和活动精子数量下降发生率仍随 BMI 的升高而增加[43]。虽然有关肥胖和男性不育的证据数量很少，似乎仍应该建议患者减轻体重来最大限度地优化他们的生育潜力。因此，对男性因素不育病人在尽力治疗生理疾病的同时，优化生活习惯可能确实有助于改善他们的生育状态。

润滑剂

另一个需要考虑的因素是性交时使用的润滑剂。不育夫妇经常存在性功能障碍的问题，包括阴道润滑不足。Anderson 等[44]发现，即使是低浓度的**体外润滑剂也会显著**

损害精子的活力,从而影响生育能力。Kutteh 等[45]在另一项体外研究中证实了这些结果并且发现,商业润滑剂在 60 分钟后对精子活动力的损害高达 $60\%\sim100\%$。Agarwal 等进行的对比研究中,一种商品名"Pre-Seed®"的润滑剂同其他可用润滑剂相比,没有明显造成精子活力或染色质完整性的降低[46]。

中医治疗方法

最后,针灸是一种非传统的治疗模式,已经被探讨用于不育的辅助治疗。虽然针灸最近越来越普及,但是大多数文献报道的相关研究,规模较小,缺乏对照,很难完全阐明针灸在治疗男性不育方面的作用[47]。一项小规模研究表明,针灸可能对低生育力患者有益,每周接受两次治疗,持续 5 周,发现可改善男性的精液参数[48]。

总结

综上所述,在原发性男性不育的治疗中,因为病因不明,有关经验和辅助疗法对于男性不育的治疗效果本身就存在问题。此外,文献报道各种疗法的效果经常混乱,这使得如何用经验疗法治疗患者更加含混不清。还需要进一步的研究来证实这些治疗建议。只要科学无法完全解释有关精子发生的多种复杂路径,这些经验疗法将继续存在。本质上,许多研究路径应从基因水平开始[49],随着特定分子或蛋白质水平靶向治疗的发明,经验治疗终将被超越。而上述提及的辅助治疗将仍有需要,并且将来可能依然存在。

本章要点

- 经验性治疗定义为在做出确切的诊断之前就进行的初始治疗。辅助治疗下定义很难,它的范畴从改变生活方式到非传统治疗,如针灸、通过自然和药物的方法控制性激素参数等等。
- ROS 可能引起不同程度的精子功能障碍。
- 精浆中通常含有大量的抗氧化剂。
- 目前还没有大规模随机对照实验,清楚地表明口服补充维生素 C 的确能改善不育男性精液参数或怀孕率。
- 服用大剂量维生素 E($>$400 IU/天)与心血管疾病的风险增加有关。
- 调查口服补充类胡萝卜素、番茄红素可用的研究相对较少。
- 叶酸和锌导致精子浓度增加的确切机制还未知,这些研究显示经验性治疗有成功的希望,但需要进一步研究。
- 有关补充肉碱改善精子的活力的有效性,目前的结论还是相互矛盾的,需要进一步的研究。
- 评价克罗米酚柠檬酸盐疗效的研究数量很少,需要进一步探索来评估单独使用克罗米酚的疗效或与其他经验联合治疗的疗效。

- 阿那曲唑是一种选择性的芳香化酶抑制剂，有时用于治疗异常睾酮/雌激素比率的男性不育患者。
- 环境污染影响生育能力可能是通过污染物的直接毒性作用，也可能受体被污染物结合，或污染物影响正常的激素轴。
- 重金属会影响精子功能。如果怀疑有接触，应该检查血清中金属水平。
- 尽管只有少量的研究表明某些生活方式的变化可改善人类生育能力，仍应该建议患者改变不健康生活方式和远离有害环境暴露。
- BMI 和雌二醇水平呈正相关，和总睾酮水平、性激素结合球蛋白负相关。
- 体外润滑剂会显著损害精子活力，从而影响生育能力。
- 总的来说，在特发性男性不育的治疗中，经验和辅助疗法的作用本身就是不明确的，因为不育的原因尚不清楚。

（钱海宁　孙中义　潘　峰　李石华　李　朋　译）

参考文献

1. Nieschlag E. Classifi cation of andrological disorders. In Nieschlag E, Behre H, Nieschlag S, eds. *Andrology: Male Reproductive Health and Dysfunction*, 2nd edn. Berlin: Springer-Verlag; 1997: 83 - 7.

2. Patel SR, Sigman M. Antioxidant therapy in male infertility. *Urol Clin N Am* 2008;35: 319 - 30.

3. Kodama H, Yamaguchi R, Fukuda J, et al. Increased oxidative deoxyribonucleic acid damage in the spermatozoa of infertile male patients. *Fertil Steril* 1997;68: 519 - 24.

4. Alvarez JG, Touchstone JC, Blasco L, et al. Spontaneous lipid peroxidation and production of hydrogen peroxide and superoxide in human spermatozoa: Superoxide dismutase as major enzyme protectant against oxygen toxicity. *J Androl* 1987;8: 338 - 48.

5. National Academy of Sciences. *Recommended Dietary Allowances*, 10th edn. Washington DC: National Academy Press; 1989.

6. Lenzi, A, Gandini L, Picardo M. A rationale for glutathione therapy. *Hum Reprod* 1998;13: 1419 - 22.

7. Buettner GR. The pecking order of free radicals and antioxidants: Lipid peroxidation, alpha-tocopherol, and ascorbate. *Arch Biochem Biophys* 1993;300: 535 - 43.

8. Lewis SE, Sterling ES, Young IS, et al. Comparison of individual antioxidants of sperm and seminal plasma in fertile and infertile men. *Fertil Steril* 1997;67: 142 - 7.

9. Dawson ED, Harris WA, Teter MC, et al. Effect of ascorbic acid supplementation on the sperm quality of smokers. *Fertil Steril* 1992;58: 1034 - 9.

10. Greco E, Iacobelli M, Rienzi L, et al. Reduction of the incidence of sperm DNA fragmentation by oral antioxidant treatment. *J Androl* 2005;26: 349 - 53.

11. Greco E, Scarselli F, Iacobelli M, et al. Efficient treatment of infertility due to sperm DNA damage by ICSI with testicular spermatozoa. *Hum Reprod* 2005;20: 226 - 30.

12. Kessopoulou E, Powers HJ, Sharma KK, et al. A double-blind randomized placebo cross-over controlled trial using the antioxidant vitamin E to treat reactive oxygen species associated male infertility. *Fertil Steril* 1995;64: 825 - 31.

13. Suleiman SA，Ali ME，Zaki ZM. Lipid peroxidation and human sperm motility：protective role of vitamin E. *J Androl* 1996；17：530 - 7.

14. Rolf C，Cooper TG，Yeung CH，et al. Antioxidant treatment of patients with asthenozoospermia or moderate oligoasthenozoospermia with high-dose vitamin C and vitamin E：A randomized，placebo-controlled，double-blind study. *Hum Reprod* 1999；14：1028 - 33.

15. Di MP，Devasagayam TP，Kaiser S，et al. Carotenoids，tocopherols and thiols as biological singlet molecular oxygen quenchers. *Biochem Soc Trans* 1990；18：1054 - 6.

16. Di MP，Kaiser S，Sies H. Lycopene as the most efficient biological carotenoid singlet oxygen quencher. *Arch Biochem Biophys* 1989；274：532 - 8.

17. Goyal A，Chopra M，Lwaleed BA，et al. The effects of dietary lycopene supplementation on human seminal plasma. *BJU Int* 2007；99：1456 - 60.

18. Ebisch IM，Pierik FH，DE Jong FH，et al. Does folic acid and zinc sulfate intervention affect endocrine parameters and sperm characteristics in men? *Int J Androl* 2006；29：339 - 45.

19. Wong WY，Merkus HM，Thomas CM，et al. Effects of folic acid and zinc sulfate on male factor subfertility：A doubleblind，randomized，placebo-controlled trial. *Fertil Steril* 2002；77：491 - 8.

20. Agarwal A，Said TM. Carnitines and male infertility. *Reprod Biomed Online* 2004；8：376 - 84.

21. Peluso G，Nicolai R，Reda E，et al. Cancer and anticancer therapyinduced modifications on metabolism mediated carnitine system. *J Cell Physiol* 2000；182：339 - 50.

22. Hinton BT，Snoswell AM，Setchell BP. The concentration of carnitine in the luminal fluid of the testis and epididymis of the rat and some other mammals. *J Reprod Fertil* 1979；56：105 - 11.

23. Lenzi A，Sgrò P，Salacone P，et al. A placebo-controlled doubleblind randomized trial of the use of combined l-carnitine and l-acetyl-carnitine treatment in men with asthenozoospermia. *Fertil Steril* 2004；81：1578 - 84.

24. Sigman M，Glass S，Campagnone J，et al. Carnitine for the treatment of idiopathic asthenospermia：A randomized，doubleblind，placebo-controlled trial. *Fertil Steril* 2006；85：1409 - 14.

25. Balercia G，Regoli F，Armeni T，et al. Placebo-controlled double-blind randomized trial on the use of L-carnitine，L-acetylcarnitine，or combined L-carnitine and L-acetylcarnitine in men with idiopathic asthenozoospermia. *Fertil Steril* 2005；84：662 - 71.

26. Cift ci H，Verit A，Savas M，et al. Effects of N-acetylcysteine on semen parameters and oxidative/antioxidant status. *Urology* 2009；74(1)：73 - 6.

27. Safarinejad MR，Safarinejad S. Efficacy of selenium and/or N-acetyl-cysteine for improving semen parameters in infertile men：A double-blind，placebo-controlled，randomized study. *J Urol* 2009；181：741 - 51.

28. Keskes-Ammar L，Feki-Chakroun N，Rebai T，et al. Sperm oxidative stress and the effect of an oral vitamin E and selenium supplement on semen quality in infertile men. *Arch Androl* 2003；49：83 - 94.

29. Iwanier K，Zachara BA. Selenium supplementation enhances the element concentration in blood and seminal fluid but does not change the spermatozoal quality characteristics in subfertile men. *J Androl* 1995；16：441 - 7.

30. Lenzi A，Culasso F，Gandini L，et al. Placebo-controlled，doubleblind，cross-over trial of glutathione therapy in male infertility. *Hum Reprod* 1993；8：1657 - 62.

31. Ghanem H，Shaeer O，El-Segini A. Combination clomiphene citrate and antioxidant therapy for idiopathic male infertility：A randomized controlled trial. *Fertil Steril* 2010；93(7)：2232 - 5.

32. Whitten SJ，Nangia AK，Kolettis PN. Select patients with hypogonadotropic hypogonadism may

respond to treatment with clomiphene citrate. *Fertil Steril* 2006;86: 1664 – 8.

33. Raman JD, Schlegel PN. Aromatase inhibitors for male infertility. *J Urol* 2002;167: 624 – 9.

34. Kunzle R, Mueller MD, Hanggi W, et al. Semen quality of male smokers and nonsmokers in infertile couples. *Fertil Steril* 2003;79: 287 – 91.

35. Benoff S, Jacob A, Hurley IR. Male infertility and environmental exposure to lead and cadmium. *Hum Reprod Update* 2000;6: 107 – 21.

36. Sigman M, Jarow JP. Male infertility. In Wein AJ, Kavoussi LR, Novick AC, Partin AW, Peters CA, eds. *Campbell-Walsh Urology*, 9th edn. Philadelphia: Saunders Elsevier; 2007: 644 – 5.

37. Bracken MB, Eskenazi B, Sachse K. Association of cocaine use with sperm concentration, motility, and morphology. *Fertil Steril* 1990;53: 315 – 22.

38. Muthusami KR, Chinnaswamy P. Effect of chronic alcoholism on male fertility hormones and semen quality. *Fertil Steril* 2005;84: 919 – 24.

39. Hauser R. The environment and male fertility: Recent research on emerging chemicals and semen quality. *Semin Reprod Med* 2006;24: 156 – 67.

40. Rozati R, Reddy PP, Reddanna P, et al. Role of environmental estrogens in the deterioration of male factor fertility. *Fertil Steril* 2002;78: 1187 – 94.

41. Meeker JD, Barr DB, Hauser R. Human semen quality and sperm DNA damage in relation to urinary metabolites of pyrethroid insecticides. *Hum Reprod* 2008;23: 1932 – 40.

42. Chavarro JE, Toth TL, Wright DL, et al. Body mass index in relation to semen quality, sperm DNA integrity, and serum reproductive hormone levels among men attending an infertility clinic. *Fertil Steril* 2010;93(7): 2222 – 31.

43. Hammoud AO, Wilde N, Gibson M, et al. Male obesity and alteration in sperm parameters. *Fertil Steril* 2008;90: 2222 – 5.

44. Anderson L, Lewis SE, McClure N. The effects of coital lubricants on sperm motility in vitro. *Hum Reprod* 1998;13: 3351 – 6.

45. Kutteh WH, Chao CH, Ritter JO, et al. Vaginal lubricants for the infertile couple: Effect on sperm activity. *Int J Fertil Menopausal Stud* 1996;41: 400 – 4.

46. Agarwal A, Deepinder F, Cocuzza M, et al. Effect of vaginal lubricants on sperm motility and chromatin integrity: A prospective comparative study. *Fertil Steril* 2008;89: 375 – 9.

47. Ng EH, So WS, Gao J, et al. The role of acupuncture in the management of subfertility. *Fertil Steril* 2008;90: 1 – 13.

48. Siterman S, Eltes F, Wolfson V, et al. Effect of acupuncture on sperm parameters of males suffering from subfertility related to low sperm quality. *Arch Androl* 1997;39: 155 – 61.

49. Matzuk MM, Lamb DJ. The biology of infertility: Research advances and clinical challenges. *Nat Med* 2008;14: 1197 – 213.

第八部分

性功能障碍

第二十四章

男性性功能障碍和不育症

Raanan Tal   John P. Mulhall

引言

男性性功能障碍（male sexual dysfunction，MSD）包括勃起功能障碍（erectile dysfunction，ED）、射精功能障碍、性腺功能低下及性高潮改变。MSD 可与不育症共同存在，可能是不育症的原因，甚至也可能是不育症的结果。不育症和 MSD 都与男性及其配偶乃至于夫妻双方的情绪呈显著负相关。本章主要讲述不育症夫妇中男性 MSD 的流行病学及病理生理学，讨论 MSD 与不育症的相关性，并描述 MSD 相关的治疗干预对不育症的可能影响。

MSD 与不育症并发的流行病学

美国马萨诸塞州男性增龄研究（Massachusetts male aging study，MMAS）是第一个报道 ED 发生率的大样本人群流行病学研究[1]。该研究在 1987 - 1989 年间，以美国普通的社区男性为研究对象，进行基于横断面人群的调查研究。研究涉及 1 290 名马萨诸塞州波士顿男性，经评估发现，40～70 岁男性，52％患有不同程度的 ED，具有明显的年龄相关性。然而，MMAS 和随后其他的许多 ED 相关的流行病学研究一样，未报道 MSD 其他的相关方面，而且没有关注生育年龄的男性。

MSD 流行病学研究中具有里程碑意义的研究是由美国"国家健康与社会生活调查"（NHSLS）完成，该研究 1992 年对美国 18 岁至 59 岁具有代表性的成年男性和女性的性行为进行概率抽样调查[2]。根据 NHSLS 报道，生育年龄的男性（18～39 岁）出现的性功能障碍包括"性趣缺乏"（13％～14％），"无法达到性高潮"（7％），"高潮过早"（30％～32％），"性生活不愉快"（8％～10％），"对自身表现的焦虑"（17％～19％）和"勃起不持久或勃起困难"（7％～9％）。有趣的是，NHSLS 研究中年轻男性最常见的性功能障碍是"高潮过早"，即早泄。这些数据仅反映了一般的中轻年男性常见的性功能障碍，而不是不育夫妇中的男性伴侣所特有。

最近一项调查针对 100 对伊朗不育夫妇双方的性功能障碍的发病率进行专门的研究[3]。采用国际勃起功能指数（IIEF）对 22～52 岁（平均年龄：32 岁）男性进行 MSD 评估,各项评价指标平均得分分别为：23.2/30(勃起功能,轻度 ED),8.4/10(性高潮),6.1/10(性欲),10.7/15(性交满意度),7/10 整体满意度 0。只有 2% 患者患有重度 ED,而中度和轻度 ED 发病率分别为 5% 和 22%,高于 20～39 岁的普通伊朗男性 ED 发病率 6%[3,4]。作者认为,不育症引起的焦虑可能会造成不育症夫妇中的男性发生 ED。目前尚不清楚这些来源于有限样本量伴特定的社会环境、文化、宗教背景的有趣结果,能否简单地推广到西方社会。O'Brien 等[5]在一项对照研究中,使用 SHIM 问卷对因不育症来就诊的男性进行 ED 发生率的评估。他们比较 302 名不育男性和作为对照的欲行输精管结扎术的已育男性的 ED 发生率,发现 28% 的不育症男性 SHIM 评分低于 22 分(轻度 ED),而 8% 的患者低于 17 分(中度 ED),对照组仅有 11% 低于 22 分,且没有受试者低于 17 分。但是这项研究既未明确不育症的定义也未明确不育的时间,以及可能造成不育症相关压力和随后心理性 ED 的潜在因素。

Ramezanzadeh[6]的研究阐述了男性不育症对性欲和性满意度的影响。采用专用、没有验证的患者采访,回复评分采用 5 分制,有一半的不育症男性伴侣报告在被诊断为不育症后出现性欲减退和性满意度的降低,且与不育症时间呈负相关。研究中基线的性欲和性满意度通过受试者的回忆获得,因此结果可能存在偏倚。

Shindel 等[7]研究了不育症男性的早泄发病率,但未涵盖其他性功能障碍。该实验研究设计独特,男性及其配偶都被问及早泄相关问题。受访者完成人口学调查、简表 36 (SF-36),以及流行病学研究中心抑郁量表。夫妻双方分别完成相应性别的调查量表,以检测早泄与早泄相关的压力。男性完成国际勃起功能指数(IIEF)的自尊和关系质量(SEAR)调查表。女性完成了女性性功能指数(FSFI)和 SEAR 的修正版本。这项研究的结果显示,50% 的男性认为他们射精时间比预期快。

当男方被诊断为早泄,47% 配偶认同该诊断。配偶认为不存在早泄的男性,11% 的被检测出早泄。30% 的男性报告早泄导致配偶沮丧,43% 的配偶承认她们感到沮丧。在 70% 未报告女方因早泄而感到沮丧的男性中,93% 的配偶同意她们并未因此而沮丧。男性和女性报告的早泄与 SEAR 评分存在统计学意义负相关,但人口学、IIEF、FSFI、CES-D 和 SF-36 无统计学相关性。这项研究报道的早泄患病率要明显高于美国人群 30%～32% 的患病率[2]。**尽管 MSD 和不育症的流行病学研究缺乏,但是不育夫妇中 MSD 却普遍存在,且显著高于一般人群。**

MSD 和不育症共同发病的病因

尽管 MSD 和不育症联系密切,但关于不育症合并 MSD 的发病率的医学文献比较少。然而,MSD 和不育症有着共同的危险因素和共同的病因,而且在某些情况下 MSD 和不育症有可能同时存在。

心理性 MSD 和男性不育

有证据表明不育夫妇双方都承受巨大的压力[8]。不育不是造成压力的单一事件,而是一个长期过程,每一个治疗周期都会给患者希望和失望。不孕不育带来的压力,源于其评估和治疗的不可控性和不可预知性,患者可能会遭遇不利的结果,乃至于面临不能生育的真正压力。

虽然没有具体的数据可以证明,不育夫妇中的男性的压力与性功能障碍之间有直接的联系,但一般来说压力与 ED 有高度相关性[9]。主要的电化学神经递质是调节情绪紧张程度的肾上腺素。肾上腺素使动脉血流减少并导致静脉流出过多,导致勃起硬度差,持续时间短。

印度进行了一项关于 ED 和焦虑的队列观察研究,其中一个特殊亚组是精液分析时手淫或性交取精失败的男性,占这个研究所有不育症男性的 11%。本研究报告在男性不育症诊疗过程中 IIEF 评分显著下降并伴严重焦虑的发生[10]。压力和焦虑可能不仅会影响勃起功能,而且与继发早泄的发病机制相关,这与肾上腺素能神经递质的分泌增加有关。压力本身连同压力造成的 ED 和早泄可能对不育夫妇性欲有不利影响。性接触可能被视为怀孕的工具,而不是作为一种情感和亲密的互动。男性固定按需的性生活也往往伴随着抑郁、内疚、为人父母和夫妻关系的矛盾、丧失自尊、身体形象的负面影响,ED 和早泄的发生不能像以前那样表现,这些都会从心理上造成明显地性兴趣丧失[8]。**不育的社会心理学影响和它与 MSD 的因果关系,使得了解这些问题和 MSD 的评估成为全面治疗不育症的一部分。**

与 MSD 及不育症相关的内分泌疾病

不育症男性的 MSD 不仅与心理和压力相关,而且也可能是内分泌失调的结果。与 MSD 相关的最常见的内分泌失调是性腺功能低下(睾酮水平下降),睾酮低下的临床表现有性欲减退、不育、体毛和脂肪分布异常、肌肉含量和骨密度减少、性情改变以及容易疲劳。男性 95% 的睾酮由睾丸的 Leydig 细胞分泌,受垂体分泌的 LH 调控,剩余 5% 的雄激素由肾上腺分泌。正常精子发生不仅需要卵泡刺激素(FSH)还需要睾酮(尤其是睾丸内的睾酮)。性腺功能低下分为原发性(睾丸功能障碍)和继发性(下丘脑-垂体-性腺轴异常)。**不育男性中性腺功能低下的发病率远高于同龄的已育男性。**

Sussman 等[11]报告了门诊上不育男性性腺功能减退症(定义为清晨睾酮水平低于 300ng/dL)发病率的调查结果:非梗阻性无精子症为 45%,少精子症 35%,精液分析正常为 35%,梗阻性无精子症为 17%。**睾酮低下男性的 MSD 发生率和可引发 MSD 的睾酮下限尚未可知**[12];**但是睾酮水平低下与性欲减退和总体性生活减少有着明确的关系。** Isidori 等[13]进行的一项包含 17 项随机对照研究的荟萃分析显示对睾酮水平低于 12nm (343ng/dL)的患者进行睾酮治疗可以增加夜间勃起次数、性幻想和性冲动、成功性生活的次数、勃起功能评分和总体性生活,但是预测治疗效果的界值无法确定。

睾酮在勃起反应中的作用尚未完全确定。动物研究已明确证实雄激素去势可诱导特殊的阴茎内变化,例如阴茎平滑肌细胞退化和凋亡,导致阴茎海绵体纤维化;神经型一氧化氮合酶(nNOS)表达减少;阴茎海绵体内动脉血流入减少而静脉血流出增加;对引起血管收缩和平滑肌收缩的介质如 α-肾上腺素能刺激反应增强;性刺激时一氧化氮 (NO)介导的平滑肌舒张功能下降,这可能是由于雄激素对磷酸二酯酶(PDE-5)的直接作用[14]。临床资料显示,性腺功能减退症的男性对视觉性刺激能够产生勃起;但是夜间勃起的持续时间和程度下降，这与睾酮水平的昼夜变化相一致。对维持阴茎勃起组织充分健康所需的睾酮水平尚未明确；事实上，有些阉割男性也能够获得勃起。这提示依赖于睾酮的是自发勃起，而非性激素诱导的勃起。睾酮参与勃起反应的调控机制仍有待阐明，但已知睾酮在 NO 通路和维持海绵体平滑肌完整性中发挥作用[12]。

据报道性高潮障碍、性欲低下、射精功能障碍也是性腺功能低下男性的性功能障碍的表现。Schmidt 等[15]进行了一项独特的研究，他们分别评估健康男性在基线状态下、GnRH 类似物醋酸亮丙瑞林诱导性腺功能减退症发生后，和补充睾酮逆转性腺功能减退症后 3 种情况下的性功能。使用经过验证的问卷调查，他们发现整体和特殊领域的性功能评分显著下降，包括：(1)性认知和性幻想(例如色情的想法和性梦)；(2)性唤起(如性行为中的性唤起水平)；(3)性行为和性体验(如手淫、前戏和性交)；(4)性高潮质量；(5)性冲动和夫妻关系(如性关系的满意水平)。性功能评分下降可以通过给予睾酮来纠正。本研究的局限性是样本量少(只有 20 名受试者)和使用药物来造成显著而突然的、非生理性的性腺功能减退(平均睾酮浓度 34 ng/dL)。睾酮还参与射精功能的调控。Corona 等[16]进行的一项研究提示射精功能障碍与睾酮水平之间存在相关性。他们选择性地观察了因为性功能障碍而就诊的男性人群，发现与没有早泄或射精延迟的男性相比，早泄患者的性腺功能减退症的发生率更低(12%)，延迟射精(260 小时)患者的性腺功能减退症的发生率更高(17%)。在睾酮参与射精过程的机理和睾酮替代治疗对射精功能障碍治疗的作用被阐明之前，这些结果应谨慎看待。

不仅是睾酮本身，其代谢产物也与性功能有关。男性睾酮通过芳香酶转化为雌激素，而雌激素不利于精子发生[11]。雌二醇也被认为对性功能有不利影响。Adaikan 等[17]研究表明，动物给予外源性雌激素后会出现射精潜伏期延长、勃起反应受损及阴茎海绵体组织损伤。支持雌二醇在 ED 病因中起作用的临床证据缺乏，但已有报道病因不明的静脉瘘患者雌激素水平升高，此外，另有报道称，5 型磷酸二酯酶抑制剂(PDE5i)长期治疗持续改善性功能与睾酮/雌二醇比例增高有关[18, 19]。

性激素、睾酮和雌二醇不是仅有的参与精子产生和性功能调节的激素。垂体前叶分泌的泌乳素对生育功能有重要作用。在季节性繁殖动物，泌乳素是开始繁殖活动的信号。生理水平的催乳素可维持睾酮的生物合成和调节睾丸 Leydig 细胞对睾酮的反应。泌乳素可增加睾丸 Leydig 细胞上 LH 受体的数量，从而增加其对 LH 敏感性，并且增加雄激素与生殖靶组织的结合[20]。相反，在高泌乳素血症状态，泌乳素对促性腺激素释放激素的脉冲式分泌有抑制作用，抑制 LH 的脉冲式分泌和降低 FSH 的水平。高泌乳素血症的男性睾酮水平较低就不足为奇[20]。Colao 等[21]研究了高泌乳素血症患者的临床特点发现，50%垂体微腺瘤男性患者伴有雄激素低下，82%的垂体大腺瘤男性患者表现为雄激素低下。需要强调的是高泌乳素血症主要是通过间接途径引起性腺功能减退。仅有少数巨大的泌乳素瘤会直接压迫垂体促性腺激素释放细胞，使得促性腺激素释放细胞数量减少，从而导致 FSH、LH 的分泌量减少，最终睾酮水平显著下降[20]。高泌乳素血症引起的性腺功能减退症可诱导生精功能损伤，影响精子活力，而且会导致男性睾丸发生类青春期前改变[20]。**高泌乳素血症可以导致男性不育和性功能障碍，实际上高泌乳素血症最常见的症状是性欲低下和 ED[12]。**

16%的勃起功能障碍患者和11%的少精子症患者伴有高泌乳素血症[21]。男性性功能障碍患者最常见的内分泌疾病就是低睾酮和高泌乳素血症[22]。高泌乳素血症可能由药物、生理或者心理压力、垂体瘤引起，也可能是特发性的。

甲状腺功能障碍也可以同时引起 MSD 和不育。一项研究表明甲状腺功能亢进与精子质量下降有关，但机制尚未完全清楚：甲状腺功能亢进会干扰甾体类激素的合成，导致性激素结合蛋白和总睾酮水平升高，但是游离睾酮通常不升高。在甲状腺功能减退患者中，LH 对 GnRH 的反应性降低，但精子质量似乎不受影响，不育并不常见。由于上述的内分失调与 MSD 和不育症的关系，对患有内分泌疾病的不育症患者有必要进行性功能评估，对潜在的内分泌疾病进行治疗可能会改善生育能力和性功能。

与 MSD 和不育症相关的系统疾病

MSD 和男性不育症都可能会与全身性疾病共同存在，包括代谢综合征、肥胖、糖尿病、肿瘤、艾滋病。患有系统性疾病的男性因不育症就诊评估时，应该想到性功能障碍，一旦诊断应该治疗。了解系统性疾病中 MSD 和不育症的关系，可为不育夫妇的综合评估和治疗提供有效工具。

代谢综合征和肥胖

代谢综合征是一组心血管危险因素，包括肥胖、血脂异常、高血压和高血糖。但其确切的定义在不同的组织间不尽相同，例如美国心脏协会（AHA）和国家胆固醇教育小组（NCEP）各有自己定义。调查发现近乎 1/4 的（24%）的美国男性患有代谢综合征[23]，2.9%的 MSD 男性和43%的 ED 男性符合代谢综合征诊断标准。ED 与心血管疾病有着共同的危险因素，因此代谢综合征男性患 ED 的风险增加并不奇怪[24]。代谢综合征也与低睾酮水平有关，低睾酮水平男性发生胰岛素抵抗、Ⅱ型糖尿病、腹部脂肪堆积以及脂质代谢异常的风险增加[25]。代谢综合征和 MSD 患者中，96%患有 ED，40%出现性欲低下[12]。代谢综合征特别是肥胖对不育症有影响。流行病学研究发现BMI 指数与生育能力呈负相关[26]。肥胖还可能造成精子浓度、活力、正常形态率降低，并且增加精子 DNA 碎片率[26]。Hammoud 等[27]研究证实精子浓度及前向活力与 BMI呈负相关。肥胖相关的不育发生机制目前有几种假说。肥胖男性激素失调包括总睾酮和游离睾酮下降，促性腺激素分泌减少和雌激素水平增高，这归因于外周脂肪组织中睾酮在芳香化酶作用后转变成雌激素，雌激素通过负反馈机制抑制下丘脑和垂体分泌GnRH、LH 和 FSH[26]。肥胖男性的精子发生功能受损的其他机制还有睾丸 Sertoli 细胞功能的改变，导致抑制素 B 水平下降；睾丸内的氧化应激增加；阴囊温度上升和精子DNA 损伤增加[26, 28]。肥胖者阴囊局部温度升高也可能与阴囊脂肪沉积、久坐、缺乏运动有关。患有代谢综合征的肥胖男性可以采用低热量饮食减轻体重，以提高睾酮水平、降低雌激素水平来改善生殖激素状态[26]。

糖尿病

糖尿病对性功能的各个方面都有影响，目前的研究主要集中在 ED 方面。糖尿病患者的 ED 严重程度与患者年龄、糖尿病的病程、血糖控制水平、其他靶器官损伤以及其他血管危险因素有关[12]。75％糖尿病患者患有不同程度的 ED，其中有 1/3 的患有重度 ED[29]。糖尿病 ED 的病理生理是多因素的，它涉及到动脉粥样硬化加快、血管内皮损伤、平滑肌功能障碍和自主神经病变。在细胞水平，糖尿病 ED 与内皮型一氧化氮合酶（eNOS）的活性下降，NO 产生减少和氧自由基积聚，NADPH 减少引起平滑肌收缩性受损，并活化 RhoA 和 Rho 激酶通路有关[12]。对比一般人群，早泄（40％的糖尿病男性）和性欲降低（25％的糖尿病男性）在男性糖尿病患者中也非常普遍，这与糖尿病 ED 明显相关[29]。我们对于糖尿病与男性不育的关系的认识仅仅基于有限的文献报道，可能是由于Ⅱ型糖尿病在育龄期不常见，而Ⅰ型糖尿病本身是一种低发疾病。然而，随着渴望当父亲的男性年龄和年轻群体中肥胖和糖尿病患病率增加，我们预测不育症门诊中糖尿病男性的数量有可能会增加[30]。**现有的研究表明，糖尿病主要通过几个方面导致不育：性激素异常，神经性射精功能障碍导致精液量减少，类似早衰的睾丸结构性变化，以及精液质量的非特异性改变**[31]。糖尿病动物模型研究发现，低胰岛素水平会导致 LH 分泌下降，睾丸 Leydig 细胞数量减少并且功能受损，睾酮水平下降，FSH 水平下降和生精子管中 FSH 受体数量减少[32]。Agbaje 等[33]最近进行的一项研究首次报道了糖尿病性精子 DNA 损伤情况，发现糖尿病患者有更高的精子细胞核 DNA 碎片率和线粒体 DNA 缺失率，但其临床意义尚未确定。

癌症

癌症及其相关的治疗都可能对男性性健康和男性生育能力产生严重的影响。性功能障碍和自我报告的性活动减少可能在癌症诊断评估的早期阶段就出现了，甚至在癌症治疗产生不良影响之前，并可能在治愈后很长时间内持续存在[34]。**癌症相关的性功能障碍包括 ED、性欲减退、射精功能障碍、性高潮改变。男性癌症患者性功能障碍的病因可能是心理性的，或者继发于解剖结构的破坏、激素、药物，也可能与躯体症状相关**[34]。心理性 MSD 由以下因素引起，包括癌症引起的外貌改变，身体形象受损，感觉自身吸引力的缺失，对性生活不切实际的恐惧，担心性生活会伤害性伴侣，以及面对癌症难以表达性想法和性渴望。导致 MSD 的解剖结构的变化包括直接损害参与性功能的器官或系统（前列腺癌、膀胱癌或结肠–直肠癌的盆腔根治性手术，睾丸癌的睾丸切除术），血供中断，神经受损。激素相关 MSD 和继发于暂时性或永久的睾丸 Leydig 细胞功能障碍的性腺功能减退症，已经在经密集化疗或全身放疗后的血液系统恶性疾病患者中描述过。此外，癌症患者的性腺功能减退症也被报道见于长期使用阿片类药物来控制疼痛，或作为癌症和其他全身性疾病导致的内分泌功能不全的一部分，并随疾病进展而恶化[34]。

虽然 50 岁以前癌症患者仅占所有患者的 10％～15％，但不育症是年轻癌症患者必须面对的现实问题。据报道，在任何肿瘤相关治疗前，47％～67％的癌症患者出现精液异常，这可能与疾病本身对精子发生产生影响有关[35]。化疗会造成进一步的损害，损伤程度取决于特定的生殖细胞增殖属性。因此，快速分裂的精原细胞对化疗极其敏感，而后期阶段的生殖细胞、精母细胞和下游细胞对化疗相对不敏感，不太可能被根除；然而已有报道称，化疗可诱导 DNA 突变损伤。精子发生的恢复依赖于幸存的精原干细胞以及它们的增殖和分化能力。在大多数细胞毒性治疗方案实施后,睾丸 Sertoli 细胞和 Leydig 细胞是最有可能生存下来的,但功能受到损害[35]。放疗对精子发生的影响取决于多种因素,如辐射剂量,接受辐射的方式、持续时间和分次照射。$15\sim35$ cGy 剂量直接照射阴囊就可以导致少精子症,$35\sim50$ cGy 会引起可逆的无精子症,而剂量 >250 cGy 的照射就可能造成永久性的无精子症。

对其他器官而言,分次治疗会降低损伤,而对快速分裂的生殖上皮细胞来说,分次治疗会比单次照射治疗的损伤更大。除了关注于肿瘤的治愈和生存率,生育能力保存依然是生育期癌症男性的关键问题。癌症男性生育潜能保存的最佳方式是治疗前进行精液冷冻保存。Williams 等[36]评估了癌症患者治疗前的精子质量,发现少部分患者($12\sim35\%$)在诊断患有睾丸癌以外的其他癌症时患有少精子症,其中 52% 之前就患有少精子症。尽管现有数据表明冷冻精子的使用率仅有 $4\%\sim21\%$,但是考虑到对于有些患者来讲,这是未来解决生育问题的唯一选择,所以应建议癌症患者进行精液冷冻保存[37]。Schover 等[38] 2002 年发表的一项研究,调查了 2 个癌症中心的男性患者对于生育的态度。调查显示所有男性患者中 51% 希望将来生育子女,而未生育的男性患者中比例达到 77%。仅有 60% 的患者回忆曾被告知不育是治疗相关的一个副作用,而仅有 51% 的患者能使用精子库精子。缺乏相关信息是导致很多患者不能冻存精液的最常见原因。

英国一项最新的儿科癌症人群的研究报道称,青春期后男孩获得更高的精液冷冻保存转诊率(83%)[39]。转诊率的差异可能受到各种因素影响,其中之一就是,后来的研究调查对象是肿瘤学家,而非患者。**无论如何,作为生育专家,我们有责任确保我们机构内的所有治疗癌症的相关专业人士都意识到癌症患者的生育治疗选择,治疗开始前尽早与患者讨论生育问题。**如果治疗前患者被诊断为无精子症,TESE 是一个可行的选择,虽然没有精确的预测因素,但 50% 的患者可以通过 TESE 获得精子[35]。男性癌症患者在接受性腺毒性药物治疗前保留生育功能的潜在实验干预措施可能会包括治疗前睾丸干细胞获取与治疗后移植,以及青春期前睾丸组织的冷冻保存。

HIV 和 AIDS

MSD 在 HIV 阳性者中常见。据统计,HIV 阳性者中,ED 的发病率为 $9\%\sim74\%$,性欲低下为 $24\%\sim73\%$,射精障碍为 $36\%\sim42\%$,性高潮障碍为 $7\%\sim49\%$,这归因于疾病本身和/或其治疗方法[40]。另一项研究发现,300 名 HIV 阳性的男性患者中 17% 患有性腺功能减退症(~300 ng/dL)[41]。性腺功能减退症与性欲低下的发生率之间的差异表明,HIV 患者性欲低下不仅是由于激素紊乱所致,而且与心理因素相关,这可能与抑郁有关。事实上,HIV 阳性的男性更有可能患抑郁症,使用 SSRTs 之类的抗抑郁药物和经历抗抑郁药物可能引起的性功能副作用,包括性欲低下、延迟射精、性高潮减少和 ED。据报道,高效抗逆转录病毒疗法会使 HIV 阳性患者增加 MSD 的患病风险,包括 ED 和性欲减退,这可能是由雌激素水平升高导致;但是,抗逆转录病毒药物和 MDS 的关联的相关文献数据是相互矛盾的[40,42]。有效的治疗方案提高 HIV 阳性患者的预期寿命,不育问题就凸现出来。有研究表明,未治疗的无症状 HIV 感染者,精液浓度和精子形态正常,活动率稍低;抗逆转录病毒治疗后精子的活动率明显降低,而其意义尚不明确[43,44]。

相对于性腺功能减退症，更常用于治疗肌肉萎缩的睾酮补充治疗可抑制 FSH 分泌和精子发生，导致不育。渴望生育的 HIV 感染夫妇，应被告知通过辅助生殖技术（ART）和使用洗涤后的精子可以实现安全受孕，而不必放弃安全的性行为，也不必担心会使未被感染的性伴侣暴露感染 HIV 的风险[45]。

MSD 药物疗法和不育

PDE5 抑制剂和不育症

西地那非（Viagra™）是第一个选择性 PDE5 抑制剂，1998 年开始用于临床，目前已成为不同原因 ED 的一线疗法。1999 年，Tur-Kaspa 等[46]发表了一篇对 3 例 IUI/IVF 取精困难的男性患者，使用 50 mg 西地那非治疗并取得成功的个案报道。其余男性被承诺，如果需要会给予西地那非，以帮助克服焦虑引起的 ED，而实际上他们在未服用西地那非的情况下都成功取出精子。尽管他们的临床描述更像取射精失败而非 ED，但他们建议对接受 ART 的男方因需要取精而发生 ED 时，可给予西地那非治疗，以避免压力、挫折、延误受精，或错过周期。Jannini 等[47]研究了 25 名提供精液标本行 IUI 治疗和 12 名进行性交后试验（PCT）的男性，他们之前均无 ED 病史。他们发现当被要求取精时，IUI 组和 PCT 组分别有 72% 和 67% 的患者存在不同严重程度的 ED。所有受试者均给予西地那非 50 mg。除了提高患者获得和维持勃起能力，患者表现出更大的信心。有趣的是，两组患者均表现出较高的性欲（不同于现有的 3 种 PDE5 抑制剂的所有关键的Ⅲ期临床试验）。他们还发现 IUI 组精子浓度和总精子数有所增加，而 PCT 组宫颈黏液中精子的总数和快速前向运动的精子数增加。他们推测西地那非治疗可减少生育过程带来的压力，有利于更充分的射精并提高精子质量。

尽管超过 2 500 万男性在使用枸橼酸西地那非，已开出超过 10 亿的西地那非片处方，我们对 PDE5i 和生育的机制了解并不完全，文献报道大多局限于 PDE5i 对精液参数和生殖激素水平的影响。在勃起反应中，NO 在神经末梢和内皮细胞分别通过 nNOS 和 eNOS 合成，激活鸟苷酸环化酶形成环磷酸鸟苷（cGMP）。cGMP 作为第二信使激活 cGMP 依赖性蛋白激酶降低肌钙水平，导致海绵体平滑肌松弛。PDE5i 抑制 PDE5 对 cGMP 降解作用，加强平滑肌的舒张反应。eNOS 和 nNOS 都存在于人类的精子中并合成精子 NO。NO 对精子活动率和活力的影响具有剂量依赖性：低剂量 NO 提高精子的活动率，而高剂量的 NO 会抑制精子活动率，这可能由于 NO 促进自由基（如过氧亚硝基阴离子）的生成，造成精子膜的氧化损伤导致[48]。NO 激活的鸟苷酸环化酶提高精子活动率，促进获能和顶体反应并促进精子与卵母细胞相互作用。几个研究证实人类精子上存在 PDE 的各种亚型，其中包括 PDE1A，PDE1B，PDE3A，PDE3B，PDE4A，PDE4B 和 PDE8，并证实 PDE 在精子细胞内核苷酸的调控中发挥作用[48]。

各种非选择性 PDE 抑制剂对精子功能具有改善作用：茶碱可以增加精子活动率，咖啡因也能增加精子的活动率，但它可导致非预期结果-促进自发性精子顶体反应。己酮可可碱能增加细胞内 cAMP，刺激鞭毛运动，降低细胞内超氧阴离子和 DNA 损伤的活性氧种类,提高精卵结合[48]。关于所有上市的选择性 PDE5i 包括西地那非、他达拉非、伐地那非对精子功能的影响都已有研究。体外研究表明:上述药物可以增加精子的活力,而其他的则未能证实这种效果(表 24.1)。精子暴露于高浓度的 PDE5i 可能会损害其活力;但也有人认为,这种效果应归因于较高的溶液酸度而非药物本身[49,50]。Cuadra 等[51]提出西地那非可能会导致过早的顶体反应,但后续的有关西地那非与顶体反应相关性的研究得出结论却不一致[52,53]。Glenn 等[54]使用小鼠进行实验表明,对雄性小鼠给予西地那非会降低受精率并且损伤早期胚胎发育,但是目前尚没有其他研究证实或反驳他们的结论。**PDE5i 对精子质量短期及长期影响的临床研究,都不能一致证实 PDE5i 对精子参数或者生殖内分泌水平具有临床意义的影响(表 24.2)。**

表 24.1　PSDE5i 对精子质量和受精影响的实验室证据

作者	发表年限	研究类型	PDE5i	结　果
Glenn[54]	2008	动物实验	西地那非	受精率降低,胚胎早期发育损伤
Glenn[52]	2007	体外	西地那非	精子活力增加,过早发生顶体反应
Mostafa[68]	2007	体外	西地那非	精子浓度相关的活力增加
Mostafa[50]	2007	体外	他达拉非	精子浓度相关的活力增加,大剂量精子活力降低
Andrade[49]	2000	体外	西地那非	低剂量无影响,高剂量降低活力
Lefi evre[53]	2000	体外	西地那非	活力和获能呈剂量依赖效应,不激发顶体反应
Cuadra[51]	2000	体外	西地那非	活力和获能呈剂量依赖效应,过早发生顶体反应
Burger[69]	2000	体外	西地那非	不影响活力、膜完整性以及穿透能力

表 24.2　PDE5i 对精子和生殖内分泌影响的临床证据

作者	年限	实验设计	样本数	PDE5i	持续时间	方案	主要结果
Hellstrom[70]	2008	前瞻随机双盲空白对照多中心	253	他达拉非	9 个月	每日口服安慰剂 vs 他达拉非 20 mg	对精子浓度影响不明确 总精子数、活力、形态无变化 总睾酮轻微增加 游离睾酮 FSH、LH 无变化
Jarvi[71]	2008	前瞻随机双盲空白对照多中心	200	西地那非伐地那非	6 个月	每日口服安慰剂 vs 西地那非 100 mg vs 伐地那非 20 mg	精液参数无变化 FSH、LH 无变化
Pomara[72]	2007	前瞻随机双盲交叉对照	18	西地那非他达拉非	1～2 小时	单次量:西地那非 50 mg vs 他达拉非 20 mg	西地那非:增加活力(37 vs. 28.5%) 他达拉非:降低活力(21.5 vs. 28.5%)

续　表

作者	年限	实验设计	样本数	PDE5i	持续时间	方案	主要结果
du Plessis[73]	2004	前瞻随机双盲空白对照交叉对照	20	西地那非	1小时	单次量：西地那非 50 mg	无变化：数量、浓度、形态、活动精子比率、前向运动精子比率、不动精子比率 升高：平滑路径速度、直线速度、快速前向运动比率
Jannini[47]	2004	非双盲，重复测量治疗前后的结果	37	西地那非	1小时	单次量：西地那非 50 mg	无变化：精液量、PH、非直线运动精子、活动率、形态 升高的：数量、浓度、直线运动的精子
Hellstrom[74]	2003	前瞻随机空白对照	421	他达拉非	6个月	每日口服安慰剂 vs 他达拉非 10 mg vs 他达拉非 20 mg	无变化：总精子数、浓度、形态、活动力
Purvis[75]	2002	前瞻随机双盲空白对照多中心	17	西地那非	1.5, 4小时	单次量：西地那非 100 mg	无变化：精液量、数量、浓度、形态、活动力、活率、黏稠度
Aversa[76]	2000	前瞻随机双盲空白对照多中心	20	西地那非	1小时	单次量：西地那非 100 mg	无变化：数量、活动力、形态

选择性 5-羟色胺再摄取抑制剂与不育症

选择性 5-羟色胺再摄取抑制剂(selective serotonin reuptake inhibitors，SSRIs)被广泛应用于精神科，也用于性医学：它们是泌尿科医师最常用的治疗早泄的药物，按需或者每日使用[55]。SSRIs 也可用于缓解焦虑引起 ED，与 PDE5i 联合使用可能对 ART 治疗中射精失败男性有益[56]。尽管对于各种适应证都有广泛的用途，但是 SSRI 类药物对精子质量和生育能力的影响及其机制还有待阐明。2007 年，Tanrikut 和 Schlegel 报道两例不育症患者，精液分析显示为少精子症，活动率降低和畸形率异常，除 SSRI(西酞普兰、舍曲林)服用史，病史、体格检查和内分泌评估均未见明显异常。这两例患者 SSRI 停药 1~2 个月后精子质量有所提高，但当 SSRI 被替换成其他抗抑郁药-安非他酮(去甲肾上腺素-多巴胺再摄取抑制剂)后，精子质量再度恶化[57]。虽然 SSRI 类药物和其他抗抑郁药对男性生育力影响的确切机制尚不清楚，但神经内分泌因素可能在不育的病理生理中发挥作用。5-羟色胺能抗抑郁药包括 SSRIs 类药物,增强 5-HT 受体介导的刺激泌乳素分泌,通过抑制多巴胺和促进泌乳素释放因子的活性来提高泌乳素水平。

泌乳素升高可以通过升高多巴胺水平,抑制 GnRH 释放或在垂体水平抑制 LH 和 FSH 释放,从而在下丘脑水平降低生育力[58]。较高的泌乳素水平也抑制 LH 与睾丸内 Leydig 细胞结合,导致睾丸生精功能受到显著抑制,但是抑制具有可逆性[59]。尽管 5-HT 与抗抑郁剂、泌乳素和不育症之间存在明显的关系,但是由于使用 SSRI 而使得不育男性的泌乳素并不总是处于高水平状态。Kumar 等[60] 发现 SSRI 药物,包括氟西汀、西酞普兰、氟伏沙明、帕罗西汀和舍曲林,都具有直接杀精作用,氟西汀的杀精作用最强。体外研究发现,SSRI 本身不具有杀精能力;因此他们认为 SSRI 杀精作用是由于精子线粒体内氧化磷酸化和 ATP 合成受到抑制,或通过与精子细胞膜上巯基相互作用介导,而不是 5-羟色胺水平增加引起的[60]。Safarinejad 通过一项对照研究提出:精子 DNA 结构损伤可能是 SSRI 诱导精子质量损伤的作用机制。该研究显示与治疗时间相关的精液参数下降,不依赖于特殊的 SSRI 类型(西酞普兰、艾司西酞普兰、氟西汀、帕罗西汀或舍曲林),精子染色质结构分析发现服用 SSRIs 男性的精子 DNA 损伤显著增加,且与精子活力呈负相关[61]。

睾酮替代治疗和不育症

睾酮替代疗法(Testosterone replacement therapy,TRT)主要用于治疗性腺功能减退,通过负反馈机制抑制下丘脑-垂体-性腺轴,引起 GnRH 和 LH 及 FSH 分泌减少,从而抑制精子发生。外源性给予的睾酮可在脂肪组织中经芳香化作用转化为雌激素,进一步抑制精子发生[59]。事实上,睾酮和孕激素组合,未来可能用作男性避孕药[62]。性腺功能减退症男性如果希望生育,应通过提高促性腺激素释放激素来恢复正常的睾酮水平。

枸橼酸克罗米芬(一种口服的中枢性抗雌激素药)、HCG(LH 类似物)、或芳香化酶抑制剂,都可选择。研究表明枸橼酸克罗米芬可提高睾酮水平,改善睾酮/雌激素比,提高 FSH 和 LH 水平,诱导原发性非梗阻性无精子症患者产生精子用于 IVF/ICSI,提高手术取精成功率[63—65]。克罗米芬治疗最有可能对低-正常 LH 水平的患者有效;然而克罗米芬用于治疗性腺功能减退症属于适应证外用药(没有 FDA 批准),因此患者要知情同意。克罗米酚使用剂量差别很大,根据睾酮水平有从 25 mg 隔天一次至 100 mg 每天一次。对于低睾酮水平和低睾酮/雌激素比率的患者,另外一个治疗药物是应用芳香化酶抑制剂,减少脂肪组织中睾酮向雌激素转化。

Raman 和 Schlegel[66] 研究发现,对低睾酮/雌激素比率的不育男性给予芳香化酶抑制剂可以提高睾酮/雌激素比率并且改善精液分析参数。

精索静脉曲张是最常见的可治愈的男性不育病因,它不仅与精液参数异常有关,而且与低睾酮水平也有关。我们中心对精索静脉曲张与睾酮关系进行了大量研究。在年龄分层研究(未发表数据)中发现与对照组相比,精索静脉曲张组的平均睾酮水平更低(年龄 18～39 岁为 434 vs 504 ng/dL,$P < 0.01$,年龄 40～66 岁为 338 vs 448 ng/dL,$P < 0.01$)。尽管精索静脉结扎术对性腺功能减退症男性的血清睾酮水平益处没有得到

确切证实,但是 Su、Goldstein 和 Schlegel[67] 报道,显微精索静脉结扎术可使一半术前血清睾酮浓度<300 ng/dL 的男性术后睾酮水平升高。来自我们中心的精索静脉显微结扎后睾酮水平变化的最新数据显示,30%的患者睾酮水平没有变化,41%的患者睾酮水平增幅在 0%~50%,29%的患者睾酮水平增幅超过 50%。按百分比计算,手术前睾酮水平越低的术后改善越明显。我们还绘制列线图以预测显微手术后睾酮水平的变化,并发现对手术后睾酮水平升高最有影响的预测因素是较轻的患者年龄,较大的睾丸平均体积,存在双侧精索静脉曲张,以及手术前较高的平均睾酮水平(未发表资料)。因此,有精索静脉曲张的不育男性,建议在任何的内分泌治疗前进行显微精索静脉结扎术。

总结

男性不育症和性功能障有着密切的关系：不育夫妇的男方更有可能患有 MSD；MSD 可能造成男性难以"按需表现"和影响不育症的治疗结果；某些医疗状况是不育症和 MSD 共同的危险因素；最后,某些 MSD 治疗方法可能影响男性的生育潜能。因此,对每一对因不育症就诊的夫妇和在不育症评估和治疗的整个过程都积极关注男性性健康问题,获得夫妻性生活史,积极寻找 MSD 和不育症的共同危险因素,准确地诊断MSD,采用对生育影响小的 MSD 治疗。

本章提要

- MSD 易发于不育夫妇,MSD 在不育夫妇的发病率远高于普通人群。
- 不育男性的 MSD 可能包括 ED、性欲减退、射精功能障碍、性高潮改变。
- MSD 和不育症有共同的危险因素和病因学,在有些医疗状况下,两者会同时存在。
- MSD 可能影响不育症的治疗结果。
- 作为不育症全面治疗的一部分,在不育症评估和治疗的整个过程中都要关注 MSD。
- 男性肿瘤患者保留生育能力的最好选择,是治疗前进行精液冷冻保存；因此,在治疗开始前,应及早与患者讨论生育问题。

(刘玉林 王 翔 彭 靖 李 朋 译)

参考文献

1. Feldman HA, Goldstein I, Hatzichristou DG, et al. Impotence and its medical and psychosocial correlates: Results of the Massachusetts Male Aging Study. *J Urol* 1994;151: 54.

2. Laumann EO, Paik A, Rosen RC. Sexual dysfunction in the United States: Prevalence and predictors. JAMA 1999;281: 537.

3. Khaderni A, Alleyassin A, Amini M, et al. Evaluation of sexual dysfunction prevalence in infertile couples. J Sex Med 2008;5: 1402.

4. Safarinejad MR. Prevalence and risk factors for erectile dysfunction in population-based study in Iran. *Int J Impot Res* 2003;15：246.

5. O'Brien JH, Lazarou S, Deane L, et al. Erectile dysfunction and andropause symptoms in infertile men. *J Urol* 2005;174：1932.

6. Ramezanzadeh F, Aghssa MM, Jafarabadi M, et al. Alterations of sexual desire and satisfaction in male partners of infertile couples. *Fertil Steril* 2006;85：139.

7. Shindel AW, Nelson CJ, Naughton CK, et al. Premature ejaculation in infertile couples：Prevalence and correlates. *J Sex Med* 2008;5：485.

8. Bums LH. Psychiatric aspects of infertility and infertility treatments. *Psychiatr Clin North Am* 2007;30：689.

9. Rosen RC. Psychogenic erectile dysfunction：Classification and management. *Urol Clin North Am* 2001;28：269.

10. Saleh RA, Ranga GM, Raina R, et al. Sexual dysfunction in men undergoing infertility evaluation：A cohort observational study. Fertil *Steril* 2003;79：909.

11. Sussman EM, Chudnovsky A, Niederberger CS. Hormonal evaluation of the infertile male：Has it evolved? *Urol Clin NorthAm* 2008;35：147.

12. Bhasin S, Enzlin P, Coviello A, et al. Sexual dysfunction in men and women with endocrine disorders. *Lancet* 2007;369：597.

13. Isidori AM, Giannetta E, Gianfrilli D, et al. Effects of testosterone on sexual function in men：Results of a meta-analysis. *Clin Endocrinol* (Oxf) 2005;63：381.

14. Aversa A, Isidori AM, Greco EA, et al. Hormonal supplementation and erectile dysfunction. *Eur Urol* 2004;45：535.

15. Schmidt PJ, Steinberg EM, Negro PP, et al. Pharmacologically induced hypogonadism and sexual function in healthy young women and men. *Neuropsychopharmacology* 2009;34：565.

16. Corona G, Jannini EA, Mannucci E, et al. Different testosterone levels are associated with ejaculatory dysfunction. *J Sex Med* 2008;5：1991.

17. Adaikan PG, Srilatha B. Estrogen-mediated hormonal imbalance precipitates erectile dysfunction. *Int J Impot Res* 2003;15：38.

18. Greco EA, Pili M, Bruzziches R, et al. Testosterone：estradiol ratio changes associated with long-term tadalafi l administration：A pilot study. *J Sex Med* 2006;3：716.

19. Mancini A, Milardi D, Bianchi A, et al. Increased estradiol levels in venous occlusive disorder：A possible functional mechanism of venous leakage. *Int J Impot Res* 2005;17：239.

20. De Rosa M, Zarrilli S, Di Sarno A, et al. Hyperprolactinemia in men：Clinical and biochemical features and response to treatment. *Endocrine* 2003;20：75.

21. Colao A, Sarno AD, Cappabianca P, et al. Gender differences in the prevalence, clinical features and response to cabergoline in hyperprolactinemia. *Eur J Endocrinol* 2003;148：325.

22. El-Sakka AI, Hassoba HM, Sayed HM, et al. Pattern of endocrinal changes in patients with sexual dysfunction. *J Sex Med* 2005;2：551.

23. Ford ES, Giles WH, Dietz WH. Prevalence of the metabolic syndrome among US adults：Findings from the third National Health and Nutrition Examination Survey. *JAMA* 2002;287：356.

24. Heidler S, Temml C, Broessner C, et al. Is the metabolic syndrome an independent risk factor for erectile dysfunction? *J Urol* 2007;177：651.

25. Shabsigh R, Arver S, Channer KS, et al. The triad of erectile dysfunction, hypogonadism and the metabolic syndrome. *Int J Clin Pract* 2008;62：791.

26. Hammoud AO, Gibson M, Peterson CM, et al. Impact of male obesity on infertility：A critical

review of the current literature. *Fertil Steril* 2008;90: 897.

27. Hammoud AO, Wilde N, Gibson M, et al. Male obesity and alteration in sperm parameters. *Fertil Steril* 2008;90(6): 2222 – 5.

28. Kasturi SS, Tannir J, Brannigan RE. The metabolic syndrome and male infertility. *J Androl* 2008;29: 251.

29. Malavige LS, Jayaratne SD, Kathriarachchi ST, et al. Erectile dysfunction among men with diabetes is strongly associated with premature ejaculation and reduced libido. *J Sex Med* 2008; 5: 2125.

30. Lipscombe LL, Hux JE. Trends in diabetes prevalence, incidence, and mortality in Ontario, Canada 1995 – 2005: A populationbased study. *Lancet* 2007;369: 750.

31. Sexton WJ, Jarow JP. Effect of diabetes mellitus upon male reproductive function. *Urology* 1997; 49: 508.

32. Ballester J, Munoz MC, Dominguez J, et al. Insulin-dependent diabetes affects testicular function by FSH-and LH-linked mechanisms. *J Androl* 2004;25: 706.

33. Agbaje IM, Rogers DA, McVicar CM, et al. Insulin-dependent diabetes mellitus: Implications for male reproductive function. *Hum Reprod* 2007;22: 1871.

34. Tal R, Mulhall JP. Sexual health issues in men with cancer. *Oncology* (Williston Park) 2006;20: 294.

35. Trottmann M, Becker AJ, Stadler T, et al. Semen quality in men with malignant diseases before and after therapy and the role of cryopreservation. *Eur Urol* 2007;52: 355.

36. Williams DHT, Karpman E, Sander JC, et al. Pretreatment semen parameters in men with cancer. *J Urol* 2009;181: 736.

37. van Casteren NJ, van Santbrink EJ, van Inzen W, et al. Use rate and assisted reproduction technologies outcome of cryopreserved semen from 629 cancer patients. *Fertil Steril* 2008; 90: 2245.

38. Schover LR, Brey K, Lichtin A, et al. Knowledge and experience regarding cancer, infertility, and sperm banking in younger male survivors. *J Clin Oncol* 2002;20: 1880.

39. Anderson RA, Weddell A, Spoudeas HA, et al. Do doctors discuss fertility issues before they treat young patients with cancer? *Hum Reprod* 2008;23: 2246.

40. Collazos J. Sexual dysfunction in the highly active antiretroviral therapy era. *AIDS Rev* 2007; 9: 237.

41. Crum-Cianflone NF, Bavaro M, Hale B, et al. Erectile dysfunction and hypogonadism among men with HIV. *AIDS Patient Care STDS* 2007;21: 9.

42. Lebovitch S, Mydlo JH. HIV-AIDS: Urologic considerations. *Urol Clin North Am* 2008;35: 59.

43. van Leeuwen E, Wit FW, Repping S, et al. Effects of antiretroviral therapy on semen quality. *Aids* 2008;22: 637.

44. van Leeuwen E, Wit FW, Prins JM, et al. Semen quality remains stable during 96 weeks of untreated human immunodeficiency virus – 1 infection. *Fertil Steril* 2008;90: 636.

45. Sauer MV, Wang JG, Douglas NC, et al. Providing fertility care to men seropositive for human immunodeficiency virus: Reviewing 10 years of experience and 420 consecutive cycles of in vitro fertilization and intracytoplasmic sperm injection. *Fertil Steril* 2009;91(6): 2455 – 60.

46. Tur-Kaspa I, Segal S, Moffa F, et al. Viagra for temporary erectile dysfunction during treatments with assisted reproductive technologies. *Hum Reprod* 1999;14: 1783.

47. Jannini EA, Lombardo F, Salacone P, et al. Treatment of sexual dysfunctions secondary to male infertility with sildenafil citrate. *Fertil Steril* 2004;81: 705.

48. Dimitriadis F, Giannakis D, Pardalidis N, et al. Effects of phosphodiesterase‐5 inhibitors on sperm parameters and fertilizing capacity. *Asian J Androl* 2008;10:115.

49. Andrade JR, Traboulsi A, Hussain A, et al. In vitro effects of sildenafil and phentolamine, drugs used for erectile dysfunction, on human sperm motility. *Am J Obstet Gynecol* 2000;182:1093.

50. Mostafa T. Tadalafil as an in vitro sperm motility stimulant. *Andrologia* 2007;39:12.

51. Cuadra DL, Chan PJ, Patton WC, et al. Type 5 phosphodiesterase regulation of human sperm motility. *Am J Obstet Gynecol* 2000;182:1013.

52. Glenn DR, McVicar CM, McClure N, et al. Sildenafil citrate improves sperm motility but causes a premature acrosome reaction in vitro. *Fertil Steril* 2007;87:1064.

53. Lefi evre L, De Lamirande E, Gagnon C. The cyclic GMP-specifi c phosphodiesterase inhibitor, sildenafil, stimulates human sperm motility and capacitation but not acrosome reaction. *J Androl* 2000;21:929.

54. Glenn DR, McClure N, Cosby SL, et al. Sildenafil citrate (Viagra) impairs fertilization and early embryo development in mice. *Fertil Steril* 2009;91(3):893-9.

55. Shindel A, Nelson C, Brandes S. Urologist practice patterns in the management of premature ejaculation: A nationwide survey. *J Sex Med* 2008;5:199.

56. Lu S, Zhao Y, Hu J, et al. Combined use of phosphodiesterase‐5 inhibitors and selective serotonin reuptake inhibitors for temporary ejaculation failure in couple undergoing assisted reproductive technologies. *Fertil Steril* 2009;91(5):1806-8.

57. Tanrikut C, Schlegel PN. Antidepressant-associated changes in semen parameters. *Urology* 2007;69:185 e5.

58. Hendrick V, Gitlin M, Altshuler L, et al. Antidepressant medications, mood and male fertility. *Psychoneuroendocrinology* 2000;25:37.

59. Nudell DM, Monoski MM, Lipshultz LI. Common medications and drugs: How they affect male fertility. *Urol Clin North Am* 2002;29:965.

60. Kumar VS, Sharma VL, Tiwari P, et al. The spermicidal and antitrichomonas activities of SSRI antidepressants. *Bioorg Med Chem Lett* 2006;16:2509.

61. Safarinejad MR. Sperm DNA damage and semen quality impairment after treatment with selective serotonin reuptake inhibitors detected using semen analysis and sperm chromatin structure assay. *J Urol* 2008;180:2124.

62. Amory JK. Progress and prospects in male hormonal contraception. *Curr Opin Endocrinol Diabetes Obes* 2008;15:255.

63. Whitten SJ, Nangia AK, Kolettis PN. Select patients with hypogonadotropic hypogonadism may respond to treatment with clomiphene citrate. *Fertil Steril* 2006;86:1664.

64. Shabsigh A, Kang Y, Shabsign R, et al. Clomiphene citrate effects on testosterone/estrogen ratio in male hypogonadism. *J Sex Med* 2005;2:716.

65. Hussein A, Ozgok Y, Ross L, et al. Clomiphene administration for cases of non-obstructive azoospermia: A multicenter study. *J Androl* 2005;26:787.

66. Raman JD, Schlegel PN. Aromatase inhibitors for male infertility. *J Urol* 2002;167:624.

67. Su LM, Goldstein M, Schlegel PN. The effect of varicocelectomy on serum testosterone levels in infertile men with varicoceles. *J Urol* 1995;154:1752.

68. Mostafa T. In vitro sildenafi l citrate use as a sperm motility stimulant. *Fertil Steril* 2007;88:994.

69. Burger M, Sikka SC, Bivalacqua TJ, et al. The effect of sildenafil on human sperm motion and function from normal and infertile men. *Int J Impot Res* 2000;12:229.

70. Hellstrom WJ, Gittelman M, Jarow J, et al. An evaluation of semen characteristics in men 45 years of age or older after daily dosing with tadalafi l 20 mg: results of a multicenter, randomized, double-blind, placebo-controlled, 9-month study. *Eur Urol* 2008;53: 1058.

71. Jarvi K, Dula E, Drehobl M, et al. Daily vardenafi l for 6 months has no detrimental effects on semen characteristics or reproductive hormones in men with normal baseline levels. *J Urol* 2008; 179: 1060.

72. Pomara G, Morelli G, Canale D, et al. Alterations in sperm motility after acute oral administration of sildenafil or tadalafil in young, infertile men. *Fertil Steril* 2007;88: 860.

73. du Plessis SS, de Jongh PS, Franken DR. Effect of acute in vivo sildenafil citrate and in vitro 8-bromo-cGMP treatments on semen parameters and sperm function. *Fertil Steril* 2004;81: 1026.

74. Hellstrom WJ, Overstreet JW, Yu A, et al. Tadalafil has no detrimental effect on human spermatogenesis or reproductive hormones. *J Urol* 2003;170: 887.

75. Purvis K, Muirhead GJ, Harness JA. The effects of sildenafil on human sperm function in healthy volunteers. *Br J Clin Pharmacol* 2002;53 (Suppl 1): 53S.

76. Aversa A, Mazzilli F, Rossi T, et al. Effects of sildenafil (Viagra) administration on seminal parameters and post-ejaculatory refractory time in normal males. *Hum Reprod* 2000;15: 131.

第二十五章

性治疗在男性不育症中的作用

Michael A. Perelman　Elizabeth A. Grill

引言

　　性功能障碍可能是不孕不育的致病因素,也可能是不育症治疗导致的后果。生育专家往往会通过心理咨询结合性功能治疗药物,帮助不孕不育夫妇解决此类问题。然而,有时将受困于性功能障碍导致的不育患者,转诊给性治疗师作为首选方案,可以优化不育治疗和提供最优质的医护。本章将提供性功能障碍的病因及治疗的概念化模型,并对转诊的最佳时间和必要性提出指导性建议。

不育和性功能障碍

　　不育的定义是夫妇未采用任何避孕措施,正常性生活 1 年以上未育。7%～17%的美国夫妇受不育的困扰,单纯男性因素引起的不育占 20%,30%～40%的不育是男女混合因素导致[1]。不育与生育相关的性活动密切相关,常常被认为是和肿瘤、艾滋病及其他严重疾病一样会造成严重的家庭危机[2—4]。虽然一般人群性功能障碍的流行病学和发病率有大量的文献报道,但是目前不育人群的性功能障碍的发病率缺乏精心设计的荟萃分析[5]。综合身体、心理以及辅助生殖带来的经济挑战的相关研究,不育会增加婚姻矛盾,降低性自我认同,降低性欲,减少同房频率[2, 6]。总体来讲,不育与性活动减少相关而且随着不育时间的延长,这种情况每况愈下[7]。

　　Keye (1980)认为不育夫妇性生活不和谐有以下三个方面:(1)导致不育的身体状况和相关治疗的后果;(2)生育成为性交的唯一意义,而非出于亲昵和愉悦;(3)来自不育症的心理压力。有报道显示,不育夫妇会出现性欲低下、性快感缺失,或者自发性性功能障碍等不同程度的性生活问题[8]。许多不育夫妇性生活的亲昵快感改变,以至于性生活变得机械、寡然无味。当配偶只有在排卵期才对性生活有兴趣,男性可能开始意识到女方对性生活已经失去兴趣。这将会给男性增加额外的压力,会让他们觉得本来应该获得愉悦的性爱,变成履行生育需要的责任(例如排卵期间性交、性交后试验、为诊疗取精)。

　　不育症患者一般会感到失落、愤怒、内疚、绝望、沮丧、羞愧和焦虑,给性生活带来的满足感、幸福和夫妻情感交流蒙上阴影[9, 10]。受不育症困扰的夫妇开始把受孕失败与性生活障碍联系在一起，并对性生活产生抵触情绪。这些负面情绪带来的痛苦被认为与性欲减低、勃起功能障碍、早泄和延迟射精等男性性功能障碍有关[11-16]。久而久之，与正常夫妇相比，不育夫妇中的男方明显缺乏性欲，夫妻关系压力更大，性功能和满足感更差[17, 18]。一般而言，不育男性控制射精的能力变差，对自己在性生活中的表现不甚满意[19-21]。与一般人群相比，不育男性 ED、忧郁症状、不自信、焦虑等症状的发生率更高，性关系更差[1, 22]。

男性性行为的社会文化背景

男性性能力和生育力在文化、宗教和心理学上指男性获得和维持勃起，使配偶获得性满足并使其怀孕的能力。传统观点认为男性如果有所准备，愿意并能够在任何时间或地点进行性活动是不切实际的幻想，尤其是不育症男性[9, 23]。不育症（尤其是男性因素不育症）往往会引起失败感、性功能不全、缺乏阳刚之气、失去性生活的能力和动力，以及自我认知的改变，这些都是导致男性性功能障碍的因素[11]。不育症男性，特别是仅以生育为目的的进行性生活，同时配偶性生活中没有回应，很多都发展成焦虑、性回避，甚至出现性反感。久而久之，不育男性抱怨他们如同提供配种服务（配偶从他那里需要的仅仅是精子）或者"蜂后综合征"（他们本身的重要性就是让配偶怀孕）[24, 25]。

性功能障碍导致不育

性功能问题导致性交障碍而无法怀孕，并非常见的导致不育的因素，但这对不育夫妇却有极大不利的影响。性反应四个阶段（性欲望期、性唤起期、高潮期、消退期）的任意阶段受到影响或受疼痛的折磨，都有可能引起男性不育。这些问题有可能表现为勃起功能障碍、性生活过频导致的精子数量减少、阴道内射精失败，但不仅限于此[9]。其他可能会使不育治疗复杂化的性功能障包括无性婚姻、阴道痉挛（阴道肌肉紧缩阻碍阴茎插入），性交后试验检查时无法完成性交，或者拒绝（不能够）提供精液样本进行检验。我们还应考虑到其他心理因素或精神疾病可能是引起性功能障碍而导致不育的诱因或者直接原因[9]。性学专家可以解决以上所有问题，并希望辅助生育专家解决患者的不育问题。

不育导致性功能障碍

不育夫妇的性功能障碍，往往是由应对计划性生活过程中的压力所导致，患者性需求的压力大，接受大量痛苦的临床检测，有强烈的焦虑和对高度私密的性生活被医生控制产生的强烈抵触，并从心理上感觉夫妻生活完全暴露在医生面前[26, 27]。由于性生活和生育之间的关系密切，随着不育时间的延长，男性会出现性功能障碍和抑郁情绪[22]。

据报道，不育症治疗期间的夫妇在非怀孕时间会避免性生活。夫妻双方对无生育的性活动失去乐趣,会发展为性冷淡[28]。同样地,有性欲低下倾向的女性可能会拒绝非排卵期同房,或避免前戏以使男方快速射精。这些紧张关系往往引起除性之外的情感交流减少,导致夫妻感情隔阂,加剧关系紧张[29]。

当花费大量金钱用来治疗不育,甚至有时要采用侵入性操作来诱发排卵时,人们往往拒绝建立情感关系和性活动。性爱的目标成为及时有效的性需求并能够完成勃起和射精[8, 9]。Berger[30]研究报道发现:63%无精子症男性有过 ED 的经历。另一项研究中,接受不育症治疗的男性控制射精能力和性能力满意度降低[17]。

在精液标本采集过程中,男性往往表现出挫败感和羞辱感,并抱怨缺乏隐私,难以集中精力,缺乏足够的色情刺激[8]。Saleh 和他的同事(2003 年)在评估不育症男性时发现,11%患者在精液分析检查时尝试手淫取精反复失败;20%的患者能够利用振动取精仪取精;31%患者除了尝试手淫以及性交取精出现严重的焦虑外,还出现勃起或性高潮障碍[31]。

目前,尚无对因不育症及其治疗导致性功能障碍发展、转归的夫妇随访的研究数据。

性功能障碍评估和治疗的概念模型

下面部分将讲述不育症患者性功能障碍的诊断和治疗。此外,也会讨论到转诊到性治疗师的模型和标准。最低限度上,生育专家应该将不育夫妇(无论其在治疗不育过程中还是治疗后)转诊给性治疗师。性治疗师会恰到好处地确定是否只需要给予小的安慰和一般性的建议,或是必要的更全面的治疗。

大多数夫妇都不愿意讨论个人性生活方面的隐私问题,尤其是当性功能可能会产生问题和/或涉及的不典型性行为让任意一方或双方感到尴尬[32]。不育夫妇如果担心这会中断不育症治疗时,则更加不愿意讨论性功能障碍。即便如此,临床医生不应假定这些夫妇有规律性交来生育,或忽略患者药物治疗期间或者怀孕时采用不常见的性生活方式的可能。**任何病史和/或性生活史的首要问题,特别是不育相关的病史,必须明确夫妇性交过程中是否有阴道内射精**。临床医生可在不同治疗水平上处理性功能障碍,鼓励他们在决定治疗过程中必要时对病人及其伴侣提供宣教。与患者的持续对话促进治疗成功和预防复发至关重要[33]。

病因学

本章主要从性治疗师视角阐述性功能障碍(SD)的病因、诊断和治疗。人们认为 SD 是身体和社会心理因素(PSCFs)相互作用的结果[34]。生理因素和 PSCFs 都在性功能和 SD 的发病中发挥作用,并因此影响 SD 的诊断和治疗[35—38]。例如,无处不在的精神问题也存在于大多数性功能问题中。焦虑甚至可能会使轻微的身体不适恶化到非常严重的程度。这些精神问题对男性性功能障碍的影响往往超过了生理问题。除了不同程度的器质性因素外,SD 总受心理性因素影响——即使 SD 最初是由疾病、手术或其他治疗引起的[39]。

回顾分析发现，从本质上讲，如果病因是多方面的，治疗必须也与之相对应！然而，这个观点并不是性医学界最初的共识。现在的普遍共识是仅仅恢复勃起功能往往不足以帮助病人，特别是使夫妻恢复满意的性生活[33, 40, 41]。现代的性药物治疗 ED 是非常有效的方法，大多数医生将其作为治疗 ED 患者的第一线疗法。然而，医生在后续的治疗中必须提供正确护理方法、教育和咨询[42]。药物可以直接提高，或者改变性治疗师的治疗效率，从而改变其准入门槛，这是其他方法无法企及的。

西地那非问世以来，接近 90% 寻求 ED 治疗的男性仅仅接受磷酸二酯酶(PDE)5 抑制剂，很少有其他的咨询宣教。这其中大约 70% 的患者勃起质量改善，但停药率接近 50%[43—45]。有些患者出于好奇服用 PDE-5 抑制剂，并未打算长期使用。其他停药原因包括 ED 治疗缺乏疗效、担心副作用、成本，以及身体健康状况不佳。然而，PSCFs 毫无疑问是 PDE-5 治疗无效的主要因素。

也许 PSCFs 干扰 ED 治愈及建立令人满意的性生活最重要的是夫妻关系问题[29]。然而配偶的压力是寻求治疗的主要动力，性关系问题是治疗中止和失败的常见原因[46—48]。

经验丰富并且积极主动的生育专家往往提供所需的额外的辅导宣教，或者转诊患者给性治疗师。 性治疗师可以解决心理问题和夫妻相互交流的障碍，恢复性健康。性治疗师使用"性生活状态调查问卷"作为诊断方法，其详细的问题揭示功能障碍和依从性差的原因以及干扰依从性或拒绝药物治疗的情绪反应[33]。何时转诊难以把握，与社会心理障碍程度有关，治疗成败与医生经验和动机以及时间有关。指南见表 25.1。

表 25.1   基于心理障碍严重程度的性功能障碍治疗指南。

	轻度心理障碍	中度心理障碍	重度心理障碍
生育专家提供性咨询	频繁	经常	罕见
包括性治疗师的多学科团队	频繁	频繁	频繁

PSOS：心理障碍，引自 Perelman[36]。

性临界点®

我们采用性临界点(STP)来描述生物学因素和 PSCFs 在性功能以及 SD 中的作用。**该病因学模型提供了全面认识 PSCFs 与 SD 的药物和手术治疗相互影响的基础[49]。**

该模型假定任何个体在表现任何性反应时都有一个特定的分界点或阈值。这是一个动态的，而非静态的过程。因此，这一反应在不同的性经历中有差别，其中包括性欲、性唤醒期、性高潮期或消退期间的任意组合。该模型男女通用，性活动的开启有心理和生理因素，性的结束也是如此。正面的心理和身体的因素会增加性反应的可能，反之则抑制。所有这些因素共同确定独特的阈值或 STP。性反应开启临界点的意义远远大于性反应关闭临界点。

阈值大小取决于特定时间和情况下众多影响因素中的权重,由一方或多方因素主导,而其他为次要因素。图 25.1 中的抑制性和兴奋性的生理因素包括了解剖学、内分泌和神经因素,但不只限于此。例如神经因素既可以是活动的,也可以是静息的,"开"或"关"活跃得像数以百万计的微型开关站。心理因素包括心理学领域(认知、情感、行为)、社会交往(人际关系)以及文化(时代烙印)的各种开启和关闭。平衡状态意味着动态或持续重新调整 STP 的性质。ED 是各种互补或相反组成因素的负平衡(关闭),反映出正面的唤醒因素缺乏,或者负面因素过强,减弱了性反应。

所有各种复杂程度的病因学可以通过 STP 模型解释,包括揭示阴茎勃起的发病机制。平滑肌松弛是性前器质性因素,不同房时平滑肌收缩。分子学研究揭示很多保护性平衡的冗余,然而性功能会弥补。许多疾病可以影响本身的阈值,以及心理过程,通过一连串的中枢作用引发抑制/兴奋的生理过程。除了解释所有分子生物学的证据,STP 模型的另一个优点是它同时提示处于同等重要地位的平衡性医学方程所必须的心理-行为-文化的影响。

各种负面社会心理因素,抵消 SD 的病因中正面因素,而且诱发医学治疗无反应。焦虑、抑郁及其治疗,以及夫妻关系问题,不但可以导致 SD,而且对患有 SD 男性或女性及其配偶产生负面的社会心理影响。与停药相关的其他心理因素包括性欲低下,对失败的恐惧,不切实际的期望,焦虑症状,失去信心。所有这些问题都会影响治疗反应率、满意度,以及积极和消极的停药[13, 43, 44]。**因此,我们最好提供成功整合身体和心理因素的联合治疗方法,来处理性功能障碍;通过多学科团队或技艺精湛的医生,采用性指导模型以提供最优化的治疗方案[36]。**

很显然,对男女双方来讲,性接受度和满意度的关键是心理关系和配合度问题。同样不育治疗相关的压力可能会累积、维持或加剧男性的性功能障碍。

性功能障碍治疗

性状态评估?

性生活史可以由任何医疗专业人员(HCP)只需 7 分钟或者性治疗师花费 45 分钟,结合性心理和医疗因素以灵活的方式获得简要的病史。成功治疗的 SD 需要回答有关诊断、病因和治疗三个关键问题:(1)病人是否真的患有 SD,鉴别诊断是什么?(2)潜在的器质性病变和/或心理因素有什么,是否存在"更深的"社会心理因素(例如,乱伦、性倾向混乱、成瘾性)?(3)社会心理因素是否严重到需要预处理,或者可以忽略这些因素被忽略或同时治疗?[13, 50]。对这些问题探究的深度将区分性治疗师和仅提供简要咨询的生育专家。

性生活史是医疗保健专业人士的一个最重要的诊疗工具,并与所有医学科学中常见的"系统回顾"相一致[33, 50—52]。精要的性生活史,非常有助于了解和辨别性功能障碍的直接原因(例如:导致或促成性功能障碍的实际行为和/或认知)。值得注意的是,病史采集中获取的性生活信息将有助于预测医疗和手术干预的依从性。

　　在开始与患者讨论性来获知患者最近性生活症状相关的经历，这对医疗专业人员尤为重要。有一个问题有助于确定许多直接和间接原因，"告诉我你最近一次性体验"。SD 的常见直接原因可以通过患者的回答迅速获知。SD 最重要的原因是缺乏足够的摩擦和/或性幻想，换句话说，刺激不足。性爱是通过频率调节的幻想和摩擦[13, 33]。正常性生活，不仅需要足够的摩擦，还需要性想法。在我们的文化中，尽管疲劳可能是 SD 的最常见原因，然而消极思想/抵触幻想，是焦虑或者配偶愤怒的反映，也是一个显著的原因。患者对生育以及其治疗的担忧，都可能对性反应产生干扰。

　　与生育专家不同，性治疗师随访中关注开放式问题，以获得心理"视频图像"（例如，"你的自慰技巧是什么？"）。询问内容包括性欲望、性幻想、性生活频率、毒品和酒精的影响。这些问题的答案可以提供患者的性心理预期，从而给予更精确和改良的建议并调整患者的期望值[13, 53, 54]。

性临界点：任何人性反应表达的阈值特征，可因性经历不同而有差异

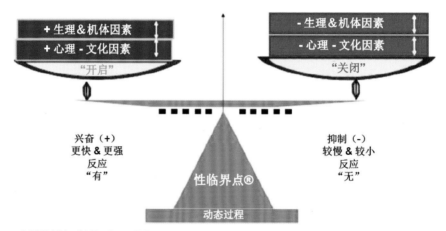

© 2006 Michael A Perelman, PhD　　　　　　Perelman MA.J Sex Med.2006;3:10041012.

图 25.1　性功能正常和障碍的多因素病因学

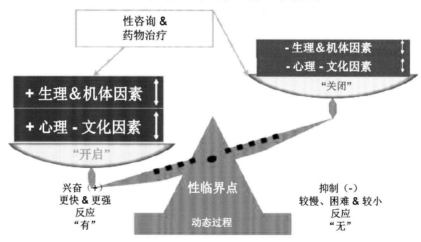

© 2006 Michael A Perelman, PhD　　　　Adapted from:Perelman, In Balon& Segraves, 2005
Perelman, UCNA, 2005

图 25.2　综合治疗,SD 的最佳治疗方案

一般而言,生育专家将进行药物干预和简单的性指导,直接解决直接原因(例如,刺激不足)和间接解决中间问题(例如,配偶的问题),并且很少会专注于更深层次的问题(如性虐待)。事实上,如果更深的心理问题是主要障碍,我们一般建议转诊[13,36]。

抑郁症是其中一种心理障碍。有统计显示 SD 和不育患者抑郁症的发病率显著增加。SD 治疗会引起轻度反应性压抑,而抑郁症状可能会随着 SD 治疗发生改变[55]。性治疗师通过病史必须分析出"先有鸡还是先有蛋的问题":即 SD 引起抑郁症,还是抑郁症及其治疗(如 SSRIs 类药物)引起 SD? 这里,直接询问性相关问题的价值变得显而易见。我们通过直接询问性相关问题,发现 SSRI 患者发现率比自然发现率增加(14%VS. 58%)[56]。要预防用药不良反应,医生必须调整剂量或与其他药物联合应用以改善可能出现的问题[57,58]。

配偶/夫妻关系问题

我们应该明确家庭因素,包括当前的夫妻关系是否有困难,确定配偶是否有性功能障碍。医疗专业人员可以从第一次门诊的性别地位掌握夫妇之间的相互影响,还要确定夫妻关系中是否有更深层次的困境引起了患者的性生活问题。性治疗师还将评估患者早期性生活史[13,59]。性治疗师会问一些问题,包括和现在的伴侣以前的性关系是否正常,发生什么改变,患者认为改变的原因是什么。当评估不育患者时要考虑夫妻的情感或性关系在准备怀孕时是否发生改变,以及他们是否满意性生活的频率[9]。如果性生活问题反映出更多的基本的夫妻关系问题,那么婚姻问题的解决必须优先于进一步的不孕不育治疗。

对于所有男性,要确定配偶是否有特定的问题。如果是配偶特定的问题,性治疗师必须确定相关的病因类别(如性技巧不足,交流缺乏,性生活或幻想不和谐,身体没有吸引力)。权力斗争、流转、配偶精神心理,承诺/亲昵问题难以捉摸,并可能对性生活和不育造成影响。我们可以采用患者-配偶-临床医生教育的模式提高成功率,这将减少依从性差和配偶的抵触,并最大限度地减少症状复发。

随访和疗效调查

病人随访为临床医生提供一个监测治疗副作用的机会,确定药物是否被正确使用,并提供必要的调整,询问患者夫妻治疗的满意度,并评估夫妻的整体健康和性关系状态[33,60]。快速的患者性生活史再采集,可以提供一个方便的模型来管理随访。与患者的持续对话至关重要,以促进治疗成功,防止复发,并对药物治疗无效的患者进行差异性治疗。

性功能障碍引起个人或夫妻双方的欢愉或性生活被打断。再次,SD 被定义为性反应周期四个阶段的任一阶段发生障碍或者受到干扰。原发性的(终身)性功能障碍一直存在,而继发性的(获得性)性功能障碍发生于一段时间的正常、健康的性功能之后。性功能障碍进一步细化,一般的性功能障碍是在任何状态,面对任何性伴侣都发生障碍,或者在特定的环境下,与特定的性伴侣之间,出现性功能障碍。下面将回顾男性 SD 的分类及治疗方法:性欲障碍(性欲减退和性厌恶),性唤起障碍(男性勃起障碍)和高潮障碍(延迟射精和早泄)和性交痛障碍(性交痛)[61]。STP 模型用于定义基本病因,每个 SD 患者特别重要前因将在下面的材料中突出显示。

男性性欲障碍

性欲低下(HSDD)

性欲低下可能是一个孤立的性问题,偶发或情绪困扰或不育造成的身体劳损的情境反应。它可以是一个长期存在的问题,也可能是本质上非原发于性相关疾病的症状,如抑郁症,躯体疾病(如心脏疾病或高血压),或社会问题(例如,工作压力或社交孤立)。此外,男性不育症高龄患者呈现人数增加趋势,更可能出现年龄相关的性功能障碍,例如性欲低下、ED 和/或潜在的疾病或治疗导致的性问题(例如,糖尿病和肥胖症)[9]。

病因学

许多情况包括睾酮水平异常降低会导致性欲和射精能力下降。此外,药物如治疗抑郁症的 5-羟色胺再摄取抑制剂(SSRIs)已证实对性欲有负面影响[62]。

性欲障碍和不育

不育症治疗中的男性性欲异常比较少见,而且通常偶发或是情绪困扰或不育造成身体劳损的情境反应。在不育情况下,社会关系、工作生活、财政资源等带来的压力与需求,也可能导致性功能障碍。慢性身体疾病或不育症的侵入性治疗往往会抑制性想法和情感,导致性交变得没有情感吸引力,而且更像必须完成生育的苦差事[9]。

夫妻关系/配偶问题

有些夫妻因为不育,配偶责怪自己或相互指责,这引起愤怒从而影响性欲和性功能。缺乏情感的亲近可能被误认为是性的问题,而实际的问题是不恰当的或破坏性的性行为,如暴力、虐待或性侵犯。在这种情况下,治疗性功能障碍相对于解决婚姻问题就不那么重要[9]。

评估和治疗

性欲障碍治疗的反应性取决于其病因。医生需要经常注意用药方案和激素改变,如在前面 24 章节所述,原发性性欲障碍比继发性性欲障碍治疗难度大。同样,在特定条件出现性欲障碍的男性,例如在一个特定地点,治疗干预效果比在所有情况下全面性欲障碍的(DSM-IV)男性反应性好。性欲低下合并其他性功能障碍比较常见。患有 ED 的男性如果没有得到有效治疗会因此而发展成性欲减退。患者可能只对医生说:"我没有任何性趣",只有性治疗师通过评估鉴别诊断性唤起和性欲障碍,以梳理出正确的诊断和治疗方案。

一方或夫妻双方偶发的性欲减退不是特别有破坏性,通常可以用简单的宣教和安慰解决。然而,不育男性持续的性欲减弱通常多因素的,较难解决,需要转诊给性治疗师。

性厌恶(SAD)

性厌恶是指持续性或反复发作的极端厌恶与性伴侣生殖器官的性接触。据报告,对于患性厌恶症的患者,当给予其涉及性的机会,甚至当其本人想到性的时候,他们通常表现为焦虑、恐惧、厌恶[63]。患有性厌恶的男性更倾向于单独性行为,如幻想或自慰[64]。性厌恶的症状可表现为极度焦虑,如惊恐发作。

病因学

SAD 生理原因包括疾病或其他可能引起外阴部疼痛的因素,如皮肤疾病以及一些先天性生殖器畸形[65,66]。原发性或继发性阴茎硬结症(PyD)可以使阴茎变形,影响患者和及其性伴侣的性能力、幸福感和生活质量。愤怒、抑郁、害怕被拒绝、低估自我价值都导致患者逃避亲密关系[67]。

治疗

SAD 推荐疗法包括适当的药物和手术治疗以及对引起厌恶的恐惧反应进行系统脱敏治疗。所有作者都一致认为当性厌恶是创伤经历造成时,在处理性问题前要首先进行特殊创伤治疗[64,66]。

男性性唤起障碍

许多激素和神经递质在男性性唤起中发挥作用。性唤起的认知要素包括诸如关注色情刺激、幻想和性暗示[66]。情感要素包括生理变化和认知结合带来的新奇、浪漫、性兴奋感和欣快感。

症状和患病率

原发性勃起功能障碍(ED)是指从未获得达到和或维持足以插入阴道或成功完成性交的勃起能力。虽然比较少见,但原发性 ED 一旦发生,即成为不育症的直接原因[9]。继发性或获得性 ED 可表现为部分或疲软勃起、完全没有勃起或勃起无法维持足够长的时间以插入阴道和/或阴道内射精。大多数男性在人生的某个时候,会偶然发生短暂性的 ED。一定数量的男性深受慢性 ED 之苦,尽管 ED 会影响各个年龄阶段的男性,但是其随着年龄增长更加明显。ED 与生理、心理以及涉及男性和性伴侣的人际关系相关[68—70]。Shindel 和他同事(2008 年)的研究表明,ED(22%)的发生率与抑郁症状发生率高度相似,有情感问题且低于预期的心理健康的患者,大部分可能与勃起功能障碍、不育症或其他一些未知疾病有关。

病因学

勃起功能障碍是因性功能障碍导致男性不育的最重要原因，尽管男性（和/或性伴侣）很少向医护人员公开该问题[71]。根据 STP 模型，ED 的病因包括器质性因素（如内分泌或神经系统的问题、药物、酒精、烟草和毒品）；激素改变（如包括用于治疗不育症药物在内的激素治疗）；生理因素（如损伤、肿瘤、泌尿系统或血管问题）和心理或夫妻关系的困境[62,72]。

各种性心理问题可以导致男性勃起问题。夫妻关系的问题，特别是涉及到的冲突和愤怒，成为 ED 的一个主要因素[72]。心理动态，如对成为父母的矛盾心理，阳刚之气或自尊受到威胁，害怕亲密行为或承诺，在患者的不育危机中会突显出来，并成为影响男性性功能的因素[73]。

配偶问题和不育

不育症治疗可导致很多男性出现 ED，往往会引起婚姻关系紧张，尤其是当丈夫健康的性功能成为生育的先决条件时。不育症治疗，家庭建立选择，以及夫妻关系变化中的冲突或分歧往往引发不育夫妇 ED 问题。无法性生活（性交或产生精子样本）的夫妇不仅尴尬，而且还可能付出巨额金钱，受到文化方面的谴责，宗教不可接受，令人感到痛心和破坏夫妻关系[9]。配偶对 ED 的态度和反应，可成为该问题持续无法解决的因素。性治疗师会帮助配偶改变观点，以防止夫妻不当的交流导致 ED 持续存在[36,66,72]。

评估和治疗

ED 应该全面评估，包括充分的医疗评估。

药物如 PDE5 抑制剂（例如枸橼酸西地那非、伐地那非、他达拉非）治疗继发 ED 非常有效[9]。一项研究表明，除了治疗焦虑和压力引起的暂时性 ED，西地那非还可以改善精液参数（例如，精子活力）[74]。有研究发现 PDE5 抑制剂可以提高备孕或者不育治疗过程需要取精患者的依从性[4]。PDE5 抑制剂的作用持续时间不同，临床医生可结合药物代谢动力学特点，使其与患者需求相契合[53]。**许多患者通过使用 PDE5 抑制剂加上性辅导会恢复勃起功能。如前所述，对存在比较严重躯体疾病或者广泛的社会心理问题的患者，我们建议转诊。**

男性性高潮障碍

有些男性患者发现，他们要么在强烈的性刺激后无法达到性高潮，要么未达到自己或性伴侣的期望就过快地达到性高潮。这些都属于男性性高潮障碍（MOD）。理解任何情况下 MOD 的关键是结合生物社会心理学的方法解释任何使插入阴道后射精潜伏期发生变化的因素。由于涉及多种生物行为反应，射精潜伏期变化无疑是受生物和心理-行为因素的控制。个体射精潜伏期范围不同可能由生物学差异或个体易感性不同造成（例如，通过遗传学可以确定），但是实际的时间长短，取决于当时的环境、心理-行为和配偶的状况[12]。一项事实明确支持这种观点,那就是射精障碍(无论 PE 或 RE)患者性交过程中的射精潜伏期,与手淫的射精潜伏期相比往往大不相同[75]。

延迟射精(RE)

概述和流行病学

世界卫生组织第二次性功能障碍研讨会把 RE 定义为经过充分的性刺激后持续性或反复发作的高潮困难,推迟或者无法达到高潮,而导致患者痛苦[76]。由于正常性交射精潜伏期的变异较大且数据缺乏,RE 的定义不够明确。射精障碍可能是一个终身的(原发性)或后天获得(继发性)的问题。它可以每次性生活都会出现,也可能间歇性或在某种情境下发生。许多继发性 RE 男性可以自慰达到高潮,而另一些患者由于多种原因则无法通过该方法达到高潮。一般来说,文献报道 RE 发病率低,很少超过3%[77—79]。然而,根据临床经验,一些泌尿科医生和性治疗师报告 RE 的发病率逐渐增高[79, 80]。RE 的患病率似乎与年龄中度正相关,这并不奇怪,因为事实上男性的射精功能随着年龄增长有整体降低的趋势。

与患有其他类型 SD 的男性相同,患有 RE 的男性表现出高度的苦恼、焦虑以及因疾病导致的性信心缺乏。此外,男性与配偶间的性关系和非性的关系都受到破坏,混杂生育考虑的负面影响时,情况会更加恶劣。另外,伴随着其他性功能障碍的出现,患有 RE 的男性通常性交次数减少[14]。患有 RE 的男性与其他性功能能障碍不同而且会影响治疗的特征,患者通常很少有或没有勃起或保持勃起的困难;事实上,RE 患者往往能够保持较长时间的勃起。然而,至少与性功能正常男性相比较,具有良好勃起的 RE 患者的主观性唤起的水平低[81]。

病因学

延迟射精是抗抑郁药物的常见副作用,特别是 SSRIs。其次的原因是睾酮降低或者其他内分泌紊乱。阴茎敏感度降低,大部分与老龄化相关,可能会增加达到快感的难度,但不是主要原因[82, 83]。射精反射的敏感度发生改变可能是一个因素。射精反应和潜伏期主要是受中枢神经(认知-情感-唤起)的影响,而非简单脊髓反射占主导地位[84]。

心理病因可能包括:焦虑表现、抑郁症、愤怒、对性行为或者对特定的性伴侣有罪恶感、感情问题或敌视配偶、性交创伤史、宗教负罪感或正统信仰、长期对阉割或怀孕的恐惧导致的条件反应、体外射精避孕史、性别认同问题、文化因素和/或配偶不配合[9, 51, 66]。

许多与行为、心理和夫妻关系相关的因素,似乎是这些患者难以达到性高潮的原因。有趣的是,有关证据表明,手淫的频率和方式可能是 **RE** 的诱发因素,大部分性交 **RE** 男性有特殊手淫方式[85—89]。最后,与配偶性生活的评价/表现方面往往造成男性"性表现焦虑",这可能是导致 RE 的一个因素。这种焦虑通常源于男性对自身表现不够自信,感觉缺乏吸引力(身体形象),不能让配偶得到满足,不能体验自我效能的整体感,缺乏竞争力[23,43]。不能射精而处于焦虑状态的男性，注意力会从加强性唤起的色情刺激移开。"射精表现"焦虑会干扰对生殖器的性刺激，导致性兴奋和唤起的程度不足以达到高潮（虽然比足够维持勃起要多）。射精延迟很可能是机体和 PSCFs 相互作用的结果[14]。

配偶问题和不育

虽然其他一些配偶相关的问题可能会影响男性射精的兴趣和能力，需要特别注意两点：生育/怀孕和愤怒/怨恨。关于怀孕，女人的"生物钟"的压力往往是最初的治疗动力。当他们的计划受到怀孕可能的干扰，男女通常都会对怀孕有很强的抵触情绪。如果泌尿科医师或其他医疗专业人员（HCP）怀疑患者的 RE 是由于担心怀孕引起的，可以询问患者避孕状态下性交（包括安全套）射精能力，而并非"无保护"的性行为。这项检查有助于了解哪项心理障碍是主要因素：怀孕还是焦虑表现。无论如何均可排除重大的器质性病因的可能性。HCP 可以关注于治疗，至少暂时集中在引起成功和/或表现焦虑的矛盾情绪潜在的问题。解决此类问题往往需要与男性患者或者偶尔与其配偶进行个体指导。男性对配偶的愤怒（表达出的和未表达的）是否与不育相关是一项重要的因果因素，应进行个体咨询或者夫妻共同咨询。愤怒对催情有很大的负面影响，有些男性因为生配偶的气，而避免性接触，有些人可能尝试性接触，但仅有中度性唤起，无法维持勃起和/或到达高潮[14]。

诊断和治疗

有的泌尿外科医生认为延迟射精难以治疗，但是有些性治疗师则报道有较高的治疗成功率，接近 70%～80%[12,78]。延迟射精的治疗往往需要注意患者潜在的身体健康状况，停止用药和/或酒精、烟草以及毒品。

性治疗师关注的性心理评估至关重要，通常首先与其他性功能障碍问题区分开，并评估患者在何种状态下能够射精。我们要特别关注问题的进展过程，包括发病诱因和引起改善或恶化的因素，特别是与性心理唤起相关的问题。我们需要询问患者感知配偶的吸引力、性行为过程中的幻想、焦虑以及性交和手淫方式。与以上问题相一致，所有对患者应该询问：（1）"自慰的频率？"（2）"如何手淫？"

我们现在关注对手淫再培训，并将其融入性治疗[33,78,90-93]。正如 Perelman 所描述，手淫是一种与配偶性爱的"彩排"。通过告知患者，他的问题仅仅是"没有排练他打算扮演的角色"的反映，可以最小化与此问题相关的羞辱感，进而能够获得病人的合作[14]。当然，自慰培训只是一种手段而不是目的，目前大部分 RE（原发性或继发性）治疗技术的目标，不仅仅是提供更强烈的刺激，而是激发更高水平的性心理唤起，最终在满意的性体验范围内达到性高潮。

对于继发性 RE 的患者，生育专家应首先告知患者暂停手淫行为，并限定仅在性交的情况进入性高潮。除了暂停手淫行为，还应鼓励患者在性交时进行性幻想和做一些肢体动作，以帮助其达到近似于既往手淫状态下的想法和感觉。继发性 RE 的患者通过阴茎振动刺激可以提供足够的刺激强度恢复其到达性高潮的能力[94]。

当延迟射精影响生育时,我们可以采用电刺激取精或睾丸活检来获取精子,进行人工授精或者 IVF[95]。然而,此解决方案仅推荐在已排除或者成功治愈患者社会心理疾患情况下采用。大多数不育夫妇在寻求不育症治疗过程中抵触社会心理治疗,他们认为这是浪费时间。

早泄(PE)

概述和流行病学

早泄(premature ejaculation,PE)是一种常见的性功能障碍,严重影响男性、其配偶以及夫妻关系,有时会影响其所有关系。PE 或射精控制力不足是无法自主控制延缓自身射精反射的发生,因此当男性性唤起或性兴奋达一定水平,在插入阴道不久,甚至未插入阴道,就快速射精。DSM-IV 避开了客观标准,并要求以临床判断作为患者痛苦或与他人接触困难的决定性因素。目前人们对 PE 的定义、流行病学以及病因学有很大的争议[96]。

基于美国和国际大样本的调查,PE 的患病率为 16%～60%[77,97,98]。Shindel 等[16]发现,不育患者中 PE 的发病率较高(50%)。PE 可能是先天性的或后天性的,它可以一直存在或仅在某些情况下发生。**阴道外 PE 与不育症最相关,幸运的是这个问题在全球也极为罕见,估计发病率最高仍低于 3%[99]。**

病因学

PE 的病理生理学尚不完全清楚,很显然器质性和心理性因素在 PE 的病因学中都可能发挥作用[36]。器质性因素建议首先考虑以下方面:(1)中枢效应,如 5-羟色胺(5-HT)受体超敏性;(2)性激素;(3)性唤起能力变异,或射精反射过于敏感;(4)疾病:主要是前列腺炎(罕见)。

心理因素(除了习得反应)也可能与不育相关但强调的是以生育为目的的性生活;男性(或配偶)尝试使性接触时间尽可能缩短;或习惯性地快速射精,为不育症治疗提供所需标本[9]。最后,从进化角度看,射精潜伏期与人类其他特征一样呈现正态分布,射精快速的更为普遍,而阴道外射精极其罕见[100,101]。我们必须记住,生物变异与病理不同,当射精作为首要问题考虑时,生育问题会层出不穷[92]。

夫妻关系/配偶问题

夫妻关系问题和其他社会心理事件/压力可能导致 PE,尤其是继发和/或情境性 PE 应考虑上述因素。此外,PE 的困扰经常会蔓延到患者的性伴侣。男性的性焦虑,性自信降低,以及亲密关系的中断(这往往是由于患者较短的潜伏期引起的自身或其性伴侣的反应),进而影响双方的性与非性关系质量[97,100,102]。因此,我们要把患有 PE 的男性、其性伴侣,以及夫妻关系作为一个整体才能有效的进行 PE 的诊断和治疗,以改善性功能和生活质量。

诊断和治疗

不幸的是，由于患者不愿与医生探讨 PE 的问题，而临床医生也不愿询问患者存在的有关的性功能障碍，同时我们缺乏普遍的、经过验证的诊断标准，所以很多 PE 可能仍未能确诊[48, 102—104]。

一旦确定患者担心射精功能问题，性治疗师将获得重点突出的性生活史，以全面了解患者的问题。最初可能的问题是："你认为什么是 PE?""你从插入到射精要多久（一旦插入，持续多久射精）"性治疗师会询问更深入的问题，包括对潜在的社会心理、生理因素及成功治疗障碍的探询。在这种性状态检查方法中，性治疗师要对直接原因和已知的病史，以及它的特征都要加以确认[33]。当然，必须确定患者是否能够识别他的感觉前兆（PS）。当尝试减轻 PE 的症状时，性治疗师需结合社会心理因素和药物治疗并使用射精临界点的概念模型，后续常规再评估，以优化治疗效果，减少复发[12]。

有意识地延迟射精过程不但需要识别射精前兆（例如：睾丸上升、肌肉紧张与呼吸加促），而且在射精前要有认知/行为反应[12]。PE 患者要在射精前兆前，学着回拨他们的心理的和/或生理的唤起，降至射精阈值下，以达到真正控制射精[105]。

因为目前没有经过美国 FDA 认证的治疗 PE 的药物，所以药物治疗是治疗其他疾病的适应证之外的用法，例如治疗抑郁和 ED 的药物。目前可用的药物治疗选择包括局麻药、选择性 5-羟色胺再摄取抑制剂（SSRIs）、PDE-5 抑制剂。局麻药如利多卡因/普鲁卡因软膏，临床有一定的治疗效果[106]。SS 软膏混合 9 种东方草本药物，也有报道可以延长射精潜伏期[107]。然而，这些治疗方案通常较麻烦，干扰自发反应，并且破坏自我感知，有些方法可能会造成阴茎麻木[106]。临床观察发现 SSRIs 治疗抑郁症时，药物的副作用或导致延迟射精[62, 108—110]，随着射精潜伏期的研究，人们发现了 5-羟色胺在射精反应中的作用，进而在适应证外用于治疗 PE[62]。然而，传统的长效 SSRIs 往往需要长期每日服用，才能达到延长射精潜伏期的最佳疗效[111]。这种剂量的治疗会引起典型的 SSRI 药物的副作用，包括恶心、性欲减退和 ED[62, 108—110]。此外，有数据显示，性功能方面的副作用可能无法解决并造成潜在的不可逆的损害，并且 SSRI 药物对男性生育有不利影响[112]。**一般来讲，结合性心理教育加上低剂量的 SSRIs，可以提供最有效的治疗**[12]。

性交痛

男性的性交痛是指性活动中任何形式的疼痛（也称为男性性交疼痛），并通常按照疼痛发生的时间分为：勃起疼痛；插入疼痛；或射精痛。遗憾的是男性性交疼痛的文献报道较少。男性性交痛罕见，通常是由器质性病变如感染，包皮过紧，或会阴部肌肉的痉挛引起[71]。如阴茎硬结症，阴茎、包皮、睾丸、尿道、前列腺等尿路感染或炎症都可引起性交疼痛。然而疼痛通常在排尿过程出现，而不是性交过程中。有些男性射精后出现疼痛，与射精管梗阻有关。还少见子宫内避孕器的尾部划伤阴茎头部引起的疼痛。男性有时因为接触到阴道内的避孕泡沫或者避孕药膏引起刺激性疼痛[9]。

特殊问题

伦理困境

正接受不育症治疗的患有性功能障碍的夫妇面临的一项伦理困境是：进行不育治疗需要避免性生活与性功能障碍治疗的矛盾。举例来说，一对尚未完婚、性厌恶、或原发性性功能障碍的夫妻可能需要人工授精、试管婴儿或第三方生育帮助怀孕。有些夫妇治疗周期中出现性功能障碍、性回避、无法获取 IVF 或人工授精所需的精子标本，或者在治疗过程中出现其他性功能问题，例如夫精人工授精需要解决夫妻的性生活困难。

拒绝或延迟治疗的问题，往往置医疗人员于真正的两难境地，尤其是如果夫妇对亲子关系的执迷和固恋会混淆他们对自己婚姻、家庭、未来的孩子和他们自身的判断[9]。另一方面，ART 无需性交就可生育，这减轻了患者的焦虑和苦恼，让性交成为亲密关系重要的部分。虽然一些不育合并性功能障的患者进行不育治疗，但药物治疗同时应结合心理治疗和/或性治疗，需要强调不育夫妇的性健康的重要性。

不育症夫妇性功能障碍的预防

预防性功能障碍可能需要药物治疗或协调夫妻关系。有时最有效的方法是解决这对夫妇的性关系，尤其是询问双方共同存在的性问题，不论是否涉及到不育。（医护人员）评估一对夫妇在治疗过程中出现的优点和缺点是很重要的，可以预防加剧性生活困难的潜在因素。出于同样的原因，我们需要尽最大努力去调整夫妇的性问题治疗计划，适应其宗教文化。例如，帮助一名男性获得精液标本时，允许他的妻子参与或制造氛围（如：提供色情书籍、音响、耳机、或更隐蔽的特殊房间）。

如果允许讨论这些问题，夫妇们尤其是经常羞于讨论这些问题的男性常常会感觉放松。对于这些夫妇来说，预防这一问题可以涉及基础教育；提供有用的提示；鼓励他们去和医生、不育症指导师和/或性治疗师讨论自身的问题。这也可以使性问题正常化，减少罪恶和羞耻感，帮助他们理解性生活问题的本质。以这种方式，他们的性生活会变得有效，鼓励他们不要为了怀孕、生育或不育症治疗牺牲性生活。

对于不严重的问题，我们可以鼓励夫妇保持性生活的满足感和乐趣。夫妇们可能希望探索非性交方式的性表达，如按摩、性感集中训练，来增强身体接触和非性交的愉悦。

虽然预防性危机应该是所有不育症医护人员和夫妇的共同目标，但事实往往并非如此。不育症夫妇总是关注如何怀孕，他们认为怀孕了就可以解决所有的问题，他们的性生活也会恢复到生病前的状态。当然不孕咨询师不可能帮助夫妇理解如果怀孕可能会进一步损害个人、夫妻或家庭功能，会对他们的性关系造成额外的影响。

结论：转诊、会诊、协作？

很显然，与不育症的治疗相关的压力、心理需求和机体侵入性操作可影响患者自我性形象、性欲和性能力。对于许多夫妻，性爱是连接彼此情感的最佳途径之一，而当性生活与失败、沮丧、愤怒和怨恨联系在一起时，这一重要途径则不复存在。无论性功能障碍是既往存在或不育症治疗的副作用，它都会是一个毁灭性的并令人沮丧的问题，可加剧不能生育的失望和药物治疗的痛苦。很多时候，不育夫妇的性问题都被简单的忽略或最小化，因为他们认为其能够自己解决问题，或认为这几乎没有长远的影响。不幸的是，尽管一些性问题可能会在不育问题解决时消失，而性功能障碍在治疗结束或生育完成后却可能持续存在，甚至变得更加严重[113, 114]。

根据不同的舒适度、偏好、资源和有效性，医生可能会选择治疗或转诊给性治疗师和/或不育心理健康专家[9, 33]。当然，夫妻关系问题越多，婚姻冲突的程度越深，患者-配偶的性教育就越有可能成功地增强治疗效果。由于深层次的心理和情感问题导致SD的患者可能不适合单纯药治疗，而因高龄或有身体疾病相关的器质性患者仅仅性或者不育宣教则无法治疗。性治疗师和不育咨询师与开处方药物的医生协同作用可以治愈一些先前单纯宣教治疗无效的患者。相反的，在个体患者的自身STP模型的背景下，宣教将帮助医生使药物治疗的效果最佳化[36]。

本章要点

- 性功能障碍可能是不孕不育的发病因素，也可能成为不育症治疗导致的后果。

- 受不育症困扰的夫妇开始把受孕失败与性生活障碍联系在一起，并对性生活产生抵触情绪。这些负面情绪带来的痛苦被认为与性欲减低、勃起功能障碍、早泄和延迟射精男性性功能障碍有关。

- 久而久之，不育夫妇中的男方明显缺乏性欲，夫妻关系压力更大，性功能更差。一般来说，不育男性控制射精的能力变差，对自己在性生活中的表现不甚满意。不育男性ED、忧郁症状、不自信、焦虑等症状的发生率更高，性关系更差。

- 任何病史和/或性生活史，特别是不育相关的病史，必须明确夫妇性交过程中是否有阴道内射精。

- 我们最好提供成功整合身体和心理因素的联合治疗方法来处理性功能障碍；通过多学科团队或技艺精湛的医生采用性指导模型以提供最优化的治疗方案。经验丰富并且积极主动的生育专家，往往会提供所需的额外的辅导宣教，或者他们会转诊给性治疗师。

- STP病因学模型提供了全面认识PSCFs与SD的药物和手术治疗相互影响的基础。

- 勃起功能障碍是因性功能障碍导致男性不育的最重要原因，尽管男性（和/或性伴侣）很少向医护人员公开该问题。许多患者通过使用PDE5抑制剂加上性辅导会恢复勃起功能。如前所述，对存在比较严重躯体疾病或者广泛的社会心理问题的患者，我们建议转诊。

- 延迟射精是抗抑郁药物的常见副作用,特别是 SSRIs。其次的原因是睾酮降低或者其他内分泌紊乱。许多与行为、心理和夫妻关系相关的因素似乎是这些患者难以达到性高潮的原因。有趣的是,有关证据表明,手淫的频率和方式可能是 RE 的诱发因素,大部分性交 RE 男性报道有特殊手淫方式。延迟射精的治疗往往需要注意患者潜在的身体健康状况,停止用药和/或酒精、烟草以及毒品。有的泌尿外科医生认为延迟射精难以治疗,但是有些性治疗师的报道有较高的治疗成功率,接近 $70\%\sim80\%$。
- 阴道外 PE 与不育症最相关,幸运的是这个问题在全球也极为罕见,估计发病率低于 3%。

(田汝辉　刘玉林　李　朋　陈　见　译)

参考文献

1. Smith JF, Walsh TJ, Shindel AW, et al. Sexual, marital, and social impact of a man's perceived infertility diagnosis. J Sex Med 2009;6: 2505 - 15.

2. Andrews FM, Abbey A, Halman LJ. Is fertility-problem stress different? The dynamics of stress in fertile and infertile couples. Fertil Steril 1992;57: 1247 - 53.

3. Domar AD, Zuttermeister PC, Friedman R. The psychological impact of infertility: A comparison with patients with other medica conditions. J Psychosom Obstet Gynaecol 1993;14 (Suppl): 45 - 52.

4. Lenzi A, Lombardo F, Salacone P, Gandini L, Jannini EA. Stress, sexual dysfunctions, and male infertility. J Endocrinol Invest 2003;26: 72 - 6.

5. Laumann EO, Nicolosi A, Glasser DB, et al. Sexual problems among women and men aged 40 - 80 y: Prevalence and correlates identifi ed in the Global Study of Sexual Attitudes and Behaviors. Int J Impot Res 2005;17: 39 - 57.

6. Whiteford LM, Gonzalez L. Stigma: the hidden burden of infertility. Soc Sci Med 1995;40: 27 - 36.

7. Nene UA, Coyaji K, Apte H. Infertility: A label of choice in the case of sexually dysfunctional couples. Patient Educ Couns 2005;59: 234 - 8.

8. Keye WR. The impact of infertility on psychosexual function. Fertil Steril 1980;34: 308 - 9.

9. Burns LH. Sexual counseling and infertility. In Burns LH, Covington SN, eds. Infertility Counseling: A Comprehensive Handbook for Clinicians. New York: Parthenon Publishing; 2006: 212 - 35.

10. Irvine SCE. Male infertility and its effect on male sexuality. Sex Rel Ther 1996;11: 273 - 80.

11. Nachtigall RD, Becker G, Wozny M. The effects of gender-specific diagnosis on men's and women's response to infertility. Fertil Steril 1992;57: 113 - 21.

12. Perelman MA. A new combination treatment for premature ejaculation: A sex therapist's perspective. J Sex Med 2006;3: 1004 - 12.

13. Perelman MA. Integrated sex therapy: A psychosocial-cultural perspective integrating behavioral, cognitive, and medical approaches. In Carson CC, Kirby RS, Goldstein I, Wyllie MG, eds. Textbook of Erectile Dysfunction. London: Informa Healthcare; 2008: 298 - 305.

14. Perelman MA, Rowland DL. Retarded ejaculation. World J Urol 2006;24: 645 - 52.

15. Seidman SN, Roose SP, Menza MA, Shabsigh R, Rosen RC. Treatment of erectile dysfunction in

men with depressive symptoms: Results of a placebo-controlled trial with sildenafi l citrate. Am J Psychiatry 2001;158: 1623 - 30.

16. Shindel AW, Nelson CJ, Naughton CK, Ohebshalom M, Mulhall JP. Sexual function and quality of life in the male partner of infertile couples: Prevalence and correlates of dysfunction. J Urol 2008;179: 1056 - 9.

17. Berg BJ, Wilson JF. Psychological functioning across stages of treatment for infertility. J Behav Med 1991;14: 11 - 26.

18. Khademi A, Alleyassin A, Amini M, Ghaemi M. Evaluation of sexual dysfunction prevalence in infertile couples. J Sex Med 2008;5: 1402 - 10.

19. Abbey A, Andrews FM, Halman LJ. Provision and receipt of social support and disregard: What is their impact on the marital life quality of infertile and fertile couples? J Pers Soc Psychol 1995; 68: 455 - 69.

20. Monga M, Alexandrescu B, Katz SE, Stein M, Ganiats T. Impact of infertility on quality of life, marital adjustment, and sexual function. Urology 2004;63: 126 - 30.

21. O'Brien JH, Lazarou S, Deane L, Jarvi K, Zini A. Erectile dysfunction and andropause symptoms in infertile men. J Urol 2005;174: 1932 - 4; discussion 1934.

22. Kedem P, Mikulincer M, Nathanson YE, Bartoov B. Psychological aspects of male infertility. Br J Med Psychol 1990;63: 73 - 80.

23. Zilbergeld B. The New Male Sexuality. New York: Bantam Books; 1999.

24. Mazor MD. Emotional reactions to infertility. In: Mazor MD, Simons HF, eds. Infertility: Medical, Emotional and Social Considerations. New York: Human Science Press; 1984: 23 - 35.

25. Zoldbrod AP. Men, Women, and Infertility: Intervention and Treatment Strategies. New York: Lexington Books; 1993.

26. Applegarth LD, Grill EA. Psychological issues in reproductive disorders. In Chan P, Goldstein M, Rosenwaks Z, eds. Reproductive Medicine Secrets. Philadelphia: Hanley & Belfus; 2004: 391 - 402.

27. Daniluk JC. Women's Sexuality Across the Lifespan: Challenging Myths, Creating Meanings. New York: Guilford Press; 1998.

28. Leiblum SR. Love, sex and infertility: The impact of infertility on couples. In Leiblum SR, ed. Infertility: Psychological Issues and Counseling Strategies. New York: Wiley; 1997: 149 - 66.

29. Perelman MA. The impact of relationship variables on the etiology, diagnosis and treatment of erectile dysfunction. Advances in Primary Care Medicine: Clinical Update 2007;3: 3 - 6.

30. Berger DM. Impotence following the discovery of azoospermia. Fertil Steril 1980;34: 154 - 6.

31. Saleh RA, Ranga GM, Raina R, Nelson DR, Agarwal A. Sexual dysfunction in men undergoing infertility evaluation: A cohort observational study. Fertil Steril 2003;79: 909 - 12.

32. Bachmann GA, Leiblum SR, Grill J. Brief sexual inquiry in gynecologic practice. Obstet Gynecol 1989;73: 425 - 7.

33. Perelman MA. Sex coaching for physicians: Combination treatment for patient and partner. Int J Impot Res 2003;15 (Suppl 5): S67 - 74.

34. Perelman MA. The impact of the new sexual pharmaceuticals on sex therapy. Curr Psychiatry Rep 2001;3: 195 - 201.

35. Althof SE. New roles for mental health clinicians in the treatment of erectile dysfunction. J Sex Educ Ther 1998;23: 229 - 31.

36. Perelman MA. Combination therapy for sexual dysfunction: Integrating sex therapy and pharmacotherapy. In Balon R, Segraves RT, eds. Handbook of Sexual Dysfunction. Boca Raton:

Taylor & Francis; 2005: 13 - 41.

37. Perelman MA. Abstract #121: The sexual tipping point: A model to conceptualize etiology & combination treatment of female & male sexual dysfunction. J Sex Med 2006;3: 52.

38. Rosen RC. Psychogenic erectile dysfunction: Classification and management. Urol Clin North Am 2001;28: 269 - 78.

39. Perelman MA. Rehabilitative sex therapy for organic impotence. In Segraves T, Haeberle E, eds. Emerging Dimensions of Sexology. New York: Praeger Publications; 1984: 181 - 8.

40. Althof SE. When an erection alone is not enough: Biopsychosocial obstacles to lovemaking. Int J Impot Res 2002;14 (Suppl 1): S99 - 104.

41. McCarthy BW. Relapse prevention strategies and techniques with erectile dysfunction. J Sex Marital Ther 2001;27: 1 - 8.

42. Rosen RC, et al. The process of care model for evaluation and treatment of erectile dysfunction. The Process of Care Consensus Panel. Int J Impot Res 1999;11: 59 - 70; discussion 70 - 4.

43. Althof SE, Leiblum SR, Chevert-Measson M, et al. Psychological and interpersonal dimensions of sexual function and dysfunction. In Lue TF, Basson R, Rosen R, Giuliano F, Khoury S, Montorsi F, eds. Sexual Medicine: Sexual Dysfunctions in Men and Women. Paris: Health Publications; 2004: 73 - 115.

44. Latini DM, Penson DF, Lubeck DP, et al. Longitudinal differences in disease specific quality of life in men with erectile dysfunction: Results from the Exploratory Comprehensive Evaluation of Erectile Dysfunction study. J Urol 2003;169: 1437 - 42.

45. Son H, Park K, Kim SW, Paick JS. Reasons for discontinuation of sildenafi l citrate after successful restoration of erectile function. Asian J Androl 2004;6: 117 - 20.

46. Chun J, Carson CCr. Physician-patient dialogue and clinical evaluation of erectile dysfunction. Urol Clin North Am 2001;28: 249 - 58, viii.

47. Klotz T, Mathers M, Klotz R, Sommer F. Why do patients with erectile dysfunction abandon effective therapy with sildenafi l (Viagra)? Int J Impot Res 2005;17: 2 - 4.

48. Shabsigh R, Perelman MA, Laumann EO, Lockhart DC. Drivers and barriers to seeking treatment for erectile dysfunction: A comparison of six countries. BJU Int 2004;94: 1055 - 65.

49. Perelman MA. The sexual tipping point: A mind/body model for sexual medicine. J Sex Med 2009;6: 629 - 32.

50. Perelman MA. Psychosocial history. In Goldstein I, Meston CM, Davis SR, Traish AM, eds. Women's Sexual Function and Dysfunction: Study, Diagnosis and Treatment. London: Taylor and Francis; 2006: 336 - 42.

51. Kaplan HS. The Evaluation of Sexual Disorders: Psychologic and Medical Aspects. New York: Brunner/Mazel; 1995.

52. Perelman MA. Psychosocial evaluation and combination treatment of men with erectile dysfunction. Urol Clin North Am 2005;32: 431 - 45, vi.

53. Dunn ME, Althof SE, Perelman MA. Phosphodiesterase type 5 inhibitors' extended duration of response as a variable in the treatment of erectile dysfunction. Int J Impot Res 2007;19: 119 - 23.

54. Perelman MA. Sex and fatigue. Contemp Urol 1994;6: 10 - 12.

55. Seidman SN, Roose SP. Sexual dysfunction and depression. Curr Psychiatry Rep 2001;3: 202 - 8.

56. Balon R, Yeragani VK, Pohl R, Ramesh C. Sexual dysfunction during antidepressant treatment. J Clin Psychiatry 1993;54: 209 - 12.

57. Nurnberg HG, Hensley PL, Gelenberg AJ, et al. Treatment of antidepressant-associated sexual dysfunction with sildenafi l: A randomized controlled trial. JAMA 2003;289: 56 - 64.

58. Segraves RT, Croft H, Kavoussi R, et al. Bupropion sustained release (SR) for the treatment of hypoactive sexual desire disorder (HSDD) in nondepressed women. J Sex Marital Ther 2001;27: 303 – 16.

59. Gagnon JH, Rosen RC, Leiblum SR. Cognitive and social aspects of sexual dysfunction: Sexual scripts in sex therapy. J Sex Marital Ther 1982;8: 44 – 56.

60. Hatzichristou D, Rosen RC, Broderick G, et al. Clinical evaluation and management strategy for sexual dysfunction in men and women. J Sex Med 2004;1: 49 – 57.

61. Association AP. Diagnostic and Statistical Manual of Mental Disorders. Washington, DC: American Psychiatric Association; 2000.

62. Crenshaw TL, Goldberg JP. Sexual Pharmacology: Drugs That Affect Sexual Function. New York: WW Norton & Company; 1996.

63. Kaplan HS. Sexual Aversion, Sexual Phobias, and Panic Disorder. New York: Brunner/ Mazel; 1987.

64. Leiblum SR, Rosen RC. S exual Desire Disorders. New York: Guilford Press; 1988.

65. Kaplan HS. The New Sex Therapy. New York: Brunner/Mazel; 1974.

66. Wincze JP, Carey MP. Sexual Dysfunction: A Guide for Assessment and Treatment. New York: Guilford Press; 2001.

67. Bella AJ, Perelman MA, Brant WO, Lue TF. Peyronie's Disease (CME). J Sex Med 2007;4: 1527 – 38.

68. Lue TF, Giuliano F, Montorsi F, et al. Summary of the recommendations on sexual dysfunctions in men. J Sex Med 2004;1: 6 – 23.

69. Riley A. The role of the partner in erectile dysfunction and its treatment. Int J Impot Res 2002;14 (Suppl 1): S105 – 9.

70. Swindle RW, Cameron AE, Lockhart DC, Rosen RC. The psychological and interpersonal relationship scales: Assessing psychological and relationship outcomes associated with erectile dysfunction and its treatment. Arch Sex Behav 2004;33: 19 – 30.

71. Andrews FM, Abbey A, Halman LJ. Stress from infertility, marriage factors, and subjective well-being of wives and husbands. J Health Soc Behav 1991;32: 238 – 53.

72. Weeks GR, Gambescia N. Erectile Dysfunction: Integrating Couple Therapy, Sex Therapy and Medical Treatment. New York: Norton; 2000.

73. Althof S. The patient with erectile dysfunction: Psychological issues. Nurse Pract 2000; Suppl: 11 – 13.

74. Jannini EA, Lombardo F, Salacone P, Gandini L, Lenzi A. Treatment of sexual dysfunctions secondary to male infertility with sildenafi l citrate. Fertil Steril 2004;81: 705 – 7.

75. Rowland DL, Strassberg DS, de Gouveia Brazao CA, Slob AK. Ejaculatory latency and control in men with premature ejaculation: An analysis across sexual activities using multiple sources of information. J Psychosom Res 2000;48: 69 – 77.

76. McMahon CG, Abdo C, Incrocci L, et al. Disorders of orgasm and ejaculation in men. In Lue TF, Basson R, Giuliano F, Khoury S, Montorsi F, eds. S exual Medicine: Sexual Dysfunctions in Men and Women. Paris: Health Publications; 2004: 409 – 68.

77. Laumann EO, Paik A, Rosen RC. Sexual dysfunction in the United States: Prevalence and predictors. JAMA 1999;281: 537 – 44.

78. Perelman MA. Retarded ejaculation. Current Sexual Health Reports 2004;1: 95 – 101.

79. Simons JS, Carey MP. Prevalence of sexual dysfunctions: Results from a decade of research. Arch Sex Behav 2001;30: 177 – 219.

80. Perelman MA. Regarding ejaculation, delayed and otherwise [letter to the editor]. J Androl 2003; 24(4): 496.

81. Rowland DL, Keeney C, Slob AK. Sexual response in men with inhibited or retarded ejaculation. Int J Impot Res 2004;16: 270 - 4.

82. Paick JS, Jeong H, Park MS. Penile sensitivity in men with premature ejaculation. Int J Impot Res 1998;10: 247 - 50.

83. Rowland DL. Penile sensitivity in men: A composite of recent findings. Urology 1998;52: 1101 - 5.

84. Motofei IG, Rowland DL. Neurophysiology of the ejaculatory process: Developing perspectives. BJU Int 2005;96: 1333 - 8.

85. Perelman MA. FSD partner issues: Expanding sex therapy with sildenafi l. J Sex Marital Ther 2002;28 (Suppl 1): 195 - 204.

86. Perelman MA. SMSNA Abstract ♯ 120: Masturbation is a key variable in the treatment of retarded ejaculation by health-care practitioners. J Sex Med 2006;3: 51 - 52.

87. Perelman MA. Idiosyncratic masturbation patterns: A key unexplored variable in the treatment of retarded ejaculation by the practicing urologist. J Urol 2005;173: 340, Abstract 1254.

88. Perelman MA. Unveiling retarded ejaculation. J Urol 2006;175: 430, Abstract 1337.

89. Perelman MA. Integrating sildenafi l and sex therapy: Unconsummated marriage secondary to ED and RE. J Sex Educ Ther 2001;26: 13 - 21.

90. Apfelbaum B. Retarded ejaculation: A much-misunderstood syndrome. In Leiblum SR, Rosen RC, eds. Principles and Practice of Sex Therapy. New York: Guilford Press; 2000: 205 - 41.

91. Perelman MA. Masturbation revisited. Contemp Urol 1994;6: 68 - 70.

92. Perelman MA, McMahon C, Barada J. Evaluation and treatment of the ejaculatory disorders. In Lue T, ed. Atlas of Male SexualDysfunction. Philadelphia: Current Medicine, Inc.; 2004: 127 - 57.

93. Sank LI. Traumatic masturbatory syndrome. J Sex Marital Ther 1998;24: 37 - 42.

94. Perelman MA. Editorial comment. Urology 2007;69: 555 - 6.

95. Witt MA, Grantmyre JE. Ejaculatory failure. World J Urol 1993;11: 89 - 95.

96. McMahon CG, Althof SE, Waldinger MD, et al. An evidencebased definition of lifelong premature ejaculation: Report of the International Society for Sexual Medicine (ISSM) ad hoc committee for the definition of premature ejaculation. J Sex Med 2008;5: 1590 - 606.

97. Rowland DL, Perelman MA, Althof SE, et al. Self-reported premature ejaculation and aspects of sexual functioning and satisfaction. J Sex Med 2005;1: 225 - 32.

98. Shabsigh R. Diagnosing premature ejaculation: A review. J Sex Med 2006; 3 (Suppl 4): 318 - 23.

99. Zargooshi J. Premature ejaculation: Bother and intravaginal ejaculatory latency time in Iran. J Sex Med 2009;6(12): 3478 - 89.

100. Patrick DL, Althof SE, Pryor JL, et al. Premature ejaculation: An observational study of men and their partners. J Sex Med 2005;2: 358 - 67.

101. Waldinger MD, Quinn P, Dilleen M, et al. A multinational population survey of intravaginal ejaculation latency time. J Sex Med 2005;2: 492 - 7.

102. Symonds T, Roblin D, Hart K, Althof S. How does premature ejaculation impact a man's life? J Sex Marital Ther 2003;29: 361 - 70.

103. Aschka C, Himmel W, Ittner E, Kochen MM. Sexual problems of male patients in family practice. J Fam Pract 2001;50: 773 - 8.

104. Montague DK, Jarow J, Broderick GA, et al. AUA guideline on the pharmacologic management of premature ejaculation. J Urol 2004;172: 290 - 4.

105. Perelman MA. Treatment of premature ejaculation. In Leiblum S, Pervin L, eds. Principles and Practice of Sex Therapy. New York: Guilford Press; 1980: 199 - 233.

106. Atikeler MK, Gecit I, Senol FA. Optimum usage of prilocainelidocaine cream in premature ejaculation. Andrologia 2002;34: 356 - 9.

107. Xin ZC, Choi YD, Lee SH, Choi HK. Efficacy of a topical agent SS-cream in the treatment of premature ejaculation: Preliminary clinical studies. Yonsei Med J 1997;38: 91 - 5.

108. Montejo-Gonzalez AL, Llorca G, Izquierdo JA, et al. SSRIinduced sexual dysfunction: Fluoxetine, paroxetine, sertraline, and fluvoxamine in a prospective, multicenter, and descriptive clinical study of 344 patients. J Sex Marital Ther 1997;23: 176 - 94.

109. Rosen RC, Lane RM, Menza M. Effects of SSRIs on sexual function: A critical review. J Clin Psychopharmacol 1999;19: 67 - 85.

110. Waldinger MD, Berendsen HH, Blok BF, Olivier B, Holstege G. Premature ejaculation and serotonergic antidepressants-induced delayed ejaculation: The involvement of the serotonergic system. Behav Brain Res 1998;92: 111 - 8.

111. McMahon CG. Treatment of premature ejaculation with sertraline hydrochloride: A single-blind placebo-controlled crossover study. J Urol 1998;159: 1935 - 8.

112. Csoka A, Bahrick A, Mehtonen OP. Persistent sexual dysfunction after discontinuation of selective serotonin reuptake inhibitors. J Sex Med 2008;5: 227 - 33.

113. Boxer AS. Infertility and sexual dysfunction. Infertil Reprod Med Clin North Am 1996;7: 565 - 75.

114. Burns LH. An overview of sexual dysfunction in the infertile couple. J Fam Psychother 1995;6: 25 - 46,74.

第九部分

辅助生殖技术

第二十六章

体外受精

Zev Williams Hey-Joo Kang Zev Rosenwaks

体外受精的背景和历史

1977 年,胚胎学家 Robert Edwards 和妇科医生 Patrick Steptoe,通力合作成功完成世界首例体外受精(in vitro fertilization,IVF)治疗[1]。IVF 当时被用来治疗不可逆的输卵管性不孕,并且需要在全身麻醉下腹腔镜取卵。此后,IVF 的流程极大地优化,使得能以更小创伤、更高效率,来治疗多种病因导致的不孕。

"辅助生殖技术"(assisted reproductive technology,ART)一词包括 IVF 以及其他需要对卵子进行操作的衍生技术,包括配子输卵管内移植(gamete intrafallopian transfer,GIFT),合子输卵管内移植(zygote intrafallopian transfer,ZIFT)和胚胎输卵管内移植(tubal embryo transfer,TET);这些技术由于需要在腹腔镜下进行,再加之 IVF 和胚胎培养的技术优势,现在已很少使用。过去的二十年,试管婴儿技术已经见证了数次重要的革命性进展,已经应用于治疗被视为无法治愈的疑难不孕症。这些改进包括:卵胞浆内单精子注射(intracytoplasmic sperm injection,ICSI)进行辅助受精;从睾丸或附睾提取精子技术革新(显微取精或 MESA);胚胎操作技术的进步,如辅助孵化和植入前遗传学诊断(pre-implantation genetic diagnosis,PGD)需要的卵裂球活检。此外,试管婴儿技术的推广,使得那些由于卵子异常和卵巢早衰而不能妊娠的妇女,可以接受捐赠卵子的治疗。同样,对于那些子宫缺如或者患有禁忌疾病女性,也可通过代孕进行治疗。

在泌尿外科临床实践中,熟悉辅助生殖技术正日益成为患者咨询的一个重要方面。本章旨在向生殖泌尿外科医生提供不孕夫妇咨询的必要的信息。为此,我们将阐述女性评价方法,并且严格综述具体治疗方法的理由和价值。

不孕不育患病率

不孕症的医学定义为未采取任何避孕措施 1 年,性生活正常而没有成功妊娠。如果女性年龄大于 35 岁,强烈建议经过 6 个月指导同房后寻求治疗,因为随着年龄增大,生殖能力也在下降。

由于自愿使用避孕激素、输卵管绝育和阻隔避孕装置，统计不孕不育的全球发病率很困难。在 Thonneau 及其同事[2]完成的研究中，根据法国三个独立区域的特定年龄就诊的不孕不育患者的数据进行估计，有 14.1% 的育龄妇女进行过生育治疗。这是一个保守估计，因为它排除了偏远地区的妇女，以及那些因为贫穷而无法就医的妇女。在美国，全国性的不孕不育数据，由全国家庭调查每 6 年统计一次[3]。基于这些数据，不孕不育的发生率在过去 40 年中一直徘徊在 13%～14%，并强调了辅助生殖服务对于那些想拥有自己遗传学后代的夫妇的重要性。

ART 的适应证

在没有输卵管疾病或严重的男性因素的情况下，符合不孕不育诊断标准的年轻夫妇应先尝试促排卵和宫腔内人工授精，若失败再考虑进行 ART 的治疗。**虽然 IVF 最初的适应证是输卵管因素不孕，但是后来适应证已经大为扩展，包括子宫内膜异位症、男性因素不育、特发性不育症、卵巢储备功能下降，以及那些其他治疗措施失败的低生育力妇女。**

输卵管因素不孕

输卵管由苗勒氏管发育而成，并且由四个不同区域组成。从子宫体中间向外侧延伸的是角膜或间质部，其次是峡部、壶腹部，最后是漏斗部。通过节律运动，漏斗部的输卵管伞捡拾排出的卵子，并送入输卵管的壶腹部。卵子在壶腹部停留大约 24～36 小时，直到受精发生。输卵管壶腹部也是自愿输卵管绝育手术中进行灼烧或结扎的理想部位。

虽然通过显微外科手术的方法，进行输卵管的复通可获得大于 50% 的妊娠率，而并不增加多胎妊娠率，但是对于其他原因的输卵管因素不孕的手术治疗的成功率可能要低得多[4]。自愿输卵管绝育手术史的年轻女性，仍然是显微外科再吻合术的最佳人选。然而，因为外科手术的成功率随着时间延长而降低，如果夫妻一年后还没有妊娠，应重新考虑 IVF 治疗。

对于年龄大于 37 岁的女性，以自然妊娠为目的的手术矫正应慎重考虑，因为与年龄相关的生殖能力的变化，再去尝试一年之久的自然受孕可能在时间上不允许。大多数其他由盆腔炎或者子宫内膜异位引起的输卵管梗阻病例，IVF 可获得更高的妊娠率，因此是治疗的首选。

基于解剖学位置不同的输卵管疾病分类，对应不同的治疗措施。腹腔镜手术和子宫输卵管造影术-荧光透视显影的出现，使得妇科医生可以精确地找出这些差异。**可以根据梗阻的位置，处于输卵管的近端还是远端，来诊断输卵管疾病，并且可以根据是否同时存在输卵管积水来进行亚分类。**

远端输卵管疾病

严重的远端输卵管疾病患者,经过手术治疗后自然妊娠的情况非常罕见。IVF 应作为这些病人的一线治疗方案。对于这些患者,更具争议的问题是,在 IVF 治疗前是不是必须手术去除输卵管。输卵管积水是指输卵管内充满液体,近端畅通而远端阻塞,从而使积液逆行进入子宫腔。输卵管积水的潜在不利影响理论包括胚胎毒性、着床窗口期由于液体积累而损害了胚胎-子宫内膜的交互对话,以及内膜容受性标志分子的改变[5,6]。尽管存在这些输卵管积水产生潜在负面效应的理论观点,但其真实的影响未知。

为了减少输卵管积水的任何潜在的不利影响,许多医生主张手术切除或输卵管近端闭合。一些研究报道在 IVF 之前进行外科手术干预可以提高 IVF 的成功率,表明阻止液体逆行进入宫腔能改善着床的环境[7—10]。前瞻性研究比较输卵管积水未治疗组和经过预期治疗组的 IVF 结局,发现手术干预组的 IVF 结局的改善在双侧输卵管积水病人以及超声观察显示显著膨胀的病人最为显著[11,12]。还应当指出,一些研究发现在输卵管切除后妊娠率并无改善;因此,在 IVF 开始之前的治疗决策应个体化[13]。

近端输卵管疾病

通过子宫输卵管造影术(hysterosalpingography,HSG)对近端输卵管疾病的初步诊断应该通过支持性研究加以证实。肌层的输卵管痉挛可能被误判为近端闭塞。应给患者进行一次重复的输卵管造影或直视下的腹腔镜染料检查。如果得到证实,可以通过透视下顺行插管、腹腔镜下输卵管通液或宫腔镜下输卵管插管术等努力解决梗阻。如果患者拒绝干预或者尝试输卵管通畅不成功,试管婴儿是首选治疗方法。

男性因素不孕

在所有寻求生育治疗的夫妇中,有 20% 精液参数存在异常。还有另外 27% 的夫妇,男性因素也在不孕不育中起作用。如果配偶年龄不大,在启动辅助生殖治疗之前,应首先尝试通过药物或手术治疗来改善精液参数。然而,我们应该认识到,即使经过治疗,每次射精的前向运动精子总量若少于五百万,自然妊娠不太可能。

当精液参数异常相对较轻,并且输卵管畅通的情况下,宫腔内人工授精(intrauterine insemination,IUI)或许可以作为一线治疗方案。IUI 治疗可以在自然排卵周期或控制性超排卵周期进行。精液参数异常更严重或者尝试过几次 IUI 未妊娠的病例,可以考虑进行辅助生殖治疗。

若精子在进行放疗或化疗之前已经冷冻保存则建议进行 IVF 治疗。对这样的男性,IVF 可以利用有限的精子,获得最大程度的生育能力。而且,在进行输精管吻合术前或者当输精管吻合术失败而不能恢复正常精液参数时,IVF 应该作为一个治疗选择。若并发女性因素不孕,则 IVF 作为初始治疗方案是合理的。对大多数病例而言,单纯性男性因素的不育预后良好，因为辅助生殖技术可以克服这些障碍。

卵巢储备功能下降

由于卵子数量和质量的下降，女性生育力随着年龄增长也在下降。持续的卵泡闭锁使得生殖周期内的卵子数量逐步下降。人类卵巢最初具有最大数量的卵泡，大约有700万个。在孕20周的胎儿期下降一半。出生时剩余一两百万，青春期下降到大约30万，而绝经期则仅剩不到1 000个[14, 15]。**随着年龄增长，染色体的非整倍体率和流产率也在增加，这表明卵子质量随着年龄增长而下降**。这是由于母体减数分裂不分离所造成的，这与异常的纺锤体形成和减数分裂期间不正确的染色体分离有关[16]。随着女性年龄增长，IVF成功率在下降，表明了年龄对卵巢功能的影响。

过去十年中，美国女性的平均生育年龄一直在逐渐增长[17]。这种自愿使用避孕药的有意拖延，导致更多的夫妇寻求生育治疗。对于那些年轻时就发生卵巢储备功能下降的患者，ART作为首选治疗措施非常有益。对于那些患有卵巢早衰，严重的卵巢储备功能下降，或者反复着床失败女性，通过卵子捐赠，进行IVF治疗或许是唯一可行的选择。卵子捐赠的方法已经建立，这个过程需要供卵者和受卵者的月经周期保持同步[18]。成功率与供卵者的年龄有关而与受卵者的年龄无关。

不明原因不孕症

有10%～30%的不孕夫妇在经过全面检查后仍不能查明不孕的原因[19]。对于任何一对寻求生育治疗的夫妇，不明原因不孕很可能是一个令人沮丧的诊断。治疗主要依据经验和基于女性伴侣的年龄。年轻女性可以通过克罗米芬促排卵，并联合使用宫腔内人工授精治疗2～3个月。需要指出的是，克罗米芬或外源性促性腺激素治疗失败的夫妇，不管有没有进行宫腔内人工授精，IVF治疗时的妊娠率普遍偏低。这可能意味着在受精、早期发育或者着床中有潜在的缺陷[20]。

子宫内膜异位症

子宫内膜异位症（endometriosis）是指子宫内膜组织出现在子宫腔以外的部位。据保守估计，育龄女性发病率为7%～10%，这也是女性不育的一个重要原因。

子宫内膜异位症常见于不育病人，即使没有子宫内膜结构异常的病人也时有发生。发生轻度或重度子宫内膜异位时，即使观察不到明显的盆腔畸形，其生育能力也将受到影响。其致病机制比较复杂，由于患者腹腔液中的血栓素B2、6-酮前列腺素F1α以及巨噬细胞增多，同时增多的巨噬细胞会分泌大量的IL-1引发炎症反应，因此免疫异常是其可能的发病机制之一[23, 24]。

目前针对轻度子宫内膜异位症，理想的治疗策略仍有争议。具有妊娠愿望的患者可接受外科手术干预和期待治疗等方法。

对异位内膜经腹腔镜切除手术后妊娠结局的随机对照研究还非常少。加拿大子宫内膜异位症研究协作小组做了一项相关研究，对随机分组后切除异位子宫内膜的患者进行 36 周的术后随访发现，其累计妊娠率和生育力均比只进行腹腔镜检查的患者高[25]。后来的一个类似实验设计的研究并不支持这一结果，他们发现手术治疗组与期待治疗组最终的妊娠率相近，因此仅凭这一研究结果，仍缺乏足够的数据来下定论[26]。在辅助治疗方面，腹腔镜手术后，进行 GnRH 药物辅助治疗并不是一个有用的治疗方法[27]。当然，在高龄或者卵巢储备功能低下病例中，应该采用更为保守的方法，即期待疗法治疗后再进行手术治疗。此外，对已经要求进行 IVF 的轻中度患者进行子宫内膜异位切除可能没有必要。

相对而言，重度子宫内膜异位症的不孕患者的治疗策略更为明确。如果可行应当采取手术的方式对患者的盆腔解剖结构进行修复。有证据表明，经过术前 2～3 个月的 GnRH 激动剂药物辅助治疗后，再进行腹腔镜切除术，可以延长复发时间并提高生育率[28, 29]。虽然术后进行 GnRH 激动剂药物辅助治疗同样可以延长复发时间，但不能提高生育力[30]。此外，医生应当告知病人，术后 5 年内的复发率估计为 20%。

对于年轻女性患者，如果外科手术成功修复了盆腔解剖结构，她们的治疗可以从自然周期和宫腔内人工授精开始，甚至在少数情况下也可以进行控制性超排卵人工授精。从效果上讲，这两种方案术后 2 年内的妊娠率都比期待疗法更高。一项尚未在各项研究中得以证实的结果表明，与输卵管因素不孕的病人相比，中度到重度子宫内膜异位症病人接受 IVF 治疗的妊娠率降低。如果在 IVF 之前进行 GnRH 激动剂药物治疗，可以提高 IVF 的成功率，但这种方法应当根据病人疾病的严重程度进行个体化选择[31]。

病人的选择

在决定做 IVF 前，病人需要进行全面的不育程度评估，以排除任何具有可治愈病因的患者，并确保女方在接受 IVF 或妊娠方面没有医学禁忌。不孕夫妇还应当在多胎妊娠率和流产风险等方面进行咨询。在医疗咨询时，不孕夫妇还应当在成功率、治疗时机以及基础健康需求等方面与医生进行讨论。

在射出精液中可以找到精子的情况下，ART 后的妊娠率主要取决于女方年龄。2007 年美国疾病控制与预防中心公布的全国性的妊娠率与年龄的关系如下：低于 35 岁时，妊娠率为 45.7%；35～37 岁阶段，妊娠率为 37.2%；38～40 岁阶段，妊娠率为 28.1%；41～42 岁阶段，妊娠率为 18.4%[32]。一些诊所，包括我们自己的诊所，报道的分娩率会更高。导致成功率下降的因素中，年龄因素(图 26.1)是次要的，更主要的因素为：卵巢储备功能降低，卵母细胞质量下降，以及流产概率的增高等[33]。

影响成功率的一个重要可变因素是吸烟。吸烟可导致卵子产生、成熟、排卵、受精和输卵管功能都降低。吸烟女性可能要花两倍的时间，来获得自然受孕，并且她们将更早地进入更年期[34]。最近的一项荟萃分析表明，吸烟的病人每周期的活产率和临床妊娠率均降低近 50%。她们的自发流产率升高两倍，并且异位妊娠的概率增加了 15 倍[35]。

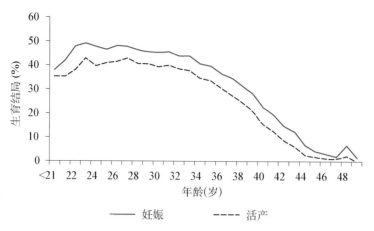

图 26.1　IVF 的妊娠率和活产率随着年龄增长而下降

诊断性病情检查

为了确保安全性和优化治疗方案,女性伴侣必须经过全面的医学和内分泌学评估。

卵巢储备功能检测：第三天 FSH 水平

通过测定卵泡期早期(如月经周期的第 2 或第 3 天)外周血中的卵泡刺激素(follicle-stimulating hormone,FSH)和雌激素(estradiol,E2)水平可以判断卵巢储备。FSH(>12mIU/mL)或 E2(>75pg/mL)升高反映了卵巢储备功能下降。同时分析这两种激素很重要,因为特别是在年龄大于 35 岁的女性中,雌激素水平升高可能会通过垂体/下丘脑反馈抑制作用而抑制 FSH 的分泌。因此,月经周期第 2 或第 3 天 FSH 或 E2 水平的升高可能都预示着 IVF 周期成功的可能性会降低[36,37]。

卵巢储备功能检测：抗苗勒氏管激素

抗苗勒氏管激素(anti-müllerian hormone,AMH)是由出生后卵巢内的窦前期卵泡和小窦状卵泡分泌的。AMH 水平在青春期达到最大值,随后在整个生育期内稳定下降。AMH 水平在整个月经周期中也是相对恒定,并且多项研究证实 AMH 水平与卵巢储备相关[38]。**在进行 IVF 的年轻女性中,若第 3 天的雌激素和 FSH 水平正常,尽管进行大剂量促性腺激素刺激,低 AMH 水平仍与低获卵数相关[39]。**

卵巢储备功能检测：窦状卵泡数

月经周期第 3 天超声检查窦状卵泡的数量可以预测卵巢对促性腺激素的反应性。较低数量(<10 窦状卵泡)则预示着卵巢储备功能差,雌激素峰值低和 IVF 中卵细胞产量下降[40]。AMH 水平与窦状卵泡数相关性很高[41,42]。

子宫

作为不孕症初始评估的一部分,子宫腔和输卵管应该通过子宫输卵管造影术或宫腔声学造影术进行评估,以发现结构异常或影响胚胎植入的病理改变。此外,可以进行胚胎预移植来了解子宫颈结构,以将移植过程中对胚胎的潜在损伤降到最低。胚胎预移植困难可能凸显了胚胎移植过程中超声引导的必要性。胚胎预移植的应用,已被证实可以改善 IVF 成功率并可以降低胚胎移植困难的发生率[43]。

感染性疾病

为了确保女性伴侣的健康,有必要在施行侵入性治疗之前进行感染性疾病筛查。建议进行包括 HIV、乙肝、丙肝和梅毒(venereal disease research laboratory test,VDRL,检测梅毒螺旋体的一种方法)在内的检查。因为取卵是经阴道完成,所以建议进行子宫颈的衣原体和淋病筛查。有些医生提倡作为常规检查,特别是有输卵管病史的患者,而其他医生则在卵巢刺激期间对患者及其伴侣,依经验进行抗生素治疗。

男性伴侣评估

建议 IVF 前要进行精液分析以确定存在精子和测定精子参数,从而确定治疗计划。如果男性伴侣取精困难,建议 IVF 前进行精子冷冻保存。

如果可用精子数量小于 50 万,或可用精子按严格形态评估标准(Kruger criteria)正常形态率低于 4%,建议选择卵胞浆内单精子显微注射(intracytoplasmic sperm injection,ICSI)[44, 45]。成熟卵细胞经 ICSI 后的受精率预计在 70%～75%,与非男性原因的常规受精相当(见第二十八章)。

其他健康状况检查

在开始卵巢刺激之前应该检查患者的总体健康状况。应该重新进行如乳房 X 光片和巴氏涂片等筛选检查。基础检验项目如甲状腺功能、红细胞计数和泌乳素水平也应该进行检测,因为这些指标的异常也可能影响生育力。

IVF 具体步骤

卵巢刺激(ovarian stimulation)

自然周期(natural cycle)

自然排卵周期中,每个月卵巢只产生一枚成熟的卵母细胞。历史上第 1 例 IVF 妊娠,是通过时间上精确估算的自然周期而成功获得了单个卵子[1]。卵泡的生长发育起始于内源性卵泡刺激素的分泌,随着优势卵泡的出现,其分泌更多的雌二醇(estradiol,E2),这些雌二醇通过反馈调节触发黄体生成素(luteinizing hormone,LH)的大量分泌,从而形成一个 LH 峰,LH 峰后 36 小时便诱导卵泡排卵。排卵结束后,破裂卵泡中残留的细胞开始分泌孕酮,启动卵泡的黄体阶段。采用自然周期进行 IVF 时,为了规避监测 LH 峰的长时间等待,可以通过单独注射人体绒毛膜促性腺激素(human chorionic gonadotropin，hCG)诱发排卵,并在预定的时间内获取卵细胞。

采用自然周期 IVF 可以避免昂贵的药物刺激,消除卵巢过度刺激综合征,以及降低多胎妊娠风险。有零星报道表明,控制性超排卵会出现子宫内膜同步性发育的异常,这一点可以通过自然周期 IVF 规避。尽管有研究表明激素刺激与子宫内膜异常发育相关,但这种相关性还存在争议[46,47]。虽然自然周期 IVF 有很多优点,其缺点也很明显。自然周期 IVF 的周期取消率非常高(47%),每个起始周期的活胎宫内妊娠率只有4%[48]。目前较少采用自然周期 IVF,但在一些病例中值得考虑,如超大剂量的激素刺激仍不能得到较多的卵泡,或因某些特殊原因而禁忌对女方进行超排卵刺激。

克罗米芬

克罗米芬(clomiphene citrate)是一种选择性雌激素受体调控因子(selective estrogen receptor modulator，SERM),能与雌激素竞争结合受体,通过竞争性地与下丘脑内的雌激素受体结合,使靶细胞解除雌激素对下丘脑的负反馈作用,从而增加内源性 FSH 的分泌。

克罗米芬单独刺激方案:从月经周期的 2～3 天开始连续服用 5～7 天的克罗米芬(50～150 mg/d)。采用 B 超和外周血雌二醇检测以评估卵泡发育情况。该方案有两种辅助方法,一种是经常监测 LH 水平,一旦出现内源性 LH 峰,24～26 小时内即可取卵。另外一种辅助方案是当优势卵泡直径大于 17 mm 时,单次注射 hCG,34～36 小时内取卵。在获卵数上,克罗米芬促排卵高于自然周期法,但远低于外源性促性腺激素法。另外,克罗米芬方案的宫内妊娠率(18%)高于自然周期 IVF(4%),但周期取消率仍较高(25%～40%)[48]。

促性腺激素

促性腺激素(gonadotropins)的使用可以促进多个卵泡的招募和发育,彻底革新了传统的控制性超排卵方案。同时使用促性腺激素释放激素(gonadotropin-releasing hormone，GnRH)激动剂或拮抗剂可以抑制内源性 LH 峰的提前到来,以获得更好的 IVF 周期控制和优化 IVF 操作流程。与克罗米芬相比促性腺激素优势明显,不但能促进卵泡募集、增加卵母细胞和胚胎数量,还能提高妊娠率[48]。

促性腺激素的给药频率一般为一天一次或两天一次。配药时通常采用两种方法。一种是使用前配制 75IU 每瓶的 FSH(如 Bravelle®,辉凌制药);另一种是在注射器中提前充满 FSH,使用时再调节合适的剂量(如 GONAL-F®,默克雪兰诺;Follistim®,欧加农)。人绝经期促性腺激素(HMG)是粉剂,注射前必须完全溶解(如 MENOPUR®,辉凌制药)。FSH 和 HMG 可以单独使用也可以联合使用。一般而言,促性腺激素超排方案有"短方案"和"长方案"两种,它们有一些本质上的差异。

采用"短方案"时,药物的给药时间定于月经初期或月经开始后的一小段时间内。具体程序如图 26.2 所示。从月经来潮的第 2 天开始启动控制性超排,每天进行皮下或肌肉注射促性腺激素,并连续监测外周血雌二醇水平,同时 B 超观察卵泡发育进程。

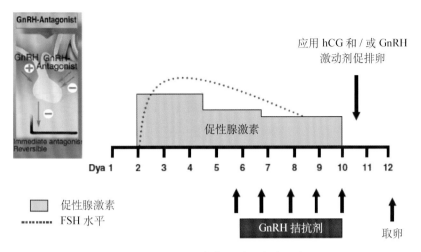

图 26.2　康奈尔大学典型的短方案示意图

　　在具体的给药方式上可以采用"逐步递减（step-down）"和"逐步递增（step-up）"两种方法。前者初始给药剂量较高，随着超促排卵周期进程逐渐降低剂量，而后者的初始剂量较低，后期逐渐增加剂量（如果有必要的话）。操作中须使用 GnRH 激动剂阻止内源性 LH 峰，以控制排卵的时间。采用"flare"方案时，在月经周期的第二天注射 GnRH 激动剂，以释放机体已经存储的内源性垂体促性腺激素。经过两天 GnRH 激动剂注射后，开始同步应用促性腺激素，以达到内源性和外源性激素共同刺激卵巢的效果。在我们医疗中心采用"flare"方案时，首先会连续 3 天注射醋酸亮丙瑞林（1.0 mg/d）。一旦开始使用外源性促性腺激素，会酌情降低醋酸亮丙瑞林剂量以确保持续的抑制 LH 分泌。为了阻止 LH 峰，还有一些其他备用方法。当雌二醇水平达到 300 pg/mL 或卵泡直径大于 13 mm 时，可以采用 GnRH 拮抗剂醋酸加尼瑞克（ganirelix acetate）。GnRH 拮抗剂的作用在于其可以竞争性结合下丘脑中分泌垂体促性腺激素细胞的受体，从而抑制内源性 GnRH 的作用。如果不考虑卵泡大小或雌二醇水平，还可以从超排卵刺激周期的第 4～6 天开始使用 GnRH 拮抗剂。

　　采用"长方案"时，需在 IVF 周期的前一个月经周期的黄体中期开始注射 GnRH 激动剂，即典型周期中的第 21～22 天（如图 26.3）。采用这种方案可以在用药周期前抑制内源性促性腺激素，其优势是利于周期启动，以及抑制单卵泡发育。长方案中，促性腺激素的剂量需根据病人特征和卵巢反应进行个体化选择。

　　当至少有 2 个主卵泡的平均直径达到 17 mm 时，即可用 hCG 诱发排卵。hCG 剂量取决于雌二醇水平和卵巢反应程度，以降低卵巢过度刺激综合征（ovarian hyperstimulation syndrome，OHSS）的风险。雌二醇水平低于 2 000 pg/mL 时，hCG 用量为 10 000 单位；雌二醇水平高于 2 500 pg/mL 时，hCG 用量需 3 300 单位。一旦雌二醇水平超过 4 000 pg/mL，发展为卵巢过度刺激综合征的风险显著增高。出现这种情况时可以采用"Coasting"疗法降低 OHSS 风险但并不能完全消除。即停用促性腺激素 4 天，使小卵泡"饥饿"，而让大的、更为成熟的卵泡继续发育。最近，随着 GnRH 拮抗剂方

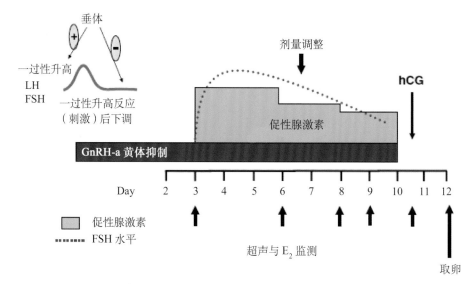

图 26.3　康奈尔大学典型的长方案示意图，使用 GnRH 激动剂抑制排卵

案的出现，使用 GnRH 激动剂可以消除内源性 LH 峰，而避免使用 hCG。由于 hCG 半衰期较长（约 30 h），LH 半衰期很短，因此在高风险 OHSS 时可以用 LH 来诱导排卵。用重组 LH 诱导排卵以避免 OHSS 的方法在理论上可行，但实际情况并非这样简单。

克罗米芬和促性腺激素

克罗米芬对卵巢的刺激比较温和，基于观察经验，有些女性在相对低剂量的促性腺激素刺激下仍出现过激的卵巢反应，这时可以变通地单独使用克罗米芬，或克罗米芬与促性腺激素联合使用。奇怪的是，有些女性对外源性促性腺激素刺激无反应，而对克罗米芬诱导的内源性 FSH 有更好的反应效果。目前尚无随机对照实验证明使用克罗米芬的优越性，因此只有通过仔细筛选女性患者才能体现出克罗米芬的效果。

克罗米芬可以单独连续服用，也可以与促性腺激素联合使用。采用单独连续使用方案时，在周期的第 3～7 天连续服用克罗米芬 50～150 mg，接着使用 3～5 天的 HMG。在联合用药方案中，在月经周期的第 4 或第 5 天开始同时使用克罗米芬（50～150 mg/d）和 HMG（75～150 iU/d），并持续用药 5 天。此后停用克罗米芬，HMG 可以继续给药。如果采用克罗米芬单独刺激方案，需要持续监测雌二醇水平和卵泡大小。

取卵

hCG 诱导排卵后 34～36 小时取卵。超声引导下的卵泡吸引术是目前取卵的标准方法。首先病人以典型姿势：膀胱截石位躺在手术台上。无菌生理盐水或消毒水（povidone iodine，聚维酮碘液）冲洗阴道，接着用无菌生理盐水再次灌注冲洗。将阴道高频 B 超探头（5～7 MHz）置入阴道，使后续操作可视化。超声探头上配有穿刺架（用于引导和固定取卵针），取卵针的一端连接真空泵和卵泡液收集系统（图 26.4）。

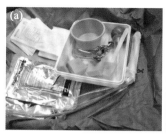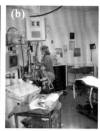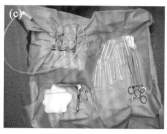

图 26.4　取卵装置展示图(a)阴道准备托盘以及阴道 B 超探头。(b)配备麻醉设备的典型取卵装置。(c)取卵托盘,包含连接真空泵和收集管的抽吸导管。

取卵时,在 B 超引导下,取卵针沿着穿刺架插入到目标卵泡中央吸取卵泡液,卵泡穿刺和收集的负压一般设定为 110～120 mmHg(图 26.4)。对每一个卵泡重复以上操作收集卵泡液。为了尽可能减少对卵巢皮质的穿刺次数,可将卵泡沿着一个平面排列,从而使穿刺针从一个卵泡到下一个卵泡依次穿刺。

有 1.5%～2% 的 IVF 周期因空卵泡综合征(empty follicle syndrome)而无法获得卵细胞,其具体病因尚不清楚,但有些病例是由于 hCG 诱导排卵的剂量异常或剂量不够所致。取卵时病人可以采用不麻醉至全麻等多种麻醉方式,多数人可以采用静脉注射的方式麻醉。为了降低术后感染并发症,对于有输卵管病史的患者可以给予抗生素进行预防。

卵细胞质量评估

卵泡穿刺后立即对卵泡液进行检查,以寻找卵细胞并进行质量评估。理想状态下,一群卵泡会同步发育,并能获得多个成熟的卵母细胞;而实际上,卵泡往往处于不同的发育阶段,最后获取的卵细胞中约有 30% 尚未成熟。一个卵细胞成熟的标志是排出第一极体,达到 MII(metaphase Ⅱ)阶段。成熟卵子常表现为卵丘细胞排列疏松,放射冠扩散,颗粒细胞松散。受精前,成熟卵母细胞需要培养 2～8 小时。未成熟卵子没有排出第一极体,具有紧密的卵丘和放射冠,甚至能观察到未成熟的生发泡(germinal vesicle)。在成熟和未成熟的卵细胞之间会出现半成熟(intermediate maturity)的卵母细胞。体外成熟培养时,未成熟的卵母细胞需培养 22～36 小时,半成熟卵细胞需培养 12～24 小时,通过培养成熟可增加其受精潜能,尽管妊娠率要低很多。

受精

取精一般在取卵之前或之后一小段时间内完成手淫。射精法取精时,用无菌塑料杯或硅胶避孕套收集精液。因勃起障碍或无射精欲望而无法采用射精法采集精液时,男方应当在取卵日之前冷冻精液样本备用。即使是无精子症或隐匿精子症病例,通过附睾或者睾丸穿刺直接获取精子,也可以获得较高的妊娠率[50, 51]。

采集到的精液室温孵育 30 分钟进行液化,再洗涤以去除精浆,浓缩精液。然后采用"上游法"或"下沉法"继续处理样本。采用"上游法"时,将洗涤精子离心处理,去除上清,加入培养基孵育 30～60 分钟,运动活力较强的精子游到培养基上层,吸取上层悬浮液即可用于后续授精操作。采用"沉降法"时，用 Percoll 密度梯度离心分离活动的精子。收集的精子洗涤后，于 37℃、5％二氧化碳培养箱中孵育 30～60 分钟进行获能。

受精可以通过将获能后的精子与卵细胞共孵育（通常每个卵细胞 50 000～150 000 条精子）12～18 小时或在男性因素不育的情况下采用卵胞浆内单精子注射（ICSI）来实现。受精成功的标志是卵细胞排出第二极体和出现两原核。原核数目的检查非常重要，直接关系到是否出现了多精子受精，该步骤一旦忽略，多倍体胚胎会正常卵裂并可能会移植给病人，这种异常的胚胎会导致移植失败或流产。一般而言，透明带完整的受精卵子中有 5％～10％的多倍体率，另外，精子浓度过高、卵细胞操作和未成熟或过熟的卵细胞等因素均会增加这一概率。成熟卵的正常受精率为 80％，85％的受精卵会继续发育至第一次卵裂。未成熟卵（50％～60％）和男性因素不育受精率下降，而后者可以通过 ICSI 解决。

卵胞浆内单精子注射（ICSI）

1992 年，第一次成功应用 ICSI 治疗男性原因引起的不育症，这是不育治疗的革命性变化[45]。自此以后，一些研究数据陆续表明，少精子症、弱精子症、精子形态异常，或 IVF 受精率过低时采用 ICSI，均可以获得良好的结果[52, 53]。

ICSI 操作时，卵细胞需达到 MII 期。颗粒细胞和放射冠去除干净后，卵细胞置于倒置显微镜下检查。对所有的 MII 期卵子进行精子卵胞浆内显微注射，借助显微操作系统，卵细胞用持卵针固定，精子通过注射针注入卵胞浆（图 26.5）。ICSI 同样适用于通过睾丸取精手术获得精子的梗阻性或非梗阻性无精子症患者。此外，**与正常精子采用传统 IVF 治疗相比，精子受损或有 IVF 失败史的夫妇采用 ICSI 可以获得同样的受精率和妊娠率**[54]。

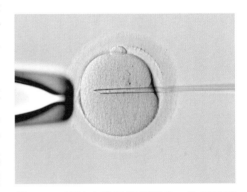

图 26.5　ICSI 光学显微镜照片。先用玻璃持卵针轻轻地将卵子吸住并固定在一个位置，再用吸有精子的玻璃注射针进行单精子注入（图片由 Gianpiero D. Palermo. 博士友情提供）

有研究显示采用 IVF/ICSI 会增加子代表观遗传异常风险，但大多数研究表明，与传统 IVF 或总人口中的畸形率相比 ICSI 子代的先天畸形率并没有增加。一份研究报告中比较了 8 319 例采用 IVF/ICSI 技术生育的儿童，发现畸形儿童的比例与通过自然生育而出现畸形儿的概率并无差异[55, 56]。

自体子宫内膜共培养

为了提高胚胎发育水平，在胚胎实验室的标准方案中可以增加子宫内膜细胞共培养步骤[57]。在超排卵前的预处理周期，LH 峰出现后的第 7～12 天进行子宫内膜活检，分离并冻存子宫内膜腺细胞和基质细胞。在取卵周期,病人注射 hCG 诱导排卵而尚未取卵时即可解冻子宫内膜细胞以准备胚胎共培养。共培养时,将受精卵置于子宫内膜细胞表面,使胚胎生长培养 3 天时间。一些研究表明,子宫内膜细胞共培养可以显著改善胚胎的生长和形态[58]。

植入前遗传学诊断(PGD)和植入前遗传学筛查(PGS)

通常情况下,早期胚胎的染色体非整倍性是由女方的卵子在第一次减数分裂中的错误造成。这会导致染色体数目不平衡,这是体内和体外受精后植入失败及反复流产的主要原因[59]。据估计:>50%的人类胚胎中,含有至少一个非整倍体细胞,这或许可以解释为什么当前的胚胎种植率只有 25%～30%[60]。

植入前遗传学诊断的最初目的是为了使那些携带可遗传的基因异常的夫妇安心受孕,不必担心在孕晚期绒毛膜取样后结果异常而必须终止妊娠的风险[61]。在 PGD 过程中,首先取出一个单一的卵裂球细胞(6～10 细胞期胚胎中的一个细胞),然后以该卵裂球基因组为模板对目的基因进行 PCR 扩增,从而鉴定出并且仅移植那些未受遗传疾病影响的胚胎。在世界范围内,PGD 已被成功用于检测超过 200 种遗传疾病,其中应用最普遍的包括囊性纤维化、亨廷顿氏舞蹈症和遗传性血液病。

通过将荧光原位杂交(FISH)应用于单个卵裂球的分析,PGD 获得了更广泛的应用。这一过程通常是指在植入前筛查(PGS)时,应用不同颜色荧光素对固定在载玻片上的卵裂球中的靶 DNA 进行杂交(图 26.6)。**PGS 主要应用于三类患者：有反复流产史、反复植入失败史或反复 IVF 失败史的高龄患者。**

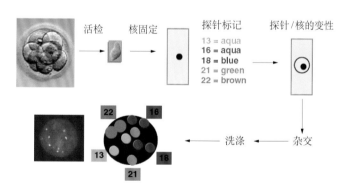

图 26.6　用于非整倍体分析的荧光原位杂交步骤图示和显微图片示例
(图片由 Kangpu Xu 惠赠)

FISH 的主要局限性在于无法区分数量众多的用于标记 DNA 探针的不同荧光素。通常检查的染色体包括 13、16、18、21、22、X 和 Y 染色体,因为它们是人类最常出现错误的染色体。另外一个局限性就是对异常结果的解读,特别是当因第 2 种荧光素标签未被检测到,而出现单体时可能发生人为错误,导致正常胚胎被丢弃。不同卵裂球中的基因嵌合现象也可导致正常与异常胚胎被误判,这也是用单个卵裂球分析的局限性所在[62]。而那些被认为异常的胚胎,在条件允许的情况下,也可能会在体内进行自我修正。这些缺陷可以解释，为什么经过 PGS 的 IVF 患者的种植率或妊娠率并不比传统 IVF 的患者高[63]。全基因组扩增技术和芯片技术的应用，使得同时检测所有染色体成为可能，尽管这些技术仍处于实验阶段。

胚胎移植

取卵后 **3～5** 天形态最好的胚胎被移植入子宫腔（**图 26.7**）。选择培养 5 天的胚胎进行移植的好处，在于可以选择更健康的胚胎。然而，在不需要进行选择的情况下，比如所有活胚胎都要进行移植的时候，移植培养 3 天的胚胎可能更好，因为这样可以避免额外的体外培养时间对胚胎造成的应激。

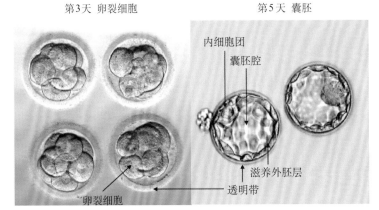

图 26.7　(a)第三天胚胎和(b)第五天囊胚的明场显微图片

需要移植的胚胎数量取决于患者的年龄和治疗史。对于年轻女性，移植一枚胚胎便可以获得比较理想的妊娠率，并可以最大限度降低多胎妊娠的风险。

像取卵时一样，患者采取膀胱截石位来进行胚胎移植。一套典型的胚胎移植设备如下图所示（图 26.8）。先将无菌扩张器置入阴道，用无菌培养基冲洗子宫颈，然后用胚

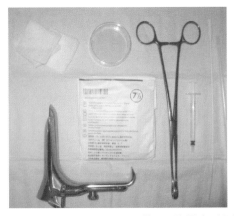

图 26.8　包括胚胎移植导管(图片最右端)在内的
　　　　　胚胎移植设备

胎移植导管经阴道将胚胎移植至子宫腔内。应尽量避免对子宫颈的过度操作,因为这样可能会刺激子宫使其收缩。超声引导的胚胎移植有助于对弯曲的子宫颈进行引导定位,并可以确认胚胎放置正确[64,65]。胚胎应被放置在距离宫底 5~10 mm 位置。那些不用于新鲜移植且质量好的胚胎,可以进行冷冻保存以备后用[66]。虽然可供使用的胚胎移植导管种类很多,但它们基本都含有一个窄口径(3.5~5.0 French)的无菌塑料导管,它们有不同的长度、坚硬度和开口位置(侧面或末端),并且大多数都含有一个坚硬的外鞘以有利于穿过子宫颈。

表 26.1 2009 ASRM/SART 胚胎移植指南

胚胎阶段	预后	母亲年龄(岁)			
		<35	35~37	38~40	41~42
卵裂期					
	良好*	1~2	2	3	5
	其他	2	3	4	5
囊胚期					
	良好	1	2	2	3
	其他	2	2	3	3

* 预后良好是指在第一个 IVF 周期中胚胎质量良好并且有多余胚胎可供冷冻保存,或者有成功 IVF 治疗史。引自美国生殖医学学会实践委员会和辅助生殖技术学会实践委员会。胚胎移植数量指南。Fertil Steril 2009;92(5):1518-19。

风险

ART 最常见的风险就是多胎妊娠。全美 2006 年的统计数据显示,31% 经 ART 周期出生的婴儿是多胎妊娠[67]。正如之前所讨论,降低胚胎移植数量可以降低多胎妊娠风险,但同时也降低了妊娠的可能性(图 26.9)。取卵时出血是 ART 的另外一个风险。尽量减少卵巢皮层的穿刺次数和避免卵巢撕裂可以使这一风险最小化,然而轻微的卵巢出血难以避免。需要手术修复或输血的取卵后出血极其罕见。由于取卵针经阴道进入盆腔,由此造成的盆腔感染比较罕见。有盆腔粘连病史,如既往盆腔感染,盆腔手术或子宫内膜异位症的患者术后感染的风险增加。在这些情况下可以考虑进行抗生素预防。IVF 也被认为与异位妊娠发生风险增加 2 倍相关,然而很多进行 IVF 的女性患有输卵管疾病,这些疾病也可能会增加异位妊娠的发生风险[68,69]。

由于给予外源性促性腺激素而引发的卵巢过度刺激综合征(OHSS)可导致全身性体液渗出和血液浓缩,伴随着血栓、肾损伤、低血容量性休克和死亡的风险[70]。尽管 OHSS 的发生率取决于每个医院的卵巢刺激强度,但总体上,有多达 25% 的 IVF 患者会出现轻度的 OHSS,0.5%~5% 的 IVF 患者会出现重度 OHSS。仔细监测雌激素水平,灵活采用 coasting 疗法,取消周期和全胚冷冻策略(用于后续胚胎移植)将会降低 OHSS 的发生率。

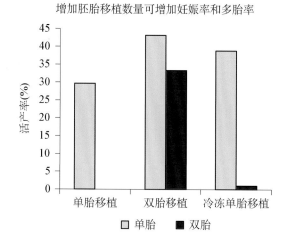

图 26.9　与双胚胎移植（DET）相比，单胚胎移植（SET）活产率较低，但多胎率同样也较低。单胚胎移植后，随即再进行一次冻存胚胎移植，可以得到和双胚胎移植相当的活产率，但仍可以维持较低的多胎率（引自 Thurin et al. NEJM 2004；51：2392‑203）

　　IVF 治疗是否会增加子代的先天畸形和发育缺陷率还存在争议，且数据很少。另外，目前尚不能确定的是，IVF 子代的出生缺陷究竟是源于 IVF 技术本身，还是因为 IVF 患者的一方或双方导致不孕症的因素本身也增加了子代的出生缺陷率，即 IVF 技术治疗了患者的不孕症，但并没有降低 IVF 患者的子代发生出生缺陷的风险[71, 72]。

妊娠结局

　　每个 IVF 周期的活产率（27.8％）与总体人群中自然受孕获得的活产率相当（每个月经周期 27.7％）[67]。在这些移植周期中，20.5％为单胎妊娠，11.2％为多胎妊娠，0.6％为异位妊娠。大约 65％的周期没有成功妊娠。在成功妊娠的周期中，81.7％活产，15.8％流产，1.1％人工流产，0.6％死产。在开始 IVF 治疗后，最初几个周期的妊娠率是相对稳定的，因此增加周期数可以改善总体成功率[73]。然而，经过 2～3 个失败的 IVF 周期后，每个周期的成功率就开始下降。

未来前景

　　改善 IVF 成功率的核心是在保证多胎妊娠风险最小化的前提下提高妊娠率。为了实现这一目标，优化胚胎筛选方法是改善治疗结局的关键。有关移植前用细胞活力标记或遗传学评估，来提高胚胎筛选效率的探索和努力，可能有助于实现这一目标。

　　在过去 30 年，提高 IVF 成功率及拓宽 IVF 治疗的适应证都取得了巨大进展。该领

域持续的进步,包括卵细胞冷冻保存,用于胚胎筛选的基因筛查技术和植入成功率方面的改善,都将帮助更多夫妇实现他们生育健康婴儿的梦想。

本章要点

- "辅助生殖技术"(assisted reproductive technology,ART)一词包括 IVF 以及其他需要对卵子进行操作的衍生技术,包括配子输卵管内移植(gamete intrafallopian transfer,GIFT),合子输卵管内移植(zygote intrafallopian transfer,ZIFT)和胚胎输卵管内移植(tubal embryo transfer,TET)。

- 在泌尿外科临床实践中,熟悉辅助生殖技术正日益成为患者咨询的一个重要方面。

- 不孕症的医学定义为:未采取任何避孕措施 1 年,性生活正常而没有成功妊娠。

- 虽然 IVF 最初的适应证是输卵管因素不孕,但是后来适应证已经大为扩展,包括子宫内膜异位症、男性不育、特发性不育症、卵巢储备功能下降,以及那些其他治疗措施失败的低生育力妇女。

- 虽然通过显微外科手术的方法,进行输卵管的复通,可获得大于 50% 的妊娠率,而并不增加多胎妊娠率,但是对于其他原因的输卵管因素不孕的手术治疗的成功率可能要低得多。

- 对于年龄大于 37 岁的女性,以自然妊娠为目的的手术矫正应慎重考虑。

- 可以根据梗阻的位置,处于输卵管的近端还是远端,来诊断输卵管疾病,并且可以根据是否同时存在输卵管积水来进行亚分类。

- 为了减少输卵管积水的任何潜在的不利影响,许多医生主张手术切除或输卵管近端闭合。

- 当精液参数异常相对较轻,并且输卵管畅通的情况下,宫腔内人工授精(intrauterine insemination,IUI)或许可以作为一线治疗方案。

- 由于卵子数量和质量的下降,女性生育力随着年龄增长也在下降。

- 随着年龄增长,染色体的非整倍体率和流产率也在增加,这表明卵子质量随着年龄增长而下降。

- 有 10%～30% 的不孕夫妇,在经过全面检查后仍不能查明不孕的原因。

- 子宫内膜异位是指子宫内膜组织出现在子宫腔以外的部位。据保守估计,育龄女性中的发病率为 7%～10%,这也是女性不育的一个重要原因。

- 对随机分组后切除异位子宫内膜的患者进行 36 周的术后随访发现,其累计妊娠率和生育力均比只进行腹腔镜检查的患者高。

- 对已经要求进行 IVF 的轻中度患者,进行异位子宫内膜病灶切除可能没有必要。

- 在射出精液中可以找到精子的情况下,ART 后的妊娠率主要取决于女方年龄。

- 通过测定卵泡期早期(如月经周期的第 2 或第 3 天)外周血中的卵泡刺激素(follicle-stimulating hormone,FSH)和雌二醇(estradiol,E2)水平可以判断卵巢储备。

- 在进行 IVF 的年轻女性中,若第 3 天的雌激素和 FSH 水平正常,尽管进行大剂量促性腺激素刺激,低 AMH 水平仍与低获卵数相关。

- 月经周期第 3 天超声检查窦状卵泡的数量可以预测卵巢对促性腺激素的反应性。
- 如果可用精子数量小于 50 万，或可用精子按严格形态评估标准（Kruger criteria）正常形态率低于 4%，建议直接将精子注入卵细胞内。
- 采用自然周期 IVF 可以避免昂贵的药物刺激，消除卵巢过度刺激综合征，以及降低多胎妊娠风险。
- 采用"短方案"时，药物的给药时间定于月经初期或月经开始后的一小段时间内。
- 采用"长方案"时，需在 IVF 周期的前一个月经周期的黄体中期开始注射 GnRH 激动剂，即典型周期中的第 21～22 天。采用这种方案可以在用药周期前抑制内源性促性腺激素，其优势是利于周期启动，以及抑制单卵泡发育。
- 当至少有 2 个主卵泡的平均直径达到 17 mm 时，即可用 hCG 诱发排卵。
- hCG 诱导排卵后 34～36 小时取卵。超声引导下的卵泡吸引术是目前取卵的标准方法。
- 一个卵细胞成熟的标志是排出第一极体，达到 MII（metaphase Ⅱ）阶段。
- 受精可以通过将获能后的精子与卵细胞共孵育（通常每个卵细胞 50 000～150 000 条精子）12～18 小时或在男性因素不育的情况下采用卵胞浆内单精子注射（ICSI）来实现。
- 1992 年，ICSI 的第一次成功应用使男性原因引起的不育症的治疗发生了革命性变化。
- 一些研究数据陆续表明，少精子症、弱精子症、精子形态异常，或 IVF 受精率过低时采用 ICSI 等，均可以获得良好的结果。
- 与正常精子采用传统 IVF 治疗相比，ICSI 可以获得同样的受精率和妊娠率。
- 有研究显示采用 IVF/ICSI 会增加子代的表观遗传异常风险，但大多数研究表明，与传统 IVF 或总人口中的畸形率相比 ICSI 子代的先天畸形率并没有增加。
- 通常情况下，早期胚胎的染色体非整倍性是由女方的卵子在第一次减数分裂中的错误造成的。
- PGS 主要应用于三类患者：有反复流产史、反复植入失败史或反复 IVF 失败史的高龄患者。
- 取卵后 3～5 天形态最好的胚胎移植入子宫腔。
- 需要移植的胚胎数量取决于患者的年龄和治疗史。对于年轻女性，移植一枚胚胎便可以获得比较理想的妊娠率，并可以最大限度降低多胎妊娠的风险。
- ART 最常见的风险就是多胎妊娠。31% 经 ART 周期出生的婴儿是多胎妊娠。
- 由于给予外源性促性腺激素而引发的卵巢过度刺激综合征（OHSS）可导致全身性体液渗出和血液浓缩，伴随着血栓，肾损伤，低血容量性休克和死亡的风险。
- 在过去 30 年里，提高 IVF 成功率及拓宽 IVF 治疗的适应证都取得了巨大进展。
- 该领域持续的进步，包括卵细胞冷冻保存，用于胚胎筛选的基因筛查技术和植入成功率方面的改善，都将帮助更多夫妇实现他们生育健康婴儿的梦想。

（胡双纲　薛松果　李　朋　译）

参考文献

1. Steptoe PC, Edwards RG. Birth after the reimplantation of a human embryo. *Lancet* 1978;2 (8085);366.

2. Thonneau P, Marchand S, Talkc A et al. Incidence and main causes of infertility in a resident population (1 850 000) of three French regions (1988 - 1989). *Hum Reprod* 1991;6(6);811 - 6.

3. Mosher WD, Pratt WF. Fecundity and infertility in the United States; Incidence and trends. *Fertil Steril* 1991;56(2);192 - 3.

4. Gomel V, McComb PF. Microsurgery for tubal infertility. *J Reprod Med* 2006;51(3);177 - 84.

5. Barmat LI, Rauch E, Spandorfer S, et al. The effect of hydrosalpinges on IVF-ET outcome. *J Assist Reprod Genet* 1999;16(7);350 - 4.

6. Ozmen B, Diedrich K, Al-Hasani S. Hydrosalpinx and IVF; Assessment of treatments implemented prior to IVF. *Reprod Biomed Online* 2007;14(2);235 - 41.

7. Camus E, Poncelet C, Goffinet F, et al. Pregnancy rates after in-vitro fertilization in cases of tubal infertility with and without hydrosalpinx; A meta-analysis of published comparative studies. *Hum Reprod* 1999;14(5);1243 - 9.

8. Strandell A, Waldenström U, Nilsson L, Hamberger L. Hydrosalpinx reduces in-vitro fertilization/embryo transfer pregnancy rates. *Hum Reprod* 1994;9(5);861 - 3.

9. Murray DL, Sagoskin AW, Widra EA, et al. The adverse effect of hydrosalpinges on in vitro fertilization pregnancy rates and the benefit of surgical correction. *Fertil Steril* 1998;69(1); 41 - 5.

10. Bredkjaer HE, Ziebe S, Hamid B, et al. Delivery rates after in-vitro fertilization following bilateral salpingectomy due to hydrosalpinges; A case control study. *Hum Reprod* 1999;14(1);101 - 5.

11. Strandell A, Lindhard A, Waldenström U, et al. Hydrosalpinx and IVF outcome; A prospective, randomized multicentre trial in Scandinavia on salpingectomy prior to IVF. *Hum Reprod* 1999;14 (11);2762 - 9.

12. Anderson RE, Stein AL, Paulson RJ, et al. Effects of norethindrone on gonadotropin and ovarian steroid secretion when used for cycle programming during in vitro fertilization. *Fertil Steril* 1990; 54(1);96 - 101.

13. Dechaud H, Daures JP, Arnal F, Humeau C, Hedon B. Does previous salpingectomy improve implantation and pregnancy rates in patients with severe tubal factor infertility who are undergoing in vitro fertilization? A pilot prospective randomized study. *Fertil Steril* 1998;69(6);1020 - 5.

14. Speroff L, Fritz MA. *Clinical Gynecologic Endocrinology and Infertility*,7th edn. Philadelphia; Lippincott Williams & Wilkins; 2005.

15. Faddy MJ, Gosden RG. A model conforming the decline in follicle numbers to the age of menopause in women. *Hum Reprod* 1996;11(7);1484 - 6.

16. te Velde ER, Pearson PL. The variability of female reproductive ageing. *Hum Reprod Update* 2002;8(2);141 - 54.

17. Mathews TJ, Brady E. Deyaled childbearing; More women are having their first child later in life. *NCHS Data Brief* 2009;21;1 - 5.

18. Tarlatzis BC, Pados G. Oocyte donation; Clinical and practical aspects. *Mol Cell Endocrinol* 2000;161(1 - 2);99 - 102.

19. Guzick DS, Sullivan MW, Adamson GD, et al. Efficacy of treatment for unexplained infertility. *Fertil Steril* 1998;70(2);207 - 13.

20. Gurgan T, Urman B, Yarali H, Kisnisci HA. The results of in vitro fertilization-embryo transfer in couples with unexplained infertility failing to conceive with superovulation and intrauterine insemination. *Fertil Steril* 1995;64(1): 93 - 7.

24. Mori H, Sawairi M, Nakagawa M, et al. Expression of interleukin - 1 (IL - 1) beta messenger ribonucleic acid (mRNA) and IL - 1 receptor antagonist mRNA in peritoneal macrophages from patients with endometriosis. *Fertil Steril* 1992;57(3): 535 - 42.

25. Marcoux S, Maheux R, Berube S. Laparoscopic surgery in infertile women with minimal or mild endometriosis. Canadian Collaborative Group on Endometriosis. *N Engl J Med* 1997;337(4): 217 - 22.

26. Parazzini F. Ablation of lesions or no treatment in minimalmild endometriosis in infertile women: A randomized trial. Gruppo Italiano per lo Studio dell'Endometriosi. *Hum Reprod* 1999;14(5): 1332 - 4.

27. Ozkan S, Arici A. Advances in treatment options of endometriosis. *Gynecol Obstet Invest* 2009;67(2): 81 - 91.

28. Donnez J, Nisolle M, Gillerot, et al. Ovarian endometrial cysts: The role of gonadotropin-releasing hormone agonist and/or drainage. *Fertil Steril* 1994;62(1): 63 - 6.

29. Muzii L, Marana R, Caruana P, Mancuso S. The impact of preoperative gonadotropin-releasing hormone agonist treatment on laparoscopic excision of ovarian endometriotic cysts. *Fertil Steril* 1996;65(6): 1235 - 7.

30. Friedman AJ, Hornstein MD. Gonadotropin-releasing hormone agonist plus estrogen-progestin "add-back" therapy for endometriosis-related pelvic pain. *Fertil Steril* 1993;60(2): 236 - 41.

31. Kennedy S, Berggvist A, Chapron C, et al. ESHRE guideline for the diagnosis and treatment of endometriosis. *Hum Reprod* 2005;20(10): 2698 - 704.

32. Prevention C. f. D. C. a. Assisted Reproductive Technology (ART) Report: National Summary: 2007.

33. Romeu A, Muasher SJ, Acosta AA, et al. Results of in vitro fertilization attempts in women 40 years of age and older: The Norfolk experience. *Fertil Steril* 1987;47(1): 130 - 6.

34. Fleming LE, Levis S, LeBlanc WG, et al. Earlier age at menopause, work, and tobacco smoke exposure. *Menopause* 2008;15(6): 1103 - 8.

35. Waylen AL, Metwally M, Jones GL, Wilkinson AJ, Ledger WL. Effects of cigarette smoking upon clinical outcomes of assisted reproduction: A meta-analysis. *Hum Reprod Update* 2009;15(1): 31 - 44.

36. Scott RT, Toner JP, Muasher SJ, et al. Follicle-stimulating hormone levels on cycle day 3 are predictive of in vitro fertilization outcome. *Fertil Steril* 1989;51(4): 651 - 4.

37. Licciardi FL, Liu HC, Rosenwaks Z. Day 3 estradiol serum concentrations as prognosticators of ovarian stimulation response and pregnancy outcome in patients undergoing in vitro fertilization. *Fertil Steril* 1995;64(5): 991 - 4.

38. Cook CL, Sion Y, Taylor S, Fallat ME. Serum mullerianinhibiting substance levels during normal menstrual cycles. *Fertil Steril* 2000;73(4): 859 - 61.

39. Costantini-Ferrando MF, Rauch ER, Aelion A, et al. Can an anti-mullerian hormone cutoff level predict ovarian response among women with poor ovarian reserve? *Fertil Steril* 2008; 90 (Supplement 1): s32.

40. Hendriks DJ, Kwee J, Mol BW, teVelde E, Broekmans F. Ultrasonography as a tool for the prediction of outcome in IVF patients: A comparative meta-analysis of ovarian volume and antral follicle count. *Fertil Steril* 2007;87(4): 764 - 75.

41. Lie Fong S, Lugtenburg PJ, Schipper I, et al. Anti-mullerian hormone as a marker of ovarian function in women after chemotherapy and radiotherapy for haematological malignancies. *Hum Reprod* 2008;23(3): 674 - 8.

42. Broer SL, Mol BW, Hendriks D, Broekmans FJ, et al. The role of antimullerian hormone in prediction of outcome after IVF: Comparison with the antral follicle count. *Fertil Steril* 2009;91 (3): 705 - 14.

43. Mansour R, Aboulghar M, Serour G. Dummy embryo transfer: A technique that minimizes the problems of embryo transfer and improves the pregnancy rate in human in vitro fertilization. *Fertil Steril* 1990;54(4): 678 - 81.

44. Kruger TF, Acosta AA, Simmons KF, et al. Predictive value of abnormal sperm morphology in in vitro fertilization. *Fertil Steril* 1988;49(1): 112 - 7.

45. Palermo G, Joris H, Devroey P, Van Steirteghem AC, et al. Pregnancies after intracytoplasmic injection of single spermatozoon into an oocyte. *Lancet* 1992;340(8810): 17 - 8.

46. Levi AJ, Drews MR, Bergh PA, Miller BT, Scott RT. Controlled ovarian hyperstimulation does not adversely affect endometrial receptivity in in vitro fertilization cycles. *Fertil Steril* 2001;76 (4): 670 - 4.

47. Paulson RJ, Sauer MV, Lobo RA. Embryo implantation after human in vitro fertilization: Importance of endometrial receptivity. *Fertil Steril* 1990;53(5): 870 - 4.

48. Ingerslev HJ, Højgaad A, Hindkjaer J, Kesmodel U. A randomized study comparing IVF in the unstimulated cycle with IVF following clomiphene citrate. *Hum Reprod* 2001;16(4): 696 - 702.

49. Gleicher N, Friberg J, Fullan N, et al. EGG retrieval for in vitro fertilisation by sonographically controlled vaginal culdocentesis. *Lancet* 1983;2(8348): 508 - 9.

50. Silber SJ, Van Steirteghem AC, Liu J, et al. High fertilization and pregnancy rate after intracytoplasmic sperm injection with spermatozoa obtained from testicle biopsy. *Hum Reprod* 1995;10(1): 148 - 52.

51. Ramasamy R, Lin K, Gosden LV, et al. High serum FSH levels in men with non-obstructive azoospermia does not affect success of microdissection testicular sperm extraction. *Fertil Steril* 2009;92(2): 590 - 3.

52. Palermo G, Joris H, Derde MP, et al. Sperm characteristics and outcome of human assisted fertilization by subzonal insemination and intracytoplasmic sperm injection. *Fertil Steril* 1993;59 (4): 826 - 35.

53. Palermo GD, Joris H, Derde MP, et al. Intracytoplasmic sperm injection: A novel treatment for all forms of male factor infertility. *Fertil Steril* 1995;63(6): 1231 - 40.

54. Palermo GD, Cohen J, Rosenwaks Z. Intracytoplasmic sperm injection: A powerful tool to overcome fertilization failure. *Fertil Steril* 1996;65(5): 899 - 908.

55. Van Steirteghem A, Bondulle M, Derroey P, Liebaers I, et al. Follow-up of children born after ICSI. *Hum Reprod Update* 2002;8(2): 111 - 6.

56. Bonduelle M, Liebaers I, Deketelaere V, et al. Neonatal data on a cohort of 2889 infants born after ICSI (1991 - 1999) and of 2995 infants born after IVF (1983 - 1999). *Hum Reprod* 2002;17(3): 671 - 94.

57. Spandorfer SD, Pascal P, Parks J, et al. Autologous endometrial coculture in patients with IVF failure: Outcome of the first 1 030 cases. *J Reprod Med* 2004;49(6): 463 - 7.

58. Spandorfer SD, Pascal P, Parks J, et al. Autologous endometrial coculture in patients with a previous history of poor quality embryos. *J Assist Reprod Genet* 2002;19(7): 309 - 12.

59. Munne S, Márquez C, Reing A, Garnisi J, Alikani M. Chromosome abnormalities in embryos

obtained after conventional in vitro fertilization and intracytoplasmic sperm injection. *Fertil Steril* 1998;69(5): 904 - 8.

60. Santalo J, Viega A, Calafell JM, et al. Evaluation of cytogenetic analysis for clinical preimplantation diagnosis. *Fertil Steril* 1995;64(1): 44 - 50.

61. Xu K, Shi ZM, Veeck LL, Hughes MR, Rosenwaks Z. First unaffected pregnancy using preimplantation genetic diagnosis for sickle cell anemia. *JAMA* 1999;281(18): 1701 - 6.

62. Staessen C, Platteau P, Van Assche E, et al. Comparison of blastocyst transfer with or without preimplantation genetic diagnosis for aneuploidy screening in couples with advanced maternal age: A prospective randomized controlled trial. *Hum Reprod* 2004;1(12): 2849 - 58.

63. Mastenbroek S, Twisk M, van Echten-Arends J, et al. In vitro fertilization with preimplantation genetic screening. *N Engl J Med* 2007;357(1): 9 - 17.

64. Spandorfer SD, Goldstein J, Navarro J, et al. Difficult embryo transfer has a negative impact on the outcome of in vitro fertilization. *Fertil Steril* 2003;79(3): 654 - 5.

65. Shamonki MI, Schattman GL, Spandorfer SD, Chung PH, Rosenwaks Z. Ultrasound-guided trial transfer may be beneficial in preparation for an IVF cycle. *Hum Reprod* 2005;20(10): 2844 - 9.

66. Veeck LL, Bodine R, Clarke RN, et al. High pregnancy rates can be achieved after freezing and thawing human blastocysts. *Fertil Steril* 2004;82(5): 1418 - 27.

67. Prevention C. f. D. C. a. 2006 Assisted Reproductive Technology (ART) Report; 2006.

68. Marcus SF, Brinsden PR. Analysis of the incidence and risk factors associated with ectopic pregnancy following in-vitro fertilization and embryo transfer. *Hum Reprod* 1995; 10 (1): 199 - 203.

69. Pyrgiotis E, Sultan KM, Neal GS. Ectopic pregnancies after in vitro fertilization and embryo transfer. *J Assist Reprod Genet* 1994;11(2): 79 - 84.

70. The Practice Committee of the American Society for Reproductive Medicine. Ovarian hyperstimulation syndrome. *Fertil Steril* 2008;90(5 Suppl): S188 - 93.

71. Ericson A, Kallen B. Congenital malformations in infants born after IVF: A population-based study. *Hum Reprod* 2001;16(3): 504 - 9.

72. Hansen M, Kurinczuk JJ, Bower C, Webb S. The risk of major birth defects after intracytoplasmic sperm injection and in vitro fertilization. *N Engl J Med* 2002: 346 (10): 725 - 30.

73. Meldrum DR, Silverberg KM, Bustillo M, Stokeo L. Success rate with repeated cycles of in vitro fertilization-embryo transfer. *Fertil Steril* 1998;69(6): 1005 - 9.

第二十七章

宫腔内人工授精

Owen Davis

引言

对不育症患者而言，宫腔内人工授精（intrauterine insemination，IUI）是一种相对无创且经济有效的一线疗法。不育症影响着 10%～15% 的夫妇，其中 5%～28% 的患者为原发性不育（按照严格的定义标准）[1, 2]，此外高达 30% 的病例由完全或部分由男方因素所致。辅助生殖技术，特别是体外受精技术，已被证实可成功地使不育夫妇生育自己的子代。无论进行卵巢刺激与否，宫腔内人工授精为使这些患者能够实现生育提供了一种"低技术"的常规方法。在进行宫腔内人工授精时，射出的精子经洗涤后被浓缩至小体积的培养剂中，并通过细导管经子宫颈注射至子宫腔内。人工授精后的结局则与多种因素相关，包括女方年龄、不育病因与年限以及既往治疗周期数等。

适应证

宫腔内人工授精可适用于不明原因性不育、男性因素不育或免疫性不育，特别是存在抗精子抗体时。

不明原因性或原发性不育是通过排除性诊断所定义：指夫妇在未避孕状态下正常性生活 12 个月以上未能妊娠（当女方年龄大于 35 岁时为 6 个月），且经排卵评估、输卵管通畅性检查和一到数次精液分析在内的生育力评估均正常。IUI 被广泛用于不明原因性不育的夫妇，不论其有无应用克罗米芬，抑或促性腺激素控制性卵巢刺激。**刺激性地促排卵结合宫腔内人工授精，进而增加输卵管内运动精子的浓度，是卵巢刺激/IUI 有效治疗不明原因性不育的可能机制。这种治疗方法，理论上可以补偿轻微的排卵和/或精子异常。**

对卵巢刺激排卵结合宫腔内人工授精，与自然周期内指导同房或自然周期/IUI 进行的随机对照研究证实：第一组的治疗结果更好。Guzick 等[3] 对 932 对不明原因性不育的夫妇进行了一项多中心研究，患者被随机分为宫颈内人工授精（intracervical insemination，ICI，视为未治疗组）、宫腔内人工授精（IUI）、促性腺激素控制性卵巢刺激加宫颈内人工授精（controlled ovarian stimulation with intrauterine insemination，

COH/ICI)和促性腺激素控制性卵巢刺激加宫腔内人工授精（COH/IUI）四组，结果发现 COH/IUI 组的总妊娠率达 33%，约为 ICI 组（总妊娠率 10%）的 3.2 倍，为 IUI 组（总妊娠率 18%）的 1.7 倍。最近一项 Cochrane 回顾研究也支持了上述结论，该研究共对涉及 517 例原发性不育患者的 6 项研究进行了荟萃分析，这些患者被随机分为周期刺激/IUI 组和周期刺激/指导同房组，结果发现前者的妊娠率明显高于后者（OR 1.68，95% CI 1.13～2.5）。3 项对自然周期/IUI 组和周期刺激/IUI 组进行对比的研究发现，后者的妊娠率和活产率均明显升高（OR 值和 95% CI 分别为 2.14，1.26～3.61 和 2.07，1.22～3.5）[4]。

卵巢刺激

克罗米芬（clomiphene citrate，C. C.）是一个口服的选择性雌激素受体调节剂，被用于治疗不育已有 40 余年。克罗米芬首先于下丘脑水平发挥作用，其与雌激素受体结合，抑制雌激素的负反馈作用，增加内源性促性腺激素（FSH 和 LH）的分泌。克罗米芬可诱发不排卵患者排卵，增加原发性不育妇女单位治疗周期的卵泡数量。花费相对低廉，加之使用便捷，使得克罗米芬成为颇具吸引力的一线疗法。克罗米芬通常在月经周期的第 3～5 天开始服用，每日剂量为 50～150 mg，服用 5 天。文献报道的克罗米芬的疗效差异很大。一项对原发性不育患者进行的研究发现，单独使用克罗米芬治疗的妊娠率为 5.6%，而同时联合 IUI 的妊娠率为 8.3%[5]。另一项对 938 例诊断不尽相同且年龄<35 岁的妇女行克罗米芬/IUI 进行的研究发现，单位完整周期的妊娠率为 11.5%，而完成 1～9 个周期后的总妊娠率可达 24.2%[6]。

注射促性腺激素联合宫腔内人工授精（COH/IUI）是治疗不育症的另一种选择。鉴于这一方法复杂且花费昂贵，通常在应用克罗米芬/IUI 治疗失败时才采用这一方法，或作为低促性腺激素性性腺功能减退症患者（通常对克罗米芬无反应）的一线疗法。促性腺激素制剂包括高纯度尿型或重组型卵泡刺激素（FSH）、FSH 和黄体生成素（LH）1：1 的人绝经期促性腺激素（hMG）、重组型 LH。

Guzick 等[3]在既往的随机对照研究中发现，COH/IUI 组的总妊娠率为 33%，分别是 ICI 组（对照组，总妊娠率 10%）和单一 IUI 组（总妊娠率 18%）的 3.2 倍和 1.7 倍。一项共涉及原发性不育患者 980 个周期、7 项研究的荟萃分析，比较了 COH/IUI 组和 COH/指导同房组两组患者的妊娠率，发现 COH/IUI 组的总妊娠率达 20.04%（110/549），高于 COH/指导同房组的 11.37%（49/431）[7]。

男性因素

近 30% 的不育完全或部分是由于男方因素所致。IUI 对轻度男性不育患者而言，是具有吸引力的明智选择。一般来讲，按照 WHO 精液分析标准（第四版）出现两次及以上精液异常即表明男性因素不育，即浓度<20×10⁶/mL，和/或活力<50%，和/或正常形态精子<30%。人工授精前进行精液处理可能有助于增加正常、运动精子的浓度。

　　IUI 的成功率会随着运动精子数量的增加而提高。当运动精子总数 $\geq 10 \times 10^6$，其成功率最高；当精子总数更高时，其成功率不再增高[8]。按照严格的 Kruger 标准，当正常形态精子 $> 14\%$ 时，IUI 成功率会增加；而当正常形态精子 $< 4\%$ 时，其成功率最低[9]。

　　关于 IUI 治疗男性不育的成功率，文献报道有所冲突。一项对共涉及 632 例患者 8 项随机对照研究以评估 IUI 治疗男性不育成功率的系统性回顾研究证实，IUI 并无临床疗效。然而，应当注意的是，这一荟萃分析的作者声明这一分析缺乏高质量的随机研究[10]。

　　相反，另一荟萃分析得出的结论则是自然周期宫腔内人工授精在治疗男性不育症时的妊娠率是指导性生活治疗的 3 倍[11]。

抗精子抗体

　　抗精子抗体（antisperm antibodies，ASA）的临床相关性存在一定争议。抗精子抗体是与精子特定区域（头部、尾部中段、尾部）连接的 IgG 或 IgA 抗体。由于 ASA 检测不统一、存在数种同型以及现有检测不一致，ASA 阳性率难以估算。推测 ASA 约是 $5\% \sim 10\%$ 不育症的病因。ASA 可能通过阻碍精子运输或精卵相关作用来影响生育。两种常用以检测 ASA 的方法是免疫珠实验（the immunobead test，IBT）和混合抗球蛋白反应（the mixed antiglobulin reaction，MAR）实验。IBT 选用抗体包被（IgG 或 IgA）的聚丙烯酰胺磁珠与完整、运动、活精子相结合。如若存在 ASA，磁珠将与之结合。之后光学显微镜下观察与磁珠结合的精子的百分比。与之相似，MAR 实验选用特殊预处理且致敏的红细胞溶液，或与新鲜精液混合并包被有 IgG 或 IgA 的乳胶颗粒，此后加入 IgG 或 IgA 抗血清，带有 ASA 的精子将与其黏合。

　　口服糖皮质激素制剂抑制 ASA 得出了复杂的结果[12, 13]。洗涤精子可以去除 IUI 所用精浆（并非与精子结合）中的游离抗体，降低 ASA 对精子-宫颈黏液反应的不良影响，进而改善结果。建议男方射精时将精液直接射到培养基中。

方法

　　精子处理技术用于将精子从精浆中分离出来，后者包含有前列腺素、白细胞、死精子以及偶尔出现的细菌。这些碎片已被证明含有活性氧，这可能会影响精子使卵细胞受精的能力[14]。精子处理的另一个目的，是在小体积的培养剂，制备高浓度的运动精子，并将其注射至子宫内，以更接近卵细胞。通常用于精子处理的三个主要方法是：单一精子洗涤法、精子"上游法"和密度梯度分离法。

　　精子洗涤法是将精液标本液化后用一定体积的培养基稀释，离心后去除上清的过程。之后将沉淀精子用培养基重悬以用于人工授精。在这三种方法中，精子洗涤法是最简单的方法，同时可以提供数量最多的富集精子，但其中会混有一些死精子和形态异常的精子。精子上游法则是向沉淀精子上方分层添加新鲜的培养基，前向运动精子可游至上层，此后将其提取出来并用于 IUI，尽管这一方法得到的是碎片更少、"更清洁"的精子,但精子的绝对数量明显降低。密度梯度分离法则是在更高密度的介质中离心精子,根据其密度分选精子,可以选择活力最好、形态正常的精子,然而这一方法得到的运动、正常精子的总数也更少。

为了比较不育夫妇行 IUI 时不同精子处理方法的临床疗效,有研究对共涉及 262 对夫妇的 5 项随机对照研究,进行了荟萃分析(Cochrane 评价),这一分析中的患者诊断类型不尽相同,包括特发性不育、男性生育力低下、轻度子宫内膜异位、宫颈因素和排卵功能障碍等,并未发现三种精子处理方法在妊娠率方面存在差异[15]。

单位周期 IUI 的时机与数量

实施人工授精的时间最接近排卵时间时,其成功率最高。虽然同房后射出的精子通常可以在女性生殖道内存活至少 2～3 天[16],但理论上还是担心行 IUI 后经洗涤、处理过的精子的生存周期会更短,尽管目前对此尚不明确。相应的,卵细胞仅能在排卵后 12～24 小时这一相对短的时间窗内受精。排卵通常发生在基础体温上升之前、尿中 LH 峰后的 14～26 小时内,或在注射 hCG 触发后的 34～40 小时内。因此,通常在出现尿 LH 峰的当日,或在 COH 周期注射 HCG 后 36 小时行宫腔内人工授精。

在使用克罗米芬诱发排卵时,排卵和受精可最快在注射 hCG 后的 12 小时发生。因此,在应用克罗米芬治疗时,宫腔内人工授精通常在注射 hCG 后 24 小时进行[17]。

增加单位周期内授精次数的益处已成为一些辩论的主题。Silverberg 等[18]发现对 hMG/hCG 处理的患者连续两天行 IUI 比仅行单次 IUI 可获得更高的妊娠率。而其他一些研究表明,行单次 IUI 与连续两天行 IUI 在妊娠率方面并无差异[19],因此,并不将后者作为常规推荐。

导管类型

人工授精导管的选择已引起一些研究者关注。多种授精导管可供使用。目前认为在辅助生殖技术中,胚胎移植时转移导管的柔软度是影响成功率的一个重要因素[20]。通过推断,软尖导管对子宫内膜的潜在创伤更小,更不易导致出血或刺激子宫收缩,而宫缩可致人工授精后的精子悬液排出。

一项对共涉及 766 例妇女、1 677 个授精周期的 4 项随机对照研究进行的荟萃分析发现,选用软导管和硬导管在临床妊娠率方面并无明显的统计学差异。软导管包括 Wallace™ 胚胎移植导管、Wallace™ 人工授精导管、Cook™ 软通导管和 Gynetics™ 人工授精导管等。硬导管包括 Tomcat™ 人工授精导管和 Makler™ 宫腔内人工授精设备[21]。

IUI 的并发症

尽管 IUI 是一项相对简单的操作,但其并非毫无风险。盆腔感染虽然少见,但很严重。基于有限的案例报道,感染的发生率远小于 1%(0.18%~0.68%)[22]。经处理的样本中存有的前列腺素还可引起子宫收缩和痉挛,这在精子洗涤不充分时可能更常见。当 IUI 联合促排卵时,患者出现多胎妊娠和卵巢过度刺激综合征的额外风险更大。克罗米芬治疗后出现的妊娠中,约 5%~12% 为双胞胎,低于 1% 为三胞胎甚至更多胞胎。应用促性腺激素后出现的妊娠中,近 20% 为多胎妊娠,其中大部分是双胞胎,而三胞胎甚至更多胞胎则高达 5%[23]。

结论

宫腔内人工授精治疗不育,具有成本效益且相对无创。IUI 的适应证很广,当其联合卵巢刺激(应用克罗米芬或促性腺激素制剂)时,其成功率明显提高。考虑到这一技术相对低风险,宫腔内人工授精仍是不育夫妇治疗的合理之选。对于一些适当选择的人群而言,如若在有限的 C. C. /IUI 和/或 COH/IUI 尝试治疗后仍未能妊娠,则可选用辅助生殖技术(主要是 IVF)。

本章要点

- 宫腔内人工授精可有效治疗多种病因导致的不育。
- 宫腔内人工授精联合克罗米芬或注射型促性腺激素可提高特定患者的妊娠率。
- 用于授精的精子的最佳参数包括运动精子总数 $\geq 10 \times 10^6$ 和精子形态严格正常($>14\%$)。
- IUI 的并发症很罕见,这一技术的潜在优势远大于其不足。

(王俊龙　张　炎　李　朋　李　铮　译)

参考文献

1. Healy DL, Trounson AO. Female infertility: Causes and treatment. *Lancet* 1994;343: 1539 – 44.
2. Hull MG, Glazener CM, Kelly NJ, et al. Population study of causes, treatment, and outcome of infertility. *Br Med J* 1985;291: 1693 – 7.
3. Guzick D, Carsin S, Coutifaris C, et al. Efficacy of superovulation and intrauterine insemination in the treatment of infertility. *NEJM* 1999;340(3): 177 – 83.
4. Verhulst SM, Cohlen BJ, Hughes E, Velde E, Heineman MJ. Intrauterine insemination for unexplained sub fertility. *Cochrane Database of Systemic Reviews* 2006;4: Art. No. CD001838.
5. Guzick D, Sullivan M, Adamson D, et al. Efficacy of treatment of unexplained infertility. *Fertil Steril* 1998;70(2): 207 – 13.
6. Dovey S, Sneeringer R, Penzias A. Clomiphene citrate and intrauterine insemination: Analysis of more than 4100 cycles. *Fertil Steril* 2008;90(6): 2281 – 6.
7. Zeyneloglu HB, Arici Aydin, Olive DL, Duleba AJ. Comparison of intrauterine insemination with timed intercourse in superovulated cycles with gonadotropins: A meta-analysis. *Fertil Steril* 1998;

69：486－91.

8. Miller DC，Hollenback BK，Smith GD，et al. Processed total motile sperm count correlates with pregnancy outcome after intrauterine insemination. *Urology* 2002；60：497.

9. Lee RK，Hou JW，Ho HY，et al. Sperm morphology analysis using strict criteria as a prognostic factor in intrauterine insemination. *Int J Androl* 2002；25：277.

10. Bensdorp AJ，Cohlen BJ，Heineman MJ，Vanderkerckhove P. Intra-uterine insemination for male subfertility. *Cochrane Database of Systemic Reviews* 2007；4：Art. No. CD000360.

11. Cohlen BJ. Should we continue performing intrauterine insemination in the year 2004? *Gynecol Obstet Invest* 2005：59：3－13.

12. Haas GG，Manganiello P. A double-blind，placebo-controlled study of the use of methylprednisolone in infertile men with sperm-associated immunoglobulins：Comparison of the direct radiolabeled antiglobulin assay and the direct immunobead binding test for the detection of sperm-associated antibodies. *Fertil Steril* 1987；47：295.

13. Hendry WF，Hughes L，Scammell G，et al. Comparison of prednisolone and placebo in subfertile men with antibodies to spermatozoa. *Lancet* 1990；335：85.

14. Irvine DS，Aitken RJ. Seminal fluid analysis and sperm function testing. *Endocrin Metab Clinic North Am* 1994；23(4)：725－48.

15. Boomsma CM，Heineman MJ，Cohlen BJ，Farquhar C. Semen preparation techniques for intrauterine insemination. *Cochrane Database of Systematic Reviews* 2007；4：Art. No. CD004507. doi：10. 1002/14651858. CD004507. pub3.

16. Gould JE，Overstreet JW，Hanson FW. Assessment of the human sperm function after recovery from the female reproductive tract. *Biol Reprod* 1984；31：888－94.

17. Templeton AA. Oocyte recovery and fertilization rates in women at various times after the administration of hCG. *J Reprod Fertil* 1986：76：771－8.

18. Silverberg KM，Johnson JV，Olive DL，et al. A prospective，randomized trial comparing two different intrauterine insemination regimens in controlled ovarian hyperstimulation cycles. *Fertil Steril* 1992；57：357－61.

19. Zeyneloglu HB. Single versus double intrauterine insemination：Are outcomes affected? *Curr Opin Obstet Gynecol* 2004；16：251－6.

20. Abou-Setta AM，Al-Inany HG，Mansour R，Serour GI，Aboulghar A. Soft versus firm embryo transfer catheters for assisted reproduction：A systemic review and meta-analysis. *Hum Reprod* 2005 (a)；20：3114－21.

21. Abou-Setta AM，Mansour TM，Al-Inany HG，et al. Intrauterine insemination catheters for assisted reproduction：A systemic review and meta-analysis. *Hum Reprod* 2006；21：1961－7.

22. Sacks PC，Simon JA. Infection complications of intrauterine insemination：A case report and literature review. *Int J Fertil* 1991；36(6)：331－9.

23. American Society for Reproductive Medicine. Multiple pregnancy and birth：Twins，triplets，and higher order multiples，a guide for patients. http：//www. reproductivefacts. org/uploadedfieses/ ASRM_Content/Resources？ Patient Resources？ Fact_Sheets_and_Info_Booklets/multiples. pdf

第二十八章
卵胞浆内单精子显微注射

Queenie V. Neri, Roberta Maggiulli, Devin Monahan, Eugene Ermolovich, Zev Rosenwaks, Gianpiero D. Palermo

适应证

　　自标准体外受精(in vitro fertilization，IVF)技术问世以来，有相当一部分案例会发生完全受精失败[1, 2]。尽管尚未找到确切的原因，但受精失败可能与精卵结合不良有关，很多研究指出精子功能障碍会导致受精失败[3—5]。在众多的提高精卵结合能力的技术中，配子显微操作技术可能是促进精卵融合最有效的方法。这促进了大量以显微操作技术为基础的辅助授精技术的飞速发展[6—8]。其中，卵胞浆内单精子显微注射技术(intracytoplasmic sperm injection，ICSI)可以保证稳定、可靠的受精率，该技术是指技术人员挑选出单个精子，直接注射入人卵胞浆内使其受精(图 28.1)[9]。自问世以来，

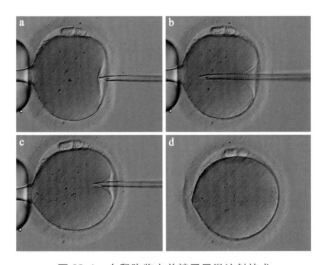

图 28.1　人卵胞浆内单精子显微注射技术

a 持卵针在 9 点钟位置将卵子固定，穿刺针吸取制动后精子，穿刺透明带后入卵，极体位于 12 点位置，避免穿刺时损伤纺锤体。

b 吸入精子的穿刺针继续穿刺入卵，形成深的穿刺隧道。

c 刺破卵膜后，精子轻轻放置于 9 点钟靠近持卵针的位置，回吸少量的卵胞质尽量不要注入培养液。回抽穿刺针时轻轻吸住卵子以帮助卵膜修复。

d 成功注射精子后的卵子。

ICSI 技术就被视为治疗男性不育症的最终手段，帮助这类患者成功妊娠并为人父母，否则他们可能会一直没有后代[10]。

ICSI 技术的成功不受新鲜精子还是冷冻精子的影响。甚至精子的其他参数也对 ICSI 的结局影响甚微，如精子膜表面的抗体也不影响受精结局[11—14]。另外，无论精子来源于射出的精液，还是睾丸或附睾的穿刺手术，均不影响 ICSI 受精结局[14, 15]。

此外，**ICSI 技术因为其可靠性，已经从最初的解决精子功能缺陷，发展到治疗女性卵子因素引起的不孕症**[118]。当可利用的卵子数目非常少时，利用 ICSI 技术可使其成功受精[16]。因为卵子脱颗粒细胞后，胚胎学家和生殖内分泌医生可以直接观察到卵子的成熟度，使那些卵子数目非常有限的妇女，获得更多的成功机会。

目前，借助偏振光显微镜可以观察减数分裂纺锤体，纺锤体由高度有序排列的微管系统和 DNA 组成，该结构对偏振光有阻滞性，所以可以被观察到（图 28.2；17）。一般而言，成熟卵子能观察到纺锤体，则预示着有比较高的受精率和卵裂率，胚胎的形态学评价质量更好[18]，目前非侵入性的卵子纺锤体观察系统已经应用于部分欧洲国家的 IVF 临床工作，如意大利有严格的法规限制受精卵子数目[19]。ICSI 技术还可以使冷冻卵子成功受精[20]。冷冻过程会导致卵子皮质颗粒过早胞吐，同时透明带变硬阻碍精子穿透[21]。另外，ICSI 也是拟行 PGD 检查时首选的受精方式，因为这会防止精子 DNA 污染，也增加可利用胚胎数。

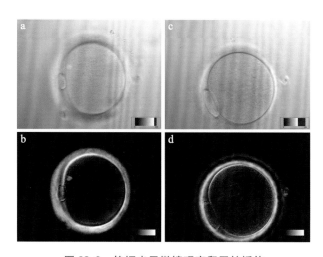

图 28.2　偏振光显微镜观察卵子纺锤体
（a）经偏振光显微镜可观察到纺锤体，原始图片，未经双折射计算软件处理。（b）图 a 相同的卵子，经双折射计算软件处理后，可在 10 点钟位置观察到纺锤体，位于第一极体上方。无纺锤体的卵子未经（c）或经过（d）双折射软件处理的图片。

精子基因组功能

尽管并非最优精子也可以使卵子受精，并维持后续的胚胎发育，但成功的 ICSI 治疗，是获得有种植潜能的胚胎并发育成健康胎儿[22, 23]。而且，即便 ICSI 胎儿成功分娩，父源的染色体异常传递给子代的风险也有所增加[24]，因为男性不育症患者精子中，染色体数目异常的概率增加[25—27]。另外有研究提示，次优精子的 DNA 碎片，对胚胎发育不利，且增加了表型正常后代发生表观遗传学异常的可能性[28]。

胚胎的发育潜能与参与受精的配子的质量有关，所以成功的体外受精过程本身，包含筛选出可能导致胎儿遗传缺陷的配子[29, 30—32]。

所以本章的重点是关注精子质量，以指导临床咨询，并有助于判断辅助生殖的预后。

卵子激活

体外受精时雌雄配子即便被放置在一起，也可能不发生相互作用而使受精失败。多数情况下，显微受精可以克服这个难题。卵胞浆内单精子显微注射是最有效的男性因素不育症治疗方式，可获得 70% 以上的受精率，而不受精液参数和精子来源影响[9, 14, 33]。然而，即便如此，也有 3% 左右的病人会发生受精失败[10, 34—39]。很多情况下，发生 ICSI 受精失败的患者，有足够的卵子数，活动精子数也足够多，却发生连续的受精失败，且原因不明[41, 45]。另外，有些男性的精子缺乏顶体，被称为圆形精子，这类精子即便做 ICSI，卵子也不能受精[42—44]。在这种情况下，ICSI 后对卵子行化学激活[40, 41, 44, 46]或电激活[40, 47]都有成功受精、妊娠和子代出生的报道。这些方式可以启动卵子激活，同时精子的核解聚，形成合子。为了进一步促进配子之间的相互作用，将精子暴露于某些化学试剂，可以增加精子膜的穿透性[48, 49]。

多个研究证实精子不能激活卵子，原因在于缺乏一种蛋白质[38, 50, 51]。最近，在小鼠中磷脂酶 C-ζ 1（PLC ζ 1）被鉴定与此相关。将 PLC ζ 1 注射入小鼠卵子，PLC ζ 1 可以诱导卵子发生钙震荡，这与精子引起的钙震荡模式相同[52, 53]。在人类，ICSI 后发生受精失败的男性的精子中，未检测到 PLC ζ 1 异构体[54]。综上所述，这个发现为 ICSI 后极低受精率和完全受精失败的案例，提供了一个合理解释的可能，并对将来的治疗方式具有参考价值。

在一项前瞻性的研究中，我们选择了反复受精失败的夫妇，在 ICSI 前将精子用膜渗透性试剂处理，ICSI 后用化学法激活卵子[55]。4 对夫妇，受精率显著提高（16/38；42.1%），临床妊娠率 50%（2/4）。这个初步研究提示，原因不明的完全受精失败案例，通过对精子预处理联合 ICSI 后卵子化学激活或可解决。

DNA 完整性和染色质包装

DNA 完整性和正确的染色质包装对雄性配子与卵子的有效结合至关重要。通过检测精子的 DNA 断裂可以分析 DNA 完整性。DNA 断裂的原因包括：1. 睾丸微环境损害（活性氧、温度变化、辐射），特别是在高敏感性的组蛋白富集区；2. 减数分裂重组错误导致双链断裂不能正确修复，进而使基因组受损的精子通过附睾运输；3. 精子成熟障碍，即在染色质重塑时发生的 DNA 断裂未能得到充分修复[56—59]。

目前,已经开发了多种评估精子DNA损伤的方法,这些方法的原理如下[60]。有些方法可以直接检测DNA断裂,如通过脱氧核苷酸末端转移酶介导的dUTP末端标记(TUNEL)法,可以对单链或双链碎片进行标记,或者简单的原位缺口平移法标记单链。TUNEL的原理是在脱氧核苷酸末端转移酶(TdT)的作用下,将荧光素标记的dUTP标记到断裂的基因组DNA的3'-OH端,这样可以通过荧光显微镜、流式细胞仪或普通的光学显微镜,观察精子进行碎片分析(图28.3b,C)。然而,对于特定的精子标本的DNA断裂该方法是否有预测价值尚不清楚。此外,由于没有建立标准的阈值,所以在临床上的应用结果并不一致,存在一定争议。彗星实验(COMET)通过精子的电泳实验,直接检测DNA碎片,原理是碎片DNA在电泳时迁移较慢,形成了拖尾样的图像(彗星状)。另一方面,检测DNA完整性的间接方法,如精子染色质结构分析(SCSA)和精子染色质扩散实验(SCD)可以评估双链DNA的脆弱程度(DNA受损后结构松散易变性)。尽管现有的方法仅能够在一定范围内测量精子DNA的损伤程度,但这些结果的可靠性仍引起了极大关注。

精子染色质结构分析(SCSA)利用吖啶橙(AO)对单双链的差异染色和流式细胞仪分析,可以检测核DNA对酸变性的敏感性[61, 62]。过去30年,该方法得到广泛普及,并被认为是评估精子DNA碎片的金标准,SCSA的结果对评估一份精子的质量及预测其生育能力具有指标性意义。一项旨在分析DNA碎片和妊娠结局之间相关性的Meta分析结果表明,SCSA检测的DNA碎片与自然怀孕、IUI和IVF妊娠结局,有显著相关性,但DNA碎片与ICSI妊娠结局相关性较小[63]。

精子染色质扩散(SCD)的基本原理是,在酸变性和核蛋白去除之后,DNA损伤的精子不产生或产生很小的特征化晕圈(图28.3a),而DNA完整的精子,则可观察到扩散的大光晕或中光晕。SCD试验简单、快速、性价比高,且可检测单个精子。SCD试验的

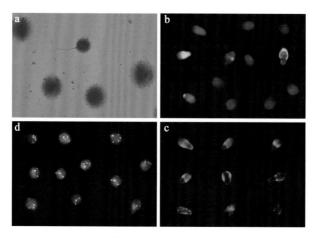

图28.3 人类精子的染色质完整性和染色体含量
(a)通过精子染色质扩散试验评估精子DNA碎片化(b)通过TUNEL法评价精子DNA碎片化(C)DNA碎片的不同模式(d)人类精子荧光原位杂交(FISH)的五色染色体核型分析(染色体13,16,18,21,22)

结果与精子染色质结构分析（SCSA）具有良好的一致性[64]，最近还发现 SCD 与 TUNEL 法的结果一致性也很好[65]。两个针对传统 IVF 和 ICSI 的研究中，采用 SCD 法检测精子 DNA 的完整性，并分析了该结果与受精率、胚胎质量和种植率的相关性[66,67]。DNA 碎片率高会对受精和囊胚发育有不利影响，但尚未发现与妊娠结局有显著关系。

我们比较了不同精液样本进行 DNA 碎片率检测的 ICSI 患者的临床结局。对于 SCSA 而言，DNA 碎片指数（DFI）>30％即提示低生育力[68]，而对于 SCD，其阈值设定为>18％较为合适[67]。本研究有 80 名男性（平均年龄 40.3±7 岁）接受了 SCSA 评估，共完成了 212 个 ICSI 周期。在这些患者当中，有 53 名平均 DFI 为 16.9±10％（范围为 3.1 至 29.1），他们与女性伴侣共进行了 149 个 ICSI 周期，另外 27 名精子碎片率很高（平均 DFI 为 46.9±18％；范围 32.3％～91.4％），他们与女性伴侣共进行了 63 个 ICSI 周期。上述两组在双方年龄和精液参数方面均无差异。对照组的受精率为 69.7％（882/1 265），实验组为 71.3％（333/467）。两组的临床妊娠率也相似（分别为 27/149，18.1％ vs 12/63，19.0％）。

另一组共有 29 名男性应用 SCD 法检测了精子的碎片率，平均年龄 40.1±8 岁。在这些人中，DNA 碎片化率从 2.3％～92.6％不等，其中 19 位患者的 DNA 碎片率在正常范围内（平均 9.0±4％；范围 2.3％～14.4％），他们共完成了 36 个 ICSI 周期，另外 10 位患者的 DFI 水平异常（平均 40.3±27％；范围 19.1 到 92.6％），他们共完成了 24 个 ICSI 周期。这两组患者在双方年龄和精液参数方面均无差异。两组的合子形成率相当，无显著差异，DNA 碎片率正常组为 81.2％（212/261），异常组为 84.5％（186/220）。然而，与正常组相比，异常组的临床妊娠率有更高的趋势（37.5％ vs 正常组 36.0％）。目前，这两种 DNA 完整性的检测方法，均不能针对受精率和临床妊娠率设定出一个预测值。这是美国生殖医学学会实践委员会（ASRM Practice Committee，2008）[19]和其他知名研究组织[60,69]达成的共识。荟萃研究提示，精子碎片率异常与 IVF 和 ICSI 的妊娠率降低有关。**他们的结论是，利用精子 DNA 碎片率的实验结果来预测妊娠结局仍然存在争议，需要进行更多的研究。**

近期的一项前瞻性研究中，分别对 60 例男性不育患者和 30 例生育力正常的男性的精子 DNA 碎片率分别用 SCD 和 TUNEL 法进行检测[65]。相比 TUNEL，SCD 法能够识别不育男性更多的 DNA 损伤精子，表明 SCD 法敏感性更高。此外，与正常生育力男性相比，不育男性患者的精子 DNA 碎片率更高。

即使是使用参数异常的精子，或取自附睾的未成熟精子，或生精能力受损的非梗阻性无精子症患者的睾丸精子[70]，ICSI 都能产生令人满意的受精和妊娠结局，这证明精子 DNA 的完整性，并不是成功受精的先决条件。这可能是由于卵细胞具有修复损伤 DNA 能力。事实上，动物实验表明，卵胞质可缓解 DNA 受损对精子的影响。例如，用射线照射的人精子为仓鼠卵细胞受精，若暴露于 DNA 修复抑制剂，则会出现较高的染色体畸变率[71]。此外，暴露于 γ 射线的小鼠精子同未暴露射线的对照组精子一样，都能使卵细胞受精，并出现早期胚胎卵裂（2-细胞期）。但是，提高辐射剂量则会损害种植前和种植后的胚胎发育潜能[72]。如果卵子的双链 DNA 断裂修复的途径受损（类似于转基因小鼠中非同源末端连接)[73]，则会出现更多的合子染色体畸变，而如果雄性暴露于电离辐射中，则发生染色体畸变的概率会进一步升高。这些研究结果表明，卵细胞的作用不仅仅是提供母源遗传物质并为胚胎早期发育提供营养物质，也有助于解释母源途径修复雄性基因组差错的复杂机制。

在精子形成过程中，伴随着精子细胞的形态变化，精子细胞变为蝌蚪状的精子，并最终影响其基因组组装，这一过程仅在体细胞转变成雄性配子中发生，即组蛋白-鱼精蛋白转换。在哺乳动物中，这包括两个步骤：首先是组蛋白被过渡蛋白替换（TPs），包括 TP1 和 TP2，接着鱼精蛋白 1 和鱼精蛋白 2 前体再替换 TPs。在这个过程中，类似于体细胞中的核小体（组蛋白 DNA 超螺旋结构）被 DNA-鱼精蛋白复合体取代，并且染色质进一步聚集封装为环状结构[74]。在此过程中，DNA 产生了显著的扭力，为了释放扭力，有学者提出拓扑异构酶 II 参与 DNA 断裂和修复，并有助于解螺旋和染色质重塑[75-77]。然而，精子的核周围显示组蛋白富集的特征，在此区域高达 15% 的 DNA 并不是结合在鱼精蛋白上[78,79]。这种结构有利于受精后的早期基因转录，它也可能增加 DNA 损伤，因为染色质包装得更加松散，更容易受到环境的损害[78]。

在过去十年，有多项研究报告了精子鱼精蛋白缺失在男性不育症中的作用。一项研究通过干扰基因编码序列，以确定精子是否同时需要鱼精蛋白的两个基因：Prm1 和 Prm2，来保持 DNA 的完整性。细胞核 Prm2 缺陷小鼠的精子 DNA 损伤增加，染色质凝聚性降低，如果能够激活卵细胞也将导致胚胎发育不良[80]。不育男性患者 Prm1/Prm2 比值异常[81]，增加了精子 DNA 对化学和物理损伤的敏感性和更高的 DNA 碎片[82]。其他研究还测量了鱼精蛋白分布的改变与 DNA 完整性降低和低生育力之间的相关性[83,84]。

很多实验评估精子的染色质结构，其中多数是提取鱼精蛋白行二维电泳，直接对鱼精蛋白进行量化，这也是目前的金标准[85]；然而，这种方法非常复杂、耗时。其他方法则是间接的评估，如聚丙烯酰胺凝胶电泳（PAGE）测量鱼精蛋白的总含量。例如，色霉素 A3（CMA3）原位竞争法显示：CMA3 染色和精子的鱼精蛋白呈负相关[86]。另一个间接的方法是苯胺蓝染色法，该方法简单易操作，其原理是对精子核残留的组蛋白进行染色，间接评估精子基因组中鱼精蛋白的含量。

染色体含量

精子 DNA 遗传筛查的理想方法是对精子中期分裂相进行完整的核型分析（28.4）。但是这种方法需要精子注入到无核卵细胞之后才能应用，而且结果并不稳定、非常耗时[87]。

相反，绝大多数处于分裂间期的精子已经可以采用荧光原位杂交（FISH）进行分析（图 28.3d）。一项前瞻性研究评价了精子非整倍体对辅助生殖结局的影响，结果证实，当精子整倍体率增高时，胚胎种植率也更高。上述研究结果表明，非整倍体精子检测可以作为辅助生殖是否成功的预测指标，也可以应用于 ICSI 夫妇的咨询和评价工作[88]。

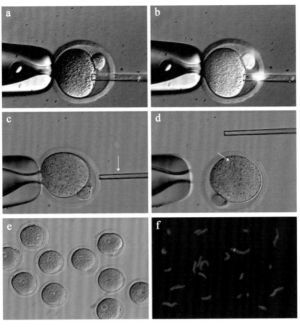

图 28.4　精子杂交染色体分析
透明带经压电打孔后(a),小鼠卵子的纺锤体(DNA 染色)经特
制的玻璃核移植管吸除后(b),将人精子(c)制动后轻轻移入卵胞浆
(d),5~6 小时后,激活的卵子显示为单原核(e),加入有丝分裂阻
滞剂后,将该杂合体固定于玻璃片上,用于 FISH 分析,用两个探针
分别标记着丝粒(红色)和端粒(蓝色),用于染色体分析(f)

在一个小样本的队列研究中,共有 34 例患者在进行精子遗传筛查后进行 73 个周
期的 ICSI 助孕治疗。我们试图找出精子基因组与 ICSI 结局,如受精率和妊娠率之间的
关系。纳入对象包括:反复试管婴儿(ART)失败史、习惯性流产和绒毛核型异常。对
精子的 9 个染色体(X、Y、13、15、16、17、18、21、22)进行了筛查,异常阈值设定
为≥1.6%。10 例非整倍体精子的男性患者(平均年龄 38.0±5 岁)共进行 30 个 ICSI
周期,24 例整倍体精子的男性患者(平均年龄 39.5±6 岁)共进行 43 个 ICSI 周期。
两组的女性年龄无显著性差异(36.3±4 岁 vs 37.1±4 岁)。两组之间的受精率
(273/386;70.7%vs,208/318;65.4%)和妊娠率(13/30;43.3%vs14/43;32.6%)
没有显著性差异。然而,非整倍体精子组的流产率显著升高(30.0% vs 整倍体精子
组 18.6%)。在另一项研究中发现,非梗阻性无精子症男性的精子非整倍体率是
11.4%,显著高于(P=0.000 1)梗阻性无精子症患者的附睾穿刺精子(1.8%)和精液
来源的精子(1.5%)。另外,穿刺来源精子中最常见的是性染色体二倍体,而射出精
液来源的精子是常染色体二倍体最常见[25]。因此,建议穿刺精子获取妊娠的夫妇,有
必要进行适当遗传筛查。

精子形态学选择

精子功能障碍和精子 DNA 异常的患者,能够成功妊娠归功于选择了合适的单个精

子进行 ICSI 助孕[89]。鉴于此，实时高倍镜下选择形态正常的单个精子，进行显微注射被广泛采用，形态上有缺陷的精子其受精能力和胚胎的发育潜能都会降低。有人认为，**精子表面空泡可能与染色质整合缺陷有关，并会导致精子成熟过程中的异常重构。在该理论的基础上，活动精子细胞器形态学检查（MSOME）技术应运而生，即利用高倍光学显微镜实时扫描精子表面的不规则结构。**与传统的 ICSI 相比，应用 MSOME 技术选择雄性配子可以提高妊娠率，并降低流产率[90]。

为了研究卵胞浆内形态选择精子 ICSI 技术（IMSI）对妊娠结局的贡献，试验选择了年龄小于 40 岁，有既往 IVF 失败史，成熟卵数大于 6 枚的取卵周期进行研究。总共纳入 107 个周期，女性平均年龄 33.4±3 岁，获得的成熟卵平均分组，分别用 ICSI 和 IMSI 技术行单精子注射。在 IMSI 中，选择头部没有空泡或只有一个小空泡的精子进行显微注射。这两种选择精子的方法受精率相当，无显著差异（64.7% vs 62%）。二者的临床妊娠率（42.1% vs 36.4%）和种植率（41.8% vs 37.5%）类似，也没有显著差异[91, 118]。在另一项研究中，对生育力正常的男性（n＝3）和不育的男性（n＝17）行精子空泡检查。通过超高倍显微镜检测，并用共聚焦显微镜再次确认，后者可以更好地分辨出精子头部的异常。令人惊讶的是生育力正常男性和不育男性的精子核异常都超过了 90%（图 28.5）。通过透射电子显微镜，发现这些空泡仅是精子表面的缺陷，并不是 DNA 包装异常所致[92, 118]。将精子注射入小鼠卵细胞后进行染色体的结构/数目异常分析，结果是有空泡的精子非整倍体发生率为 9.1%，而没有空泡的精子非整倍体率为 7.2%，提示精子头部的表面缺陷与基因型没有关系。

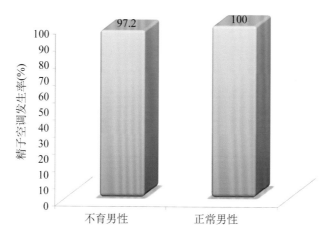

图 28.5　精子空泡发生率，不育男性和正常生育男性的精子头部不规则的发生率

另外，我们分离出无空泡和有空泡的单个精子，以评估精子表面异常与 DNA 碎片和倍性状态之间的关系。结果显示，有空泡精子 DNA 碎片率为 10.7%，非整倍体率 1.8%，而形态完全正常的精子其 DNA 碎片率为 11.1%，非整倍体率为 1.2%（Maggiulli 等，个人交流资料）。

临床结果

在过去的 16 年内,我们完成 17 729 个取卵周期,共获取 150 698 枚成熟卵子,受精率 73.6%,临床妊娠率 41.8%。此处临床妊娠定义为第 7 周超声检查时至少有一个胎心搏动。受精方式包括 ICSI 和常规 IVF,我们中心的 ICSI 比率由最初的占总取卵周期的 30% 上涨到现在的 70%(图 28.6)。IVF 受精一般用于精液参数正常的患者,ICSI 受精则被用于精液参数在临界值、既往受精不良史、和/或获卵数少等情况。不过,这两种受精方式的结果相当,无明显差别。

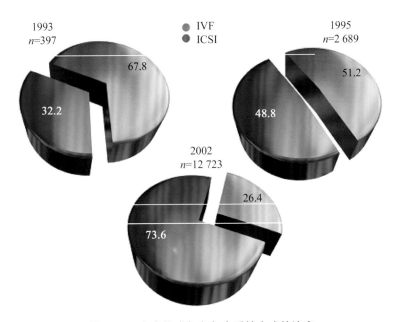

图 28.6 患者构成与多年来受精方式的演变

生精功能正常

射出精液

ICSI 周期中,共有 15 928 个周期使用了射出精液的精子(表 28.1),其中 1 966 个周期的精液参数正常,另外 13 962 个周期精液参数不达标。ICSI 后卵子存活率 94.4%,受精率 75.0%,临床妊娠率 41.2%(表 28.1)。

表 28.1 精子来源对受精率和临床妊娠率的影响

	射出精子	手术获取的精子
周期	15 928	1 801
受精率(%)	100 130/133 506(75.0)[*]	10 849/17 192(63.1)[*]
临床妊娠率(%)	6 562(41.2)[†]	842(46.8)[†]

[*] χ^2,2×2,1df,精子来源对受精率的影响,$P=0.000\,1$。
[†] χ^2,2×2,1df,精子来源对临床妊娠率的影响,$P=0.001$。

梗阻性无精子症

在我们中心，使用附睾穿刺获取梗阻性无精子症患者的精子的 ICSI 周期共有 811 个。这些精液常规分析显示平均浓度为 $30.7\pm36\times10^6/mL$，活力为 $11.3\%\pm2$，正常形态率为 $1.6\%\pm12$。使用附睾精子的周期受精率为 69.9%（5 663/8 097）以及临床妊娠率为 53.5%（434/811）。新鲜和冷冻附睾精子 ICSI 结局的数据分析显示，附睾精子冷冻后活力显著降低（$P<0.0001$），受精能力有降低趋势（$P=0.04$），临床妊娠率显著降低（$P=0.0001$）（表 28.2）。

表 28.2　精子来源和是否冷冻对精液参数与 ICSI 结局的影响

	附睾精子		睾丸精子	
	新鲜	冷冻/复苏	新鲜	冷冻/复苏
周期	305	506	782	208
浓度 （$10^6/mL\pm SD$）	36.9 ± 44	24.5 ± 28	0.4 ± 3	0.3 ± 0.8
活力 （$\%\pm SD$）	$19.1\pm17^*$	$3.4\pm7.5^*$	4.1 ± 11	1.1 ± 4.3
形态 （$\%\pm SD$）	2.0 ± 2	1.2 ± 2.2	0	0
受精率 （%）	2 258/3 169（71.3）[†]	3 405/4 928（69.1）[†]	4 179/7 236（57.8）[⌐]	1 007/1 859（54.2）[⌐]
临床妊娠率 （%）	190（62.3）[‡]	244（48.2）[‡]	333（42.8）	75（36.1）

* Student's t 检验，双独立样本，精子冷冻保存对活力的影响，$P<0.000\ 1$。
[†] χ^2，2×2，$1df$，附睾精子的冷冻保存对受精率的影响，$P=0.04$。
[‡] χ^2，2×2，$1df$，附睾精子的冷冻保存对临床妊娠率的影响，$P=0.000\ 1$。
[⌐] χ^2，2×2，$8df$，睾丸精子的冷冻保存对受精率的影响，$P=0.006$。

生精功能受损

隐匿精子症

ICSI 是大多数男性因素不孕症行之有效的治疗方法，包括那些生精功能受损的患者，如隐匿精子症。这些患者在初次精液常规分析中，样本中无精子，而被诊断为非梗阻性无精子症（NOA），但有时候通过高速离心和延时寻找又可以在精液中发现精子。NOA 患者是最难治疗的群体，因为生精小管生精功能障碍，导致其射出精液中，甚至睾丸中并不总是有精子。

在我们中心，有 146 名男性被诊断为隐匿精子症。经过处理，平均浓度为 $26.0\times10^3/mL$，平均活力为 $21.7\%\pm23\%$。ICSI 受精率 62%（878/1 417），共有 140 名女性获得可用胚胎，临床妊娠率 38.6%（54/140）。

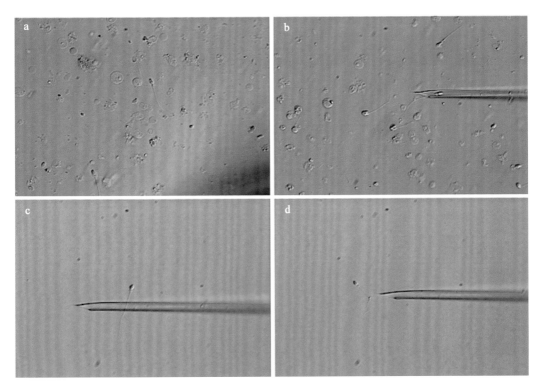

图 28.7　睾丸穿刺精子的获取和制动

(a)在睾丸组织消化后的悬液中可发现精子；(b)选择形态正常的活动精子吸入到 ICSI 注射针，并转移到聚乙烯吡咯烷酮(PVP)中(c)(d)制动后的精子尾部扭曲

非梗阻性无精子症

我们完成了 990 个睾丸穿刺精子 ICSI 的助孕周期(表 28.2)。穿刺获得精子的平均浓度为 $0.4\pm2\times10^{6}$/mL，活力为 $2.6\%\pm8$，精子形态也与常规标准有明显不同。临床数据显示，受精率为 57.0%(5 186/9 095)，临床妊娠率为 41.2%(408/990)。与新鲜睾丸精子组相比，冷冻睾丸精子组的受精率较低($P=0.006$)，但两组的临床妊娠率无显著差异(表 28.2)。所以，新鲜睾丸精子或可获得更高的受精率，但妊娠结局与冷冻睾丸精子相当。

延长寻找

生精功能受损的患者其治疗过程往往比较复杂，因为手术获取精子后需要特殊的准备和处理。不同患者之间生精功能障碍的程度差别也很大，一般而言，仅有 40%～60%的病例可以有足够的精子进行 ICSI 治疗。手术获取的标本中一般精子数量都非常少，常常需要对活检标本进行仔细的筛查，以延长寻找精子的时间[93]。

我们回顾性分析 2001 年 7 月至 2005 年 12 月的非梗阻性无精子症患者行睾丸穿刺 ICSI 的病例，在这项研究中，所有延长寻找精子的病例被纳入实验组[94]，研究其受精情况和妊娠结局。延长寻找精子的定义是**在显微镜下寻找精子持续 60 分钟或更久**。60分钟内即可找到足够的精子用于 ICSI 治疗的周期作为对照组。比较两组的受精情况和妊娠结局。共有 30 对夫妇符合纳入标准，完成了 48 个取卵周期。女方和男方的平均年龄分别是 30.5±5.1 岁和 35.0±9.3 岁。延长寻找精子组的找寻时间从 60 分钟到 210 分钟不等，平均有 3.7±2.4 个胚胎学家参与其中。64.5% 的病例需要精子激活剂提高精子的运动能力。与对照组相比，延长寻找组的平均年龄和女性伴侣的临床特征相似。两组的获卵数相当，延长寻找组的受精率低于对照组（46.9% vs 53.9%，$P<0.01$）（表 28.3）。两组之间卵裂率和临床妊娠率无统计学差异（表 28.4）。这个研究结果证实，**胚胎学家团队专注于寻找精子，是严重的男性不育症患者成功实现 ICSI 治疗的关键。手术标本中即便仅有不动精子，延长寻找也是必要的。**尽管延时找寻精子会花费很多人力和时间，但的确可以增加许多夫妇的受孕机会。

表 28.3　寻找精子的时间对受精结局的影响

项目（%）	对照组（n=333）	延长时间组（n=30）
MⅡ	3 250	422
2PN	1 752(53.9)*	198(46.9)*
3PN	93(2.9)	14(3.3)
1PN	183(5.6)	29(6.9)
卵子死亡	224(6.9)	30(7.1)

* χ^2，2×2，$1df$，寻找精子的时间对受精率的影响，$P<0.01$。

表 28.4　寻找精子的时间与妊娠结局的关系

项目（%）	对照组（n=333）	延长时间组（n=30）
移植周期数	293	29
生化妊娠	15(5.1)*	4(13.8)*
胎停育	13(4.4)	1(3.4)
流产	21(7.2)	2(6.9)
分娩和继续妊娠	121(41.3)	12(41.4)

妊娠结局

17 729 个 ICSI 周期的妊娠结局如表 28.5 所示。共有 9 567 位病人 β hCG 阳性（54%），生化妊娠 14.9%，胚胎停育 6.9%，异位妊娠 0.8%。超声检查见胎心搏动的 7 404 例患者中有 724 例流产或死胎。所以，取卵周期的临床妊娠率为 41.8%，移植周期的临床妊娠率为 45.1%。5 984 例患者成功分娩，共诞生 8 102 个新生儿。64 个新生儿失访。除此之外的新生儿性别比为 1.02∶1，男孩 4 096 个，女孩 3 969 个。

表 28.5　17 729 个 ICSI 周期的妊娠结局

项　　目		阳　性　结　果
ICSI 周期	17 729	
胚胎移植	16 418	
hCG 阳性	9 567	妊娠 54.0%(9 567/17 729)
生化妊娠	1 427	
胎停育	662	
异位妊娠	74	
有胎心搏动	7 404	临床妊娠 41.8(7 404/17 729)
自然流产/治疗性流产	724	
分娩/继续妊娠	6 680	

安全性

自上世纪 80 年代早期首例试管婴儿出生以后,对 IVF 出生子代先天畸形的担心就不断增加,ICSI 技术发明以后这种关注更是与日俱增。有很多 Meta 分析数据显示,与自然受孕相比,辅助生殖技术出生婴儿在某些重大的先天畸形上有增加的风险[95, 96]。还有一些研究证实,IVF 和 ICSI 出生婴儿的畸形率没有差别[95, 97, 98];需要指出的是,这些关于 ART 技术出生子代畸形率之间的比较研究有明显的方法学缺陷[99]。

很多研究调查了 ART 子代的神经发育情况,如运动能力、认知能力、语言能力和行为等。大量数据证实自然出生和辅助生殖技术出生婴儿之间[100—102],IVF 和 ICSI 之间[103]都没有显著差别。然而,这些研究的缺点在于没有人口数据相匹配的对照组,且样本量较小。而且,母亲的受教育程度与小孩的行为也有相关性。这些结果提示,除了受孕方式,还有很多其他因素,如母亲年龄、受教育水平都影响着 IVF 和 ICSI 子代的认知发育情况。

有研究报道脑瘫与 IVF 出生子代存在相关性,很多研究发现 IVF 出生婴儿的脑瘫率上升[104—106]。IVF 出生婴儿发生脑瘫的风险增加,可能与多胎妊娠的早产率增加有关[107]。而单胎的脑瘫率增加,可能也与双胎妊娠有关,不过其中的一个发生了自然减胎,因为成功分娩的双胎试管婴儿有较高的脑瘫风险[108]。

针对新生儿期以后的大量生长发育研究证实,ART 子代和自然妊娠的子代没有差别。 IVF 和 ICSI 子代 1~3 岁[109],5 岁[110, 111],8 岁[131],和 6~12 岁[112, 115]的体重、身高和头围等数据均在正常范围。有研究发现 IVF 和 ICSI 的单胎儿童在治疗疾病时需要接受手术的比例有所增加[110, 111],但也有研究认为与自然妊娠出生的儿童无差别[103, 112]。另外,ICSI 和 IVF 儿童接受泌尿外科手术(不包括包皮环切术)的比例更高,这一现象在 ICSI 儿童更为突出[111, 114]。ICSI 男孩泌尿生殖系统缺陷的风险增加可能与父亲的生育功能低下有关[116]。

有一项附睾和睾丸穿刺精子 ICSI 出生子代的跟踪调查研究[117]。附睾精子 ICSI 出生的 55 个孩子中,有 14 个孩子在 1 岁时接受了体格检查、神经和精神系统的评估,其中有 2 个孩子存在轻微的发育异常。这 2 个孩子，一个是 2 月龄时发现背部张力过低，但至 2 岁时恢复正常。另外一个孩子与同龄的孩子相比，语言能力发育滞后。所有睾丸穿刺 ICSI 出生的孩子在 1 岁的时候健康状况均良好，无异常。

在康奈尔大学，我们将所有 3 岁的 ICSI 儿童邀请回来参与研究。他们的父母被要求填写年龄和阶段问卷（ASQ）以及社交能力评分系统问卷（SSRS）。ASQ 主要评估 5 个重要的方面，包括交流能力、一般运动能力、精细运动能力、解决问题能力和社交能力。每一个评估指标有自己的临界值。SSRS 评分系统由两部分组成，即积极主动的社交能力和妨碍此能力发展的行为方面的问题。

共有 289 对夫妇使用了手术获取的精子，1 703 对夫妇使用了射出的精液。手术获取精子组和射出精液组分别有 19.2% 和 22.9% 的人填写了至少一张问卷（$P < 0.001$），分别出生了 71 个和 485 个孩子。ASQ 问卷的分析结果显示，分别有 71 和 481 个穿刺精子和射出精液出生孩子的父母完成了该问卷。2.8% 的穿刺组孩子有风险，其中 1 个孩子在精细运动能力上发育迟缓，另外 1 个在任务完成测试中失败。射出精液组有 11.4%（55/481）的孩子面临风险（$P < 0.001$），其中有 27 个孩子（49.1%）在一项测试中失败，有二项、三项、四项和全部任务失败的人数分别是 13 人（23.6%）、4 人（7.3%）、6 人（10.9%）和 5 人（9.1%）。在 ASQ 量表的 5 个关键发育指标中，在一般运动能力和精细运动能力方面，穿刺精子组出生孩子的评分高于射出精液组（$P < 0.005$）。一般运动能力和精细运动能力是最常见的出生缺陷。

根据 SSRS 量表评估，穿刺组有 13.4% 的人（4 个单胎，4 个双胎，1 个三胎）面临风险（n=67），射出精液组有 20.1% 的人（39 个单胎，27 个双胎，27 个三胎）面临风险（$P < 0.001$，n=463）。对于有行为异常的人，穿刺组 1 人而射出组 28 人发现有发育迟缓现象（$P < 0.001$）。

无论精子来源于穿刺精子还是射出的精液，ICSI 出生子代的心理和行为学发育处于正常水平。在目前的调查项目中，仅有一般运动能力和精细运动能力在某种程度上受到一定损害，而交流能力、问题解决能力，社交能力等均无差别。

结论

我们综述了 ICSI 应用及影响其成功的各种因素，其中最重要的因素是建立筛选有发育潜力的配子的标准。尽管配子的表型和基因型之间关联性不强，但 DNA 碎片分析，荧光原位杂交技术（FISH）和纺锤体观察（针对卵子）等技术，还是提供了一定的线索。

目前认为，ICSI 治疗获得成功可能并不受精子的 DNA 完整性受损而影响。鱼精蛋白代替组蛋白使得精子的结构更紧密，在受到外界应激的时候更能保护其 DNA，这保证了精子的遗传信息可以更准确地传递给卵子。而且，卵子还可以修复精子 DNA，这在有 DNA 断裂的精子能够获得正常受精并成功妊娠的病例中具有重要作用。精子非整倍体筛查技术，在有关源染色体异常传递给子代的不孕夫妇遗传咨询中具有重要作用。

对于某些生精功能受损的个案来说，制定个体化的精子处理程序，并由经验丰富、细心的操作者来仔细的找寻精子非常必要。截至目前,大量数据证实,除了早产和多胎妊娠有所增加外,辅助生殖技术出生的婴儿与自然妊娠出生的婴儿,在生长发育上没有差别。然而,试管婴儿出生的子代,正从青少年成长为成年人,这些人的生殖能力还需要进一步的评估和跟踪研究。

　　ICSI 主要的目标是获得一个健康的子代,所以需要遗传筛查和适当咨询。对于男性不育,任何新的思路都将激发新的研究热点,其目标是筛选出具有发育潜能的配子,孕育健康子代。

本章要点

- ICSI 作为辅助生殖技术的最终手段,主要用于男性不育症。
- ICSI 因为其可靠性,其应用指证,已经从最初主要解决精子功能异常导致的受精障碍,扩大至女性卵子因素的不孕症。
- ICSI 技术可使冷冻的卵子成功受精。
- 拟行胚胎植入前遗传学诊断(PGD)时,首选 ICSI 方式受精。
- 对于男性因素不育症,ICSI 是最有效的受精方式,可获得 70% 以上的稳定受精率,且不受精液参数和精子来源影响。
- 多个研究证实,精子不能激活卵子的情况见于精子某个蛋白表达缺陷。
- 精子的 DNA 完整性和染色质正确包装对精卵结合至关重要。检测精子中持续存在的 DNA 断裂可以分析 DNA 完整性。
- 利用精子的 DNA 碎片率预测妊娠结局需要继续研究。
- 过去几十年,有很多研究报道了精子鱼精蛋白缺乏及其在男性不育症中的价值。
- 绝大多数处于分裂间期的精子可以采用荧光原位杂交(FISH)进行分析
- 这个结果与非整倍体对妊娠结局的预测相符,在对 ICSI 夫妇的预后评估和咨询中同样有用。
- 有观点认为,精子表面的空泡可能与染色质整合不良有关,并在精子成熟过程中导致染色质的异常重构。
- 活动精子细胞器形态学检查(MSOME)是对精子表面的不规则形态进行的实时监测。
- 延长寻找精子是指显微镜下寻找精子超过 60 分钟及其以上。
- 延长寻找精子组的受精率要低于对照组。
- 治疗严重的男性不育症患者时,专注、细心、尽职尽责的寻找精子团队,对完成一个成功的 ICSI 治疗周期至关重要。延长寻找精子非常必要,即便仅能找到不动精子也有重要价值。
- 大量的研究证实,辅助生殖技术和自然受孕出生的子代在新生儿期以后的生长发育情况并无差异。
- 无论精子是何来源,ICSI 子代的心理和行为学发育情况均在正常范围内。ICSI 子代受到的最常见的不良影响见于一般运动和精细运动能力,而交流能力、问题处理能力和社交能力不受影响。

致谢

谨向 Ronald O. Perelman & Claudia Cohen 生殖医学中心的临床医师、科学研究人员、胚胎学家和护理团队致以诚挚谢意。感谢 Jennifer Hu 和 Christopher Chen 在数据收集上所做的大量辅助工作。感谢康奈尔医学院临床和转化医学中心的资助（ULI RR024996）。

（吴　娴　薛松果　李　朋　译）

参考文献

1. Roest J, Van Heusden AM, Zeilmaker GH, Verhoeff A. Treatment policy after poor fertilization in the first IVF cycle. *J Assist Reprod Genet* 1998;15: 18 – 21.

2. Tomas C, Orava M, Tuomivaara L, Martikainen H. Low pregnancy rate is achieved in patients treated with intracytoplasmic sperm injection due to previous low or failed fertilization in in-vitro fertilization. *Hum Reprod* 1998;13: 65 – 70.

3. Mahadevan MM, Trounson AO. The influence of seminal characteristics on the success rate of human in vitro fertilization. *Fertil Steril* 1984;42: 400 – 5.

4. Kruger TF, Haque D, Acosta AA, et al. Correlation between sperm morphology, acrosin, and fertilization in an IVF program. *Arch Androl* 1988;20: 237 – 41.

5. Liu DY, Baker HW. Tests of human sperm function and fertilization in vitro. *Fertil Steril* 1992; 58: 465 – 83.

6. Gordon JW, Grunfeld L, Garrisi GJ, et al. Fertilization of human oocytes by sperm from infertile males after zona pellucida drilling. *Fertil Steril* 1988;50: 68 – 73.

7. Malter HE, Cohen J. Partial zona dissection of the human oocyte: A nontraumatic method using micromanipulation to assist zona pellucida penetration. *Fertil Steril* 1989;51: 139 – 48.

8. Palermo GD, Cohen J, Rosenwaks Z. Intracytoplasmic sperm injection: A powerful tool to overcome fertilization failure. *Fertil Steril* 1996;65: 899 – 908.

9. Palermo G, Joris H, Devroey P, Van Steirteghem AC. Pregnancies after intracytoplasmic injection of single spermatozoon into an oocyte. *Lancet* 1992;340: 17 – 8.

10. Moomjy M, Sills ES, Rosenwaks Z, Palermo GD. Implications of complete fertilization failure after intracytoplasmic sperm injection for subsequent fertilization and reproductive outcome. *Hum Reprod* 1998;13: 2212 – 6.

11. Palermo G, Joris H, Derde MP, et al. Sperm characteristics and outcome of human assisted fertilization by subzonal insemination and intracytoplasmic sperm injection. *Fertil Steril* 1993;59: 826 – 35.

12. Mansour RT, Aboulghar MA, Serour GI, Amin YM, Ramzi AM. The effect of sperm parameters on the outcome of intracytoplasmic sperm injection. *Fertil Steril* 1995;64: 982 – 6.

13. Nagy ZP, Liu J, Joris H, et al. The result of intracytoplasmic sperm injection is not related to any of the three basic sperm parameters. *Hum Reprod* 1995;10: 1123 – 9.

14. Palermo GD, Cohen J, Alikani M, Adler A, Rosenwaks Z. Intracytoplasmic sperm injection: A novel treatment for all forms of male factor infertility. *Fertil Steril* 1995;63: 1231 – 40.

15. Tournaye H, Devroey P, Liu J, et al. Microsurgical epididymal sperm aspiration and intracytoplasmic sperm injection: A new effective approach to infertility as a result of congenital bilateral absence of the vas deferens. *Fertil Steril* 1994;61: 1045 – 51.

16. Ludwig M, al-Hasani S, Kupker W, Bauer O, Diedrich K. A new indication for an intracytoplasmic sperm injection procedure outside the cases of severe male factor infertility. *Eur J Obstet Gynecol Reprod Biol* 1997;75: 207 – 10.

17. Liu L, Trimarchi JR, Oldenbourg R, Keefe DL. Increased birefringence in the meiotic spindle provides a new marker for the onset of activation in living oocytes. *Biol Reprod* 2000;63: 251 – 8.

18. Petersen CG, Oliveira JB, Mauri AL, et al. Relationship between visualization of meiotic spindle in human oocytes and ICSI outcomes: A meta-analysis. *Reprod Biomed Online* 2009;18: 235 – 43.

19. Benagiano G, Gianaroli L. The new Italian IVF legislation. *Reprod Biomed Online* 2004;9: 117 – 25.

20. Noyes N, Porcu E, Borini A. Over 900 oocyte cryopreservation babies born with no apparent increase in congenital anomalies. *Reprod Biomed Online* 2009;18: 769 – 76.

21. Gardner DK, Sheehan CB, Rienzi L, Katz-Jaffe M, Larman MG. Analysis of oocyte physiology to improve cryopreservation procedures. *Theriogenology* 2007;67: 64 – 72.

22. Geary S, Moon YS. The human embryo in vitro: Recent progress. *J Reprod Med* 2006;51: 293 – 302.

23. Patrizio P, Sanguineti F, Sakkas D. Modern andrology: From semen analysis to postgenomic studies of the male gametes. *Ann N Y Acad Sci* 2008;1127: 59 – 63.

24. Ludwig M, Katalinic A. Malformation rate in fetuses and children conceived after ICSI: Results of a prospective cohort study. *Reprod Biomed Online* 2002;5: 171 – 8.

25. Palermo GD, Colombero LT, Hariprashad JJ, Schlegel PN, Rosenwaks Z. Chromosome analysis of epididymal and testicular sperm in azoospermic patients undergoing ICSI. *Hum Reprod* 2002; 17: 570 – 5.

26. Rodrigo L, Rubio C, Mateu E, et al. Analysis of chromosomal abnormalities in testicular and epididymal spermatozoa from azoospermic ICSI patients by fluorescence in-situ hybridization. *Hum Reprod* 2004;19: 118 – 23.

27. Rubio C, Gil-Salom M, Simon C, et al. Incidence of sperm chromosomal abnormalities in a risk population: Relationship with sperm quality and ICSI outcome. *Hum Reprod* 2001;16: 2084 – 92.

28. Aitken RJ, De Iuliis GN. Value of DNA integrity assays for fertility evaluation. *Soc Reprod Fertil Suppl* 2007;65: 81 – 92.

29. Sutovsky P, Schatten G. Paternal contributions to the mammalian zygote: Fertilization after sperm-egg fusion. *Int Rev Cytol* 2000;195: 1 – 65.

30. Borini A, Tarozzi N, Bizzaro D, et al. Sperm DNA fragmentation: Paternal effect on early post-implantation embryo development in ART. *Hum Reprod* 2006;21: 2876 – 81.

31. Emery BR, Carrell DT. The effect of epigenetic sperm abnormalities on early embryogenesis. *Asian J Androl* 2006;8: 131 – 42.

32. Chatzimeletiou K, Rutherford AJ, Griffin DK, Handyside AH. Is the sperm centrosome to blame for the complex polyploidy chromosome patterns observed in cleavage stage embryos from an OAT patient? *Zygote* 2007;15: 81 – 90.

33. Palermo GD, Takeuchi T, Neri QV, et al. Application of intracytoplasmic sperm injection in assisted reproductive technologies. *Reprod Biomed Online* 2003;6: 456 – 63.

34. Dozortsev D, De Sutter P, Dhont M. Behaviour of spermatozoa in human oocytes displaying no or one pronucleus after intracytoplasmic sperm injection. *Hum Reprod* 1994;9: 2139 – 44.

35. Sousa M, Tesarik J. Ultrastructural analysis of fertilization failure after intracytoplasmic sperm injection. *Hum Reprod* 1994;9：2374 – 80.

36. Liu J, Nagy Z, Joris H, et al. Analysis of 76 total fertilization failure cycles out of 2732 intracytoplasmic sperm injection cycles. *Hum Reprod* 1995;10：2630 – 6.

37. Edirisinghe WR, Murch A, Junk S, Yovich JL. Cytogenetic abnormalities of unfertilized oocytes generated from in-vitro fertilization and intracytoplasmic sperm injection：A doubleblind study. *Hum Reprod* 1997;12：2784 – 91.

38. Palermo GD, Avrech OM, Colombero LT, et al. Human sperm cytosolic factor triggers Ca2＋ oscillations and overcomes activation failure of mammalian oocytes. *Mol Hum Reprod* 1997;3：367 – 74.

39. Mahutte NG, Arici A. Failed fertilization：Is it predictable? *Curr Opin Obstet Gynecol* 2003;15：211 – 8.

40. Yanagida K, Katayose H, Yazawa H, et al. Successful fertilization and pregnancy following ICSI and electrical oocyte activation. *Hum Reprod* 1999;14：1307 – 11.

41. Heindryckx B, Van der Elst J, De Sutter P, Dhont M. Treatment option for sperm-or oocyte-related fertilization failure：Assisted oocyte activation following diagnostic heterologous ICSI. *Hum Reprod* 2005;20：2237 – 41.

42. Liu J, Nagy Z, Joris H, et al. Successful fertilization and establishment of pregnancies after intracytoplasmic sperm injection in patients with globozoospermia. *Hum Reprod* 1995;10：626 – 9.

43. Battaglia DE, Koehler JK, Klein NA, Tucker MJ. Failure of oocyte activation after intracytoplasmic sperm injection using roundheaded sperm. *Fertil Steril* 1997;68：118 – 22.

44. Rybouchkin A, Van der Straeten F, Quatacker J, De Sutter P, Dhont M. Fertilization and pregnancy after assisted oocyte activation and intracytoplasmic sperm injection in a case of round-headed sperm associated with deficient oocyte activation capacity. *Fertil Steril* 1997;68：1144 – 7.

45. Yanagida K, Katayose H, Yazawa H, et al. The usefulness of a piezo-micromanipulator in intracytoplasmic sperm injection in humans. *Hum Reprod* 1999;14：448 – 53.

46. Yanagida K, Morozumi K, Katayose H, Hayashi S, Sato A. Successful pregnancy after ICSI with strontium oocyte activation in low rates of fertilization. *Reprod Biomed Online* 2006;13：801 – 6.

47. Mansour R, Fahmy I, Tawab NA, et al. Electrical activation of oocytes after intracytoplasmic sperm injection：A controlled randomized study. *Fertil Steril* 2009;91：133 – 9.

48. Johnson LA, Welch GR. Sex preselection：High-speed flow cytometric sorting of X and Y sperm for maximum efficiency. *Theriogenology* 1999;52：1323 – 41.

49. Glenn DR, McVicar CM, McClure N, Lewis SE. Sildenafil citrate improves sperm motility but causes a premature acrosome reaction in vitro. *Fertil Steril* 2007;87：1064 – 70.

50. Parrington J, Swann K, Shevchenko VI, Sesay AK, Lai FA. Calcium oscillations in mammalian eggs triggered by a soluble sperm protein. *Nature* 1996;379：364 – 8.

51. Wolny YM, Fissore RA, Wu H, et al. Human glucosamine – 6-phosphate isomerase, a homologue of hamster oscillin, does not appear to be involved in Ca2＋ release in mammalian oocytes. *Mol Reprod Dev* 1999;52：277 – 87.

52. Saunders CM, Larman MG, Parrington J, et al. PLC zeta：A sperm-specific trigger of Ca^{2+} oscillations in eggs and embryo development. *Development* 2002;129：3533 – 44.

53. Swann K, Saunders CM, Rogers NT, Lai FA. PLCzeta (zeta)：A sperm protein that triggers Ca^{2+} oscillations and egg activation in mammals. *Semin Cell Dev Biol* 2006;17：264 – 73.

54. Yoon SY, Jellerette T, Salicioni AM, et al. Human sperm devoid of PLC, zeta 1 fail to induce Ca^{2+} release and are unable to initiate the first step of embryo development. *J Clin Invest* 2008;118：

3671 – 81.

55. Maggiulli R，Neri QV，Monahan D，et al. What to do when ICSI fails? *Syst Biol Reprod Med*，in press.

56. Sakkas D，Moffatt O，Manicardi GC，et al. Nature of DNA damage in ejaculated human spermatozoa and the possible involvement of apoptosis. *Biol Reprod* 2002;66：1061 – 7.

57. Erenpreiss J，Spano M，Erenpreisa J，Bungum M，Giwercman A. Sperm chromatin structure and male fertility：Biological and clinical aspects. *Asian J Androl* 2006;8：11 – 29.

58. Zini A，Libman J. Sperm DNA damage：Clinical significance in the era of assisted reproduction. *CMAJ* 2006;175：495 – 500.

59. Derijck AA，van der Heijden GW，Ramos L，et al. Motile human normozoospermic and oligozoospermic semen samples show a difference in double-strand DNA break incidence. *Hum Reprod* 2007;22：2368 – 76.

60. Zini A，Sigman M. Are tests of sperm DNA damage clinically useful? Pros and cons. *J Androl* 2009;30：219 – 29.

61. Evenson DP，Darzynkiewicz Z，Melamed MR. Comparison of human and mouse sperm chromatin structure by flow cytometry. *Chromosoma* 1980;78：225 – 38.

62. Spano M，Kolstad AH，Larsen SB，et al. The applicability of the flow cytometric sperm chromatin structure assay in epidemiological studies. Asclepios. *Hum Reprod* 1998;13：2495 – 505.

63. Evenson D，Wixon R. Meta-analysis of sperm DNA fragmentation using the sperm chromatin structure assay. *Reprod Biomed Online* 2006;12：466 – 72.

64. Chohan KR，Griffin JT，Lafromboise M，De Jonge CJ，Carrell DT. Comparison of chromatin assays for DNA fragmentation evaluation in human sperm. *J Androl* 2006;27：53 – 9.

65. Zhang LH，Qiu Y，Wang KH，et al. ［Measurement of sperm DNA integrity by sperm chromatin dispersion test and TdT-mediated dUTP nick end labeling assay］. *Zhonghua Yi Xue Za Zhi* 2009；89：970 – 2.

66. Muriel L，Garrido N，Fernandez JL，et al. Value of the sperm deoxyribonucleic acid fragmentation level，as measured by the sperm chromatin dispersion test，in the outcome of in vitro fertilization and intracytoplasmic sperm injection. *Fertil Steril* 2006;85：371 – 83.

67. Velez de la Calle JF，Muller A，Walschaerts M，et al. Sperm deoxyribonucleic acid fragmentation as assessed by the sperm chromatin dispersion test in assisted reproductive technology programs：results of a large prospective multicenter study. *Fertil Steril* 2008;90：1792 – 9.

68. Evenson DP. Loss of livestock breeding efficiency due to uncompensable sperm nuclear defects. *Reprod Fertil Dev* 1999;11：1 – 15.

69. Collins JA，Barnhart KT，Schlegel PN. Do sperm DNA integrity tests predict pregnancy with in vitro fertilization? *Fertil Steril* 2008;89：823 – 31.

70. Silber SJ，Devroey P，Tournaye H，Van Steirteghem AC. Fertilizing capacity of epididymal and testicular sperm using intracytoplasmic sperm injection（ICSI）. *Reprod Fertil Dev* 1995;7：281 – 92；discussion 292 – 3.

71. Genesca A，Caballin MR，Miro R，et al. Repair of human sperm chromosome aberrations in the hamster egg. *Hum Genet* 1992;89：181 – 6.

72. Ahmadi A，Ng SC. Fertilizing ability of DNA-damaged spermatozoa. *J Exp Zool* 1999;284：696 – 704.

73. Marchetti F，Essers J，Kanaar R，Wyrobek AJ. Disruption of maternal DNA repair increases sperm-derived chromosomal aberrations. *Proc Natl Acad Sci U S A* 2007;104：17725 – 9.

74. Ward WS，Coffey DS. DNA packaging and organization in mammalian spermatozoa：Comparison

with somatic cells. *Biol Reprod* 1991;44: 569 - 74.

75. Marcon L, Boissonneault G. Transient DNA strand breaks during mouse and human spermiogenesis: new insights in stage specificity and link to chromatin remodeling. *Biol Reprod* 2004;70: 910 - 8.

76. Laberge RM, Boissonneault G. On the nature and origin of DNA strand breaks in elongating spermatids. *Biol Reprod* 2005;73: 289 - 96.

77. Shaman JA, Yamauchi Y, Ward WS. Function of the sperm nuclear matrix. *Arch Androl* 2007; 53: 135 - 40.

78. Gatewood JM, Cook GR, Balhorn R, Bradbury EM, Schmid CW. Sequence-specific packaging of DNA in human sperm chromatin. *Science* 1987;236: 962 - 4.

79. Bench GS, Friz AM, Corzett MH, Morse DH, Balhorn R. DNA and total protamine masses in individual sperm from fertile mammalian subjects. *Cytometry* 1996;23: 263 - 71.

80. Cho C, Jung-Ha H, Willis WD, et al. Protamine 2 deficiency leads to sperm DNA damage and embryo death in mice. *Biol Reprod* 2003;69: 211 - 7.

81. Steger K, Fink L, Failing K, et al. Decreased protamine - 1 transcript levels in testes from infertile men. *Mol Hum Reprod* 2003;9: 331 - 6.

82. Oliva R. Protamines and male infertility. *Hum Reprod Update* 2006;12: 417 - 35.

83. Tarozzi N, Nadalini M, Stronati A, et al. Anomalies in sperm chromatin packaging: Implications for assisted reproduction techniques. *Reprod Biomed Online* 2009;18: 486 - 95.

84. Tavalaee M, Razavi S, Nasr-Esfahani MH. Influence of sperm chromatin anomalies on assisted reproductive technology outcome. *Fertil Steril* 2009;91: 1119 - 26.

85. Balhorn R, Reed S, Tanphaichitr N. Aberrant protamine 1/protamine 2 ratios in sperm of infertile human males. *Experientia* 1988;44: 52 - 5.

86. Bizzaro D, Manicardi GC, Bianchi PG, et al. In-situ competition between protamine and fluorochromes for sperm DNA. *Mol Hum Reprod* 1998;4: 127 - 32.

87. Araki Y, Yoshizawa M, Araki Y. A novel method for chromosome analysis of human sperm using enucleated mouse oocytes. *Hum Reprod* 2005;20: 1244 - 7.

88. Nicopoullos JD, Gilling-Smith C, Almeida PA, et al. The role of sperm aneuploidy as a predictor of the success of intracytoplasmic sperm injection? *Hum Reprod* 2008;23: 240 - 50.

89. Virro MR, Larson-Cook KL, Evenson DP. Sperm chromatin structure assay (SCSA) parameters are related to fertilization, blastocyst development, and ongoing pregnancy in ivitro fertilization and intracytoplasmic sperm injection cycles. *Fertil Steril* 2004;81: 1289 - 95.

90. Berkovitz A, Eltes F, Lederman H, et al. How to improve IVF-ICSI outcome by sperm selection. *Reprod Biomed Online* 2006;12: 634 - 8.

91. Takeuchi T, Suzuki H, Tanaka M, Yoshida A. Clinical outcome of conventional ICSI and morphologically selected sperm injection on sibling oocytes. *Hum Reprod* 2009;24: i 81.

92. Watanabe S, Tanaka A, Fujii S, Mizunuma H. No relationship between chromosome aberrations and vacuole-like structures on human sperm head. *Hum Reprod* 2009;24: i96.

93. Ron-El R, Strassburger D, Friedler S, et al. Extended sperm preparation: An alternative to testicular sperm extraction in non-obstructive azoospermia. *Hum Reprod* 1997;12: 1222 - 6.

94. Schlegel PN. Male infertility: Evaluation and sperm retrieval. *Clin Obstet Gynecol* 2006;49: 55 - 72.

95. Hansen M, Bower C, Milne E, de Klerk N, Kurinczuk JJ. Assisted reproductive technologies and the risk of birth defects: A systematic review. *Hum Reprod* 2005;20: 328 - 38.

96. McDonald SD, Murphy K, Beyene J, Ohlsson A. Perinatal outcomes of singleton pregnancies

achieved by in vitro fertilization: A systematic review and meta-analysis. *J Obstet Gynaecol Can* 2005;27: 449 – 59.

97. Rimm AA, Katayama AC, Diaz M, Katayama KP. A metaanalysis of controlled studies comparing major malformation rates in IVF and ICSI infants with naturally conceived children. *J Assist Reprod Genet* 2004;21: 437 – 43.

98. Lie RT, Lyngstadaas A, Orstavik KH, et al. Birth defects in children conceived by ICSI compared with children conceived by other IVF-methods: a meta-analysis. *Int J Epidemiol* 2005; 34: 696 – 701.

99. Sutcliffe AG, Ludwig M. Outcome of assisted reproduction. *Lancet* 2007;370: 351 – 9.

100. Ponjaert-Kristoffersen I, Bonduelle M, Barnes J, et al. International collaborative study of intracytoplasmic sperm injection-conceived, in vitro fertilization-conceived, and naturally conceived 5-year-old child outcomes: Cognitive and motor assessments. *Pediatrics* 2005;115: e 283 – 9.

101. Belva F, Henriet S, Liebaers I, et al. Medical outcome of 8-yearold singleton ICSI children (born> or=32 weeks' gestation) and a spontaneously conceived comparison group. *Hum Reprod* 2007; 22: 506 – 15.

102. Leunens L, Celestin-Westreich S, Bonduelle M, et al. Follow-up of cognitive and motor development of 10-year-old singleton children born after ICSI compared with spontaneously conceived children. *Hum Reprod* 2008;23: 105 – 11.

103. Place I, Englert Y. A prospective longitudinal study of the physical, psychomotor, and intellectual development of singleton children up to 5 years who were conceived by intracytoplasmic sperm injection compared with children conceived spontaneously and by in vitro fertilization. *Fertil Steril* 2003;80: 1388 – 97.

104. Ericson A, Kallen B. Congenital malformations in infants born after IVF: A population-based study. *Hum Reprod* 2001;16: 504 – 9.

105. Stromberg B, Dahlquist G, Ericson A, et al. Neurological sequelae in children born after in-vitro fertilisation: A population-based study. *Lancet* 2002;359: 461 – 5.

106. Lidegaard O, Pinborg A, Andersen AN. Imprinting diseases and IVF: Danish National IVF cohort study. *Hum Reprod* 2005;20: 950 – 4.

107. Pharoah PO. Twins and locomotor disorder in children. *J Bone Joint Surg Br* 2006;88: 295 – 7.

108. Glinianaia SV, Pharoah PO, Wright C, Rankin JM. Fetal or infant death in twin pregnancy: Neurodevelopmental consequence for the survivor. *Arch Dis Child Fetal Neonatal Ed* 2002;86: F 9 – 15.

109. Brandes JM, Scher A, Itzkovits J, et al. Growth and development of children conceived by in vitro fertilization. *Pediatrics* 1992;90: 424 – 9.

110. Bonduelle M, Bergh C, Niklasson A, Palermo GD, Wennerholm UB. Medical follow-up study of 5-year-old ICSI children. *Reprod Biomed Online* 2004;9: 91 – 101.

111. Ludwig A, Katalinic A, Jendrysik J, et al. Attitudes towards disclosure of conception mode in 899 pregnancies conceived after ICSI. *Reprod Biomed Online* 2008;16 (Suppl 1): 10 – 17.

112. Belva F, Henriet S, Van den Abbeel E, et al. Neonatal outcome of 937 children born after transfer of cryopreserved embryos obtained by ICSI and IVF and comparison with outcome data of fresh ICSI and IVF cycles. *Hum Reprod* 2008;23: 2227 – 38.

113. Knoester M, Helmerhorst FM, Vandenbroucke JP, et al. Perinatal outcome, health, growth, and medical care utilization of 5-to 8-year-old intracytoplasmic sperm injection singletons. *Fertil Steril* 2008;89: 1133 – 46.

114. Bonduelle M, Wennerholm UB, Loft A, et al. A multicentre cohort study of the physical health of 5-year-old children conceived after intracytoplasmic sperm injection, in vitro fertilization and natural conception. *Hum Reprod* 2005;20: 413 - 9.

115. Olivennes F, Kerbrat V, Rufat P, et al. Follow-up of a cohort of 422 children aged 6 to 13 years conceived by in vitro fertilization. *Fertil Steril* 1997;67: 284 - 9.

116. Wennerholm UB, Bergh C, Hamberger L, et al. Incidence of congenital malformations in children born after ICSI. *Hum Reprod* 2000;15: 944 - 8.

117. Bonduelle M, Wilikens A, Buysse A, et al. A follow-up study of children born after intracytoplasmic sperm injection (ICSI) with epididymal and testicular spermatozoa and after replacement of cryopreserved embryos obtained after ICSI. *Hum Reprod* 1998;13 (Suppl 1): 196 - 207.

118. ESHRE Capri Workshop Group. Intracytoplasmic sperm injection (ICSI) in 2006: Evidence and evolution. *Hum Reprod Update* 2007;13: 515 - 26.

第十部分

其他

第二十九章

男性不育和环境：
基于大量缺乏有价值数据的相关性分析

Gary R. Klinefelter

流行病学观点

不言而喻，维持正常精子生成所具有的最佳数量和质量对于男性成功生育至关重要。据估计，男性"生育力低下"病例中98%是因为精子数量和（或）质量降低所致，2%是因为不射精所致[1]。因此，本章节不讨论性欲下降或勃起功能障碍上升的潜在趋势。在过去几十年中，许多同行审阅的文献报道引用所谓精子浓度（数量/mL）、精子总数（每次射精的总精子数）、精液体积、精子活力、精子形态等下降的数据，来鼓吹男性精液质量下降的观点。事实上即使这些发现都正确，这些指标的显著降低对生育潜能几乎没有影响，除非下降的非常低，如达到阈值，即妊娠率开始下降的临界值[2]。更多"预测"精子质量的方法需要鉴定、验证并纳入研究中。尽管如此，已经发表的"趋势"都与暴露在环境化学物质中有关，最常见的就是内分泌干扰物（endocrine disrupting chemicals，EDCs）。

极少有研究证实：暴露于环境中化学物质与男性生殖功能障碍（如精子总数减少）明确相关，而由此导致女方妊娠率降低的研究则更为鲜见。化学物质导致男性生育力降低的两个最好例子是铅和二溴氯丙烷（dibromochloropropane，DBCP），而两者都不是内分泌干扰物。铅导致男性生育力下降的发现，源于一项对在欧洲某电池厂工作的男性的研究，这项研究比较了暴露于生产线上的男性与在办公室工作的男性精液和血清指标[3]。研究发现在生产线上工作的男性，有更高的血铅水平，其精子总数及血清睾酮与血铅水平存在剂量负相关性。随后的毒理学动物实验研究证实：铅可以导致下丘脑-垂体轴和精子发生的破坏[4]。最近研究发现：另一种重金属-镉与男性不育有关，在较低暴露水平即可导致精液质量产生变化[5]。毒理学研究支持对间质细胞的直接损伤，导致睾酮量产生下降[6]，从而暴露在与环境中所含剂量相似时，即导致大鼠弱精子症[7]。

DBCP 作为农药一直使用到 20 世纪 70 年代，是研究人类及实验室动物不育的另一个好例子。Whorton 等[8] 报道：美国加利福尼亚州农民精子数量减少与持续暴露于 DBCP 相关。Meistrich 等[9] 发现：DBCP 诱导的精子发生下降并非由睾酮产生受抑制所致。实际上，Meistrich 等[10] 后续研究证实：使用 GnRH 激动剂外源性抑制睾酮分泌，并不能阻止 DBCP 暴露后精子发生的恢复。至于在人类和啮齿类动物发现的 DBCP 导致精子发生减少的机制，目前仍然不得而知。

流行病学研究的误区

遗憾的是，目前缺乏关于暴露于其他环境化学物质与不育或精子数量和/或质量下降之间关系的数据，并且通常结论不一。**几乎所有的研究，都缺乏得出个体暴露于某种化学物质（即一种化学物质在血液、尿液或精液中的水平）导致精子数量和/或质量下降的数据。**

似乎暴露于多氯联苯（polychlorinated biphenyl，PCB）和精子质量即精子活力的下降存在相当一致的关系[11]，然而在这些研究中只评估了单次射精的精液，并且没有禁欲时间。在不同国家的不同研究中，高 PCB 暴露和与之对应的精子质量之间的关系似乎始终一致。一项研究[12] 发现，六氯联苯（Hexachlorobiphenyl，CB-153）的血清水平，与精子染色质结构分析评估 DNA 碎片化指数的差异有关；另一项研究发现与其他比例的浓度相比，很明显在 CB-153 最低的浓度为五分之一时，精子 DNA 碎片指数更低。另一项研究[13] 发现格陵兰和瑞典渔民血清 CB-153 水平与精子活动力呈负相关。不幸的是目前还没有可重复的毒理学研究能够确定靶器官，或支持能够展示 PCB 暴露与精子质量呈负相关的模型。

不像 PCBs 已不再应用，邻苯二甲酸酯仍然普遍存在。邻苯二甲酸酯被用作塑化剂（如食品包装，医用导管）和保健消费品（如化妆品）。然而大部分邻苯二甲酸酯暴露是温和的，通过用于血管灌注的医用导管导致邻苯二甲酸二异辛酯（diethylhexyl phthalate，DEHP）暴露仍然是一个较高危的因素。Hauser 等[14] 证明邻苯二甲酸二丁酯（dibutyl phthalate，DBP）代谢产物邻苯二甲酸单丁酯（metabolite monobutyl phthalate，MBP），在尿液中的水平与精子活力和精子浓度下降之间有关系。近期 Pant 等[15] 的一项包含 300 人的研究，报道了 DEHP 在精液中的浓度与精子活力或形态存在统计学显著相关。然而这并没有生物学意义，因为两者 r-值是 0.18，r^2 值 = 0.03。Jonsson 等[16] 发现：血清 MBP 浓度或邻苯二甲酸单乙基己基酯（monoethylhexyl phthalate，MEHP，DEHP 的代谢物）浓度与任何精液参数无关。后面这篇报道的结果，与啮齿类动物毒理学实验数据一致，研究不支持邻苯二甲酸酯诱导的精子数量或质量变化。然而高剂量邻苯二甲酸酯（100 mg/kg）会诱导生精小管产生唯支持细胞综合征，并减少附睾精子储备（可能是由精子生成减少导致），精子质量和通过子宫内授精生育能力没有改变（Klinefelter，未发表的数据）。

为了理清环境化学物质暴露与精液质量及生育的关系，Roeleveld 和 Bretveld[1] 综述了从 2 000 年以来发表的关于杀虫剂暴露的流行病学文献。结果并不一致，但是少数研究证实：随着杀虫剂暴露的增加，精液质量会下降，成功妊娠的时间明显增加。这些研究似乎主要描述可能会影响睾丸或附属性腺功能所有的暴露，包括烟草、酒精、处方药如 α 和 β 受体阻滞剂、他汀类药物和抗抑郁药，以及环境化学物质暴露。很少有研究考虑成人累积暴露可能造成的影响。最后，如果可能的话，在妊娠期研究中必须考虑和排除女方因素。

全面分析这些流行病学研究中精子浓度的数据，发现不一致性多于一致性，特别是过去十年研究[17]。Carlsen 等[18] 原始报告提示：在 1940 年到 1990 年间，精子浓度下降 50％。其研究是一项分析了 61 篇文献的荟萃分析。这篇有争议的研究所采用的原始报道是由不同研究团队仔细审核过的。他们发现：在 1970 年之前，所有来自美国的研究，80％ 的数据来源于纽约这一精子浓度最高区域的男性。1970 年以后，只有三项研究来自美国，大部分研究来自第三世界国家。当纽约数据被排除后，重新分析的结果没有发现精子浓度随时间呈明显的下降趋势。

1995 年以来，至少有六项来自世界各地的研究，提供了可靠的数据支持人类精液浓度随时间推移显著下降了 16％～32％[17]。精子活力这种定性参数，似乎也下降了。**然而，自 1995 年以来，超过三项研究报道：没有发现精子浓度显著下降**。而其中一些研究发现精子浓度有所增加。总之，这些研究中精子的定性参数与精子浓度数据一致，即没有改变或有所增加。重要的是，这些研究努力控制禁欲时间及样本收集的多样性，并使用了合适的统计学方法。

最近丹麦的一项研究在试图说明普遍认为的精子数量和质量的下降与妊娠率下降之间的关系[20]。这项研究评估了在 1960 年到 1980 年之间出生的 700 000 名妇女总自然受孕率（total natural conception rate，TNCR；定义为受孕率加上人工流产，排除辅助生殖技术受孕），其男性伴侣的精液评估并不是在怀孕同期。一群接近生殖寿命末期的女性其自然受孕率较低，而较多采用辅助生殖技术。作者推测，ART 使用的增加可能反映了其男性伴侣精液质量的下降。然而，使用 ART 的增加，同样有可能是女性年龄增大带给夫妻双方的紧迫感所致。

睾丸发育不良综合征

精子发生障碍，即基于低精子总数和/或质量诊断的睾丸疾病，可以导致生育能力低下，其他表型如睾丸癌和隐睾症可能与男性生育力低下相关。总之，这些表型被认为是起源于男性胎儿生殖发育期的疾病——睾丸发育不良综合征（testicular dysgenesis syndrome，TDS)的一种表现[21]。据报道从 1960 年到 1990 年，另一种 TDS 的表型-尿道下裂呈上升趋势，但最近的研究未能证实其增加。此外，尿道下裂的预计发生率差异非常大，即从每 1 000 个活产儿少于 1 个到 10 个，在假定的"未曝光"人群中做出一个基线非常困难。与尿道下裂一样，据报道在 1900 年代中后期，隐睾症的发病率再次上升，但最近的数据不支持这一结论。虽然尿道下裂、隐睾症的发病率可能不会上升，但是一项评估英格兰北部 1993 年至 2000 年间 37 000 活产儿的研究提供的数据，支持尿道下裂的空间-时间聚集性，暗示环境可能是一个发病因素[22]。

TDS 在大众媒体和同行评议的文献中受到越来越多的重视，特别是因为在动物模型中，雄性胎儿在妊娠期接触高水平的内分泌干扰化学物质（如邻苯二甲酸盐）可以改变其生殖发育,导致隐睾症、尿道下裂和附睾发育不全的发病率增加[23]。这些作者推测：在男性生殖发育过程中的雄激素剥夺,对于这些最终表型的出现至关重要。然而,低水平环境内分泌干扰化学物质,是否能够诱发如此严重的人类胎儿缺陷还有待确定。目前没有确切的流行病学数据来证明或否定其中的因果关系[24],或男性胎儿的妊娠期暴露与青春期之后潜在变化关系。由于缺乏并且几乎不可能获得足够暴露的数据,因此需要慎重考虑未来资助基金试图解决这一问题的研究。

最近,Akre 和 Richiardi[25] 评估了人类各种 TDS 表型之间可能的关系：隐睾和精子发生障碍；隐睾和睾丸癌；尿道下裂和生育力下降；尿道下裂和睾丸癌；生育力下降和睾丸癌。他们得出的结论是流行病学研究没有提供明显的这些相关表型共有的因果关系,并且在不同的表型之间几乎没有证据证明他们病因相同。例如隐睾和睾丸癌共同的子宫内风险因素,似乎取决于化学损害的类型,而不是睾丸本身的位置,因为并非所有化学物质都干扰睾丸下降从而诱导原位癌[26]。

环境暴露不太可能会扰乱男性生殖发育,近期关于暴露于内分泌干扰化学物质的动物实验研究[23]提出 TDS 综合征完全由雄激素缺乏导致。再就隐睾症而言,目前我们知道睾丸下降的特定阶段调控不同[27]。睾丸异位停留于腹部依赖于胰岛素样因子 3 (insulin-like factor 3, INSL3),而不是睾酮。腹股沟和阴囊睾丸异位被认为主要是由雄激素调节。此外,遗传异常也与 TDS 综合征有关[28]。在一个三个孩子的父亲身上发现一个移码的 SRY 基因突变,这三个孩子均存在尿道下裂、隐睾、睾丸精原细胞瘤、少弱精子症。由于这个睾丸决定基因不参与睾酮产生,因此怀疑其他更直接的致病基因导致这个家系发病。

临床医生应该努力获得一种对男性生殖能力趋势的生物学的基础理解,包括异常精子发生、精子质量和/或数量异常、隐睾、睾丸癌/原位癌(carcinoma in situ, CIS)。睾丸活检之后规范的组织学评估,可以提供有关精子发生改变有意义的证据,对特发性不育或先天性隐睾男性患者而言尤为重要[29]。遗憾的是睾丸活检资料：(1)只来源于准备实施 ART 的男性,或者超声检测发现睾丸病灶的男性；(2)组织来源于较小的但是有侵入性的手术；(3)劳动密集型产业人群的样本收集和解释；(4)没有获得有意义的暴露数据。虽然不现实,但将系统记录的资料与暴露在各种特定的化学物质(如邻苯二甲酸盐、消毒副产物、农药等)的数据结合起来,并记录这些化学物质在血液/尿液/精液中的浓度,与整合睾丸组织学评估详细结果相结合,将对全球数据库有巨大价值。

流行病学报告经常不能得出被广泛接受的结论,事实上经常是不一致的结论。因为用来评估精子数量和质量方法不一致,且在生物学上往往是不正确的。**例如：精子产生评估方法不一：许多实验室只报告精液体积；另一些实验室只报告精子浓度；还有一些实验室报告精子总数。三个实验室给出三个截然不同的测量指标。每次射精的精子总数,只是这些测量指标中的一项,在评估精子发生数量变化中具有生物学意义[30]。精子浓度可能是一个检测输精管道和附属性腺功能的更好的参数。由于每次射精的总精子数,需要通过精子浓度和精液体积两者计算,而浓度和体积通常同时确定,因此在报告每次射精的精子总数和每次射精的精子浓度时需谨慎。**

禁欲时间在流行病学中没有标准,其禁欲范围从<1 天到>7 天。禁欲 3～7 天可允许正确评估生精功能不足的男性的精子生成，但对于一个正常的男性这种禁欲时间间隔，将大幅低估其精子产生，因此这种比较可能无效[31]。这是因为人类的输出管道容纳(存储)精子能力有限，对于一个正常的男性，射精后其输出管道迅速被补充满，然后"过剩"的精子溢出到盆腔段尿道。最近短的禁欲时间间隔，在研究中被反复提及，并需要做得更具体[32]。建议每次射精精子计数记录为禁欲每小时的精子计数，禁欲时间限定为42～64小时。而且，因为仅凭单个样本不能精确评估任何定量属性，理想的一项流行病学研究将规定：如果做不到三次射精的精液也要保证每人两次射精的精液。类似的不一致性和方法学缺陷，经常在精子活力和形态方面影响结论。这些评价中有些主观，有些客观，而且对人类精子的形态有许多截然不同的分类方法。

不一致或无效的操作流程和不一致的报告结果，加上缺乏足够的化学物质暴露数据，使报道精子数量和质量下降的荟萃分析和横断面流行病学研究没有价值。因此，环境化学物质正在改变(或已经改变)大部分男性的生殖功能，或导致精液质量下降，这个结论尚不恰当。

毒理学的观点

暴露在环境化学物质，如EDCs可降低包括"敏感"型的男性的精液质量在内的男性生殖功能。正确地使用动物模型，可以帮助支持或反驳关于环境对男性影响的观点。不幸的是，由于下述原因，探索实验室动物"生育"的典型的毒理学研究对于真实世界的情况没有意义。他们不能确定环境因素引发的生殖风险，因为：(1)用于实验的化学物质的剂量可能远远高于环境暴露的剂量；(2)众所周知，雄性啮齿类动物繁殖能力超强，存储了远远高于达到最大受孕率所需的精子数量。减少其正常射出的精子数量的50%～80%不会影响其妊娠率。这些问题我们已经知道几十年了，现在依然存在。

啮齿类动物繁殖能力相对较强的可能原因是，男性每克睾丸组织产生精子数量的效率要低得多[33]。除了精子数量上的明显差异，与雄性啮齿类动物相比，人类男性精子质量也更低。事实上，人类精子运动参数(如前向运动、直线运动速率)和精子正常形态百分比与雄性老鼠相差甚远。二十多年前男性射出的精液中"正常"精子占50%，就被认为形态异常[34]。事实上"正常"的情况可能更糟，在一项1 081名男性研究中，通过严格的标准测得平均正常形态的精子百分比为20%[2]，同时，最近的一项研究发现在750多个已生育男性的精液样本中只有10%精子形态正常[34]。此外，已生育男性射出精子通常有50%到60%活动[2, 35, 36]。相比之下，大鼠精子正常形态率和活力分别为90%和80%[37]。不难想象，由于男性精子的数量和质量相对脆弱，环境损害将进一步降低其质量和/或数量并导致男性不育。这些已经在不育"阈值"边缘的人，对环境损害会特别敏感。这些在"阈值"边缘的男性，可能是有遗传缺陷的亚种群，或由于男性大量接触可能会影响精子发生和精子成熟的食品(如酒精)和/或药品制剂(如他汀类药物)所致。

"生育"研究的例子

要想确定环境化学物质是否对男性成功生育产生潜在风险，必须使用能敏感评估生育能力的动物模型。毋容置疑，不仅因为上述根本性的生物差异，而且毫无疑问人类暴露会远远低于那些用于实验的动物。因此，需要一个敏感的动物模型，来检测比那些可能会对精子质量和/或数量产生明显损伤的剂量还低的实验剂量所带来的微小改变。

将准备好的最优数量的大鼠近附睾尾端精子，注入雌性大鼠的子宫角，即宫腔内人工授精（intrauterine insemination，IUI），我们发现在怀孕第 9 天接触一定剂量的作用于附睾或睾丸的毒物，可使其子代生育能力显著降低，而这一剂量不会导致通过自然交配生育子代的能力下降[37, 38]。事实上，通过使用 IUI，生育本身相较传统检测精子质量（即活动精子％，正常精子％）或精子数量（如附睾尾部储存的精子）的方法更为敏感。我们发现相关的生育力降低与精子质量损害有关，特别是与一种精子膜蛋白 SP22 表达减少有关。有趣的是，这个终点与生育力的相关性高于与精子活动率、精子形态、或附睾尾的精子储备的相关性（ $n = 130$ ； $r^2 = 0.78$ ）。随后，在大鼠身上进行了其他的 IUI 研究，评价了在暴露（如乙醇）或疾病（如糖尿病）损害了射精过程情况下的精子质量[39, 40]。同时，IUI 被用来评价通过胍乙啶化学交感神经去除的大鼠精子质量[41, 42]。减慢附睾精子转运的暴露，可能不会降低精子质量；而加快附睾精子转运的暴露，则会降低精子质量[37]。因此可以认为雄激素剥夺，可加快精子的转运和破坏正常的附睾精子的成熟。Fernandez 等[43]通过使用己烯雌酚（diethylstilbestrol，DES）同时补充或不补充外源性雄激素证实了上述结果。在 DES 暴露的动物中，附睾内运输时间加快，并且附睾尾部精子的生育力受损；而外源性雄激素可以去除这些影响。

人工授精也用于评价其他实验室物种，如兔子精子质量。在使用兔子恒定数量的精子进行阴道授精，不仅可以对射出精子进行评估，而且由于精子是被授精到阴道而不是子宫，可以检测精子穿过子宫颈口以及受孕所需的过度活化和获能等正常方面。因此，有研究证明暴露在饮用水消毒剂的副产物二溴乙酸（dibromoacetic acid，DBA），可降低大鼠附睾尾部精子的生育能力[44]，之后研究证实在兔子中也有相同结果[45]。一项使用兔子的研究，报告了一种调节饮用水的化学物质引起可观察到副作用的最低水平（the lowest observed adverse effect level，LOAEL）为 1 mg/kg，这一数据的得出是基于受孕率的降低以及精子质量的降低。兔子授精的精子悬浮液的体外评价提示生育力的降低，这是由精子生物标志物 SP22 的减少和/或顶体发育不全所致。这种化学物质可损害两个物种人工授精的精子质量，但是在兔子中产生影响的药物水平更低（1∶10 mg/kg）。如果这种与大鼠相比的差异是由于兔子的产后生殖发育（和伴随的暴露）的时期更长引起，那么兔子是一种用来推断男性产后生殖发育风险的更好的模型。**不幸的是，没有一项研究被设计来探讨接触不同浓度水平的消毒剂副产物，与表现为从特发性不育到可生育这么一个范围的年轻男性的精液参数及生育力的关系。**

胎儿发育异常的研究

几个研究小组试图通过将妊娠大鼠暴露在 EDC 或 DBP，来制作假定的 TDS 表型（见上述）。在暴露剂量达到 500～750 mg/kg 时出现了除睾丸癌以外的其他所有 TDS 表型[23]。然而当剂量低于 100 mg/kg 时大多数表型没有出现，当剂量＜10 mg/kg 则没有作用。虽然 Sharpe 和 Skakkebaek[23]指出：支持环境化学物质暴露和 TDS 之间有关系的实验证据有限，他们认为由睾酮产生不足或睾酮作用受阻导致的胎儿发育不全，是大多数 TDS 表型的出现和经常观察到的邻苯二甲酸酯引起的如附睾发育不全和肛门生殖器距离缩短等改变的关键。Metzdorf 等[46]和 Howdeshell 及其同事[47]分别使用抗雄激素样活性化学物质混合物或邻苯二甲酸酯，进行研究证实了上述观点。这两项研究都发现：使用不同剂量化学物质的混合物，可观察到雄激素依赖器官的重量和胎儿睾酮的产生都存在显著的剂量叠加差异，而这些化学物质单独使用则没有作用。然而，重要的是要认识到雌激素的刺激也可产生类似的变化。Howdeshel 及其同事[48]证实胎儿暴露在炔雌醇会导致雄激素依赖器官永久改变；睾丸雄激素水平并未检测。虽然雄激素可以阻止一些怀孕的雌性大鼠 DES 诱导的异常，如附属性腺雌激素 α 受体表达[49]，但是外源性雄激素不能阻止 DES 导致的隐睾症[50]。鉴于雌激素刺激、雄激素剥夺、基因突变等都可以导致 TDS 的各种表现（如未降到阴囊的睾丸），但似乎导致这些表型的邻近分子靶标尚未确定。

兔子可作为一个敏感的相关动物模型，用来研究已知的抗雄激素对妊娠期暴露的影响，如与雄激素受体（androgen receptor，AR）结合和/或抑制雄激素受体介导转录的化学物质，如杀虫剂 DDT 和杀菌剂乙烯菌核利（Vinclozolin）[51]，以及雄激素抑制剂邻苯二甲酸盐 DBP[52]，以定期评估射精的精子数量和质量。当发育期而非青春期后暴露于 DBP 可导致在标准条件下检测的精子数量明显降低，抗雄激素物质和 DBP 暴露都会导致精子质量受损。实验剂量远高于人类暴露剂量，目前不清楚低剂量暴露是否会引起病变以及能否为人类暴露于这些化学物质产生风险提供一个更强的指示。有趣的是，在一些暴露于 DDT 或 DBP，而非乙烯菌核利后生产的同一胎或多胎雄性子代都可检测到腹部隐睾和睾丸原位癌细胞。或许更需要关注的是所有的暴露产生异常精子形态的相似表型，如顶体发育不全，表现为顶体囊泡形成，两个或两个以上精子之间共享顶体。重要的是，青春期后这些顶体缺陷精子的产生会持续许多周。

如上所示，作为饮用水的消毒剂的副产物，DBA 对雄激素状态没有影响，但是也会导致兔子顶体发育不全。两个抗雄激素物质：邻苯二甲酸酯和饮用水消毒剂副产物，都会导致兔子顶体发育不全，证实某些截然不同的化学物质都存在一种共同的非雄激素依赖的毒理学路径。这一观点与妊娠期暴露于不同的抗雄激素物质不会针对任何共同的基因产生作用的观察是一致的[53]。同样，暴露于产生相似表型的各种雌激素化学物质后也没有观察到共同的转录靶标[54]。因此，尽管并不是所有的抗雄激素物质和雌激素在转录水平作用相似，然而完全不同的化学物质可以产生极为相似的表型。总的来说，这些发现表明不同物质暴露可能有共同的通路-表型，可能与转录改变联系不大。

结论

关于男性精液质量下降和这种下降发生在某些特定地区的可能性引起广泛的讨论，这可能是在成年、青春期，甚至胎儿发育时期环境化学物质暴露的后果。事实上很少（如果有的话）流行病学研究有足够的化学暴露数据将观察到的效应联系起来，环境相关暴露的毒理学检测确证同样是罕见的。总之似乎情景逆转，即毒理学研究通常在动物身上使用高于环境相关暴露的剂量发现了明显的作用,然后已发表的人类流行病学研究似乎在一定程度上得到了确认。所有的暴露评估,如果有的话,和"阳性的"人类研究的方法都太简单不足以确定因果关系,同时结果是推测出来的。这并不是说环境暴露不会或不能导致人类的低生育力。事实上,考虑到人类精子形成的低效率,从定量和定性的角度来说,毒性损害可进一步降低精子发生,甚至损害精子在附睾的成熟,并使原本已生育的男性变为不育是完全可能的。

对某些特定的男性人群表型的如隐睾、尿道下裂、睾丸癌,以及生精功能损害等观察诞生了 TDS 这个词。根据表型的存在,可能怀疑或不怀疑其生育能力;但实际上往往缺乏 TDS 患者生育力的数据。更令人不安的是,几乎不可能获得任何可信的暴露数据用来在这些结果和潜在的妊娠期间胎儿暴露之间建立任何联系。无论如何,有很多探索两者之间联系的研究试图在暴露于高水平的邻苯二甲酸盐或抗雄激素物质的动物身上解释出现的相关表型(如尿道下裂、隐睾症、唯支持细胞生精小管、肛门与生殖器的距离减少、保留的乳头等)。流行的假说是任何化学物质暴露会抑制睾酮产生或可在胎儿发育过程中会产生至少部分作用。然而,这些研究的剂量水平没有接近人类潜在的暴露。此外,这些研究没有考虑到可能更多邻近分子的改变导致雄激素剥夺从而引起某些表型的出现。

图 29.1 描述的一个流行病学和毒理学相结合的研究观点值得考虑。一般来说,流行病学研究缺乏设计一致性和有意义的暴露数据。很少有研究评估妊娠需要的时间,也没有尝试描述男性青春期开始的可能趋势。一般来说,毒理学研究需要使用更低剂量和更接近环境相关暴露的水平。如果单一化学物质比已知的或预测的最大人类暴露剂量还要高 1 000 倍的暴露仍不能改变任何敏感男性的生殖结局,这可能不是有关生殖健康的风险。此外,目前大多数毒理学研究评估特定的 mRNA 转录子的表达变化,但结果并不一致,例如并不是所有的抗雄激素物质都改变相同的转录子。开始建立特定的敏感的结局和评估目标组织蛋白质组的变化之间的相关性似乎是重要的;翻译后的产物最有可能在从通路到表型的过程中起着关键作用。

希望有一天会发现更多的可被毒理学验证的有效生物标志物,进而可以在暴露后的男孩和成年男性射出精液中得以测定。潜在的例子包括:精子发生异常如顶体发育不全有关的睾丸特异蛋白酶水平下降,或生育相关蛋白如精子上的 SP22 水平下降。但流行病学使用的这类标记物只在已知验证的化学物质,如消毒剂副产物,抗雄激素物质或邻苯二甲酸酯暴露的人类射出精子的发育不全和生育力降低时才有意义。因为隐睾和睾丸癌的生物学指标可能会取决于妊娠期间和/或早期新生儿血清学检测,显然也是生育力下降的潜在指标,将更加难以开发和验证。

重点总结

1. 相对于驯化生物或模型动物,人类睾丸产生精子的数量和射精精液中精子的质量是低的。因此,一种对模型动物可能无害的毒性物质可能会严重地损害睾丸或附睾功能,从而将一个"可生育"男性变的"不育"。

2. 一般来说，流行病学研究苦于缺乏具有生物学意义并能统一使用的检测精液变化的方法，也苦于缺乏足够的化学物质暴露和结果之间因果联系的数据。

3. 没有可靠的证据支持这一观点：人类男性胎儿在子宫内暴露于内分泌干扰化学物质（endocrine disruptive chemical，EDC）可能会导致后续的生殖发育不全，包括隐睾、尿道下裂、精子发生障碍或睾丸癌，即睾丸发育不全综合征（testicular dysgenesis syndrome，TDS）。

4. TDS是基于胎儿生殖发育期雄激素剥夺导致出现一个或多个表型的假设。通过模型动物的研究发现雄性胎儿暴露于高水平的EDCs可导致生殖异常如隐睾、唯支持细胞生精小管、睾丸间质细胞增生和附睾发育不全。不幸的是，几乎所有研究所使用的化学物质的剂量远高于人类可接触到的剂量，生殖潜能也几乎缺乏敏感的检测方法。

5. 新生物学标志物（形态学或分子层面的）的效果必须纳入未来的流行病学和毒理学研究。提出一个理想化的方案来说明流行病学和毒理学研究如何更好地将相关的化学暴露和人类或动物模型表型改变联系起来。

6. 探索暴露于一种或多种EDCs可能降低男性生殖功能的可能性的毒理学和流行病学研究已经消耗了巨大的资源，而这种可能性是通过精液改变和夫妻未避孕怀孕的时间增加来证明的。除非资助机构在计划中加入批判性思维以及毒理学和流行病学小组更加合作，否则未来投资回报的价值将继续被致疑。

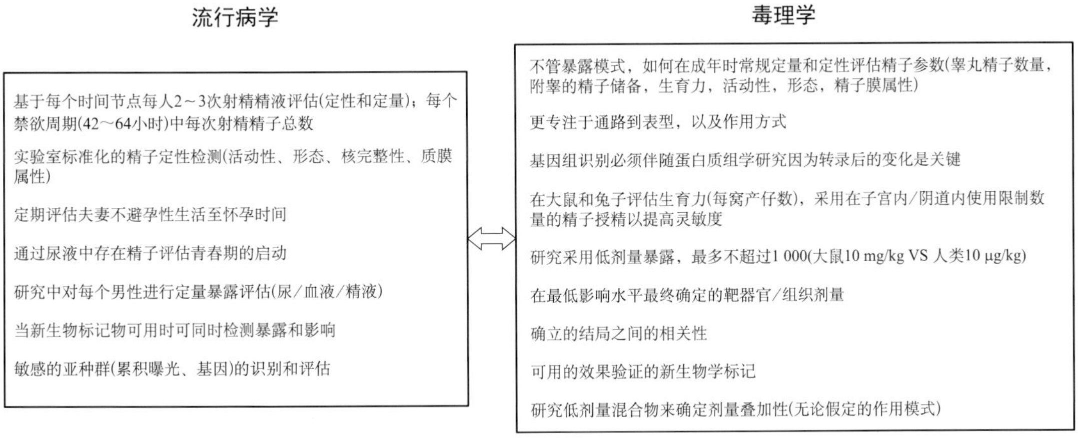

流行病学		毒理学
基于每个时间节点每人2~3次射精精液评估（定性和定量）；每个禁欲周期（42~64小时）中每次射精精子总数		不管暴露模式，如何在成年时常规定量和定性评估精子参数（睾丸精子数量，附睾的精子储备，生育力，活动性，形态，精子膜属性）
实验室标准化的精子定性检测（活动性、形态、核完整性、质膜属性）		更专注于通路到表型，以及作用方式
定期评估夫妻不避孕性生活至怀孕时间		基因组识别必须伴随蛋白质组学研究因为转录后的变化是关键
通过尿液中存在精子评估青春期的启动		在大鼠和兔子评估生育力（每窝产仔数），采用在子宫内/阴道内使用限制数量的精子授精以提高灵敏度
研究中对每个男性进行定量暴露评估（尿/血液/精液）		研究采用低剂量暴露，最多不超过1 000（大鼠10 mg/kg VS 人类10 μg/kg）
当新生物标记物可用时可同时检测暴露和影响		在最低影响水平最终确定的靶器官/组织剂量
敏感的亚种群（累积曝光、基因）的识别和评估		确立的结局之间的相关性
		可用的效果验证的新生物学标记
		研究低剂量混合物来确定剂量叠加性（无论假定的作用模式）

图29.1 描述流行病学和毒理学研究经常忽略的特定方面的理想化图表

构成该图表的研究可能提供更有意义的数据，从而能更好将靶器官破坏的化学物质和与人类表型改变相似的合成的动物表型改变联系起来。

本章要点

- 男性暴露于环境化学物质与生育力下降的关系，至今无法断定。如环境暴露是否与每次射精射出精子总数减少相关，是否导致性伴侣的妊娠率降低，目前没有足够的研究证实。

- 关于化学物质导致男性生育力降低的两个最好的例子是铅和二溴氯丙烷（dibromochloropropane，DBCP）。

- 最近研究发现另一种重金属-镉与男性不育有关，在较低暴露水平即可导致精液质量的变化。

- 似乎暴露于多氯联苯（polychlorinated biphenyl，PCB）和精子质量即精子活力的下降存在相当一致的关系，然而在这些研究中只评估了单次射精的精液，并且没有控制禁欲的时间。

- TDS 在大众媒体和同行评议的文献中受到越来越多的重视，特别是因为在动物模型中雄性胎儿在妊娠期接触高水平的内分泌干扰化学物质（如邻苯二甲酸盐）可以改变其生殖发育，导致隐睾症、尿道下裂和附睾发育不全的发病率增加。

- 环境暴露扰乱男性生殖发育的可能性较小，近期关于暴露于内分泌干扰化学物质的动物实验研究提出：TDS 综合征完全由雄激素缺乏导致。

- 啮齿类动物繁殖能力相对较强的最根本的原因是，每克睾丸组织产生精子的数量较人类明显高效。除了精子数量上的明显差异，与雄性啮齿类动物相比，人类男性精子质量也较低。

- 相对于驯化生物或模型动物，人类睾丸产生精子的数量和射出精液中精子的质量低于其他动物。因此，一种对模型动物可能无害的毒性物质可能会严重损害睾丸或附睾功能，从而将一个"可生育"男性变得"不育"。

- 一般而言，流行病学研究苦于缺乏具有生物学意义并能统一使用的检测精液变化方法，也苦于缺乏足够的化学物质暴露和结果之间因果联系的数据。

- 没有可靠的证据支持这一观点：人类男性胎儿在子宫内暴露于内分泌干扰化学物质（endocrine disruptive chemical，EDC）可能会导致后续的生殖发育不全，包括隐睾、尿道下裂、精子发生障碍或睾丸癌，即睾丸发育不全综合征（testicular dysgenesis syndrome，TDS）。

- TDS 是基于胎儿生殖发育期雄激素剥夺导致出现一个或多个表型的假设。通过模型动物的研究发现雄性胎儿暴露于高水平的 EDCs 可导致生殖异常如隐睾、唯支持细胞综合征、睾丸间质细胞增生和附睾发育不全。不幸的是，几乎所有研究使用化学物质的剂量远高于人类可接触到的剂量，生殖潜能也几乎没有敏感的方法来检测。

（马　猛　田　龙　李　朋　彭　靖　译）

参考文献

1. Roeleveld N, Bretveld R. The impact of pesticides on male fertility. Curr Opion Obstet Gynecol 2008;20：229 - 33.

2. Slama R, Eutache F, Ducot B, et al. Time to pregnancy and semen parameters：A cross-sectional study among fertile couples from four European cities. Hum Reprod 2002;17：503 - 15.

3. Lancranjan I, Popescu HI, Gavanesca O, Klepsch I, Serbanescu M. Reproductive ability of workmen occupationally exposed to lead. Arch Environ Health 1975;30：396 - 401.

4. Ronis M，Gandy J，Badger T. Endocrine mechanisms underlying reproductive toxicity in the developing rat chronically exposed to dietary lead. J Toxicol Environ Health 1998;54：77 – 99.

5. Benof S，Jacob A，Hurley IR. Male infertility and environmental exposure to lead and admium. Hum Reprod Update 2000;6：107 – 21.

6. Laskey JW，Phelps PV. Effect of cadmium and other metal cations on in vitro Leydig cell testosterone production. Toxicol Appl Pharmacol 1991;108：296 – 306.

7. Benof S，Auborn K，Marmar JL，Hurley IR. Link between low dose environmentally relevant cadmium exposures and asthenozoospermia in a rat model. Fertil Steril 2008;89：73 – 9.

8. Whorton，Krauss RM，Marshall S，Milby TH. Infertility in male pesticide workers. Lancet 1977; 2：1259 – 61.

9. Meistrich ML，Wilson G，Shuttlesworth GA，Porter KL. Dibromochloropropane inhibits spermatogonial development in rats. Reprod Toxicol 2003;17(3)：263 – 71.

10. Meistrich ML，Wilson G，Porter KL，et al. Restoration of spermatogenesis in dibromochloropropane (DBCP)-treated rats by hormone suppression. Toxicol Sci 2003;76(2)：418 – 26.

11. Hauser R. The environment and male fertility：recent research on emerging chemicals and semen quality. Semin Reprod Med 2006;24：156 – 67.

12. Rignell-Hydborn A，Rylander L，Giwercman A，et al. Exposures to PCBs and p，pft-DDE and human sperm chromatin integrity. Environ Health Perspect 2005;113(2)：175 – 9.

13. Tot G，Rignell-Hydbom A，Tyrkiel E，et al. Semen quality and exposure to persistent organochlorine pollutants. Epidemiology 2006;17：450 – 8.

14. Hauser R，Meeker JD，Duty S，Silva MJ，Calafat AM. Altered semen quality in relation to urinary concentrations of phthalate monoester and oxidative metabolites. Epidemiology 2006;17：682 – 91.

15. Pant N，Shukla M，Patel DK，et al. Correlation of phthalate exposures with semen quality. Toxicol and Appl Pharmacol 2008;231：112 – 6.

16. Jonsson BA，Richthof J，Rylander L，Giwercman A，Hagmar L. Urinary phthalate metabolites and biomarkers of reproductive function in young men. Epidemiology 2005;16：487 – 93.

17. Fisch H. Declining worldwide sperm counts：disproving a myth. Urol Clin N Am 2008;35：137 – 46.

18. Carlsen I，Giwercman A，Keiding N，Skakkebaek NE. Evidence for decreasing quality of semen during past 50 years. Brit Med J 1992;305：609 – 13.

19. Saidi J，Chang DT，Golubof ET，et al. Declining sperm counts in the United States? A critical review. J Urol 1999;161：460 – 2.

20. Jensen TK，Sobotka T，Hansen MA，et al. Declining trends in conception rates in recent birth cohorts of native Danish women：A possible role of deteriorating male reproductive health. Int J Androl 2008;31：81 – 92.

21. Skakkebaek NE，Rajpert-De Meyts E，Main KM. Testicular dysgenesis syndrome：An increasingly common developmental disorder with environmental aspects. Hum Reprod 2001;16：972 – 8.

22. McNally RJQ，Abdullah，NA，Pearce MS，Parker L，Wilkinson JR. Space-time clustering of cryptorchidism and hypospadias. Epidemiology 2007;18：183 – 4.

23. Sharpe RM，Skakkebaek NE. Testicular dysgenesis syndrome：mechanistic insights and potential new downstream effects. Fertil Steril 2008;89：34 – 8.

24. Toledano MB，Nelson PD. Male fertility-related disorders：Cause for concern or a stalking horse? Arch Dis Child 2007;92：565 – 66.

25. Akre O, Richiardi L. Does a testicular dysgenesis syndrome exist? Hum Reprod Advance Access 2009;24(9): 2035 – 60.

26. Veeramachaneni DN. Germ cell atypia in undescended testes hinges on the aetiology of cryptorchidism but not the abdominal location perse. Int J Androl 2006;29: 235 – 40.

27. Amann RP, Veeramachaneni DN. Cryptorchidism in common eutherian mammals. Reproduction 2007;133: 541 – 61.

28. Isidor B, Capitol C, Paris F, et al. Familial frameshit SRY mutation inherited from a mosaic father with testicular dysgenesis syndrome. Clin Endocrinol Metab 2009;94(9): 3467 – 71.

29. McLachlan RI, Rajpert-DeMeyts E, Hoei-Hansen CE, de Krester DM, Skakkebaek NE. Histological evaluation of the human testis-approaches to optimizing the clinical value of the assessment: Mini review. Hum Reprod Advance Access 2006;22: 1 – 16.

30. Amann RP. Evaluating spermatogenesis using semen: the biology of emission tells why reporting total sperm per sample is important, and why reporting only number of sperm per milliliter is irrational. J Androl 2009;30(6): 623 – 5.

31. Amann RP. Considerations in evaluating human spermatogenesis on the basis of total sperm per ejaculate. J Androl 2009;30(6): 626 – 41.

32. Amann RP. Total sperm per ejaculate of men: Obtaining a meaningful value or a mean value with appropriate precision. J Androl 2009;30(6): 642 – 9.

33. Amann RP. The use of animal models for detecting specific alteration in reproduction. Fund Appl Tox 1986;2: 13 – 26.

34. Wyrobek AJ, Gordon LA, Watchmaker G, Moore DH. Human sperm morphology testing: Description of a reliable method and its statistical power. In Bredges BA, Butterworth BE, Weinstein IB, eds. Banbury Report Indicators of Genotoxic Exposure. Cold Spring Harbor: Cold Spring Laboratory; 1982: 527 – 41.

35. Swan SH, Brazil C, Drobnis EZ, et al. Geographic differences in semen quality of fertile U. S. males. Environ Health Perspect 2003;111(4): 414 – 20.

36. Wijchman JG, DeWolf B, Graaf R, Arts E. Variation in semen parameters derived from computer aided semen analysis within donors and between donors. J Androl 2001;22(5): 773 – 80.

37. Klinefelter GR, Laskey JW, Ferrell J, Suarez JD, Roberts NL. Discriminant analysis indicates a single sperm protein (SP22) is predictive of fertility following exposure to epididymal toxicants. J Androl1997;18: 139 – 50.

38. Kaydos EH, Suarez JD, Roberts NL, et al. Haloacid induced alterations in fertility and the sperm biomarker SP22 in the rat are additive: validation of an ELISA. Toxicol Sci 2004;81: 430 – 42.

39. Oliva SU, Messias AG, Silva DAF, et al. Impairment of adult male reproductive function in rats exposed to ethanol since puberty. Reprod Toxicol 2006;22: 599 – 605.

40. Scarano WR, Messias AG, Oliva SU, Klinefelter GR, Kempinas WG. Sexual behavior, sperm quantity and quality after short-term streptozotocin-induced hyperglycemia in rats. Int JAndrol 2006;24: 482 – 8.

41. Kempinas WG, Suarez JD, Roberts NL, et al. Rat epididymal sperm quantity, quality, and transit time at er guanethidine-induced sympathectomy. Biol Reprod 1998;59: 890 – 6.

42. Kempinas WG, Suarez JD, Roberts NL, et al. Fertility of rat epididymal sperm after chemically and surgically induced sympathectomy. Biol Reprod 1998;59: 897 – 904.

43. Fernandez CDB, Porto EM, Arena AC, Kempinas WG. Effects of altered epididymal sperm transit time on sperm quality. Int J Androl 2007;31: 427 – 37.

44. Linder RE, Klinefelter GR, Strader LF, et al. Dibromoacetic acid affects reproductive competence

and sperm quality in the male rat. Fundam Appl Toxicol 1995;28: 9 - 17.

45. Veeramachaneni DNR, Palmer JS, Klinefelter GR. Chronic exposure to low levels of dibromoacetic acid, a water disinfection by-product, adversely affects reproductive function in male rabbits. Journal of Andrology 2007;28: 1 - 13.

46. Metzdorf SB, Dalguard M, Christiansen S, et al. Dygenesis and histological changes of genitals and perturbations of gene expression in male rats at er in utero exposure to antiandrogen mixtures. Toxicol Sci 2007;98: 87 - 98.

47. Howdeshell KL, Wilson VS, Furr J, et al. A mixture of five phthalate esters inhibits fetal testicular testosterone production in the Sprague-Dawley rat in a cumulative, dose-additive manner. Toxicol Sci 2008;105: 153 - 65.

48. Howdeshell KL, Furr J, Lambright CR, et al. Gestational and lactational exposure to ethinyl estradiol, but not bisphenola, decreases androgen-dependent reproductive organ weights and epididymal sperm abundance in the male Long Evans hooded rat. Toxicol Sci 2007;102: 371 - 82.

49. Rivas A, McKinnell C, Fisher JS, et al. Neonatal coadministration of testosterone with diethylstillbestrol prevents diethystillbestrol induction of most reproductive tract abnormalities in male rats. J Androl 2003;24: 557 - 67.

50. Hutson JM, Watts LM, Montalto J, Greco S. Both gonadotropin and testosterone fail to reverse estrogen-induced cryptorchidism in fetal mice: further evidence for nonandrogenic control of testicular descent in the fetus. Pediatr Surg Int 1990;5: 13 - 18.

51. Veeramachaneni DNR, Palmer JS, Amann RP, Pau K-YF. Sequelae in male rabbits following developmental exposure to p, p′-DDT or a mixture of p, p′-DDT and vinclozolin: Cryptorchidism, germ cell atypia, and sexual dysfunction. ReprodToxicol 2007;23: 353 - 65.

52. Higuchi TT, Palmer JS, Gray LE, Veeramachaneni DNR. Effects of dibutyl phthalate in male rabbits following in utero, adolescent, or postpubertal exposure. Toxicol Sci 2003;72: 301 - 13.

53. Mu X, Liu K, Kleymenova E, et al. Gene expression profiling of androgen receptor antagonists in the rat fetal testis reveals few common gene targets. J Biochem Mol Toxicol 2006;20: 7 - 17.

54. Nacif JM, Hess KA, Overmann GJ, et al. Gene expression changes induced in the testis by transplacental exposure to high and low doses of 17 α-ethynyl estradiol, genistein, or bisphenol A. Toxicol Sci 2005;86(2): 396 - 416.

第三十章

小儿泌尿外科学中的生育问题

Kirk C. Lo   Mattew T. Roboerts

精索静脉曲张

　　精索静脉曲张患者的精索静脉呈扩张的蔓状血管丛样改变,9 岁以下的男孩很少发生。有证据显示,10~15 岁期间其发病率逐渐升高至 13.7%~16.2%,其后发病率保持稳定[1]。95%青少年精索静脉曲张发生在左侧,22%发生在双侧。多因素可引起精索静脉曲张,包括睾丸静脉瓣膜缺失和损伤导致血液返流、静脉扩张、静脉壁增厚和静脉内血液量增加。**精索静脉曲张引起的睾丸功能下降,表现为时间依赖性和进行性[2]。**精索静脉曲张影响生育力的确切机制还未阐明,可能的原因有:睾丸静脉血流异常瘀滞、肾上腺分泌物反流,内分泌和睾丸旁分泌失衡、低氧、氧化应激、NO 浓度升高、性腺毒性物质增加、热损伤和热休克蛋白 A2 基因表达下调[3]。**至今,睾丸温度升高仍是最为认可的引起男性不育的机制,**阴囊温度升高可能和生殖细胞凋亡、氧化应激、精原细胞数量减少以及精子细胞核 DNA 裂解有关[4—8]。

　　精索静脉曲张对青少年和成年人睾丸组织的影响相似,但没有成年人严重。患者睾丸中常常可以看到生殖细胞和支持细胞的变性、成熟障碍、生精小管基底膜增厚[7—9]。在这些左侧睾丸组织异常的青少年中,一半病例的双侧睾丸组织都有改变[10]。单侧精索静脉曲张会引起双侧睾丸功能异常,原因可能是曲张一侧温度升高产生的不良影响,会通过睾丸之间互通的交叉静脉传递到另一侧[5—9]。

　　青少年的精索静脉曲张通常没有症状,只是在常规体检时发现。**只有可触及的精索静脉曲张具有临床意义。**其他方法(多普勒超声、静脉造影,热成像仪和阴囊闪烁扫描)的作用还未被证实。患者应在温暖的房间内接受站立位和仰卧位的检查,1 度精索静脉曲张:Valsalva 实验时可触及曲张;2 度:站立时可触及静脉扩张和扭曲;3 度:可以在阴囊皮肤上看到静脉曲张。青春期前曲张的精索静脉大多很细小(59%),青春期(Tanner V 期)曲张的精索静脉比较粗大(54%)[11]。这至少是解释青春期前确诊精索静脉曲张少发的部分原因。

　　精索静脉曲张对青少年睾丸损伤的特点是睾丸发育迟缓。通过测量睾丸体积可判断睾丸大小是否有差异。**睾丸体积的差异和精子参数异常的相关度,高于与精索静脉曲张程度的相关度[12]。**在睾丸体积小于正常者 20%以上的青少年中,活动精子数量异常的可达 59%[12]，75% 的青少年患者同侧睾丸发育不良，其中 10% 的患者左侧睾丸体积只有右侧的 1/4[13]。

常用睾丸体积的测量方法，是用 Prader 睾丸测量仪和睾丸超声估算。**体积差值最大超过 2 mL 或者超过 20% 提示明显睾丸萎缩**[14]。

与解剖学上的测评相比，青少年睾丸功能的评估很困难。出于生理和伦理原因，很难获得青少年精液样本。尽管我们都知道精索静脉曲张，影响成年人精液参数，但同样的针对青少年的研究几乎没有，也无法获得青春期和青春期前精液参数的参照值[13, 15]。**尽管如此，现有的资料显示：精索静脉曲张未治疗的青少年的精子质量下降。**此外，已经证实：青少年时期就有精索静脉曲张而未治疗的患者，成年后精子质量要显著低于已经治疗的患者。生化检查（血清抑制素 B、GnRH 刺激实验）不是精索静脉曲张的常规检查，除非患者有性腺功能低下的临床症状[18]。

小儿精索静脉曲张是特异性的疾病，个体差异明显。其治疗方法存在争议。**几项研究认为早期手术治疗可以逆转睾丸发育迟缓，并且改善未来的生育预期**[2, 13, 17]。研究发现 80% 的患者精索静脉结扎术后睾丸体积明显持续增大（"追赶"现象）[13, 17, 19]，手术患者精液参数和血清睾酮水平，比未治疗患者提高[13, 20]。**然而，仍没有可行的检测方法能确切判断睾丸是否进行性的受损并同时预测未来的生育力，因此，当前还不主张行常规预防性的精索静脉切除术。**

必须详细地告知患者和父母，精索静脉曲张会引起进行性睾丸功能受损，将来可能导致终身不育。对于睾丸大小正常、没有症状的男孩，无论精索静脉曲张的程度，只进行观察和随访是合理的[12]。一旦青春期发育到 Tanner V 期，静脉曲张患者必须每年做精液分析（SA），以评估精索静脉曲张对精子的负面影响[12]。**不管精索静脉曲张的程度，患侧睾丸发育迟缓是明确的手术指证。睾丸体积小于正常超过 2 mL 或 20% 以上，建议行精索静脉结扎术。**手术前，必须谨慎地确认睾丸体积差距存在 6～12 月，因为睾丸的发育各不相同[12, 18]。精液分析异常也是重要的早期手术的指证，精液异常是精索静脉曲张影响生育最敏感的生理变数[21]。另外，即使没有睾丸发育不良，精索静脉曲张相关的疼痛和双侧 3 度曲张也是相对的早期手术指证[18]。

手术仍是青少年精索静脉曲张主要的治疗方法。具体手术的方法存在很大争议。传统的经腹股沟（Ivanissevich）和经腹膜后（Palomo）高位集束结扎睾丸动静脉的方法仍被小儿泌尿外科医生使用，这两种手术有较高的并发症（阴囊水肿 3%～12%）和复发率/无效率（3%～12%）[22]。我们最为关心的是：目前有限的非随机资料，无法明确动脉结扎对生精功能的长期影响，也无法证实结扎手术肯定能增强睾丸功能[19, 23]。

经腹和腹膜外腹腔镜下精索静脉结扎术的成功率和开放手术相近（98%～99%），但复发率（2.2%～25%）和阴囊水肿（12%～23%）发生率高[13, 24]。X 线下逆行静脉栓塞有恢复快、疼痛轻的优势，但复发率高（10%～15%）[25]，多建议用于手术失败的病例[26]。报道逆行栓塞的复发率为 9%～26%[24, 27]。**微创的显微镜下经腹股沟下精索静脉结扎术，**术中使用多普勒来分辨和保护动脉和淋巴管，结扎外部精索外静脉和引带静脉，仔细结扎伴随动脉的静脉，这些静脉是引起复发的主要原因[14, 28, 29]。这种方法阴囊水肿（1%）和复发率（0%）最低，但是需要有显微外科经验[28, 29]。目前，这一方法在小儿科患者中变得越来越流行。

未来需要更多研究来阐明：男孩精索静脉曲张对睾丸功能进行性损伤的危险性，建立观察或者最佳的、早期治疗小儿精索静脉曲张的方案和指征。

隐睾症

隐睾是儿童最常见的泌尿生殖系统疾病。足月新生儿的患病率约 3%，其中双侧 10%～15%，单侧 85%～90%。**隐睾是常见的男性不育原因，占男性不育原因的 3%～8%，占无精子症原因的 20%**[30]。**有证据表明 50%～70%未经治疗的单侧隐睾患者不育，几乎所有未经治疗的双侧隐睾患者不育**[31]。隐睾患者生育能力减退，主要是因为睾丸内部解剖和组织学的异常，以及性激素不足。睾丸未降入阴囊使得睾丸组织温度过热和变异。已经证实青春期前的隐睾，就存在精子细胞发育和数量异常[32,33]。现已认为，出生后 60～90 天时，FSH、LH 和睾酮水平低与新生儿精原母细胞不能启动转化成 A 型精原干细胞（Ad）有关，因此，在未下降的睾丸中可以看到精原干细胞，而看不到 A 型精原干细胞。4～5 岁时，未下降的睾丸中没有初级精母细胞，只有 19% 对侧睾丸可看到初级精母细胞，这证实了精原干细胞减数分裂启动障碍[32,33]。

6～15 月之前，隐睾中很少完全没有生精细胞，但有 2 岁以后，30%的隐睾没有生精细胞[34]。1 岁是生精细胞丢失关键时点[35]。在未下降的睾丸中，经常发现睾丸发育障碍和唯支持细胞综合征（SCOS）。不过，36%～43%患者伴有附睾和输精管异常，以及手术时医源性梗阻的风险，这使得 40%睾丸固定术后患者存在梗阻性无精子症[36,37]。对侧阴囊内睾丸生精小管损伤的原因还不清楚。在无精子症和严重弱精子症的患者中，发现隐睾对侧睾丸的生精功能也有改变，中度弱精子症患者的生精小管保持正常状态[38]。

已经做了大量有关隐睾对睾丸发育和未来生育能力的影响的评估，根据不同的影响因素，已有多方面的研究试图预测将来的生育能力，例如：手术年龄、隐睾位置、对侧睾丸情况、激素治疗、睾丸固定术时睾丸活检结果和隐睾睾丸的体积。

可以确认基因因素（Y 染色体微缺失）引起隐睾患者不育风险的作用有限[39,40]。未发现生育力和治疗前隐睾大小及位置有显著关系[41,42]。睾丸固定术时机的选择和早期治疗对生育的影响力是最有争议的问题。睾丸组织活检研究显示：**1 岁是隐睾睾丸生精细胞丢失最关键的节点**[35]。尽管手术提高生育力确凿证据有待于前瞻性长期随访研究，目前仍建议在睾丸不可逆变性前（6～9 月）手术[43]。

未来不育的风险和隐睾是单侧还是双侧有关。单侧隐睾可能不影响男性生育力，双侧隐睾患者生育率较低（62%），期待受孕时间更长（33.9）[44,45]。**双侧睾丸固定术后不育的风险可能达到 78%～100%，单侧为 33%**[46]。

除了手术治疗之外，在生殖细胞计数<0.2/生精小管和术中活检没有 Ad 型精原细胞的患者中，激素治疗（LHRH/GnRH/hCG）可增加生殖细胞数量[32]，当然，儿童隐睾不常规行睾丸活检，因其价值还不明确。

隐睾引起的无精子症患者可行睾丸穿刺取精用于辅助生殖技术（IVF 或 ICSI），文

献报道获精率 $50\%\sim74\%^{[47,48]}$。

小儿肿瘤

每 300 名新生儿中有 1 人在 20 岁之前患肿瘤。儿童肿瘤治疗的长足进步使患者长期生存率高达 $70\%^{[50]}$。**肿瘤对男性生育力有负面影响,有报道 17%患者诊断肿瘤时发现无精子**[51]。当然,肿瘤治疗仍是引起潜在的长期或短期生育力损伤最主要的因素[52]。$16\%\sim68\%$ 的患者发现性腺功能障碍,只有 76% 患者生育力和对照组相同[53,54]。治疗年龄对预后的意义尚有争论[55]。细胞毒性(化疗和放疗)治疗方法,会阻断生精干细胞分化,造成 SCOS 和严重弱精子症和无精子症[53,56]。直接对睾丸照射极低剂量($0.1\sim2\,Gy$)的射线,也会损伤生精细胞的上皮组织,4 Gy 以上照射剂量,会引起生精功能永久丧失,偶尔小剂量的射线也会造成损伤[57,58]。烷基类化合物是化疗的主要药物,它对睾丸功能的副作用是剂量依赖性的,$90\sim120$ 天的治疗可引起严重弱精子症和无精子症[56,58]。盆腔手术会损伤生殖系统,造成无法修复的梗阻性无精子症和射精功能障碍。

生精功能有可能恢复,但无法预测。对于青春期和青春期后的肿瘤患儿,在生殖毒性治疗前,及时精子冻存是保存生育力最有效的方法。即使只有少量的精子,将来也可以通过 IVF/ICSI 成功生育[59,60]。肿瘤治疗开始后获得的精液样本可能存有治疗诱导的基因缺陷,会威胁到子代的基因健康。青春期早期的患者直接获取精液有问题,可用其他替代方法,例如,阴茎振动刺激、电刺激射精、射精后尿液提取和睾丸穿刺取精("onco-TESE")[50,60]。青春期前的患儿无法精子冻存,其睾丸中没有单倍体精子和精子细胞,对这些患儿保存生育能力的方法有限[55]。长期冻存生殖腺体组织和生殖细胞移植仍处在试验阶段[61,62]。

有关生育能力的问题通常会被患儿的父母提及。必须提高患者、家属和小儿科/肿瘤科医生对有关小儿肿瘤患者保存生育力新进展的认识。

医源性输精管损伤

小儿输精管损伤一般不是围手术期立即发现,报道也很少。疝修补术仍是医源性输精管梗阻和睾丸萎缩(血供受累)最常见原因[63]。儿童双侧疝修补术可导致 2% 的病例成年后发生无精子症。儿童腹股沟疝修补术后,单侧输精管梗阻在低生育能力男性中发生率为 $26.7\%^{[64]}$。尽管小儿输精管很细,若能立即发现输精管损伤,还可能修复。由于输精管梗阻段长以及继发的附睾梗阻,后期修复需要复杂的显微外科重建手术[65]。或者,睾丸穿刺取精行 IVF/ICSI。

肛门闭锁

新生儿或儿童肛门直肠手术引起不育,曾有相关报道,但罕见。手术直接造成医源性的输精管道或交感神经纤维损伤,引起梗阻性无精子症和射精功能障碍。有报道:直肠尿道瘘患者常见严重而且反复发作的附睾炎[66]。成年后的治疗方案有显微外科重建、电刺激射精和睾丸附睾穿刺取精行 IVF/ICSI。

后尿道瓣膜症

针对后尿道瓣膜症(PUV)患者生育力的研究很少。患者可能有生育力,但是不育的发生率还不清楚。**最常见的发现(40%)是无法在前列腺尿道产生足够的压力导致射精乏力**[67]。通常伴有隐睾(12%),也影响生育能力。采取 IVF/ICSI,能使很多患者能生育子代。

脊髓脊膜膨出

脊髓脊膜膨出患者生育力的研究非常少。曾有自然怀孕的报道。神经源性射精和勃起障碍被认为是引起生育问题的原因,但也发现有非梗阻性无精子症的原因[68]。曾有人提出低位神经损伤(L3 以下)患者可能有生育力,而高位神经损伤导致勃起障碍,使得生育力低下[69]。有报道可通过电刺激射精和穿刺取精联合 ART 解决生育问题。

膀胱外翻

有限的研究显示一半希望生育的患者能够成为父亲[68]。**睾丸功能本质上正常。**膀胱外翻患者不育的原因,可能是反复、慢性泌尿道感染引起附睾梗阻,或者是膀胱切除术和多次重建手术,导致生殖通道医源性损伤,以及泌精缓慢产生射精障碍[68]。使用射出或穿刺得到的精液行 ART,可以成功使女方妊娠[70]。

梨状腹综合征

还没有文献报道梨状腹综合征的患者能使配偶自然妊娠。隐睾被认为是不育最主要的因素,其次是前列腺发育不全、精囊输精管缺失、附睾异常[71,72]。尽管一些患者存在有正常的精子发生,穿刺取精联合 ART 才能使女方成功妊娠[72]。

回缩性睾丸

回缩性睾丸是指正常下降的睾丸在激发提睾肌反射时,缩回腹股沟管浅表部位。常见于 4～6 岁儿童,发育时睾丸将会永久性回到阴囊内停留,所以不建议积极治疗[69]。**回缩性睾丸不像以前认为的毫无危害**[73]。睾丸回缩后,很有可能经历阴囊没有的有害环境,特别是高温。有报道睾丸回缩与少弱精子症、无精子症的生精细胞发育阻滞和发育不全有关[73,74]。建议早期治疗,防止睾丸不可逆的组织学改变和将来发生不育,但仍需要更多的证据证实这一方法的价值[73]。

睾丸扭转

睾丸扭转不是成年男性不育明显的影响因素。不到 1% 的男性不育患者有睾丸扭转病史,尽管如此,仍有 **36%～39%** 的睾丸扭转患者精子数量低,只有 **5%～50%** 的患者后期精液分析(**SA**)正常[75]。其激素功能相对保持完好[76]。数个理论解释单侧睾丸扭转,导致双侧睾丸功能损伤的原因,包括之前无痛的间歇性睾丸扭转发作、免疫学机制、先天性发育不良、血管收缩反应和再灌注损伤[75]。青春期前的睾丸是否更能对抗对睾丸扭转的影响仍有争议。睾丸扭转患者术后应该仔细随访,劝告患者和家属注意潜在的生育问题。

本章要点

- 精索静脉曲张引起的睾丸功能下降是时间依赖性和进行性的。
- 至今,睾丸温度升高仍是最为人接受的引起男性不育的机制之一。
- 只有被扪及的精索静脉曲张,才被认为有临床价值。
- 精索静脉曲张对青少年睾丸损伤的特点是睾丸发育迟缓。
- 睾丸体积的差异和精子参数异常的相关度高于精索静脉曲张的程度。
- 睾丸体积差异大于 2 mL 或超过 20% 提示睾丸萎缩。
- 现有资料显示精索静脉曲张未经治疗的青少年精子质量下降。
- 数个研究显示早期手术可以逆转睾丸发育迟缓,改善将来的生育力。
- 仍没有可行的检测方法能确切的判断睾丸会进行性地受损,同时预测未来的生育力,因此当前还不主张行常规预防性的精索静脉切除术。
- 患侧睾丸发育迟缓是明确的手术指证,无论精索静脉曲张的程度,睾丸体积差值大于 2 mL 或超过 20% 建议行精索静脉切除术。
- 精液分析异常也是重要的早期手术的指证,因为精液异常是精索静脉曲张影响生育最敏感的生理变数。
- 手术仍是青少年精索静脉曲张主要的治疗方法。
- 微创显微镜下经腹股沟下精索静脉结扎术,术中使用多普勒来分辨和保护动脉和淋巴管,结扎精索外静脉和引带静脉,仔细结扎伴随动脉的静脉,这些静脉是引起复发的主要原因。这种方法阴囊水肿(1%)和复发率(0%)最低,但是需要有显微外科经验。
- 隐睾是常见的男性不育的原因,占男性不育患者原因的 3%～8%,无精子症中 20%。有证据表明 50%～70% 未经治疗的单侧隐睾患者不育,几乎所有未经治疗的双侧隐睾患者不育。
- 1 岁是精原细胞丢失关键节点。
- 未来不育的风险和隐睾是单侧还是双侧有关。

- 双侧睾丸固定术后不育的风险可能达到78%～100%，单侧为33%。
- 儿童隐睾不常规行睾丸活检，因其价值还不明确。
- 肿瘤对男性生育力有负面影响，有报道17%患者诊断肿瘤时发现无精子。当然，肿瘤治疗仍是引起潜在的长期或短期生育能力损伤最主要因素。
- 生精功能有可能恢复，但无法预测。对于青春期和青春期后的肿瘤患儿，在生殖毒性治疗前及时精子冻存是保存生殖能力最有效的方法。
- 疝修补术仍是医源性输精管梗阻和睾丸萎缩（血供受累）最常见原因。
- 手术直接造成医源性的输精管道或者交感神经纤维损伤，引起梗阻性无精子症和射精功能障碍。
- 后尿道瓣膜症最常见的不育原因是（40%）无法在前列腺尿道产生足够的压力导致射精乏力，但睾丸功能正常。
- 还没有文献报道梨状腹综合征的患者能使配偶自然怀孕。
- 尽管回缩性睾丸不像以前认为毫无危害，有报道其与少弱精子症、无精子症的生精细胞发育阻滞和发育不全有关。
- 36%～39%的睾丸扭转患者精子数量低，只有5%～50%的患者后期精液分析（SA）正常。

（钱海宁　孙中义　李彦锋　李　朋　译）

参考文献

1. Niedzielski J，Paduch D，Racynski P. Assessment of adolescent varicocele. Pediatr Surg Int 1997；12：410 - 13.

2. Cozzolino DJ，Lipschultz LI. Varicocele as a progressive lesion：Positive effect of varicocele repair. Hum Reprod Update 2001；7：55 - 8.

3. Lima SB，Cenedeze MA，Bertolla RP，et al. Expression of the HSPA2 gene in ejaculated spermatozoa from adolescents with and without varicocele. Fertl Steril 2006；86：1659 - 63.

4. Turkyilmaz Z，Gilen S，Sonmez K，et al. Increased nitric oxide is accompanied by lipid oxidation in adolescent varicocele. Int J Androl 2004；27：183 - 7.

5. Goldstein M，Eid JF. Elevation of intratesticular and scrotal skin surface temperature in men with varicocele. J Urol 1989；142：743 - 5.

6. Wright EJ，Young GPH，Goldstein M. Reduction in testicular temperature after varicocelectomy in infertile men. Urology 1997；50：257 - 9.

7. Heinz HA，Voggenthaler J，Weissbach L. Histological findings in the testes with varicocele during childhood and their consequences. Eur J Pediatr 1980；133：139 - 46.

8. Bertolla RP，Cedenho AP，Filho PAH，et al. Sperm nuclear DNA fragmentation in adolescents with varicocele. Fertil Steril 2006；85：625 - 8.

9. Shafi k A，Beider GAM. Venous tension pattern in cord veins. I. In normal and varicocele individuals. J Urol 1980；123：383 - 5.

10. Kass EJ，Chandra RS，Bellman B. Testicular histology in the adolescent with varicocele. Pediatrics 1988；79：996 - 8.

11. Fideleff HL, Boquete HR, Suarez MG, et al. Controversies in the evolution of paediatric-adolescent varicocele: Clinical, biochemical and histological studies. Eur J Endocrinol 200; 143: 775 - 81.

12. Diamond DA. Adolescent varicocele. Curr Opin Urol 2007; 17: 263 - 7.

13. Okuyama A, Nakamura M, Takeyama M, et al. Surgical repair of varicocele at puberty: Preventive treatment for fertility improvement. J Urol 1988; 139: 562.

14. Skoog SJ, Roberts KP, Goldstein M, Pryor JL. The adolescent varicocele: What's new with an old problem in young patients? Pediatrics 1997; 100: 112 - 22.

15. Paduch DA, Niedzelski J. Semen analysis in young men with varicocele: Preliminary study. J Urol 1996; 156: 788 - 90.

16. Yamamoto M, Hibi H, Katsuno S, et al. Effects of varicocelectomy on testis volume and semen parameters in adolescents: A randomized prospective study. Nagoya J Med Sci 1995; 58: 27 - 132.

17. Sayfan J, Siplovich L, Koltun L, Benyamin N. Varicocele treatment in pubertal boys prevents testicular growth arrest. J Urol 1997; 157: 1456 - 7.

18. Cayan S, Woodhouse CRJ. The treatment of adolescents presenting with varicocele. BJU International 2007; 100: 744 - 7.

19. Lemack GE, Uzzo RG, Schlegel PN, Goldstein M. Microsurgical repair of adolescent varicocele. J Urol 1998; 160: 179 - 81.

20. Cayan S, Acar D, Ulger S, et al. Adolescent varicocele repair: Long-term results and comparison of surgical techniques according to optical magnifi cation use in 100 cases at a single University hospital. J Urol 2005; 174: 2003 - 6.

21. Pasqualotto FF, Lucon AM, de Goes PM, et al. Semen profile, testicular volume, and hormonal levels in infertile patients with varicocele compared to fertile men with and without varicoceles. Fertil Steril 2005; 83: 74 - 7.

22. Paduch DA, Skoog SJ. Current management of adolescent varicocele. Rev Urol 2001; 3: 120 - 33. 23. Goldstein M. Editorial: Adolescent varicocele. J Urol 1995; 153: 484 - 5.

24. Yaman O, Soygur T, Zumrutbas AE, et al. Results of microsurgical subinguinal varicocelectomy in children and adolescents. Urology 2006; 68: 410 - 2.

25. Beutner S, May M, Hoschke B, et al. Treatment of varicocele with reference to age: A retrospective comparison of three minimally invasive procedures. Surg Endosc 2007; 21: 61 - 5.

26. Fretz PC, Sandlow JI. Varicocele: Current concepts in pathophysiology, diagnosis and treatment. Urol Clin North Am 2002; 29: 921 - 37.

27. Zaupa P, Mayr J, Hollwarth ME. Antegrade scrotal sclerotherapy for treating primary varicocele in children. BJU Int 2006; 97: 809 - 12.

28. Goldstein M, Gilbert BR, Dicker AP, et al. Microsurgical inguinal varicocelectomy with delivery of the testis: An artery and lymphatic sparing technique. J Urol 1992; 148: 1808 - 11.

29. Schiff J, Kelly C, Goldstein M, Schlegel P, Poppas D. Managing varicoceles in children: Results of microsurgical varicocelectomy. BJU Int 2005; 95: 399 - 402.

30. Lee PA, Coughlin MT. Fertility after bilateral cryptorchidism. Horm Res 2001; 55: 28 - 32.

31. Chilvers C, Dudley NE, Cough MH, et al. Undescended testis: the effect of treatment on subsequent risk of subfertility and malignancy. J Pediatr Surg 1986; 21: 691 - 6.

32. Hadziselimovic F, Hocht B, Herzog B, et al. Infertility in cryptorchidism is linked to stage of germ cell development at orchidopexy. Horm Res 2007; 68: 46 - 52.

33. Hadziselimovic F. Cryptorchidism, its impact on male fertility. Eur Urol 2002; 41: 121 - 3.

34. Cortes D. Cryptorchidism: Aspects of pathogenesis, histology and treatment. Scand J Urol

Nephrol 1998;196: 1 - 54.

35. Canavese F, Cortese MG, Magro P, et al. Cryptorchidism: medical and surgical treatment in the fi-rst year of life. Pediatr Surg Int 1998;14: 2 - 5.

36. Gill B, Kogan S, Starr S, et al. Signifi cance of epididymal and ductal anomalies associated with testicular maldescent. J Urol 1989;142: 556 - 8.

37. Negri L, Albani E, DiRocco M, et al. Testicular sperm extraction in azoospermia men submitted to bilateral orchidopexy. Hum Reprod 2003;18: 2534 - 9.

38. Foresta C, Ferlin A, Garolla A, et al. Functional and cytological features of contralateral testis in cryptorchidism. Fertil Steril 1996;66: 624 - 9.

39. Lee PA. Fertility after cryptorchidism: epidemiology and other outcome studies. Urology 2005; 66: 427 - 31.

40. Kunej T, Zorn B, Peterlin B. Y chromosome microdeletions in infertile men with cryptorchidism. Fertil Steril 2003;79 (Suppl: 1559 - 65.

41. Lee PA, Coughlin MT, Bellinger MF. Paternity and hormone levels after unilateral cryptorchidism: Association with pretreatment testicular location. J Urol 2000;164: 1697 - 701.

42. Lee PA, Coughlin MT, Bellinger MF. No relationship of testicular size at orchiopexy with fertility in men who previously had unilateral cryptorchidism. J Urol 2001;166: 236 - 9.

43. Vinardi S, Margo P, Manenti M. Testicular function in men treated in childhood for undescended testes. J Ped Surg 2001;36: 385 - 8.

44. Lee PA, O'Leary LA, Songer NJ, et al. Paternity after bilateral cryptorchidism. A controlled study. Arch Pediatr Adolesc Med 1997;151: 260 - 3.

45. Miller KD, Coughlin MT, Lee PA. Fertility after unilateral cryptorchidism. Horm Res 2001;55: 249 - 53.

46. Cortes D, Th orup JM, Visfeldt J. Cryptorchidism: Aspects of fertility and neoplasms. A study including data of 1335 consecutive boys who underwent testicular biopsy simultaneously with surgery for cryptorchidism. Horm Res 2001;55: 21 - 7.

47. Raman JD, Schlegel PN. Testicular sperm extraction with intracytoplasmic sperm injection for the treatment of non-obstructive azoospermia associated with cryptorchidism. J Urol 2003;170: 1287 - 90.

48. Vernaye V, Krikilion A, Verheyen G, et al. Testicular sperm recovery and ICSI in patients with non-obstructive azoospermia with a history of orchidopexy. Hum Reprod 2004;19: 2307 - 12.

49. Ries LA, Gurney JG, Linet M, Tamra T, Young JL, Bunin GR (eds) Program S. Cancer incidence and survival among children and adolescents: United States SEER Program 1975 - 1995. NIH Pub ♯ 99 - 4649. Bethesda MD: National Cancer Institute.

50. Revel A, Revel-Vilk S. Pediatric fertility preservation: Is it time to offer testicular tissue cryopreservation? Mol Cell Endocrinol 2008;282: 143 - 9.

51. Lass A, Akagbosu F, Abusheikha N, et al. A programme of semen cryopreservation for patients with malignant disease in a tertiary infertility centre: Lessons from 8 years' experience. Hum Reprod 1998;13: 3256 - 61.

52. Waring AB, Wallace WHB. Subfertility following treatment for childhood cancer. Hosp Med 2000;61: 550 - 7.

53. Relander T, Cavalin-Stahl E, Garwics S, et al. Gonadal and sexual function in men treated for childhood cancer. Med Pediatr Oncol 2000;35: 52 - 63.

54. Byrne J, Mulvihill JJ, Myers MH, et al. Effect of treatment on fertility in long-term survivors of childhood and adolescent cancer. N Engl J Med 1987;317: 1315 - 21.

55. Aslam I, Fishel S, Moore H, et al. Fertility preservation of boys undergoing anticancer therapy: A review of the existing situation and prospects for the future: Opinion. Hum Reprod 2000;15: 2154 - 9.

56. Jaffe N, Sullivan MP, Ried H, et al. Male reproductive function in long-term survivors of childhood cancer. Med Pediatr Oncol 1988;16: 241 - 7.

57. Levitt GA, Jenney ME. The reproductive system after childhood cancer. Br J Obst Gynecol 1998; 105: 946 - 53.

58. Centola GM, Keller JW, Henzler M, et al. Effect of low dose testicular irradiation on sperm count and fertility in patients with testicular seminoma. J Androl 1994;15: 608 - 13.

59. Muller J, Sonksen J, Sommer P, et al. Cryopreservation of semen from pubertal boys with cancer. Med Pediatr Oncol 2000;34: 191 - 4.

60. Fallat ME, Hutter J and Committee on Bioethics, Section on Hematology/Oncology, and Section on Surgery. Preservation of fertility in pediatric and adolescent patients with cancer. Pediatrics 2008;121: e1461 - 9.

61. Avarbock MR, Brinster CJ, Brinster RL. Reconstitution of spermatogenesis from frozen spermatogonial stem cells. Nature Med 1996;2: 693 - 6. 62. Bahadur G, Chatterjee R, Ralph D. Testicular tissue cryopreservation in boys: Ethical and legal issues. Hum Reprod 2000;15: 1416 - 20.

63. Wantz GE. Complications of inguinal hernia repair. Surg Clin N Amer 1984;64: 287 - 93.

64. Matsuda T, HoriiY, Yoshida O. Unilateral obstruction of the vas deferens caused by childhood herniorrhaphy in male infertility patients. Fertil Steril 1992;58: 609.

65. Sheynkin YR, Hendin BN, Schlegel PN, Goldstein M. Microsurgical repair of iatrogenic injury to the vas deferens. J Urol 1998;159: 139 - 41.

66. Holt B, Pryor JP, Hendry WF. Male infertility after surgery for imperforate anus. J Ped Surg 1995;30: 1677 - 9.

67. Woodhouse CRJ, Reilly JM, Bahadur G. Sexual function and fertility in patients treated for posterior urethral valves. J Urol 1989;142: 586 - 8.

68. Woodhouse CRJ. Sexual function in boys born with extrophy, myelomeningocele, and micropenis. Urology 1998;52: 3 - 11.

69. Woodhouse CRJ. Prospects for fertility in patients born with genitourinary anomalies. J Urol 2001;165: 2354 - 60.

70. D'Hauwers KWM, Feitz WFJ, Kremer JAM. Bladder extrophy and male infertility: pregnancies after ICSI with ejaculated or epididymal sperm. Fertil Steril 2008;2: 387 - 9.

71. Woodhouse CRJ, Snyder HM. Testicular and sexual function in adults with prune belly syndrome. J Urol 1985;133: 607 - 9.

72. Kolettis PN, Ross JH, Kay R, Thomas AJ. Sperm retrieval and intracytoplasmic injection in patients with prune-belly syndrome. Fertil Steril 1999;72: 948 - 9.

73. Caroppo E, Niederberger C, Elhanbly S, et al. Effect of cryptorchidism and retractile testes on male factor infertility: A multicenter, retrospective, chart review. Fertil Steril 2005;83: 1581 - 4.

74. Cauci M, Barbatelli G, Cinti S. The retractile testis can be a cause of adult infertility. Fertil Steril 1997;68: 1051 - 7.

75. Visser AJ, Heyns CF. Testicular function after torsion of the spermatic cord. BJU Int 2003;92: 200 - 3.

76. Arap M, Vicentini FC, Cocuzza M, et al. Late hormonal levels, semen parameter, and presence of antisperm antibodies in patients treated for testicular torsion. J Androl 2007;28: 528 - 32.

第三十一章

男性生育力保存

Kirk C. Lo, Matthew T. Roberts

引言

许多 50～60 岁甚至更年长的人罹患癌症,很多儿童和育龄成年男性也在经受此类疾病折磨。2005 年,美国大约 4% 的癌症患者年龄在 35 岁以下(http://seer. cancer. gov)。随着癌症治疗的进步,**到 2010 年,20～29 岁年龄段人群中,250 人中有 1 例是儿童期即罹患癌症的患者**[1, 2]。然而,许多癌症治疗方法对生育力有长期影响[3]。随着年轻癌症生存患者的增加,生育力保存成为影响生活质量的重要问题。

最近一项调查显示 51% 的男性癌症患者有生育愿望[4]。然而,由于治疗策略的影响,大多数患者会在治疗后出现暂时或永久性的生育力丧失[3],只有 20%～50% 的患者在经细胞毒性治疗后能够恢复精子发生[5]。由于并非总能预测患者是否能够恢复生育力,所以医生应在治疗前与所有患者讨论生育力保存问题。此外,即使精子可能不会被使用,保存精子仍然是应对癌症威胁的积极方案[6]。

遗憾的是,许多年轻癌症患者在治疗前并未得到肿瘤科医生对生育力保存的建议[7—9]。最常见的原因是医学专业人士缺乏保存癌症患者生育力的相关专业知识,并且不熟悉如何利用现有资源[10]。患者的心理、物力和财力等因素也影响其决定是否寻求生育力保存。因此,所有医生能够意识到癌症及其治疗对生育力影响,了解保存生育力的选择非常重要。

对癌症患者生育力保存的策略包括治疗前冷冻保存配子、减少治疗的性腺毒性和提高治疗后辅助生殖技术(ART)的成功率。本章将综述多种良恶性疾病及其治疗对男性生育力的影响。同时本章也将讨论当前成年和儿童生育力保存的标准/指南和试验方法。

癌症及其治疗对生育力的影响

对于癌症患者,疾病本身及其治疗都可能对生育力有直接影响。睾丸癌和霍奇金病在治疗前即与精子产生和精子 DNA 完整性异常有关[11—13]。实际上,某些睾丸肿瘤患者在肿瘤切除后精液参数改善,证实了原发性肿瘤对精子发生的影响。

然而癌症治疗对生育力的负面影响更为常见。一般来说,治疗通过两种机制影响生育力:(1)精子运输管道梗阻;(2)性腺直接损伤或破坏,导致激素和精子发生异常。

解剖学梗阻

手术引起精道梗阻是导致男性不育最常见的原因。无论前列腺良恶性疾病的手术都能引起永久性的梗阻性无精子症。其他手术,如腹膜后淋巴结清扫(RPLND)和下消化道手术也可能损伤调控阴茎勃起和射精的自主神经系统。尽管手术方法的不断改进减少了这种风险,仍有50%患者接受改良 RPLDN 术后无法射精[14]。因此,医生应向接受 RPLND 和盆腔手术的患者告知手术可能对生育力的影响,使患者在术前有机会选择精子冷冻保存。

激素和性腺毒性治疗

化疗和放疗(RT)对性腺有直接的细胞毒性作用,可影响精子和激素产生。化疗对生育力的影响,可有精液参数轻微改变至永久性无精子症等不同程度表现,其严重性很大程度上取决于化疗药物的使用剂量、给药方式(口服和静脉给药)和疗程[15]。表 31.1 列出了常用的化疗和放疗方案及其对精子发生的影响。

盆腔肿瘤的放疗或骨髓移植后的全身放疗,能够暂时性或永久性地损伤精子发生[16]。低至 0.1 Gy 的单次剂量的辐射能够影响未成熟的精原细胞,2~3 Gy 和 4~6 Gy 的辐射能够直接分别损伤精母细胞和精子细胞[16]。大于 0.8 Gy 的辐射与无精子症相关,低于此阈值可导致少精子症。最低剂量(<1 Gy)放疗后精子发生需要 9~18 个月才能恢复,如放疗剂量高于 1.5 Gy 则可导致永久性无精子症。放疗剂量增大会增强性腺毒性。

间质细胞是睾丸产生雄激素的细胞,它可承受达 20 Gy 剂量的放疗,所受损伤可修复[16]。尽管如此,儿童肿瘤患者在接受高剂量放疗和骨髓移植后放疗仍可发生性腺功能低下[17]。

癌症治疗对孕育子代的风险

除精液常规参数异常外,化疗和放疗能够导致精子 DNA 损伤和一过性的精子非整倍体(异常染色体数量和结构)[18, 19],因此即使精液中有足够数量的精子,我们仍然推荐患者放化疗结束 6 个月至 2 年后开始备孕[20, 21]。然而,尚无生育前放化疗与子代出生缺陷关系的确切数据[22, 23]。此外,除了家族性癌症综合征,似乎没有发现癌症患者子代恶性肿瘤风险增加[24]。对需要辅助生殖技术(ART)助孕的患者,医生应告知其治疗的相关特殊风险[25],但是在癌症患者中这些风险并未增加。

生育力保存的方法

生育力保存涉及初次细胞毒性治疗前精子的收集和储存,以减少治疗对精子发生的影响，多种精子富集技术以及结合 IVF/ICSI 治疗。下面将讨论青春期前和青春期后男性患者所有可选择的方法。

精子保存

术前或性腺毒性治疗前保存精子是青春期后男性生育力保存的基础。理想的精子冷冻应该在癌症治疗前进行，以避免影响精子的质量和 DNA 完整性[18, 19]。通常建议患者分三次采集精液，每次禁欲间隔 24～48 小时。然而，对于精子数量非常少的男性或者急需癌症治疗无法多次采集精液的男性，采集并保存一份精液也依然很重要。对于 IVF/ICSI，将一条精子注射入卵子即可产生有活力的胚胎。尽管有些精子在冷冻和复苏后无法存活，仍有精子长期存活和功能恢复的报道[26]。另外，使用冷冻复苏后的精子进行 IVF/ICSI 是安全有效的[27]。

尽管精子冷冻保存相对简单，仍有多种因素可能影响患者的决定。健康保险计划通常不包括冷冻保存费用，而这些费用常常让患者无法承担。另外，**据报道仅有 10%癌症患者使用其癌症治疗前冷冻保存的精子**[28-31]。最后，一些男性因多种原因无法或不愿意采集精液。对于无法手淫取精的男性，可在性生活时使用精液收集器。对于不射精症患者，可使用振动刺激或电刺激取精（EEJ）[32]。对于逆向射精的男性，可从碱化的尿液中分离精子。对于梗阻性无精子症患者，可于癌症治疗前采用附睾穿刺或睾丸活检取精[33]。

青少年患者的精液冷冻保存是一种特殊情况的挑战。男性一般到 13～14 岁时才开始启动精子发生。11～18 岁男性精子发生启动过程有很大变异，但是一旦这一过程结束，患者的年龄就不再影响产生精子的质量[34]。尚未完成精子发生启动过程的男性精液中通常没有精子或只有质量差的精子，限制了冷冻保存的使用。除了生理因素方面的考虑，手淫的尴尬或社会禁忌往往也影响其选择精子冷冻保存。一项研究表明在父母不陪同的情况下，青少年取精的成功率更高[35]。由于缺乏相关知识以及对危及生命疾病的感悟，很多卫生专业人员不情愿与青少年癌症患者讨论生育力保存问题[10]。很多青少年无法理解对未来生育力的损害，但在其成年后可产生明显心理影响[17]。

采用激素抑制保护性腺

人们已经尝试了多种抑制下丘脑-垂体-性腺轴的方法来保护化疗男性患者的生育力。这一概念是诱导睾丸进入静息期（如暂时性地阻止精子发生），以保护这些快速分裂的细胞不受化疗的伤害。少量临床试验采用 LHRH 拮抗剂、睾酮或联合使用两种药物治疗霍奇金病[36, 37]和生殖细胞肿瘤[38]的化疗患者，以及精原细胞瘤的放疗患者[38]，尽管多数患者可成功抑制下丘脑-垂体-性腺轴，但与对照组相比，实验组患者在总恢复率或激素功能或精子发生恢复时间方面无明显受益。因此，性腺抑制疗法并不常规使用。

放射治疗中性腺屏蔽

性腺屏蔽可减少放疗时性腺吸收的射线剂量[17]，但解剖学因素和特定癌症所需的放疗范围限制了该应用。对接受放疗的盆腔或会阴部癌症的患儿,有人采用手术将睾丸固定于腹壁或大腿来降低其所吸收的放疗剂量[40,41]。尽管性腺屏蔽或移位可能降低性腺暴露的放疗剂量,精子发生仍可能被低剂量的散射射线影响。因此,医生应建议所有癌症患者在接受可能损伤性腺的放疗前冷冻保存精子。

儿童生育力保存

青春期前患儿不能产生成熟精子用于冷冻保存,其生育力保存是小儿肿瘤学一个最有挑战性的难题。尽管青春期前的睾丸处于静息期,可能更能耐受癌症治疗的细胞毒性,但高剂量的放疗和化疗方案仍然会对生殖细胞(产生精子的细胞)、支持细胞和间质细胞造成永久性伤害[15]。美国临床肿瘤学会(The American Society of Clinical Oncology,ASCO)已经讨论了冷冻保存青春期前睾丸干细胞的可能,以期望这些干细胞以后能分化为成熟精子。生殖细胞成熟方法至今仍处于实验阶段,仅在动物模型成功,且结果不同。

生育力保存的试验性方法

精原干细胞(spermatogonial stem cells,SSCs)在胚胎发生时迁移至性腺,定植于生精小管的基底膜。精原干细胞与其他成体干细胞一样,能够(1)自我更新和(2)产生子代细胞分化为更加高级的终末细胞,最终分化为精子[42,43]。由于青春期前儿童有精原干细胞,后者代表了雄性配子更新的来源。精原细胞的生物学研究非常有趣,现已成功冷冻保存成人[44]和青春期前儿童[45—47]睾丸组织和精原干细胞。

动物实验采用精原干细胞冷冻保存成功实现生育力的恢复。产生成熟精子的方法包括:(1)将分离的精原干细胞重新移植回接受癌症治疗的受体睾丸;(2)将含有精原干细胞的睾丸组织异位移植于免疫抑制的受体;(3)干细胞体外诱导分化为成熟精子。

自 Brinster 和 Zimmermann[48]于 1994 年首次报道成功移植小鼠生殖细胞以来,许多更大哺乳动物的研究已经发表[49,50]。使用新鲜和冷冻细胞移植均可恢复精子发生和生育力[48]。然而由于考虑到将癌细胞可能移植回患者,这一方法尚未在人身上使用。实际上,已证实白血病大鼠生殖细胞移植可引起受体大鼠发生白血病[51]。已有人尝试从睾丸细胞中清除癌细胞,以避免这种问题发生,然而结果不一[52]。因此,目前这种方法尚未应用于临床。

已有报道在非灵长类动物[52—54]、灵长类动物[53]和人类[46,47]可成功异位移植冷冻睾丸组织。Wyns 等[46]证实从化疗前患儿体内获取精原细胞,并将其移植入裸鼠的阴囊,这些细胞可存活至少 6 个月。在这项研究中,精原细胞回收率达到 $3.7\pm5.5\%$,可观察到大量减数分裂前的精母细胞、少量粗线期精母细胞和精子样细胞,但是没有完整的正常精子发生。使用动物作为生殖细胞成熟的宿主也存在病毒和 DNA 污染的理论上的风险,因此至今未在临床应用。

精原干细胞能够在实验室特定培养条件下存活[48],然而尚无生殖细胞成熟为精子可用于临床的报道。最近,精原干细胞[55]和胚胎干细胞[56]遗传学修饰的成功显示了激动人心的结果，但仍处于实验阶段。很显然，干细胞研究领域需要更多的基础研究、转化医学和临床研究，应用于生育力保存。

目前尚无富集和保存青春期前儿童睾丸组织的标准方法。在上文提及 Wyns 等[46]的研究中，对 5 名化疗前患儿实施睾丸活检来获得精原干细胞。他们证实，在所有医疗卫生技术人员的协作下，睾丸组织富集和保存方法安全可行。

实践和伦理学问题

对罹患有威胁生命疾病的未成年患者告知其未来生育力的问题让医生十分为难。无论是同意癌症治疗还是生育力保存，取决于患者理解风险、受益和替代治疗方案的能力。父母或监护人常常部分或完全有能力为他们的孩子选择治疗决定，所以需要家庭成员讨论之后才能决定是否需要生育力保存。然而，即使考虑到患儿年龄和发育水平而不可能完全知情同意的情况下，仍必须寻求患儿的同意。对于尚未进入青春期的患儿，上文提及的干细胞保存的实验性方法必须被告知，应该在让父母和孩子知情的情况下做出决定。无论该患儿罹患疾病或治疗后是否存活，我们均需要在生育力保存开始之前明确保存组织的处置措施。由生育专家、肿瘤学专家、儿科心理学专家和伦理学专家参与的多学科讨论将会帮助解决这一难题。

放化疗后生育力的治疗

大多数的癌症患者在接受治疗后存在无精子症，让他们使用自己精子生育的唯一可能是从睾丸中获取精子做 IVF/ICSI。采用最新的获取精子的技术，如睾丸显微取精术（mTESE），很多其他研究已证实通过 ICSI 能够成功受孕[57—60]（表 31.2）。尽管睾丸取精联合 ICSI 已经有了可喜结果，但其生育子代远期结果和健康状况尚不清楚。

结论

随着癌症的治疗方法越来越有效，更多的癌症患者需要考虑将来的生育问题。在威胁生命的疾病面前，人们往往忽略了未来生育力和生育力保存问题。所有治疗癌症的医生都应该熟悉生育力保存的方法，并尽可能与患者讨论这些可选择的方案。理想的方案是，癌症患者在治疗前应进行精子保存，而且有许多替代方案可供选择。因此，男性癌症患者的相关不育，应通过男性生殖专家评估并讨论所有治疗选择方案。儿童生育力保存是充满特殊挑战的问题，现在尚无精原干细胞富集和保存的标准方案，人干细胞发育为成熟精子尚未成功。干细胞研究是重要和令人激动的领域，将会是接受癌症治疗患儿生育力保存的关键。

表 31.1　多种抗肿瘤药物对精子发生的影响

药　物	影　响
辐射(对睾丸 2.5 Gy) 苯丁酸氮芥(1.4 g/m²) 环磷酰胺(19 g/m²) 甲基苄肼(4 g/m²) 苯丙氨酸氮芥(140 mg/m²) 顺铂(500 mg/m²)	长期无精子症
卡莫司汀(1 g/m²) 环己亚硝脲(500 mg/m²)	青春期前治疗导致成年无精子症
白消安(600 mg/m²) 异环磷酰胺(42 g/m²) 卡莫司汀(300 mg/m²) 氮芥 放线菌素 D	无精子症可能,但是常与其他高效绝育药物联合给予
卡铂(2 g/m²) 阿霉素(770 mg/m²)	推荐剂量少见长期无精子症
三胺硫磷(400 mg/m²) 阿糖胞苷(1 g/m²) 长春碱(50 g/m²) 长春新碱(8 g/m²)	增加以上药物可导致长期无精子症,但是不联合以上药物时仅仅导致短暂的精子数量减少
安吖啶、博来霉素、氮烯唑胺、柔红霉素、表阿霉素、依托泊苷、氟达拉滨、氟尿嘧啶、6-巯基嘌呤、甲氨蝶呤、米托蒽醌、6-硫代鸟嘌呤、酪氨酸激酶抑制剂(厄洛替尼、伊马替尼)	常规剂量方案仅导致短暂精子数量减少,但可能有叠加效应
泼尼松	一般不会影响精子产生
α 干扰素	对精子产生无影响
奥沙利铂 依立替康 单抗(曲妥珠单抗、贝伐单抗、西妥昔单抗) 紫杉烷类	对精子产生影响未知

修订自 Lee SJ, Schover LR, Partridge AH, *et al.* American Society of Clinical Oncology recommendations on fertility preservation in cancer patients. J Clin Oncol 2006;24:2917.

表 31.2　化疗后无精子症男性接受 TESE 联合 ICSI 治疗的结局

研究	患者数量	有精子患者数量	ICSI 周期	2PN 受精率	临床妊娠率	活产率
Chan 等[57]	17	9	20	80%	33%(3/9)	22%(2/9)
Demani 等[58]	23	15	26	65%	60%(9/15)	53%(8/15)
Meseguer 等[59]	12	5	8	68%	20%(1/5)	20%(1/5)
Zorn 等[60]	18	10	13(3 pts)	44%	8%(1/13)	0%(0/13)
总计	70	39(56%)	67	66%	33%(14/42)	26%(11/42)

本章要点

- 到 2010 年，20～29 岁年龄段人群中，250 人中有 1 例是儿童期即罹患癌症的患者。然而，许多癌症治疗方法对生育力有长期影响。随着年轻癌症生存患者的增加，生育力保存成为影响生活质量的重要问题。

- 睾丸癌和霍奇金病在治疗前即与精子产生和精子 DNA 完整性异常有关。

- 癌症治疗通过两种机制影响生育力：(1)精子运输管道梗阻；(2)性腺直接的损伤或破坏，导致激素和精子发生异常。

- 医生应向接受 RPLND 和盆腔手术的患者告知手术对生育力的可能影响，使患者在术前有机会选择精子冷冻保存。

- 化疗和放疗能够导致精子 DNA 损伤和一过性的精子非整倍体(异常染色体数量和结构)，因此即使精液中有足够数量的精子，我们仍然推荐患者放化疗结束 6 个月至 2 年后开始备孕。

- 生育力保存涉及初次细胞毒性治疗前精子的收集和储存，减少治疗对精子发生影响的方法，多种精子富集技术以及结合 IVF/ICSI 治疗。

- 一般建议分三次采集精液，每次间隔 24～48 小时(需禁欲)。

- 据报道仅有 10% 的患者使用其癌症治疗前冷冻保存的精子。

- 对于梗阻性无精子症患者，可于肿瘤治疗前采用附睾穿刺或睾丸活检取精。

- 由于患者缺乏相关知识以及对威胁生命疾病的敏感性，很多卫生专业人员不情愿与青少年肿瘤患者讨论生育力保存问题。

- 性腺抑制疗法并不常规使用。

- 青春期前患儿不能产生成熟精子用于冷冻保存，其生育力保存是小儿肿瘤学一个最有挑战性的难题。

- 生殖细胞成熟方法至今仍处于实验阶段，仅在动物模型成功，且结果不同。

- 目前尚无富集和保存青春期前患儿睾丸组织的标准方法。

- 所有医生都应该熟悉生育力保存的方法，并尽可能与患者讨论这些可选择的方案。

（田汝辉　潘　峰　李石华　李　朋　译）

参考文献

1. Blatt J. Pregnancy outcome in long-term survivors of childhood cancer. Med Pediatr Oncol 1999；33：29.

2. Aslam I, Fishel S, Moore H, et al. Fertility preservation of boys undergoing anti-cancer therapy：A review of the existing situation and prospects for the future. Hum Reprod 2000;15：2154.

3. Lee SJ, Schover LR, Partridge AH, et al. American Society of Clinical Oncology recommendations on fertility preservation in cancer patients. J Clin Oncol 2006;24：2917.

4. Schover LR, Brey K, Lichtin A, et al. Knowledge and experience regarding cancer, infertility, and sperm banking in younger male survivors. J Clin Oncol 2002;20：1880.

5. Carson SA, Gentry WL, Smith AL, et al. Feasibility of semen collection and cryopreservation during chemotherapy. Hum Reprod 1991;6: 992.

6. Saito K, Suzuki K, Iwasaki A, et al. Sperm cryopreservation before cancer chemotherapy helps in the emotional battle against cancer. Cancer 2005;104: 521.

7. Lass A, Akagbosu F, Abusheikha N, et al. A programme of semen cryopreservation for patients with malignant disease in a tertiary infertility centre: Lessons from 8 years' experience. Hum Reprod 1998;13: 3256.

8. Chung K, Irani J, Knee G, et al. Sperm cryopreservation for male patients with cancer: An epidemiological analysis at the University of Pennsylvania. Eur J Obstet Gynecol Reprod Biol 2004;113 (Suppl 1): S7.

9. Wallace WH, Anderson RA, Irvine DS. Fertility preservation for young patients with cancer: Who is at risk and what can be offered? Lancet Oncol 2005;6: 209.

10. Zapzalka DM, Redmon JB, Pryor JL. A survey of oncologists regarding sperm cryopreservation and assisted reproductive techniques for male cancer patients. Cancer 1999;86: 1812.

11. Rueffer U, Breuer K, Josting A, et al. Male gonadal dysfunction in patients with Hodgkin's disease prior to treatment. Ann Oncol 2001;12: 1307.

12. Gandini L, Lombardo F, Salacone P, et al. Testicular cancer and Hodgkin's disease: Evaluation of semen quality. Hum Reprod 2003;18: 796.

13. O'Flaherty C, Vaisheva F, Hales BF, et al. Characterization of sperm chromatin quality in testicular cancer and Hodgkin's lymphoma patients prior to chemotherapy. Hum Reprod 2008;23: 1044.

14. Sheinfeld JMJ, Bosl GJ. Surgery of testicular tumors. In: Walsh PC, Vaughan ED, Wein AJ, eds. Campbell's Urology, Vol 4, 8th edn. Philadelphia: W. B. Saunders; 2002.

15. Jaffe N, Sullivan, MP, Ried H, et al. Male reproductive function in long-term survivors of childhood cancer. Med Pediatr Oncol 1988;16: 241.

16. Howell S, Shalet S. Gonadal damage from chemotherapy and radiotherapy. Endocrinol Metab Clin North Am 1998;27: 927.

17. Fallat ME, Hutter J. Preservation of fertility in pediatric and adolescent patients with cancer. Pediatrics 2008;121: e1461.

18. Kobayashi H, Larson K, Sharma RK, et al. DNA damage in patients with untreated cancer as measured by the sperm chromatin structure assay. Fertil Steril 2001;75: 469.

19. O Donovan M. An evaluation of chromatin condensation and DNA integrity in the spermatozoa of men with cancer before and after therapy. Andrologia 2005;37: 83.

20. Puscheck E, Philip PA, Jeyendran RS. Male fertility preservation and cancer treatment. Cancer Treat Rev 2004;30: 173.

21. Jenderny J, Jacobi ML, Ruger A, et al. Chromosome aberrations in 450 sperm complements from eight controls and lack of increase after chemotherapy in two patients. Hum Genet 1992;90: 151.

22. Byrne J, Mulvihill JJ, Connelly RR, et al. Reproductive problems and birth defects in survivors of Wilms' tumor and their relatives. Med Pediatr Oncol 1988;16: 233.

23. Senturia YD, Peckham CS. Children fathered by men treated with chemotherapy for testicular cancer. Eur J Cancer 1990;26: 429.

24. Hawkins MM. Pregnancy outcome and offspring after childhood cancer. BMJ 1994;309: 1034.

25. Reddy UM, Wapner RJ, Rebar RW, et al. Infertility, assisted reproductive technology, and adverse pregnancy outcomes: Executive summary of a National Institute of Child Health and Human Development workshop. Obstet Gynecol 2007;109: 967.

26. Clarke GN, Liu de Y, Baker HW. Recovery of human sperm motility and ability to interact with the human zona pellucida after more than 28 years of storage in liquid nitrogen. Fertil Steril 2006; 86: 721.

27. Kuczynski W, Dhont M, Grygoruk C, et al. The outcome of intracytoplasmic injection of fresh and cryopreserved ejaculated spermatozoa: a prospective randomized study. Hum Reprod 2001; 16: 2109.

28. Sanger WG, Olson JH, Sherman JK. Semen cryobanking for men with cancer: criteria change. Fertil Steril 1992;58: 1024.

29. Audrins P, Holden CA, McLachlan RI, et al. Semen storage for special purposes at Monash IVF from 1977 to 1997. Fertil Steril 1999;72: 179.

30. Blackhall FH, Atkinson AD, Maaya MB, et al. Semen cryopreservation, utilisation and reproductive outcome in men treated for Hodgkin's disease. Br J Cancer 2002;87: 381.

31. Agarwal A, Ranganathan P, Kattal N, et al. Fertility after cancer: A prospective review of assisted reproductive outcome with banked semen specimens. Fertil Steril 2004;81: 342.

32. Ohl DA, Denil J, Bennett CJ, et al. Electroejaculation following retroperitoneal lymphadenectomy. J Urol 1991;145: 980.

33. Schrader M, Muller M, Sofikitis N, et al. "Onco-tese": testicular sperm extraction in azoospermic cancer patients before chemotherapy: New guidelines? Urology 2003;61: 421.

34. Kliesch S, Behre HM, Jurgens H, et al. Cryopreservation of semen from adolescent patients with malignancies. Med Pediatr Oncol 1996;26: 20.

35. Bahadur G, Ling KL, Hart R, et al. Semen production in adolescent cancer patients. Hum Reprod 2002;17: 2654.

36. Johnson DH, Linde R, Hainsworth JD, et al. Effect of a luteinizing hormone releasing hormone agonist given during combination chemotherapy on posttherapy fertility in male patients with lymphoma: Preliminary observations. Blood 1985;65: 832.

37. Waxman JH, Ahmed R, Smith D, et al. Failure to preserve fertility in patients with Hodgkin's disease. Cancer Chemother Pharmacol 1987;19: 159.

38. Kreuser ED, Hetzel WD, Hautmann R, et al. Reproductive toxicity with and without LHRHA administration during adjuvant chemotherapy in patients with germ cell tumors. Horm Metab Res 1990;22: 494.

39. Brennemann W, Brensing KA, Leipner N, et al. Attempted protection of spermatogenesis from irradiation in patients with seminoma by D-Tryptophan-6 luteinizing hormone releasing hormone. Clin Investig 1994;72: 838.

40. D'Angio GJ, Exelby PR, Ghavimi F, et al. Protection of certain structures from high doses of irradiation. Am J Roentgenol Radium Ther Nucl Med 1974;122: 103.

41. Acosta JM, Tiao G, Stein JE, et al. Temporary relocation of testes to the anterior abdominal wall before radiation therapy of the pelvis or perineum. J Pediatr Surg 2002;37: 1232.

42. van der Kooy D, Weiss S. Why stem cells? Science 2000;287: 1439.

43. Spradling A, Drummond-Barbosa D, Kai T. Stem cells find their niche. Nature 2001;414: 98.

44. Allan JA, Cotman AS. A new method for freezing testicular biopsy sperm: three pregnancies with sperm extracted from cryopreserved sections of seminiferous tubule. Fertil Steril 1997;68: 741.

45. Apperley JF, Reddy N. Mechanism and management of treatment-related gonadal failure in recipients of high dose chemoradiotherapy. Blood Rev 1995;9: 93.

46. Wyns C, Van Langendonckt A, Wese FX, et al. Long-term spermatogonial survival in cryopreserved and xenografted immature human testicular tissue. Hum Reprod 2008;23: 2402.

47. Wyns C, Curaba M, Martinez-Madrid B, et al. Spermatogonial survival after cryopreservation and short-term orthotopic immature human cryptorchid testicular tissue grafting to immunodeficient mice. Hum Reprod 2007;22: 1603.

48. Brinster R, Zimmerman JW. Spermatogenesis following male germ-cell transplantation. PNAS 1994;91: 11298 – 302.

49. Honararnooz A, Behboodi E, Megee SO, et al. Fertility and germline transmission of donor haplotype following germ cell transplantation in immunocompetent goats. Biol Reprod 2003; 69: 1260.

50. Zhang X, Ebata KT, Nagano MC. Genetic analysis of the clonal origin of regenerating mouse spermatogenesis following transplantation. Biol Reprod 2003;69: 1872.

51. Jahnukainen K, Hou M, Petersen C, et al. Intratesticular transplantation of testicular cells from leukemic rats causes transmission of leukemia. Cancer Res 2001;61: 706.

52. Honaramooz A, Snedaker A, Boiani M, et al. Sperm from neonatal mammalian testes grafted in mice. Nature 2002;418: 778.

53. Orwig KE, Schlatt S. Cryopreservation and transplantation of spermatogonia and testicular tissue for preservation of male fertility. J Natl Cancer Inst Monogr 2005;5: 1.

54. Shinohara T, Inoue K, Ogonuki N, et al. Birth of offspring following transplantation of cryopreserved immature testicular pieces and in-vitro microinsemination. Hum Reprod 2002; 17: 3039.

55. Feng LX, Chen Y, Dettin L, et al. Generation and in vitro differentiation of a spermatogonial cell line. Science 2002;297: 392.

56. Toyooka Y, Tsunekawa N, Akasu R, et al. Embryonic stem cells can form germ cells in vitro. Proc Natl Acad Sci U S A 2003;100: 11457.

57. Chan PT, Palermo GD, Veeck LL, et al. Testicular sperm extraction combined with intracytoplasmic sperm injection in the treatment of men with persistent azoospermia postchemotherapy. Cancer 2001;92: 1632.

58. Damani MN, Master V, Meng MV, et al. Postchemotherapy ejaculatory azoospermia: Fatherhood with sperm from testis tissue with intracytoplasmic sperm injection. J Clin Oncol 2002;20: 930.

59. Meseguer M, Garrido N, Remohi J, et al. Testicular sperm extraction（TESE）and ICSI in patients with permanent azoospermia after chemotherapy. Hum Reprod 2003;18: 1281.

60. Zorn B, Virant-Klun I, Stanovnik M, et al. Intracytoplasmic sperm injection by testicular sperm in patients with aspermia or azoospermia after cancer treatment. Int J Androl 2006;29: 521.

第三十二章

保留睾丸的睾丸肿瘤手术

Cigdem Tanrikut Marc Goldstein

引言

睾丸肿瘤是 20～35 岁育龄男性最常患的肿瘤,这个年龄段的男性可能还没组建家庭或者正准备组建家庭。睾丸肿瘤在一般人群中的发病率为 5/100 000[1]。不育和精液异常的男性人群,睾丸肿瘤发生风险增高[2,3]。睾丸肿瘤常常表现为患者自己或者医生体检时扪及明显的睾丸肿块。因为大多数可以触及的睾丸肿瘤通常为恶性,所以应对其行标准的根治性睾丸切除术,早期发现肿瘤,术后超过 90% 的患者可治愈。

偶发的睾丸肿块并不常见,阴囊超声检查发现概率低于 1%[4]。然而随着超声的广泛应用,比如在不育原因的评估时,偶然能发现一些小的、未能触摸到的睾丸肿块,尤其是在男性不育患者人群中。这些肿块的自然病程未明确界定,目前也没有针对这些病变的规范诊疗指南。对于睾丸良性肿瘤和部分孤立性睾丸恶性肿瘤,保留睾丸手术逐渐增加(表 32.1)。

表 32.1　睾丸恶性肿瘤保留睾丸的手术指征

- 孤立性睾丸肿瘤
- 对侧睾丸萎缩或无功能
- 双侧睾丸肿瘤
- 男性不育症

评估

初步评估包括完整的病史、体格检查、超声影像、血清睾酮、α-甲胎蛋白、β-HCG 和乳酸脱氢酶。若考虑生育问题,精液分析评估生育力。

外科手术治疗

　　仅仅基于影像学标准很难判定偶发的、未触及的睾丸肿瘤是否为恶性[6,7]。保留器官手术的目的是使患者将来生活质量或生育最大利益化，根据肿瘤手术原则，应安全地切除睾丸肿块。借助超声引导下的微创外科降低手术风险，同时获取适量的活检病理标本。

　　手术所需设备：

　　6-25×放大视野的显微镜；

　　冰屑；

　　显微器械；

　　配备 7.5～8 MHz 线性探头的超声仪。

　　术前准备、步骤与根治性睾丸切除术相同。腹股沟区消毒、铺巾。切开患侧腹股沟，打开腹外斜肌腱膜暴露精索。拖出睾丸，止血钳钳夹引带。切除睾丸肿块的过程中，将睾丸置于冰上以减小热缺血。用冰凌包绕睾丸冷冻 10 分钟。用带橡胶垫血管夹夹闭精索以控制血流，打开白膜暴露睾丸。术中超声确定肿块位置。在超声的实时检测下，30-号细针穿入肿块中，以标记肿块位置术中引导切除（图 32.1）。在手术显微镜下，15°超细尖刀切开靠近肿块的相对乏血的平整白膜，注意不要损伤邻近的白膜血管（图 32.2）。显微持针器钝性分离肿块周围的生精小管直到肿块。双极电凝止血，生理盐水冲洗有利于视野清晰。钝性分离至肿块周围 2～5 mm 正常睾丸实质，完整切除肿块及部分阴性切缘组织（图 32.3）。

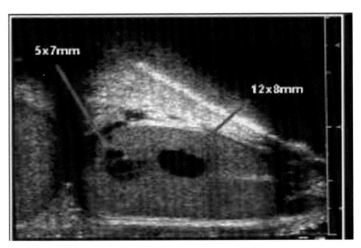

图 32.1　纵向超声图像显示的两个低回声病灶（箭头所示）。超声引导下的细针标记有助于病灶的切除

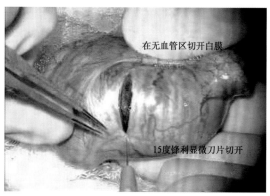
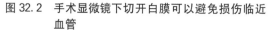

在无血管区切开白膜

15度锋利显微刀片切开

图 32.2　手术显微镜下切开白膜可以避免损伤临近血管

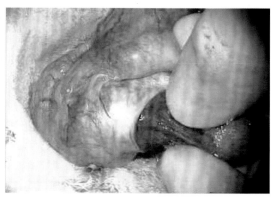

图 32.3　钝性分离和双极电凝下切除病灶

标本即刻行冰冻切片病理检查。依据冰冻切片结果和患者临床症状，决定是否行根治性或者保留睾丸的肿块切除术。若睾丸肿块冰冻切片证实为良性病变，可以行保留睾丸切除术。松开血管夹和引带上血管钳。仔细检查睾丸实质和白膜出血点并止血。5－0不可吸收缝线连续缝合白膜。回纳睾丸，4－0可吸收线缝合鞘膜。还纳睾丸于阴囊内，逐层缝合腹股沟切口。

若冰冻切片证实为恶性肿瘤，同时患者对侧睾丸正常，需行根治性睾丸切除术。**假如肿块是恶性并且发生于孤立性睾丸**，对侧睾丸异常或者无功能，双侧睾丸肿瘤或男性因素的不育，则需尝试切除肿瘤至切缘阴性，保留足够多的睾丸实质维持其内分泌和外分泌功能。在睾丸肿物周围行多点活检并行进一步病理检查，**以免遗留肿瘤组织**，同时**评估小管内是否存在睾丸生殖细胞肿瘤**。手术结束，同治疗良性肿瘤方法关闭手术切口。

讨论

如何更好地处理超声检查所发现的不可触及的睾丸肿块是一项挑战。目前影像学检查并不能判断肿块良性或恶性，因此需要通过手术探查来确诊。曾报道许多保留睾丸的睾丸肿块切除术[8-11]。与以往的根治性睾丸切除术相比，该种术式具有灵活，术中决定术式的优势。术中冰冻切片提示睾丸肿物为良性肿瘤，行保留睾丸组织的手术方式。此外，如果是恶性肿瘤，并且临床条件合适，选择保留睾丸组织术式，其主要为了保护雄激素产生和生育潜能。

超声引导下显微探查不能触及的睾丸肿块有如下优势：

- 容易鉴别和避免损伤白膜下的血管，因此降低术后睾丸萎缩或阴囊血肿发生
- 容易定位未触及的睾丸肿块，术中最直接找到病灶
- 提高睾丸肿物与周围睾丸实质的鉴别度，确保完全切除睾丸肿瘤及切缘组织阴性。
- 除了这些特殊手段之外，早期控制血流减少了肿瘤血液播散的风险，术中睾丸组

织的冷缺血处理,利于保护睾丸 Leydig 和 Sertoli 细胞的功能[12, 13]。这些策略最大化的降低肿瘤术后复发的风险,同时最大利于术后血清睾酮浓度和精子的产生。

● 偶发的不可触及的睾丸肿块,行保留睾丸的肿块切除术相关报道不多。与通常恶性倾向的睾丸肿块相比,绝大多数不可扪及的睾丸肿瘤为良性病变。正如表 32.2 所示,小样本系列研究证实大约 72% 的不可触及睾丸肿块为良性病变。

表 32.3　未能触及的睾丸肿块行保留睾丸术后的病理诊断。

	肿块数量	良性改变	良性百分比
Buckspan et al. [14]	4	4	100.0
Corrie et al. [15]	5	5	100.0
Horstman et al. [16]	9	7	77.8
Monoski et al. [17]	5	3	60.0
Browne et al. [18]	3	1	33.3
Leroy et al. [19]	15	11	73.3
Carmignani et al. [5]	10	8	80.0
Sheynkin et al. [20]	8	6	75
Tal et al. [21]	11	5	45.5
Rolle et al. [11]	7	6	75.7
Powell and Tarter [4]	4	2	50.0
Hallak et al. [22]	6	5	83.3
Combined data	87	63	72.4

● 如果冰冻切片显示病变为恶性,行保留睾丸组织手术时,要在肿块周围组织行随机活检,82% 的患者被检出原位癌[23]。对于这样的患者,建议术后密切监测和局部放疗。在行局部放疗前,推荐患者到精子库行精子冷冻。

● 虽然有大量运用保留睾丸手术的病例可控制癌症,但是目前有关术后复发和远处转移的风险的证据不足。双侧睾丸肿瘤或孤立性恶性睾丸肿瘤的保留睾丸的切除术,早期的疗效令人鼓舞。德国一个睾丸肿瘤研究小组发布了有关双侧睾丸肿瘤或孤立性睾丸的恶性睾丸肿瘤行保留睾丸手术后长期回顾性分析结果[23],该手术指征:肿瘤的直径<20 mm,未侵犯睾丸网或附睾。该小组建议术中冷缺血处理、术中活检及术后对发现原位癌的行局部放疗。对 73 位患者的平均回访时间为 91 个月,术后 98.6% 患者健康生存,85% 的患者血清睾酮值正常。

● 自 1994 年以来,Steiner 等[24]对内分泌正常和肿块直径小于 25 mm 的患者行相似的保留睾丸手术。术中病理切片显示肿瘤包块为恶性,应该对所有的患者行保留睾丸的术式,除非对侧睾丸正常则需要行根治性睾丸切除术。在过去的 8 年内,他们对 32 例不同病理类型的恶性睾丸肿瘤行保留睾丸手术。平均随访 46.3 月,所有的病人术后并没有出现肿瘤复发。术后除了 1 个病人之外,所有患者血清睾酮都在正常范围之内。

● 处理男性不育同时合并未能触及的睾丸肿块是个挑战。如果是严重的男性不育或者无精子症,则在行保留睾丸术式时,睾丸活检标本含有精子可能需要冷冻,以便用于 IVF-ICS[11, 22]。**孤立性睾丸,必须行根治性睾丸切除术,对切除的睾丸标本行显微**

取精术同样可以考虑精子冷冻以便将来使用[25]。在行根治性睾丸切除术前，可先行输精管和附睾精子抽吸术[26]。

结论

对于睾丸良性病变和部分睾丸恶性病变患者可以行保留睾丸的睾丸肿瘤切除术。恶性病变行保留睾丸术式的指征：孤立性睾丸，对侧睾丸结构或功能异常，双侧睾丸肿瘤，或严重的男性不育症。外科处理包括：经腹股沟途径和切除病变组织行冰冻切片检查。保留睾丸的主要目的是：保护睾酮的产生和潜在的生育潜能。

本章要点

- 对于睾丸良性肿瘤及部分孤立性睾丸恶性肿瘤行保留睾丸手术逐渐增加。
- 仅仅基于影像学标准很难判定偶发的、未触及的睾丸肿瘤其是否恶性。
- 在超声的实时检测下，30 号细针穿入肿块中以标记肿块位置术中引导切除。
- 在手术显微镜下，15°超细尖刀切开靠近肿块的相对乏血的平整白膜，注意不要损伤邻近的白膜血管。
- 钝性分离至肿块周围 2～5 mm 正常睾丸实质，完全切除肿块及阴性切缘组织。
- 对于孤立性睾丸患者而言，若肿块为恶性性质，应该尝试切除新生物直至切缘阴性。
- 在睾丸肿物周围行多点活检并行进一步病理检查，以免遗留肿瘤组织，同时评估小管内是否存在睾丸生殖细胞肿瘤。
- 大多数（72%）不可触及的睾丸肿块为良性病变。
- 对 73 位患者的平均回访时间为 91 个月，术后 98.6% 患者健康生存，85% 的患者血清睾酮值正常。
- 孤立性睾丸，必须行根治性睾丸切除术时，对切除的睾丸标本行显微取精术，同时可以考虑精子冷冻以便将来使用。

（智二磊　赵福军　李　朋　译）

参考文献

1. Sokoloff MH，Joyce GF，Wise M．Testis cancer．J Urol2007；177：2030-41．
2. Raman JD，Nobert CF，Goldstein M．Increased incidence of testicular cancer in men presenting with infertility and abnormalsemen analysis．J Urol 2005；174：1819-22．
3. Jacobsen R，Bostofte E，Engholm G，et al．Risk of testicular cancerin men with abnormal semen characteristics：Cohort study．BMJ2000；321：789-92．
4. Powell TM，Tarter TH．Management of nonpalpable incidental testicular masses．J Urol 2006；176：96-8．
5. Carmignani L，Gadda F，Gazzano G，et al．High incidence of benign testicular neoplasms

diagnosed by ultrasound. J Urol 2003;170: 1783 - 6.

6. Coret A, Leibovich I, Heyman Z, Goldwasser B, ItzchakY. Ultrasonography evaluation and clinical correlationof intratesticular lesions: A series of 39 cases. Br J Urol1995;76: 216 - 9.

7. Dogra VS, Gottlieb RH, Rubens DJ, Liao L. Benignintratesticularcystic lesions: US features. Radiographics 2001;21: S273.

8. Weißbach L. Organ preserving surgery of malignant germ cell tumors. J Urol 1995;153: 90 - 3.

9. Heidenreich A, Höltl W, Albrecht W, Pont J, Engelmann UH. Testis-preserving surgery in bilateral testicular germ celltumours. Br J Urol 1997;79: 253 - 7.

10. Hopps CV, Goldstein M. Ultrasound guided needle localizationand microsurgical exploration for incidental nonpalpabletesticular tumors. J Urol 2002;168: 1084 - 7.

11. Rolle L, Tamagnone A, Destefanis P, et al. Microsurgical "testis-sparing"surgery for nonpalpable hypoechoic testicular lesions. Urology 2006;68: 381 - 5.

12. Young GP, Goldstein M, Phillips DM, et al. Sertoli cell-only syndrome produced by cold testicular ischemia. Endocrinology 1988;122: 1074.

13. Miller DC, Pern SE, Keck RW, Kropp KA. Effects of hypothermiaon testicular ischemia. J Urol 1990;143: 1046.

14. Buckspan MB, Klotz PG, Goldfi nger M, Stoll S, Fernandes B. Intraoperative ultrasound in the conservative resection of testicular neoplasm. J Urol 1989;141: 326 - 7.

15. Corrie D, Mueller EJ, Th ompson IM. Management ofultrasonically detected nonpalpable testis masses. Urology1991;38: 429 - 31.

16. Horstman WG, Haluszka MM, Burkhard TK. Management of testicular masses incidentally discovered by ultrasound. J Urol 1994;151: 1263 - 5.

17. Monoski MA, Tanrikut C, Hopps CV, Li PS, Goldstein M. Ultrasound-guided needle localization and microsurgicalexploration for incidental nonpalpable testicular tumors: why, when and how. [VIDEO] Presented at the 2006 ASRM annualmeeting, New Orleans, LA.

18. Browne RFJ, Jeffers M, McDermott T, et al. Intra-operative ultrasound-guided needle localization for impalpable testicular lesions. Clinical Radiology 2003;58: 566 - 9.

19. Leroy X, Rigot JM, Aubert S, Ballereau C, Gosselin B. Value offrozen section examination for the management of nonpalpable incidental testicular tumors. Eur Urol 2003;44: 458 - 60.

20. Sheynkin YR, Sukkarieh T, Lipke M, Cohen HL, ShulsingerDA. Management of nonpalpable testicular tumors. Urology2005;63: 1163 - 7.

21. Tal R, Holland R, Belenky A, Konichezky M, Baniel J. Incidentaltesticular tumors in infertile men. Fertil Steril 2004;82: 469 - 71.

22. Hallak J, Cocuzza M, Sarkis AS, et al. Organ-sparingmicrosurgical resection of incidental testicular tumors plusmicrodissection for sperm extraction and cryopreservation in azoospermic patients: Surgical aspects and technical refinements. Urology 2009;73: 887 - 91.

23. Heidenreich A, Weißbach L, Höltl W, et al. Organ sparingsurgery for malignant germ cell tumor of the testis. J Urol2001;166: 2161 - 5.

24. Steiner H, Höltl L, Maneschg C, et al. Frozen section analysis-guided organ-sparing approach in testicular tumors: Technique, feasibility and long-term results. Urology 2003;62: 508 - 13.

25. Choi BB, Goldstein M, Moomjy M, et al. Births using spermretrieved via immediate microdissection of a solitary testis with cancer. Fertil Steril 2005;84: e1 - 3.

26. Baniel J, Sella A. Sperm extraction at orchiectomy for testis cancer. Fertil Steril 2001;75: 260 - 2.

第三十三章

精子冷冻保存

Danielle L. Gilbert, Jennifer T, Anger, Bruce R. Gilbert

引言

精子冷冻保存,通常被称为精子保存,长久以来已成为男性生育力保存技术,但只限于那些精子复苏后仍有足够的数量用于宫腔内人工授精的人。随着辅助生殖技术(ART)的发展,特别是卵胞浆内单精子注射(ICSI)技术的进步,冷冻保存已成为严重少精子症、隐匿精子症,甚至无精子症患者生育力治疗的重要组成部分。它也已成为无精子症患者睾丸活检保存精子的标准处理以及当精液质量下降时的标准治疗模式。在过去的十年中,精子冷冻保存已经成为低生育力夫妇治疗的重要组成部分。

男性的生育能力受损可由多种因素引起,包括疾病,解剖和/或功能性问题(如输精管缺失,逆行射精或不射精症),原发性或继发性激素分泌不足,以及精原干细胞损伤或损耗导致生精障碍。

一些疾病的治疗对精子的发生有许多潜在的威胁,通常会导致精子数量、活力、形态以及 DNA 完整性的变化。各种肿瘤的化疗和放疗很容易破坏精子形成过程中的生化过程[1]。此外,非化疗药物、中药以及非中药补充剂确实能够影响精子的数量、质量和生育能力。

精子冷冻保存的普及是患者需求的直接结果。大多数选择保存精子的男性是倍受肿瘤折磨,并希望能够保存其生育力的年轻人。虽然肿瘤幸存者可通过收养孩子和配子捐赠(匿名或定向捐赠)成为父母,但他们更希望能有自己生物学上的子女[2]。据一项研究报道,48%的研究对象表示孕育后代是他们治疗完成后面临的一个非常重要的问题[3]。同样,Schover 等报道,**超过 50%的育龄男性肿瘤幸存者希望保存他们今后的生育力**,而在肿瘤诊断时未生育患者期望保存生育力的已达到 77%[4, 5]。这是因为很多患者担心肿瘤本身或肿瘤治疗可能导致他们后代出现先天缺陷或其他健康问题[6]。重要的是,除了遗传性疾病,大量研究已经揭示肿瘤幸存者的后代遗传异常、先天缺陷或肿瘤的风险并没有增加[7—12]。

本章内容按照哺乳动物精子冷冻保存的方案,并对我们所综述的早期适应证和方案进行了扩展[13]。针对一些患者有关精子保存的问题,我们还提供了循证基础的答案。

历史观点

近250年前,一位意大利的神父和生理学家 Lazaro Spallanzani,第一次报道精子被雪冷却后"一动不动"[14, 15]。精子冻存进展缓慢,不仅是由于冷冻精子并确保其复苏后恢复运动能力所需温度的技术性挑战,同时也涉及伦理问题。

人们的研究兴趣首先集中在兽医学应用领域。在20世纪30年代后期和40年代早期,科研人员研究精子保存用于奶牛人工授精[16],发现精子可以保存在低于−321 ℉/−160 ℃的环境中[17]。他们还指出,缺乏冷冻保护剂(如甘油)冻存的精子复苏后运动能力的恢复有限[18]。在过去30年,使用冻存精子的奶牛平均妊娠率基本上保持65%不变。哺乳动物精子冷冻保存的进步主要在技术的进步,而没有改善对低温生物学理论的理解。

1953年,有研究者报道了第一例使用冷冻精子复苏行人工授精成功受孕的病例[19]。这是他们第一次涉足人类精子冷冻保存,作者也证明了冷冻储存的精子在干冰(−78℃)中可以正常授精并孕育正常的后代[20]。围绕宫腔内人工授精中"人工"一词的道德和法律争议,阻滞了精子冷冻保存这一技术的传播和广泛使用。直到1963年第11届国际遗传学大会上突破性进展的报道,才使得人类精子冷冻保存引起关注[21]。

1963年,有研究者介绍了使用液氮蒸汽冷冻精子并将精子存储在−196℃液氮中的方法,随后报道了使用这种方法冻存精子可成功分娩的案例[22]。过去40年冷冻技术基本原理的进步,使得人类精子冷冻保存的方法更实用和有效。随着辅助生殖技术(ART)的发展,特别是卵胞浆内单精子注射(ICSI)技术的进步[23],精子冷冻保存已成为低生育力男性治疗的重要组成部分。这可以帮助那些射出精液中只有少量精子或者通过睾丸取精仅获得极少量精子的患者,有足够的精子与其伴侣的卵细胞受精。

在过去40年中的几个重要发现使得精子冷冻保存成为一个安全、有效、可靠的方式来保护男性的生育能力。**将精子存储在液氮或液氮蒸汽(−384 ℉/−196 ℃)中已成为标准,因为液氮是快速制冷的惰性物质,并且可以维持精子冻存的温度低于−150℃。应用冷冻保护剂如甘油和二甲基亚砜(DMSO),保护精子从而防止精子在冷冻过程受到损伤,也已经成为冻存精子的标准。**冷冻保护剂也得到了改善,其具有多种功能,包括:(a)优化渗透压和pH值;(b)提供能量源,防止精子过多消耗自身的能量;(c)包含抗生素防止细菌污染;(d)稀释精液而抵消高浓度冷冻保护剂对精子存活的有毒作用。许多厂商促进了方案的标准化和可行性,提高了该方法的可靠性和复苏后存活率的稳定性。另外,计算机程控冷冻标本有助于冷冻过程标准化。

精子冷冻保存适应证

过去40年中精子冷冻保存适应证日益增多,包括如下:

1. 肿瘤患者,肿瘤治疗(例如化疗,放疗)或疾病本身可能损害患者的精子发生或精液质量

2. 接受睾丸、前列腺、脊髓或腹膜后手术可能会影响射精功能的患者

3. 精液参数严重下降，希望保存生育力的患者

4. 残障患者，需要分次取精和收集精液授精，配合伴侣助孕周期

5. 参与高危职业的男性，保存精子以保护生育力

6. 患者行输精管结扎手术前

7. 生殖道梗阻重建手术的患者保存附睾或生精小管中或射精管中的精子以用于体外受精

8. 无精子症诊断时睾丸组织活检获得的睾丸组织

9. 少精子数患者中需收集精液，实施人工授精者

通过卵胞浆内单精子注射（ICSI），选择单个的功能正常的精子注射入一个卵细胞并使其正常受精，大大扩展了精子冷冻保存的适应证。目前，从睾丸、附睾和/或输精管手术中取精是隐匿精子症或无精子症患者的标准疗法。

恶性疾病患者精子冷冻保存

最常见的冷冻保存精子的适应证之一是恶性疾病。恶性疾病患者的精子冻存可在治疗前完成。细胞毒性化疗、放疗以及针对肿瘤的许多外科治疗可能导致睾丸衰竭或射精功能障碍（表 33.1）。在初始治疗前精子冷冻保存是目前保留患者未来生育力的最佳途径。**烷基化和其他化疗剂治疗成年男性恶性疾病可引起 90%～100% 的无精子症。**虽然目前化疗剂对射出精子或睾丸获取精子的影响未知，但在化疗过程中收集精液并进行冷冻保存也是可行的，至少可持续到无精子症发生[24]。肿瘤患者射出的精液中常常（不总是）只有少量精子，因此可使用相对较小的麦管或冷冻管。根据精子浓度、活力以及伴侣的生育能力，使用商业化溶液稀释精液可以提高冷冻保存的麦管或冷冻管的数量。另外，作为一种替代方法，麦管或冷冻管可以保存、复苏、多次重复冻存精液[25]，以增加一次小样本精液的产出率。甚至可以将一整份精液，等分后多管冻存，用于 IVF/ICSI。

表 33.1　化疗药物和辐射对精子生成的影响

疾病	临床治疗方案	对生育的影响	剂量依赖	参考文献
霍奇金病	MVPP 氮芥, 长春花碱, 甲基苄肼, 泼尼松龙	无精子症, 持续时间＞化疗后 10 年	是	[1—3]
	MOPP 氮芥, 长春花碱, 甲基苄肼, 泼尼松龙	无精症, 10 年内缓慢恢复正常	是	[3, 4—6]
	ChIVPP 苯丁酸氮芥, 长春花碱, 甲基苄肼, 泼尼松龙		是	[1, 3, 7]
	COPP 环磷酰胺, 长春新碱, 甲基苄肼, 泼尼松龙	不可逆无精子症	是	[1, 3, 5]
	ABVD 阿霉素, 博来霉素, 长春碱, 达卡巴嗪	急性无精子症, 化疗后约 18 个月恢复基线水平。较少性腺毒性	是	[1, 3—9]

续 表

疾病	临床治疗方案	对生育的影响	剂量依赖	参考文献
非霍奇金病	CHOP 环磷酰胺,阿霉素,长春新碱,泼尼松龙	急性无精子症,化疗后约5年恢复基线水平	是	[1—2]
	VAPEC 长春新碱,阿霉素,泼尼松龙,依托泊苷,环磷酰胺	急性无精子症,治疗后恢复基线水平	是	[10]
	VACOP-B 长春新碱,阿霉素,泼尼松龙,依托泊苷,环磷酰胺-博莱霉素	急性无精子症,治疗后恢复基线水平	是	[1]
	MACOP-B 甲氨蝶呤,阿霉素,泼尼松龙,依托泊苷,环磷酰胺,博莱霉素		是	[1]
	VEEP 长春新碱,依托泊苷,表阿霉素,泼尼松龙		是	
睾丸癌非精原细胞瘤	顺铂,卡铂	治疗后2年内恢复基线水平	是	[1,7,11—14]
	BEP 博来霉素,依托泊苷,顺铂	治疗后约5年后恢复基线水平		[12—18]
	依托泊苷	急性无精子症	是	[7,13]
	异环磷酰胺	不可逆性无精子症,与其他试剂联合使用	是	[7,10]
	美司钠	结合使用异环磷酰胺,可产生不可预期毒副作用		

			功能	
急性淋巴细胞白血病	格列卫	无	酪氨酸激酶抑制剂	[7,19]
	柔红霉素	暂时性少精症和/或无精子症	同上	[1,7]
	依托泊苷	暂时性少精症和/或无精子症	同上	[7,13]
	长春新碱	同上	同上	同上
	甲氨蝶呤	可逆的	同上	[1,7,20]
	环磷酰胺	长期无精子症或少精子症	影响DNA复制	[5,7,10,15,20—22]
	阿糖胞苷	治疗后1～5年可逆性少精子症和/或无精子症	影响S期	[1,7,9,23]
急性粒细胞白血病	阿糖胞苷	剂量依赖性的短暂性的少精子症	抑制DNA聚合酶	[9,23]
	柔红霉素/阿霉素	暂时性少精子症	蒽环类药物	[23]
	硫鸟嘌呤	暂时性少精子症		[7]
	长春新碱	同上	同上	同上
	依托泊苷	同上	同上	同上

续 表

疾病	临床治疗方案	对生育的影响	功能	参考文献
慢性粒细胞白血病	泼尼松龙	同上	同上	同上
	巯嘌呤	单独使用的影响是短暂		[7]
	伊马替尼	同上	同上	同上
	干扰素	无作用	无影响	[7]
	白消安	长期的无精子症和/或少精子症	DNA 断裂	[5, 7, 10, 15, 20—22]
	羟基脲	暂时的, 但如果联合使用, 则无精子症		[7]
慢性淋巴细胞白血病	氟达拉宾	暂时的		[7]
	环磷酰胺	同上	同上	同上
	利妥昔单抗	影响未知	单克隆抗体	[7]
前列腺癌	放射治疗	是否能够恢复基线水平取决于治疗剂量和之前的化疗	干扰细胞复制	[1, 8, 13, 16, 24]

化疗	药物类型	危害	作用机理	参考文献
白消安 环磷酰胺 异环磷酰胺	烷基化药物	长期无精子症和/或少精子症	DNA 单链和双链断裂	[5, 7, 10, 15, 20—22]
甲基苄肼	烷基化药物	长期无精子症	DNA 单链和双链断裂	[1, 4, 5, 7, 24—26]
顺铂	类烷基化药剂。没有烷基。	2 年内恢复	生殖细胞 DNA 断裂增加细胞凋亡。铂导致 DNA 链的断裂	[1, 7, 11—14]
阿霉素	蒽环类药物	单独使用导致急性无精子症。与其他药物一起使用, 可能会导致长期无精子症	精原细胞凋亡和初级精母细胞的 DNA 嵌合	[1, 10, 27, 28]
长春花碱 长春新碱	长春花生物碱	单独使用导致无精子症和/或少精症。单独使用导致急性无精子症。与其他药物一起使用, 可能会导致长期无精子症	影响微管 DNA 复制	[1, 7, 22]
更生霉素	化疗性抗生素	治疗后急性少精子症	抑制转录干扰 DNA 复制	[1]
甲氨蝶呤	S 期复制活性的细胞毒性	治疗后可逆性的急性少精子症恢复基线水平	抗叶酸	[1, 7, 20]

续　表

化疗	药物类型	危害	作用机理	参考文献
阿糖胞苷	抗代谢药物	少精子症和/或无精子症	影响细胞周期的 S 期	[1，23]
放射治疗	辐射	是否恢复基线水平取决于治疗剂量	干扰细胞复制	[8，13，16，24]
泼尼松龙	结合化疗药物	对精子影响未知		[7]
白消安	烷基化药物	可能导致无精子症，尤其是通常给予其他高性腺毒性药物时	DNA 单链和双链断裂	[7]

参考文献

1. Howell Si，Shalet SM. Spermatogenesis after cancer treatment：damage and recovery. *J Nat Concer Inst Monagr* 2005：34：12－17.

2. King Di，Ratcliffe MA，Dawson M，Bennett B，Macgregor JE. Fertility in young men and women after treatment for lymphoma：A study of a population. *J Clin Pathol* 1955：38：124－51.

3. Thomson AB，Critchley HOD，Wallace WHB. Fertility and progeny. *Eur J Concer* 2002：38：1634－44.

4. Tal R Botchan A，ilauser R，et al. Follow-up of sperm concentration and motility in patients with lymphoma. *Hum Reprod* 2000：9：1985－8.

5. Sieniawski M，Reineke T，Josting，Nogova L Assessment of male fertility in patients with Hodgkin 拒 lymphoma treated in the German Hodgkin Study Groupclinical trials. *Ann Oncol* 2008：19：1795－801.

6. Rueffer U，Breuer K，Josting A，et al. Male gonadal dysfunctiun in patients with Hodgkin's disease prior to treatment. *Ann Oncol* 2001：12：1307－11

7. Lee S，Schover L Partridge AH，et al. American Society of Clinical Oncology：Recommendations of fertility preservation in cancer patients. *J Clin Oncol* 2006：240 8)：2917－2.

8. Brusamolino E，Baio A，Orlandi E，et al. Long-term event in adult patients with clinical Stage lA-lIA nonbulky Hodgkin's lymphoma treated with four cycles of doxorubicin，bleomycin，vinblastine，and dacarbazine and adjuvant radiotherapy. *Clin Cancer Res* 2006：12 (21)：6487－93.

9. Fossa SD，Magelssen H. Fertility and reproduction after chemotherapy of adult cancer patients：malignant lymphoma and testicular cancer. *Ann Oncol* 2004：15 (Suppl 4)：iv，259－65.

10. Vaisheva E Delbes G，Hales R Rohaire B. Effects of the chemotherapeutic agents for non-Hodgkin lymphoma，cyclophosphamide，doxirubicin，vincristine，and prednisone (CHOP)，on male rat reproductive system and progeny outcome. *J Androl* 2007：28：578－87.

11. Spermon IR，Ramos L，Werzels AMM，et al. Sperm integrity pre-and post-chemotherapy in men with testicular germ cell cancet. *Hum Reprod* 2006：21：1781－6.

12. Stahl O，Eberhard J，Jepson K，et al. Sperm DNA integrity in testicular cancer patients. *Human Reprod* 2006：12：3199－205.

13. Gandini L，Sgro P，Lombardo E et al. Effect of chemo-or radiotherapy on sperm parameters of testicular cancer patients. *Human Reprod* 2006：21(11)：2882－9.

14. Strumbeng D, Brugge S, Kern MW, et al. Evaluation of long-term toxicity in patients after cisplatin-based chemotherapy for non-seminomatous testicular cancer. *Ann Oncol* 2002: 12: 229 – 36.

15. Delbes G, Hales B, Robaire B. Effects of the chemotherapy cocktail used to treat testicular canceren sperm chromatin integrity. *J Androl*. 2007: 28(2): 241 – 9.

16. Naysmith TE, Blake DA, Harvey Vi, Johnson NP Do men undergoing sterilizing cancer treatments have a fertile future? *Hum Reprod* 1998: 13(11)3250 – 5.

17. Beiber A, Marcon L, Hales B, Robaire B. Effects of chemotherapeutic agents for testicular cancer on the male rat reproductive system, spermatozoa, and fertility. *J Androl* 2006: 27(2): 189 – 200.

18. De Mas P, Daudin M, Vincent MC, et al. Increased aneuploidy in spermatozoa from testicular tumor patients after chemotherapy with cisplatin, etoposide, and bleomycin. *Hum Reprod* 2001: 16(2): 1204 – 8.

19. Hensley M, Ford 1M. Imatinib treatment: specific issues related to safety, fertility, and pregnancy. SeminHematol. 2003: 40(2): 21 – 5.

20. French AE, Koren G. Effect of methotrexate on male fertility. *Can Fam Phys* 2003: 49: 577 – 8.

21. Codrington AM, Halos B, Robaire B. Spermiogenic germ cell phase-specific DNA damage following cyclophosphamide exposure. *J Androl* 2004;25: 354 – 62.

22. Fujita K, Tsujimura A, Miyagawa Y, et al. Isolation of germ cells from leukemia and lymphoma cells in human in vitro model: Potential clinical application for restoring human fertility after anticancer therapy. *Cancer Res* 2006: 66(23): 11166 – 71.

23. Oktay K, Meirow D. Planning for fertility preservation before cancer treatment, SRM Fertil 2007: 5(1): 17 – 22.

24. Schover L. Rybicki L, Martin BA, Bringelsen KA. Having children after cancer. *Cancer*. 1999: 86: 697 – 709.

25. Meistrich ML, Wilson G, Ye W-S, Thrash C, Huhtaniemi I. Relationship among hormonal treatments, suppression of spermatogenesis, and testicular protection from chemotherapy-induced damage. *Endo J*: 1996;137: 3823 – 31,

26. Calle J, Jegou B. Protection by steroid contraceptives against procarbazine-induced sterility and genotoxicity in male rats. *Concer Res* 1990: 50: 1308 – 15.

27. Hou M, Chrysis D, Nurmio M, et al. Doxorubicin induces apoptosis in germ line stem cells in the immature rat testis and amifostine cannot protect against cytotoxicity. *Cancer Res* 2005;65 (21): 9999 – 10005.

28. Zanetti SA, Maldonoado EN, Aveledano Ml. Doxorubicin affects testicular lipids with long chain and very lung-chain polyunsaturated fatty acids. *Cancer Res*: 2007;67(14): 6973 – 80.

　　虽然改进的化疗治疗方案通常可以恢复生育能力[26]，但化疗后的无精子症发生率仍然很高。事实上，只有20%～50%的人最终能恢复生精功能[24]。大多数恶性肿瘤幸存者，重获生育能力或者精液质量改善所以停止精子冻存。据报道精子冷冻保存的利用率为10%至20%[27, 28]。因为很难预测哪种肿瘤患者治疗后需要冷冻精子，**应强烈建议所有有生育要求的恶性疾病患者冻存精子**，即使他们最终决定不需要这些冻存的精子[28]。

化疗药物对精子发生的影响

化疗药物对精子发生有明显的影响(表 33.1 和表 33.2)。此外,甚至在化疗前恶性肿瘤本身可能已经开始影响男性的生育力[29]。许多作者报道了一些疾病如霍奇金淋巴瘤和睾丸癌在治疗前精液质量下降。精子质量下降被认为与肿瘤的直接影响以及某些肿瘤组织分型产生的肿瘤相关物质(如雌二醇,β-HCG 或其他因素)有关。霍奇金病患者精液质量下降也可能与伴随疾病出现的全身症状(如发热和体重减轻)有关[30]。

受到化疗药物的性腺毒性损伤之后,精子发生的迅速恢复可能与化疗所使用的药剂以及剂量有关[31]。化疗治疗可能会影响睾丸的内分泌和外分泌从而导致性腺功能减退[32]。通常性腺功能减退的第一个征象是在化疗开始后不久血清睾酮降低与血清 FSH 和 LH 突然上升。这可能与反映间质细胞损害程度的下丘脑-垂体睾酮水平负反馈抑制减少有关[32]。

烷基化剂是目前具有性腺毒性的主要化疗药物。其中,**环磷酰胺和甲基苄肼已被证实能够导致患者长期无精子症**。虽然甲基苄肼治疗霍奇金淋巴瘤和非霍奇金淋巴瘤的效果非常好,但其可通过破坏精原干细胞或破坏旁分泌机制从而干扰精子的发生[33]。

用于治疗霍奇金与非霍奇金淋巴瘤的环磷酰胺,能够影响正常细胞的 DNA-DNA 结构,导致单链断裂、交联和模板复制障碍[34]。该药亦可能导致长期甚至永久性无精子症。

对男性生育力有显著影响的其他药物包括蒽环类、长春碱类和抗代谢药。疾病的严重程度以及药物治疗的持续时间和剂量会影响精子发生的整体效果。即使接受这类药物化疗后,在射出的精液中也能够复现精子。但化疗后在射出的精液中复现精子可能需要 18 个月至 5 年或更长时间[35]。**接受顺铂疗法的患者中,前 2 年从其药效中恢复生精的比例高达 50%,5 年内达到 80%**[31]。

肿瘤患者常用的治疗方法是联合疗法。特别是含有烷基化剂药物的联合疗法,经常累及精子发生。其中一些组合对性腺毒性更大。**MOPP**(氮芥、长春碱、甲基苄肼、泼尼松龙)治疗,除泼尼松龙外,其余均有性腺毒性。**COPP**(环磷酰胺,长春新碱,甲基苄肼,泼尼松龙)治疗也对精子发生有显著影响。尽管这些组合治疗一些疾病是十分有效,但它们可致生育力受损。减轻这种影响的一种方法是不在治疗方案中使用烷基化剂,如环磷酰胺、甲基苄肼等。**ABVD**(阿霉素,博来霉素,长春碱和达卡巴嗪)经常用于**治疗霍奇金病**,因为其在治疗疾病的同时对精子发生的影响最小。ABVD 联合疗法会导致短期无精子症,**通常在最近一次化疗结束后约 18 个月男性精子发生水平能够恢复到基线水平。**

表 33.2　可能影响男性的生育功能的常见肿瘤治疗方法的临床经验和临床研究的汇总

危险程度	治疗方法	常见用法
高　　危 治疗后长期 无精子症	全身辐射(TBI) 男性睾丸辐射剂量>2.5 Gy	骨髓移植/干细胞移植(BMT/SCT) 睾丸癌,急性淋巴细胞性白血病 (ALL),非霍奇金淋巴瘤(NHL)

续 表

危险程度	治疗方法	常见用法
	男孩睾丸辐射剂量>6 Gy	ALL，NHL，肉瘤，生殖细胞瘤
	含甲基苄肼方案：COPP，MOPP，MVPP，ChIVPP，ChIVPP/EVA，MOPP/ABVD，COPP/ABVD	霍奇金淋巴瘤
	烷化剂化疗调节移植（环磷酰胺，白消安，美法仑]	BMT/SCT
	任何烷基化剂（例如甲基苄肼，氮芥，环磷酰胺）+TBI，盆腔辐射，或睾丸辐射	睾丸癌，BMT/SCT，ALL，NHL，肉瘤，神经母细胞瘤，霍奇金淋巴瘤
	环磷酰胺>7.5 g/m²	肉瘤，NHL，神经母细胞瘤，ALL
	颅/脑放射≥40 Gy	脑瘤
中危 长期无精子症，常规剂量不常见	BEP x2-4个周期（博莱霉素，依托泊苷，顺铂）	睾丸癌
	顺铂累积剂量<400 mg/m³	睾丸癌
	卡铂累积剂量≤2 g/m²	睾丸癌
	睾丸辐射剂量1~6 Gy（因腹部/盆腔放射散射）	肾母细胞瘤，神经母细胞瘤
低危 治疗后暂时性无精子症	非烷化剂化疗：ABVD，OEPA，NOVP，CHOR COP	霍奇金淋巴瘤，非霍奇金淋巴瘤睾丸癌
	睾丸辐射剂量0.2~0.7 Gy	
极低危	睾丸辐射剂量<0.2 Gy	多种肿瘤
无危险 对精子生成无影响	干扰素-α	多种肿瘤
	放射性碘	甲状腺
未知危险	依立替康	结肠癌
	贝伐单抗（阿瓦斯汀）	结肠癌，非小细胞肺癌
	西妥昔单抗（爱必妥）	头颈部结肠癌
	厄洛替尼（特罗凯）	非小细胞肺癌，胰腺癌
	伊马替尼（格列卫）	慢性粒细胞白血病（CML），胃肠道间质瘤[GIST]

对于睾丸癌患者，在接受治疗前发生精子生成受损和睾丸间质细胞功能降低就可能导致不育[36]。顺铂疗法（顺铂，依托泊苷和博莱霉素）或卡铂疗法（卡铂，依托泊苷和博莱霉素）是治疗该病的两种疗法。两种疗法均能提高睾丸癌患者的生存率；然而，两疗法亦会导致少弱/无精子症，特别是顺铂疗法影响更甚。顺铂疗法2-5年的精子发生恢复率为48%[31]，卡铂疗法2年内恢复率为80%[37]。

恶性肿瘤放疗对精子发生的影响

放疗会对精子发生产生显著的不利影响，因此，在治疗前应与患者充分讨论精子保存。即使处于放疗的主要区域以外，睾丸仍吸收辐射剂量。几种推定原因为[38—44]：

（1）机器治疗头泄漏;（2）准直器和光束调节器的散射;（3）治疗光束在患者体内的散射。

　　睾丸接受剂量大于 35 cGy 的分次放射可导致无精子症,而超过 200 cGy 可导致不可逆的无精子症[45]。Stovall 等[11]对接受治疗的儿童的性腺辐射剂量进行了测定。该研究发现的辐射剂量范围为 1～700 cGy,中位剂量为 7 cGy。超过 49% 的对象性腺辐射剂量>10 cGy,16% 的对象>100 cGy。接受放射治疗的情况下,射出的精液中精子复现的恢复率可能需要更长的时间。通常 Gy 剂量可能决定了恢复期长短。恢复时间可以从几个月到 5 年甚至以上。

　　啮齿类动物试验显示,使用 FSH[46]和 GnRH[47]预治疗能产生抗放疗损伤的保护作用,但灵长类动物则没有。使用激素抑制来保护男性睾丸的研究目前正在进行中[48]。

恶性疾病治疗后何时孕育是安全的,我们应当给患者何种建议?

　　本章结尾将会更详细的讨论此问题。精子 DNA 的损伤是化疗和放疗后最常见的损伤。在未接受治疗的正常男性中也可以观察到类似但轻微的精子 DNA 损伤。治疗持续时间、剂量和药物种类可决定 DNA 损伤恢复至基线水平(化疗前)的时间长短。对射出的精液中精子复现的研究已有发表,但对后代影响的研究很少。

　　目前,肿瘤患者治疗后的生育力状况获得极大关注,尤其是在烷化剂治疗后。低剂量时,生精功能可能会在 3 年内恢复,而较高剂量则可能需要更长的时间[49]。尽管生精功能能得到恢复,但患者自然生育仍可能受到阻碍。已有研究,如精子染色质结构分析(SCSA)、末端脱氧核苷酸转移酶介导的缺口末端标记(TUNEL)和单细胞凝胶电泳(COMET),进行 DNA 碎片化测量和预测自然生育可行性[32, 34, 36]。辅助生殖技术的过程,如 ICSI 和 IVF,绕过了自然选择机制,增加缺陷 DNA 传递给后代的可能性亦引起了新的关注。成年雄性大鼠模型接受短期和长期化疗药物如 CHOP 的组合治疗的研究业已开展[49]。在这项研究中,有证据表明植入前和植入后均发生胚胎丢失。由 Beiber 等[50]开展的另一项研究使用 BEP 组合对动物进行治疗。结果显示,长期治疗与早期死亡率有关,但植入前和植入后胚胎存活率并未受到影响。

　　由于化疗对精子发生的损害效应伴随精子发生周期(2～3 个月),因此常常建议患者延迟 4 个周期,即最后一次化疗后约 1 年后考虑孕育。但上述建议基于主观的数据,并未被相关研究证实[35]。

非恶性疾病和外科手术的精子冷冻保存

　　同样,我们建议患非恶性、系统性疾病或进行可能导致不育的治疗方案的育龄男性进行精子冷冻保存[26],包括自身免疫性疾病、肾脏疾病、糖尿病、溃疡性结肠炎和心脏移植的患者。因为许多这样的患者需要接受免疫抑制或细胞毒性治疗。虽然这类患者治疗前精液质量劣于健康捐献者,但其精液样本在世界卫生组织规定的正常值参考范围内时,可以提供足够的标本进行冻存[26]。

治疗非恶性疾病的药物对生精作用的影响（见表 33.3）

抗生素可能对男性生育能力产生负面影响。一项针对 5 种抗生素的体外研究表明[51]，每种抗生素对生育力有不同的影响。体外高浓度复方新诺明可降低精子活力。体外红霉素治疗的患者精子活力随药物浓度增加而显著下降。即使非常低浓度的四环素，体外可显著降低精子活力。此外，精子体外暴露于四环素顶体反应受到抑制。氯喹是一种抗疟药，体外高浓度时抑制精子的快速运动。阿莫西林对生育力有稍微不同的效果。在体外，阿莫西林对精子活力或浓度无影响，但在非常高的浓度时，精子活力降低。在该体外研究中，这些药物的效果都是不可逆的[51]，但可逆性测试只是在相同的精子样本而不是病人上进行。

表 33.3　药物对精子发生及生育力的影响

类别	药物名称	适应证	药物对生育力的影响	可逆性	参考文献
抗生素	复方新诺明	抗生素	只有体外高浓度（500 μg/mL）损伤精子快速运动能力。	否	[1]
	红霉素	抗生素	体外药物浓度增加精子活力大幅下降。	否	[1]
	阿莫西林	抗生素	在体外对活力或密度没有影响。非常高的浓度，活率降低。	否	[1]
	四环素	抗生素	体外非常低的浓度显著降低活力。抑制顶体反应。	否	[1]
	氯喹	抗疟药	体外低浓度，提高精子快速运动。高浓度时，抑制精子快速运动。	否	[1]
抗病毒药物	抗逆转录病毒药物	艾滋病	精液量，前向运动精子百分比，总精子数量和中性粒细胞计数显著降低。线粒体毒性。多个 DNA 缺失。	未知	[2]
抗非恶性肿瘤药物	羟基脲	镰状细胞病	损害精子发生，导致睾丸萎缩，精子数量以及畸形精子形态和活力可逆性下降。此外，生殖细胞的染色质结构也受到影响（主要表现在细线前期精母细胞）以及细胞凋亡增加，基本上在精原细胞和精母细胞的早期，而精原干细胞似乎没有受到影响，从而导致了曲细精管的再增殖。	非初始水平	[3]
胃肠道药物	柳氮磺胺吡啶	IBS，UC，和 CD	剂量 2~4 g/天，精子数量和活力明显下降，精子畸形增加，"巨头"畸形精子为特征。	停药 3 个月后	[4]
	英利昔单抗	IBS，UC，和 CD。肿瘤坏死因子 α 嵌合单克隆抗体	体积增加（可能是由于整体健康更好），精子浓度正常，正常精子活力下降，前向运动正常，畸形精子增加。	未知	[5]
	美沙拉嗪类	IBS，UC，和 CD	精子浓度正常。	未知	[5]

续 表

类别	药物名称	适应证	药物对生育力的影响	可逆性	参考文献
	硫唑嘌呤	IBS，UC，和 CD	精子浓度正常。	未知	[5]
草药	金丝桃草	抑郁	性快感缺失,性欲降低,性高潮延迟,勃起功能障碍,抑制精子活力。强效抑制精子活力以及损害精子存活率,与 pH 的变化无关。	是	[6,7]
	锯棕榈	前列腺肥大	治疗后精子代谢变化。	是	[7]
	紫锥菊(高剂量)	免疫系统辅助药剂	干扰精子的酶类。	是	[7]
	蠶豆	减压	不育男子使用 3 个月一般可导致精子数量和活力改善,以及心理压力减少。它是 L-DOPA 及其代谢物的丰富来源。多巴胺水平的增加可能诱发性行为的激活,并增加血浆睾酮浓度。心理应激增加氧化剂的产生和长期暴露于压力可能导致精子膜的多不饱和脂肪酸的过氧化反应,导致精子结构和功能的不利变化。	未知	[8]
神经病学药物	苯巴比妥	抗癫痫,癫痫	在体外,精子的活动力受到抑制。由于长时间暴露受到损害,精子活力可能降低。在体内,即使血清水平的治疗范围内精子活力也可能差。抗癫痫药物是高度脂溶性并能穿过血睾屏障进入生殖道。干扰精子膜功能可能是潜在机制。长期治疗并未影响精子发生。	是	[9]
	卡马西平	抗惊厥,癫痫	血清 SHBG 水平在长期治疗逐渐增加。血清睾酮水平保持不变;因此,SHBG 水平的变化导致血清游离睾酮的持续下降。可以导致生殖内分泌系统的早期老化,这是性欲减退和勃起障碍的一个主要原因。在体外,精子活力受到抑制。精子浓度在治疗后可能会增高。由于长时间暴露受到损害,精子活力可能下降。在体内可观察到精子活力减退。即使在血清水平的治疗范围内,抗癫痫药物的高度脂溶性使其能穿越血-睾丸屏障进入生殖道。干扰精子膜功能的机制仍不明确。长期治疗似乎不会影响精子发生。	未知,是	[9,10]
	苯妥英钠	抗癫痫,癫痫	血清 SHBG 水平在长期治疗逐渐增加。血清睾酮水平保持不变;因此,SHBG 水平的变化导致血清游离睾酮的持续下降。可以导致生殖内分泌系统的早期老化,这是性欲减退和勃起障碍的一个主要原因。	未知,是	[9,10]

续　表

类别	药物名称	适应证	药物对生育力的影响	可逆性	参考文献
			神经元膜修饰以达到相对不敏感的去极化的状态。通过抑制大瞬时介导增加钠离子和钙离子的跨膜渗透性。在体外,精子活力受到抑制。精子浓度在治疗后可能会增高。由于长时间暴露受到损害,精子活力可能下降。在体内观察到活力下降。即使血清水平在治疗范围内,抗癫痫药物的高度脂溶性使其能穿越血-睾丸屏障进入生殖道。干扰精子膜功能的机制仍不明确。长期治疗似乎不会影响精子发生。		
	丙戊酸钠	抗癫痫,癫痫	可逆地降低所有可兴奋组织或细胞的活性,尽管对细胞膜作用的真正机理仍然未知。在体外,精子的活动力受到抑制。精子浓度在治疗后可能会增高。由于长时间暴露受到损害,精子活力可能下降。在体内观察到活力下降。即使血清水平在治疗范围内,抗癫痫药物的高度脂溶性使其能穿越血-睾丸屏障进入生殖道。干扰精子膜功能的机制仍不明确。长期治疗似乎不会影响精子发生。男性服用此药也显著降低游离肉毒碱/总肉毒碱,其可影响精子活力的。患者也有较高的胰岛素和 C-肽浓度。	是	[9,11]

IBS,肠易激综合征;UC,溃疡性结肠炎;CD,克罗恩病。

参考文献

1. Hargreaves CA, Rogers S, Hills F, et al. Effects of co-trimoxazole, erythromycin, amoxycillin, tetracycline, and chloroquine on sperm function in vitro. *Hum Reprod* 1998;13:1878-86.

2. Bujan L, Daudin M, Pasquier C, et al. Decreased semen volume and spermatozoa motility in HIV-1-infected patients under antiretroviral treatment. *J Androl* 2007;28:444-52.

3. Berthaut I, De Larouziere V, Kirsch-Noir F, et al. Influence of sickle cell disease and treatment with hydroxyurea on sperm parameters and fertility in human males. *Haematologica* 2008;93:989-93.

4. Morain CO, Smethurst P, Dore CJ, Levi AJ. Reversible male infertility due to sulphasalazine: Studies in man and rat. *Gut* 1984;25:1078-84.

5. Mahadevan U, Turek P, Jacobsohn S, Aron J, Terdiman JP. Infliximab and semen quality in men with inflammatory bowel disease. *Inflamm Bowel Dis* 2005;11:395-9.

6. Hammerness P, Ernst E, Boon H, et al. St. John's Wort: A Systematic review of adverse effects and drug interaction for the consultation psychiatrist. *Psychosomatics* 2003;44:271-82.

7. Ondrizek RR, King A, Patton WC, Chan PJ. Inhibition of human sperm motility by specific herbs used in alternative medicine. *J Assist Reprod Genet* 1999;16:87-91.

8. Shukla KK, Mahdi AA, Ahmad MK, et al. Mucuna pruriensreduces stress and improves the quality of semen in infertile men. *Evid Based Compliment Alternat Med* 2010;7(1):137-44.

9. Chen SS, Lai S-L, Chen T-J, Shen M-R. Effects of antiepileptic drugs on sperm motility of normal controls and epileptic patients with long-term therapy. *Epilepsia* 1992;33：149 - 53.

10. Isojarvi JIT, Myllyla VV, Lukkarinen O, Pakarinen AJ, Repo M. Carbamazepine, phenytoin, sex hormones, and sexual function in men with epilepsy. *Epilepsia* 1995;36：366 - 70.

11. Roste LS, Gjerstad L, Morland T, et al. Antiepileptic drugs after reproductive endocrine hormones in men with epilepsy. *Eur J Neurol* 2005;12：118 - 24.

抗逆转录病毒药物对生育力同样具有负面影响。 一项研究表明，精液体积、前向运动精子比例、精子总数和中性粒细胞计数显著下降。此外，还发现抗逆转录病毒治疗，特别是 HAART（鸡尾酒疗法），可导致线粒体毒性和多个 DNA 缺失[52]。

用于治疗镰状细胞病的羟基脲，研究表明可损伤精子发生、导致睾丸萎缩、精子数量的可逆性的降低以及精子形态和活力异常[53]。

治疗克罗恩病和溃疡性结肠炎时，美沙拉嗪类和硫唑嘌呤均未发现损伤精子质量[54]，而柳氮磺胺吡啶和英利昔单抗则影响精子数量和形态。**柳氮磺胺吡啶可导致精子数量显著下降和形态异常发生率显著增加[55]。** 英利昔单抗治疗可增加精液量，但可降低总体精子活力并使精子畸形率增加[54]。

抗癫痫药物 如丙戊酸钠、卡马西平和苯妥英钠可影响内分泌功能（增加性激素结合球蛋白水平，从而降低游离睾酮）和轴突运输，进而 **影响精子活力和睾丸体积**[56—59]。在替代疗法中的草药补剂也与精液质量下降有关。**金丝桃草可在 1 周内降低精子活力和存活率**[60]，但与 pH 变化无关。然而，研究表明银杏不会影响精子活力。高浓度的紫锥菊可干扰精子酶，锯棕榈可影响精子代谢作用[61]。有意思的是，鳖豆可改善不育男性的精子数量和活力[62]。

辅助生殖技术（ART）过程中的精子冷冻保存

冷冻保存匿名、定向捐赠者（如已知的供体）和丈夫/伴侣（如患者）的优良精子进行人工授精或 IVF 已成为标准程序[63]。储存、累积、浓集少精子症患者的多次样本可增加 AIH 中前向运动精子的数量。另外，在宫腔内人工授精（IUI）或体外受精（IVF）前进行冻存精子以免授精当日发生无法采集精子或意外的无精子症[13]。实际上，最近在 IVF 开展的同时也进行精子冻存。通过采用单精子卵胞浆内单精子注射（ICSI），从而获得受精和怀孕[64]。因此，无论射出精液的质量和数量如何受损，通常可以从射出精液、输精管液体、附睾液或睾丸中获取精子，并冷冻保存以备将来在 IVF 中采用行ICSI[65,66]。

精子可以在不育手术之前冷冻保存，如严重少弱精子症者行精索静脉曲张结扎术。精子也可以在经尿道射精管切开术之前，经直肠超声（TRUS）引导下精囊抽吸诊断过程中进行冻存。这可以为术后出现的无精子症提供保障。虽然并非首选，但在 **输精管结扎术之前仍可冷冻保存精子。** 如果患者生育意愿发生改变，这为将来可能潜在的辅助生殖的成功提供了机会。

梗阻性无精子症患者进行手术时需要进行术中精子冷冻保存。这些措施包括**显微外科附睾精子抽吸术（MESA）**[65]、**经皮附睾精子抽吸术（PESA）、电刺激采精法（EEJ）**和**经尿道射精管切开术（TURED）**。在复杂外科重建手术如输精管吻合和输精管附睾吻合时发现精子亦可进行精子冷冻保存[67]。

行睾丸活检/睾丸取精（TESE）术时，有严重生精障碍但有局灶性生精能力的患者进行睾丸精子冷冻保存可避免重复有创手术。它可允许女性伴侣按时间促排卵，同时避免 ICSI 周期取卵日无精子可用的花费以及患者的沮丧感[66, 68]。

对患有无精子症患者进行输精管附睾吻合术、输精管输精官吻合术、经尿道射精管切开术和曲张精索静脉切除术成功后可进行手术后精子冷冻保存。这可以为早期阶段射精有精子而后期狭窄和再梗阻的患者提供保险。

已故伴侣精子冷冻保存

使用已故伴侣的精子进行 ICSI 助孕已经实现[69]。自精子冷冻保存开始以来，使用肿瘤患者死亡后的冷冻精子实现怀孕是可行的，但直到最近辅助生殖技术才为有需要的患者提供一个能够成功的现实机会。在这种情形下有关知情同意问题，往往需要法律咨询和伦理方面的考虑[70]。

当伴侣或捐献者临时或永久缺席时，可以通过冷冻技术实现生育力的保存。在进行兵役或预见性的毒素暴露之前也可以进行精子冻存。

虽然从已故者或功能不全的个体获取精子很容易实现，但在进一步实施手术之前考虑法律与道德问题是医生义不容辞的责任[71]。至少有一个机构已经制定了处理死后患者取精的一套指南[71]，并已经通过 ASRM 进行了立场声明[72]。该指南提供了以下排除标准：（1）只有妻子具有患者死后取精同意权；（2）丈夫死亡之前夫妻双方必须已经规划建立家庭；（3）死亡是突然发生的，而不是由于已知的会影响精子发生或疾病传播的疾病引起的；（4）具备死亡后 24 小时取精的条件；（5）妻子必须同意 1 年精子隔离期，这样经过最初的丧亲之痛后可以为其提供额外的咨询和辅导。此外，许多州都有关于决定是否以及在何种情况下可以获取、存储和使用死亡后的精子的法规。例如，纽约州要求储存客户（即精子的捐赠者是接受人的亲密性伴侣）精子的机构必须有一个由捐赠者亲自签名的自愿参加保存程序的书面知情同意书和"……包括男性寄存者对他死后冷冻精液处理的具体说明"[73]。如果监管机构可以接受另一种类型的法律文件，则不仅要指明精子可以被获取而且还要说明储存和使用，用于特定个人的怀孕目的。

因此，在恶性肿瘤或其他医学疾病治疗之前，进行精子冷冻保存时签署声明男性伴侣死亡后谁被允许可以使用精子的知情文件是精子保存机构的责任。在许多州，这只能用于精子冻存者的亲密性伴侣。该文件中确定的人便成为唯一的责任方，她将来可以选择放弃精子。在保存的同时签署这样一个文件可以避免任何法律上关于能够获得已故个体的精子的权利的争议。

冷冻保存方法学

男性精子的来源

显微镜下附睾精子抽吸术/卵胞浆内单精子注射(MESA/ICSI)

在选择的理想的无法重建的无精子症患者中,选择显微镜下附睾精子抽吸术获取精子并冻存,使用这些冻存精子可获得与使用新鲜精子相似的妊娠率。一次冷冻保存充足的高质量的精子可以应用于所有 IVF/ICSI 周期[65]。随着 ICSI 的出现,只需要少量的活动精子便可实现成功受精[23]。不像过去那样质量较差的样本不会被冷冻保存,现在则可以常规冷冻保存并且成功用于 ICSI。使用显微镜下附睾精子抽吸术(MESA)获得的新鲜精子,与 ICSI 相结合大大增加了胚胎形成的可能性。通常情况下,同时获取精子和卵细胞,可以为 ICSI 提供新鲜的精子。然而,Oates 等[74]在 ICSI 中使用 MESA 获取的冷冻保存的精子,也取得了良好的受精率(每个卵细胞 37%)和妊娠率(每对夫妇 40%,每个周期 29%),这种方法在不影响受精率或受孕率的情况下减轻了夫妻双方和临床医生安排时间的负担。

有研究显示使用抽吸的新鲜精子与冷冻的附睾精子进行 **IVF 和 ICSI 具有相同的妊娠率**[58]。一次 MESA 每名患者可以冷冻保存 82×10^6 个精子,平均分成 4.7 个冻存管冻存。使用新鲜精子的 108 例患者中,有 72(66.7%)例出现临床妊娠。使用冷冻精子的 33 例患者组中,20(60.6%)例出现临床妊娠($P=0.47$),组间的卵细胞受精率或移植胚胎数差异无统计学意义[58]。

Devroey 等[75]对 7 例接受 MESA 和 ICSI 之后未成功怀孕的患者,进行冷冻保存附睾精子使用的相关研究。该研究使用之前冻存的附睾精子进行 ICSI。使用冷冻-复苏的附睾精子注射 68 个完整的卵细胞,获得 45% 的受精率和 82% 的卵裂率。该研究证实 MESA 期间冷冻保存精子可避免进一步阴囊手术[75],并且使用新鲜和冷冻精子可获得相同的受精率和卵裂率。

睾丸取精术/卵胞浆内单精子注射(TESE/ICSI)

为了确定使用冷冻-复苏睾丸精子进行 ICSI 的可行性,Kupker 等[66]对 175 个接受睾丸组织活检并保存睾丸组织的非梗阻性无精子症患者连续的 ICSI 治疗周期进行了评估。他们的女性伴侣接受传统 IVF 促排卵。77% 的患者可以从开放睾丸活检术取得的睾丸组织中获取精子并在睾丸组织冷冻-复苏后用于 ICSI。所有患者睾丸组织样本复苏后可检测到活精子。135 个 ICSI 治疗周期后,获得 45% 的受精率和 30% 的临床妊娠率[66]。这一临床妊娠率堪比新鲜精液的临床妊娠率(28%)[66]。Firedler 等[76]在比较使用新鲜或冷冻睾丸精子行 ICSI 周期的结果时发现相似结果,在受精率、胚胎卵裂率、种植率和临床妊娠率的差异无统计学意义。

Prins 等建议在诊断性睾丸活检时进行常规睾丸精子提取和精子冷冻保存。73 例梗阻性和 42 例非梗阻性无精子症患者进行诊断性睾丸活检,所有梗阻性无精子症患者和 15 个非梗阻性无精子症患者获取精子并进行冷冻保存。其中 17 对夫妇进行了共 20

个 IVF/ICSI 周期。对梗阻性和非梗阻性无精子症患者的受精率、卵裂率和妊娠率进行了分析。睾丸活检的非梗阻性无精子症患者与梗阻性无精子症患者相比，精子数量下降和畸形率升高，而所有样本的睾丸精子活力下降或精子不动。重要的是，两组患者冷冻前（63％）和复苏后（31％）精子活率相同。利用冷冻-复苏的睾丸精子进行 IVF/ICSI 后，受精率、卵裂率、植入率和临床妊娠率较好，分别为 60％、86％、16％ 和 50％。观察结果表明梗阻性与非梗阻性无精子症患者在使用冷冻精子的任一 IVF/ICSI 结果未见差异[77]。

非嵌合型克氏综合征患者使用睾丸冷冻复苏精子进行 ICSI 的结果，也与使用新鲜精子的结果无差异[78]。12 名患者进行睾丸精子提取术发现 5 名患者（42％）有成熟的睾丸精子，随后进行了 ICSI，多余的组织予以冷冻保存。对使用新鲜或冷冻-复苏的睾丸精子的 ICSI 的结果进行比较。使用新鲜或冷冻保存精子两组的受精率（66％ *vs* 58％）、胚胎卵裂率（98％ *vs* 90％）、胚胎种植率（33.3％ *vs* 21.4％）差异无统计学意义[78]。

Palermo 等[64]对非梗阻性和梗阻性无精子症患者使用睾丸精子进行 ICSI 的结果进行了对比。非梗阻性无精子症病例组 533 个卵有 57％受精，梗阻性无精子症病例组 118 个卵有 80.5％受精（$P=0.000\ 1$）。非梗阻性无精子症组临床妊娠率为 49.1％（26/53），梗阻性无精子症组临床妊娠率为 57.1％（8/14），其中包括三例使用冻融睾丸精子获得妊娠。这时，仍不能确定 NOA 患者睾丸冷冻精子的冷冻存活和受精率是否优于 NOA 患者精液精子。**对于 NOA 患者，我们建议采用显微睾丸取精术（micro-TESE）获取新鲜精子同时进行 ICSI，因为 NOA 患者精子获取的数量可能较少，且冷冻-复苏存活率可能较低。**

术中精子冷冻保存

一项研究连续评估了 100 例通过外科手术取精并行术中精子冷冻保存的非梗阻性无精子症患者。这些患者中有 10 对夫妇使用冷冻精子进行 IVF/ICSI，最终获得 10 个分娩。附睾取精患者中有 8 人为先天性双侧输精管缺失（CBAVD），2 人为复杂精道重建术后持续性无精子症患者。这两人重建手术均失败：一个通过睾丸输出小管行 V-E 吻合，另一个行 V-V 联合 V-E 吻合[67]。**因此，建议吻合术后再通率较低的患者，包括输精管附睾吻合，尤其是双侧输精管附睾吻合术，或者输精管睾丸输出小管吻合术等这些复杂病例，应在术中进行精子冷冻保存[67]。因为单纯输精管输精管吻合术成功率极高，因此没有必要进行术中冷冻保存[79]。**

电刺激取精

电刺激取精已成为不射精症患者精液采集的一个可接受的方式，虽然这样射出的精子经常呈现活力低下。在这种情况下，采用 ICSI 可提高怀孕率。在对 25 名心因性不射精症的患者的研究中，进行了 37 次 ICSI 结合电刺激取精，发现电刺激取精获取的冷冻精子的受精率和怀孕率至少和新鲜精子一样。在复苏精液发现活动精子时，能够避免额外的电刺激取精[80]。

冷冻保存方法学

冷冻保存对人类精子的最常见的不利影响是活力显著下降[81]。尽管冷冻保存的方法有了很多进步但仍然会发生这种情况。冷冻过程中细胞损伤的主要原因是细胞内冰晶的形成。但细胞的生存取决于溶质的性质。理解溶质的防护作用促进大量冷冻保护剂的发展[82]。

冷冻保护剂

冷冻保护剂如甘油或丙二醇可以添加到细胞中,通过降低盐浓度,使细胞脱水,以减小渗透压,降低冷冻损伤[81]。不同冷冻保护剂的渗透能力的差异导致的渗透压差是冷冻损伤的一个重要因素[83]。甘油和蛋黄用于冷冻和复苏过程中维持细胞膜的完整性。由于使用了较高浓度的甘油,得以恒定的冷却速度降温使干细胞存活率增加[22]。

几项研究评估了各种冷冻保护剂对精子细胞冻融过程的最佳保护[84]。Gilmore等[85]测试了几种冷冻保护剂以确定哪一种保护剂在添加和移除时导致的体积偏差最小。他们发现在缓慢加入各种冷冻保护剂精子活力无显著差异。但是,突然加入冷冻保护剂导致精子活力显著下降。此外,随着冷冻保护剂的浓度增加,缓慢和突然加入冷冻保护剂都会降低精子活力。他们的结论是,最佳的冷冻保护剂是一种可以在最短的时间内渗透入细胞,并且添加和移除导致的体积偏差最少。此外,在冻融过程中冷冻保护剂的添加速率和浓度对保存精子活力同样重要。

还有研究评估了冷冻保护剂对于冻存精子染色质完整性的影响。Hammadeh等[86]得出的结论是:对于人类精子冷冻保存,TES-蛋黄缓冲液(TYB)优于人精子保存培养基(HSPM),并能更好地保存染色质完整性和精子形态。

精子冷冻保存步骤

目前,尚未有一个标准的人类精子冷冻保存的方法步骤。精液采集前患者通常需禁欲2～3天并通过手淫收集,将精液样本放置于室温下液化。冷冻保存前进行精液常规分析[87]。测试用蛋黄缓冲液含有20％热灭活的蛋黄。为了防止高渗应激,室温下将含12％的甘油冷冻保护剂以1∶1的比例缓慢加入精液中[88]。现在通常使用塑料冻存管或麦管冻存,并用含有保护剂和抗生素的蛋黄柠檬酸或生理盐水稀释精液。标本混匀后,平均分装至冻存管或冷冻麦管内以长期存储。将样本悬于液氮上方10 cm的液氮蒸汽(-80℃)中熏蒸15分钟。然后将样品投入液氮(-196℃)并储存直至使用时取出[81]。样本放置在冷冻支架上在液氮蒸汽中保持垂直悬挂时,由于在蒸汽冷藏室的温度梯度而变化,每个冻存管经受不同冷冻温度。作为备选,使用程序冷冻仪可以精确地和均匀地保持整个冻存管的温度,可以大量冷冻样品。

按照常规,一个冻存管将被单独放置并于第二天复苏以评估复苏后的精子活力。这将提示其他剩余冻存管内的精子复苏后存活情况。复苏时需将冻存管恢复至室温或37℃。通过合适的缓冲液(例如 HTF-HEPES)稀释,然后慢慢离心(300 g),以形成沉淀物并除去冷冻保护剂[89]。当精子用于 ICSI 时,将沉淀物再次悬浮于小等分缓冲液中分离活动精子。类似的方法可用于睾丸组织复苏并获取精子;但组织必须首先浸软并剪碎[66]。

冷冻精子有两种基本方法。第一种,快速冷冻,将冻存管或麦管放于液氮罐液氮水平上的液氮蒸汽中进行熏蒸。第二种,慢速程序化冷冻,使用程序化冷冻仪控制降温速率进行缓慢冷冻。

冷冻和复苏的速率对细胞的存活有较大影响。速控冷冻是目前用于实现最优冷冻和复苏速率的最佳技术。人类精子不仅能够耐受冻融过程,也能在不同的冻融和存储方法中存活[14, 90]。对于每一家冷冻库,保存精液样本最重要的就是确定冷冻和复苏的最佳速率。

1997 年,稀少精子冷冻保存方法面世[91]。在加入冷冻保护剂之前将它们注射入人、小鼠或仓鼠卵透明带。该技术仍处于实验性阶段,并且在人精子冻存中的效果尚未证实。冷冻库的另一个重要的作用是在捐赠者人工授精计划中,由于对精子的检疫时间超过了 6 个月,具备筛选供体是否患有人类免疫缺陷病毒(HIV)和其他已知性传播疾病的能力[92]。收集前和 6 个月后均进行测试,收集、冷冻保存及隔离检疫过程亦进行测试,只有对捐赠者进行重复测试后才允许使用。

精子冻存的其他方法

玻璃化

玻璃化是一项基于含有冷冻保护剂玻璃化溶液和液氮(LN2)的直接接触的超快速冷冻技术[93]。玻璃化可以定义为高浓度的冷冻保护剂在超低温环境下由液态直接冻结为粘稠的玻璃化状态,而避免冰晶形成[94]。与常规冷冻方法的"慢速率"冷冻相反,玻璃化过程中,整个溶液的水分子和离子分布保持不变,所以不会形成冰晶[95]。玻璃化的理论优势,是更快的冷冻周期和精子复苏活率的提高。

可通过提高温度传导的速度和/或增加冷冻保护剂的浓度来实现细胞内水的玻璃化。使用少量(0.1 mL)高浓度的冷冻保护剂时效果最好。然而,为获得高冷冻速率,需要使用高浓度的冷冻保护剂,同时抑制冰晶形成。但冷冻保护剂溶液的浓度可导致渗透或化学毒性,这是一个需要解决的技术问题。而对于常规慢速冷冻保存来说,玻璃化过程中的主要问题是冰晶形成,复苏过程中渗透压休克是损伤精子的主要原因[96]。为解决这个问题,一些学者主张使用无冷冻保护剂的玻璃化[97]。另外,玻璃化对 DNA 的完整性和活力[97, 98]以及顶体状态和线粒体活性[99]的影响均与慢速冷冻相似。

冻干法

冻干法保存精子为精子冻存的未来提供了巨大的潜力。Sanchez-Partida 等[100]提出了一个方案,首先用 0.3 M 的海藻糖溶液稀释精液样品,然后于冻干前 24 小时将样品以滴状于干冰中冷冻并储存在液氮中。然后将丸状样品转移到硼硅酸盐玻璃小瓶中,并使其干燥 24 小时。之后注入氩气并密封小瓶。在使用之前将滴状样品水化。存储和转运冻存精子既不需要液氮也不需要干冰。

冻干法已成功地用于牛[101],猪[102],兔[103],和大鼠[104]精子的保存。此外,最近一些研究已经表明恒河猴、小鼠和人类[105, 106]精子可使用冻干法保存。然而,与人类不同,许多物种精子不需要中心体来完成自然受精和胚胎发育。冻干法常损伤精子功能所必需的顶体和线粒体[103, 107]。因此在记录冻干法成功之前应对冻融复苏后精子的顶体和线粒体活性进行评价。Kusakabe 等[106]也证实冻干法可维持染色体完整性。

冻干法保存精子有几个显著的优点:冻存方案简单,储存费用显著降低,甚至可以避免患者自己储存自己的精子。但在用于临床之前,应解决基本的遗传物质完整性的潜在伦理问题。

冻存样品的跟踪随访

配子存储中的一个重要但经常被忽略的问题就是冻存样品的跟踪随访。通常情况下,即使是很小的精子库也有成千上万的样品需要在采集、处理、存储和分发或废弃的整个过程中进行跟踪。州和联邦机构最近共同颁布规定,这些样品的跟踪以及样本接触的所有环境因素(如贮存温度)和试剂(如冷冻介质)都必须登记和验证使用。手写记录本和电子记录表格最常用,但很麻烦且容易受到损坏或破坏,完成所要求的报告需要的时间很多。

最近,推荐使用电子数据库通过借助条码扫描器实现数据录入来最终完成保存样品的追踪[108]。通过使用相关联的数据库,库存管理和报告生成就会变得较为容易。

临床注意事项

我们经常问及关于冷冻保存的效果以及性腺处理对精子质量的影响等问题。特别是我们的患者所关心的冷冻保存过程中的潜在影响,以及对使用冷冻精子出生的后代疾病和治疗的影响。在本节中,我们将讨论一些比较常见的问题,并提供合理的建议。

冷冻保存对精子、受精、胚胎发育的影响是什么

冷冻保存的过程本身似乎可对精子产生不利影响。Donnelly 等[81]发现精子冷冻导致精子平均运动速度下降 45%。与可生育男性捐献者的精子相比,冷冻保存导致不育男性前向运动精子下降更多[81, 109]。虽然人工激活剂如己酮可可碱和 2-脱氧腺苷可显著改善复苏冷冻精子的运动特性[110],但冷冻保存后精子质量显著降低。尽管冻融后精子活力和运动性有不同程度的降低,但只要使用活动精子进行 ICSI 注射[111],即使冷冻保存的精子质量较差,也不会影响受精和怀孕率[63]。事实上,Kuczynski 等[63]证明新鲜精液组(23.7%)和冻融精液组(35.2%)之间 ICSI 后的怀孕率无差别。此外,Zorn 等[112]发现,与使用新鲜的睾丸精子相比,使用冻融睾丸精子后($P=0.034$)产生囊胚的比例较高。该研究也显示,对于少弱精子症和无精子症患者,一旦卵细胞受精,新鲜和冻融精子的植入率和怀孕率相似[113, 114]。

储存在-196℃液氮中的样品的细菌或病毒导致的微生物交叉感染的问题也得到了研究关注。然而，采取了多项措施来降低这种可预知的风险。所有捐赠者和许多自精冻存者在进行冷冻保存前筛查 HIV、乙肝、丙肝、梅毒和其他性病。另一种方法是使用隔离舱，暂时保存样品直到筛选结果出来。此外，冻存管的良好密封性对于阻止微生物污染十分重要[115]。将样品存储于液氮的蒸汽中也是一种选择，这样可以减少样品之间交叉污染的可能性。然而，这样需要密切监测贮存温度，以确保长期储存精子的温度至少保持在-130℃。

冷冻保存的精子 DNA 受损可能来源于患者本身有潜在疾病和相关治疗以及冷冻保存的过程。事实上，冷冻/再冷冻过程已证实可导致基因损伤[116]。Donnelly 等[80]发现精子冷冻保存精子 DNA 完整性下降 20%。一项研究发现生育力正常男性精液制备样品 DNA 不受冷冻保存影响，而不育男性的精子在冻融过程中受损严重[81]。此外，冷冻保存已被证实对正常生育力男性和不育男性的精子形态和样品制备有不利影响。

接受有性腺毒性的治疗后，何时使用射出的精液孕育或冷冻保存是安全的

病人最常提出的问题是接受有性腺毒性治疗后，要等待多长时间使用射出的精液实现孕育是安全的？这也是接受化疗前无法进行精液保存的患者关注的问题。通常他们在开始治疗后寻求精子保存。因此，急需指导这些患者何时以及是否适合冷冻保存精子。

自然条件下可能发生的精子 DNA 损伤与基因突变联系密切[81, 117]。即使是这样的情况，遗传物质受损的精子仍然能够受精。突变和缺陷可能在胚胎分裂或胎儿发育时才会表现出来[81, 118]。DNA 链断裂导致染色体损伤，大多数精子的异常来源于染色体断裂而非染色体重排，这一点和卵细胞引起的遗传异常不同[81]。化疗药物容易诱变减数分裂后的细胞产生传递性损伤。与早期精子细胞和其他精子细胞类型相比，减数分裂后细胞的损伤易感性可能与中晚期精子细胞 DNA 修复能力降低有关[119]。因此，精子冷冻中最大限度的保护 DNA 可以预防将来对子代的传递性损伤[81]。

虽然从化疗开始到无精子症出现之间进行精液收集与冻存是可行的[24]，但也有一些建议患者在化疗开始之前完成精液的冷冻保存[120]。此外，患者还被建议从治疗开始到结束后 12～18 个月，采取可靠的避孕措施避孕。动物试验证明，雄性接受化疗或放疗期间或治疗后较短时间内孕育的后代具有较高水平的诱变效应[120]。

化疗或放疗的细胞毒性作用造成生精细胞快速分裂进而损伤生精功能。这些治疗也可以导致突变。几种实验包括 TUNEL、COMET、DNA 氧化、核蛋白成分、精核成熟度测试以及染色质结构分析(SCSA)可以检测 DNA 损伤。这些实验已经证实正常生育力和不育男性的精子均受到损伤[121]。与不育的关系受到质疑，但仍尚未证明。值得注意的是，这些试验发现基因毒性药物体内治疗后精子 DNA 损伤增加[32]或发生永久性损伤[122]。然而，对含诱变剂成分环境因素的研究尚未发现能够增加人类的遗传疾病[123]，更重要的是肿瘤患者的后代研究并不支持父系细胞毒性治疗和子代遗传疾病之间有关联。与同胞对照相比，细胞遗传疾病，单基因缺陷，或简单畸形在子代间没有差别[124]。肿瘤幸存者的 2 198 个子代患遗传性疾病者占 3.4%，对照组的 4 544 个子代为

3.1%（$P=0.3$;差异不显著）。

这些研究结果已在其他几个大型研究中得到证实。始于1994年的多中心回顾性队列研究建立了儿童期肿瘤幸存者研究数据库,对儿童期肿瘤幸存者的4 214名活产儿进行了回顾,并未发现儿童期肿瘤幸存者和他们的兄弟姐妹之间存在差异。幸存者后代细胞遗传异常、单基因缺陷、畸形的总发生率为3.7%,其兄弟姐妹的则为4.1%[12]。当排除已知的单基因遗传肿瘤后,不会增加子代肿瘤的风险。另一项关于儿童期肿瘤幸存者的研究,DanishCancer[125]系统比较了儿童期肿瘤幸存者和他们兄弟姐妹的妊娠结局,肿瘤幸存者组中4 676幸存者共2 630名活产,组间染色体异常率没有差别。这些研究的主要缺陷是个体的治疗方案没有被单独评估。因此,所有幸存者分组治疗之间的长期差异不会被检测到[119]。然而,提供更全面的风险评估对细胞毒性疗法幸存患者后代的遗传性疾病的监测是必要的。

单细胞凝胶电泳(SCGE)和彗星试验具有检测单细胞水平损伤的能力。精液中亚致死和/或无补偿性的生育因素的检测,如DNA碎片化,可用于检测冷却或冷冻保存的差异,并且可用于监测和保存生育力[126]。

除了对精子遗传性损伤传递的可能性的担忧外,患有白血病或淋巴瘤病人在TESE时恶性细胞的冻存也引起了关注。到目前为止,尚无证据证明冷冻精子孕育后代比一般人群遗传异常增加。未来的研究需要控制女性年龄,以评估使用冷冻精子助孕后妊娠的长期结果。

因此,**接受潜在性腺毒性治疗的男性应被告知治疗对其对生育力的影响并在其治疗前提供精子冷冻保存。**如本章前面所讨论的,由于化疗对精子发生2～3个月的生精周期不利,常常**建议患者延迟至4个生精周期之后或最后一次化疗结束约1年再孕育。**夫妻还应当意识到,冷冻精子可以在理论上减少由治疗可能导致的干细胞或精原细胞遗传异常的风险。然而,夫妻应被告知**尚没有证据的证明接受性腺毒性治疗,会增加子代患遗传病的风险,**而且等待可以利用射精的精子受孕的时间仅基于理论上。

冷冻保存的精子可以储存多长时间

精子一般保存在液氮（-196℃/-320.8℉）或液氮蒸汽（-130℃/-202℉以下）。在过去60年的经验研究已经表明,包括精子在内的许多生物系统,在超低温度下潜在的存储时间为无限长的周期。也就是说,它们可以在超低温下保存生命力。冷冻保存过程对精子的主要损伤,可能与对冻融造成的潜在遗传改变有关,这一问题也需要考虑。

温度通过影响细胞膜的"阶段状态",进而改变它们的物理性质[127, 128]。冷冻过程中发生的细胞外冰晶期,导致相变发生。冷冻过程中固相的形成导致了剩余的液相中其他溶质的浓度的大幅增加。精子细胞(内部、界面和外部)面对这些变化时,必须在有限的时间内作出冷冻方案和冷冻保护剂控制的反应[129]。如果反应及时发生,精子细胞能在这一过程中存活,如果没有,则会导致细胞死亡。精子复苏是一个相反的过程,同样再次要求精子细胞迅速成功地响应以确保存活[130, 131]。因此,可能是冻融过程,而不是冻存的时间潜在地影响精子质量。

当按照经过验证的方案进行精子冷冻时,温度的变化是可忽略的,精子质量变化应当相对较小。然而，这种量化的改变是很难获取的。通过对冷冻保存前和冷冻期间复苏的一个等分样品（通常为 24～48 小时）的精子活力和精子存活率的测定，可以评估冷冻保存后精子的存活状况。采用未清洗的新鲜人类精子冷冻方案（蒸汽或程序冷冻周期），并使用甘油作为冷冻保护剂时，正常精子样品的活动精子复苏率（（［复苏后的活动精子数×10^6/mL］/［新鲜的活动精子数×10^6/mL］）×100）为 40%～50%。但是，通常情况下，我们碰到的进行冷冻保存的患者精液质量已经受损而且不能耐受冻融过程[132]。此外，使用光学显微镜进行分析，会受标本采集的复杂性和处理之前的评价分析的影响。此外，用于冷冻的方案和冷冻保护剂以及用于复苏的方案都对精子的存活有影响。而且，样品存储过程中的连续操作往往使其处于变化的温度中。即使没有操作也会产生温度的变化。存储在液氮蒸汽中的样品被取出，并放入存储冰箱时会面临温度急剧变化的问题[132]。所有这些因素使得难以区别精液质量的改变，是由样品处理还是样品本身造成。

存储精子的遗传完整性随时间的变化也是一个值得关注的问题。如先前所讨论，DNA 的改变似乎是发生在冻融过程中。Jiang 和他的同事对小鼠精子的研究令人振奋。据他们报告冷冻保存中，蛋白质、DNA 图谱或精子受精能力均没有改变[133]。这似乎也为采用冻干法和脱水法在 4℃ 存储人类精子并在 12 个月后能够发展成形态正常的原核提供了支持[134]。脱水精子细胞核的遗传完整性仍然需要进一步确定。

在临床上，低温保存哺乳动物的精子非常成功。70 年代初就已经开始小鼠精子冷冻，并进行定期复苏成功用于生产健康的后代。人类研究表明，精液冻存 28 年复苏后仍保持良好的活力，并能与人透明带正常结合以及发生透明带诱导的顶体反应[135]。精子可以存储并保持正常受精潜力的最终时间间隔，可能永远未知。因此，**具有实际意义的储存并用于孕育间隔时间长度，至少等于该人的生殖年限**[136]。

冷冻保存精子与授精当日获得的新鲜精子一样好吗

使用冻融精子的宫腔内人工授精（IUI）与新鲜精子相比较，其导致的较低妊娠率与受精率是公认的[137]。在一项男性不育因素的新鲜精子人工授精与冷冻精子供精人工授精（AID）的研究中，Richter 等人发现新鲜精液人工授精的妊娠率超过冷冻精子的 3 倍。在任何一个周期中，无论是使用新鲜或冷冻精子，都是通过对病人自身的控制来用于直接比较。在 676 例新鲜精液周期中共有 128 例妊娠。**根据数据显示，每周期新鲜精液人工授精的妊娠率为 18.9%。1 200 例使用冻存精子的人工授精中有 60 例妊娠，妊娠率仅为 5%**[138]。

然而，当用于体外受精与卵胞浆内单精子注射时（IVF/ICSI 受精），冷冻精子与受精当日新鲜取精的 IVF/ICSI 似乎同等。据 Wald 等[139] 研究报道，TESE（睾丸取精术）组（304 个周期）中，使用冷冻精子的受精率为 55.1%，新鲜精子的受精率为 60.0%，而妊娠率分别为冻存精子 27.3% 和新鲜精子 27%。这些结果类似于之前关于冻存精子与新鲜手术取精之间受精率和临床妊娠率的研究[76, 113, 140-3]。

总之，对于 IUI 新鲜精液的结果比冷冻精子的结果更好。对于 IVF/ICSI，在梗阻性无精子症患者中冷冻精子与手术新鲜取精的结果相同。

冷冻精子的使用频率如何

在澳大利亚悉尼的一家教学医院里,有 930 例男性在接受有可能导致不育的治疗前选择冻存精子[144]。这些人当中,有 833(90％)例精子冷冻保存时间超过 22 年。在 692(74％)例的幸存患者中,精子样本被废弃的 193 例(占所有申请冻存者的 21％,幸存患者的 28％),以及有 64 例(占所有申请冻存者的 7％,幸存者的 9％)冷冻保存的精子被用于 85 个治疗周期。冻存十年内的精子中有近 90％应用于周期,冻存时间的中值为 36 个月(范围 12～180 个月),而冻存十五年后则没有使用。总共有 141(15％)例患者已经死亡,其中,120 例(死亡患者的 85％)精子丢弃;其余 21 例(所有申请冻存者的 2％,死亡患者的 15％)中,有 3 例精子用于他人,但是没有怀孕的报道[144]。

Hallak 等[145]回顾性分析了 342 例肿瘤患者中的 52 例患者中止精子冻存的数据,中止存储的原因包括患者死亡($n=21$);已经生育而且没有计划生育更多子代($n=23$);精子质量良好($n=8$);没有生育子代的计划($n=4$)。在这里,没有数据显示冷冻保存和标本存储成本。他们认为,大多数患者决定停止精子冻存,是因为他们要么重获生育能力,要么精液质量有所改善。

该数据表明精子冷冻保存对于男性接受化疗的重要性。**我们应强烈建议所有希望未来生育孩子的恶性疾病患者冻存精子,即使他们最终决定不需要这些冻存的精子样本。**

结论

除了在辅助生殖领域的革命性进展,精子冷冻保存为那些接受有性腺毒性治疗的男性患者保存未来生育力提供了途径。最近冷冻保存技术的发展,包括玻璃化技术的应用,使得冷冻复苏后精子的存活有了显著的改善。冻存精子的适应证也因 ICSI 的发展而扩展。虽然使用冻融精子宫腔内人工授精与新鲜精液的人工授精相比,妊娠率降低,但是使用冻融精子的 ICSI 与使用新鲜精子的 ICSI 受精率和妊娠率持平。另外,冷冻保存精子可以帮助重复 IVF/ICSI 周期的夫妇避免额外的手术,并且可以优化结果。

本章要点

- 超过 50％的育龄男性肿瘤患者希望保存他们今后的生育力。
- 将精子存储在液相或液氮蒸汽($-384℉/-196℃$)中已成为标准,因为它是速效的、惰性的,并且可以维持精子冻存的温度低于$-150℃$。应用冷冻保护剂如甘油和二甲基亚砜(DMSO),保护精子从而防止精子在冷冻过程受到损伤,也已经成为冻存精子的标准。
- 通过卵胞浆内单精子注射(ICSI),选择单个的功能正常的精子注射入一个卵细胞并使其正常受精,大大扩展了精子冷冻保存的适应证。

- 冻存恶性疾病患者的精子可在治疗前完成。
- 烷基化治疗成年男性恶性疾病可引起 90%～100% 的无精子症。
- 冻存管可被反复冻存-复苏-再冻存。
- 可以从冻存管中取出小部分用于 IVF/ICSI。
- 应强烈建议所有希望未来生育孩子的恶性疾病患者冻存精子。
- 精子生成受到化疗药物的性腺毒性损伤之后的迅速恢复可能性与化疗所使用的药剂以及剂量有关。
- 环磷酰胺和甲基苄肼已在病人中被证实能够导致长期无精子症。
- 接受顺铂疗法的患者中，前 2 年从其药效中恢复的比例高达 50%，5 年内达到 80%。
- MOPP 疗法中所有的药剂均有性腺毒性。
- COPP 疗法也对精子发生有显著影响。
- ABVD（阿霉素，博来霉素，长春碱和达卡巴嗪）经常用于治疗霍奇金病，通常在最近一次化疗结束后约 18 个月男性精子发生水平能够恢复到基线水平。
- 大于 35 cGy 的分次放射可导致无精子症。
- 超过 200 cGy 的放射可导致不可逆的无精子症。
- 由于化疗对精子发生的损害效应伴随精子发生周期（2～3 个月），因此常常建议患者延迟 4 个周期，即最后一次化疗后约 1 年后考虑孕育。
- 抗生素可能对男性生育能力产生负面影响。
- 抗逆转录病毒药物对生育力同样具有负面影响。
- 治疗克罗恩病的柳氮磺胺吡啶可导致精子计数显著下降和形态异常发生率显著增加。
- 抗癫痫药物如丙戊酸钠，卡马西平和苯妥英钠可能会影响精子活力和睾丸体积。
- 金丝桃草可在治疗 1 周内降低精子活力和存活率。
- 精子可以在不育手术前冷冻保存，如严重少弱精症者精索静脉曲张结扎术。
- 在输精管结扎术之前仍可冷冻保存精子。
- 在对梗阻性无精子症患者进行手术时需要进行术中精子冷冻保存。这些措施包括显微外科附睾精子抽吸术（MESA），经皮附睾精子抽吸术（PESA），电刺激采精法（EEJ）和经尿道射精管切开术（TURED）。
- 对患有无精子症患者进行输精管附睾吻合术、输精管吻合术、经尿道射精管切开术和曲张精索静脉切除术成功后可进行手术后精子冷冻保存。这可以为早期阶段射精有精子而后期狭窄和再梗阻的患者提供保障。
- 使用已故伴侣的精子进行 ICSI 助孕已经实现。
- 有研究显示使用抽吸的新鲜精子与冷冻的附睾精子进行 IVF 和 ICSI 具有相同的妊娠率。
- 建议在睾丸活检诊断时进行常规睾丸精子提取和精子冷冻保存。
- 对于 NOA 患者，我们建议采用显微睾丸取精术（micro-TESE）获取新鲜精子并同时进行 ICSI，因为 NOA 患者精子获取的数量可能较少，且冷冻-复苏过程可能会降低其存活率。

- 因此,建议吻合术后再通率较低的患者,包括输精管附睾吻合,尤其是当双侧输精管附睾吻合术,或者输精管睾丸输出小管吻合术等这些复杂病例,应在术中进行精子冷冻保存。因为单纯输精管吻合术成功率极高,因此没有必要进行术中冷冻保存

- 发现电刺激采精获取的冷冻精子的受精和怀孕率至少和新鲜获得的精子相同。

- 冷冻保存对人类精子的最常见的不利影响是活力显著下降。

- 冷冻保存的过程似乎可对精子产生不利影响。

- 与可生育男性捐献者的正常精子相比,冷冻保存使不育男性前向运动精子下降更多。

- 人工激活剂如己酮可可碱和 2-脱氧腺苷可显著改善复苏冷冻精子的运动特性。

- 接受潜在性腺毒性治疗的男性应被告知治疗对其对生育力的影响,并在其治疗前提供精子冷冻保存。

- 建议患者延迟至 4 个生精周期之后或最后一次化疗结束约 1 年再孕育。

- 尚没有证据证明接受性腺毒性治疗会增加子代患遗传病的风险。

- 具有实际意义的储存并用于孕育间隔时间长度至少等于该人的生殖年限。

- 根据数据显示,每周期新鲜精液人工授精的妊娠率为 18.9%。1 200 例使用冻存精子的人工授精中有 60 例妊娠,妊娠率仅为 5%。

- 当用于体外受精与卵胞浆内单精子注射时(IVF/ICSI 受精),冷冻精子与授精当日新鲜取精的 IVF/ICSI 似乎同等。

- 总之,对于 IUI 新鲜精液的结果比冷冻精子的结果更好。对于 IVF/ICSI,在梗阻性无精子症患者中冷冻精子与手术新鲜取精的结果相同。

- 应强烈建议所有希望未来生育孩子的恶性疾病患者冻存精子,即使他们最终决定不需要这些冻存的精子样本。

（吴　娴　薛松果　李　朋　译）

参考文献

1. Varghese AC, du Plessis SS, Agarwal A. *Reproductive BioMedicine Online* 2008;17(6): 866 - 80, http://www.rbmonline.com/Article/3415 (accessed 23 Oct 2008).

2. Fossa SD, Aass N, Moline K. Is routine pretreatment of semen worthwhile in the management of patients with testicular cancer? *Br J Urol* 1989;64: 524 - 9.

3. Nalesnik J, Sabanegh E, Eng T, Buchholtz T. Fertility in men after treatment for stage 1 and 2A seminoma. *Am J Clin Oncol* 2004;27: 584 - 8.

4. Schover LR, Brey K, Lichtin A, et al. Knowledge and experience regarding cancer, infertility, and sperm banking in younger male survivors. *J Clin Oncol* 2002;20: 1880 - 9.

5. Schover LR, Rybicki LA, Martin BA, et al. Having children after cancer: A pilot study of survivors' attitudes and experiences. *Cancer* 1999;86: 697 - 709.

6. Rosen A. Third-party reproduction and adoption in cancer patients. *J Natl Cancer Inst Monogr* 2005;94 - 8.

7. Thomas AB, Campbell A, Irvine DC, et al. Semen quality and spermatozoal DNA integrity in survivors of childhood cancer: A case-control study. *Lancet* 2002;360: 361 - 7.

8. Green DM, Whitton JA, Stovall M, et al. Pregnancy outcome of female survivors of childhood cancer: A report from the Childhood Cancer Survivor Study. *Am J Obstet Gynecol* 2002;187: 1070 – 80.

9. Sankila R, Olsen JH, Anderson H, et al. Risk of cancer among offspring of childhood-cancer survivors. Association of the Nordic Cancer Registries and the Nordic Society of Paediatric Haematology and Oncology. *N Engl J Med* 1998;338: 1339 – 44.

10. Green DM, Whitton JA, Stovall M, et al. Pregnancy outcome of partners of male survivors of childhood cancer: A report from the Childhood Cancer Survivor Study. *J Clin Oncol* 2003; 21: 716 – 21.

11. Stovall M, Donaldson SS, Weathers RE, et al. Genetic effects of radiotherapy for childhood cancer: Gonadal dose reconstruction. *Int J Radiat Oncol Biol Phys* 2004;60: 542 – 52.

12. Boice JD Jr, Tawn EJ, Winther JF, et al. Genetic effects of radiotherapy for childhood cancer. *Health Phys* 2003;85: 65 – 80.

13. Anger JT, Gilbert BR, Goldstein M. Cryopreservation of sperm: Indications, methods and results. *J Urol* 2003;170: 1079 – 84.

14. Mahony MC, Morshedi M, Scott RT, De Villiers A, Erasmus E. Role of spermatozoa cryopreservation in assisted reproduction. In Acosta AA, Swanson RJ, Ackerman SB, Kruger TAF, Van Zyl JA, Menkveld R, eds. *Human Spermatozoa in Assisted Reproduction*. Baltimore: Williams and Wilkins; 1990:

15. Triana V. Artificial insemination and semen banks in Italy. In David G, Price W, eds. *Human Artificial Insemination and Semen Preservation*. New York: Plenum; 1980: 51.

16. Foote RH. The history of artificial insemination: Selected notes and notables. *J Animal Science* 2002;80: 1 – 10.

17. Shettles LB. The respiration of human spermatozoa and their response to various gases and low temperatures. *Am J Physiol* 1940;128: 408 – 15.

18. Matheson GW, Calborg L, Gemze C. Frozen human semen for artificial insemination. *Am J Obstet Gynecol* 1969;104: 495.

19. Bunge RG, Sherman JK. Fertilizing capacity of frozen human spermatozoa. *Nature* 1953; 172: 767.

20. Sherman JK. Cryopreservation of human sperm. In Keel BA, Webster BW, eds. *CRC Handbook of the Laboratory Diagnosis and Treatment of Infertility*. Boca Raton: CRC Press, Inc. ; 1990:

21. Proceedings of the XI International Congress of Genetics, The Hague, The Netherlands, September 1963 (Volume 1). Thettague: International Congress of Genetics.

22. Leibo SP, Mazur P. The role of cooling rates in low temperature cryopreservation. *Cryobiology* 1971;8: 447.

23. Palermo G, Joris H, Devroey P, Van Steirteghem AC. Pregnancies after intracytoplasmic injection of single spermatozoon into an oocyte. *Lancet* 1992;340: 17 – 18.

24. Carson SA, Gentry WL, Smith AL, Buster JE. Feasibility of semen collection and cryopreservation during chemotherapy. *Hum Reprod* 1991;6: 992.

25. Rofeim O, Brown TA, Gilbert BR. The effects of serial thaw re-freeze cycles on human sperm motility and viability. *Fertil Steril* 2001;75: 1242.

26. Meirow D, Schenker JG. Cancer and male infertility. *Hum Reprod* 1995;10: 2017 – 22

27. Blackhall FH, Atkinson AD, Maaya MB, et al. Semen cryopreservation, utilisation and reproductive outcome in men treated for Hodgkin's disease. *British Journal of Cancer* 2002;87: 381 – 4.

28. Girasole C, Cookson M, Smith J, Ivey B, Roth B, Chanq S. Sperm banking: use and outcomes in patients treated for testicular cancer *BJU Int* 2007;99(1): 33 - 6.

29. Sieniawski M, Reineke T, Josting, Nogova L. Assessment of male fertility in patients with Hodgkin's lymphoma treated in the German Hodgkin Study Group clinical trials. *Ann Oncol* 2008; 19: 1795 - 801.

30. Gandini L, Lombardo F, Salacone P, et al. Testicular cancer and Hodgkin's disease: Evaluation of semen quality. *Hum Reprod* 2003;18(4): 796 - 801.

31. Howell SJ, Shalet SM. Spermatogenesis after cancer treatment: damage and recovery. *J Nat Cancer Inst Monogr* 2005;34: 12 - 17.

32. Spermon JR, Ramos L, Wetzels AMM, et al. Sperm integrity preand post-chemotherapy in men with testicular germ cell cancer. *Hum Reprod* 2006;21: 1781 - 6.

33. Meistrich ML, Wilson G, Ye W-S, Thrash C, Huhtaniemi I. Relationship among hormonal treatments, suppression of spermatogenesis, and testicular protection from chemotherapyinduced damage. *Endocrinology* 1996;137;3823 - 31.

34. Codrington AM, Hales B, Robaire B. Spermiogenic germ cell phase-specific DNA damage following cyclophosphamide exposure. *J Androl* 2004;25: 354 - 62.

35. Fossa SD, Magelssen H. Fertility and reproduction after chemotherapy of adult cancer patients: malignant lymphoma and testicular cancer. *Ann Oncol* 2004;15(Suppl 4): iv, 259 - 65.

36. Stahl O, Eberhard J, Jepson K, et al. Sperm DNA integrity in testicular cancer patients. *Hum Reprod* 2006;12: 3199 - 205.

37. Gandini L, Sgro P, Lombardo F, et al. Effect of chemo-or radiotherapy on sperm parameters of testicular cancer patients. *Hum Reprod* 2006;21(11): 2882 - 9.

38. Keller B, Mathewson C, Rubin P. Scattered radiation dosage as a function of x-ray energy. *Radiology* 1974;111: 447 - 9.

39. Fraass BA, van de Geijn J. Peripheral dose from megavolt beams. *Med Phys* 1983;10: 809 - 18.

40. Kase KR, Svensson GK, Wolbarst AB, et al. Measurements of dose from secondary radiation outside a treatment field. *Int J Radiat Oncol Biol Phys* 1983;9: 1177 - 83.

41. Greene D, Chu GL, Thomas DW. Dose levels outside radiotherapy beams. *Br J Radiol* 1983;56: 543 - 50.

42. Greene D, Karup PG, Sims C, et al. Dose levels outside radiotherapy beams. *Br J Radiol* 1985; 58: 453 - 6.

43. Sherazi S, Kase KR. Measurements of dose from secondary radiation outside a treatment field: Effects of wedges and blocks. *Int J Radiat Oncol Biol Phys* 1985;11: 2171 - 6.

44. McParland BJ. Peripheral doses of two linear accelerators employing universal wedges. *Br J Radiol* 1990;63: 295 - 8.

45. Ash P. The influence of radiation on fertility in man. *Br J Radiol* 1980;53: 271 - 8.

46. van Alphen MMA, van de Kant HJG, de Rooij DG. Protection from radiation induced damage of spermatogenesis in the Rhesus monkey (*Macaca mulatta*) by follicle stimulating hormone. *Cancer Res* 1989;49: 533 - 6.

47. Kamischke A, Kuhlmann M, Weinbauer GF, et al. Gonadal protection from radiation by GnRH antagonist or recombinant human FSH: A controlled trial in a male non-human primate (*Macaca fascicularis*). *J Endocrinol* 2003;179(2): 183 - 94.

48. Meistrich ML, Shetty G. Hormonal suppression for fertility preservation in males and females. *Reproduction* 2008;136(6): 691 - 701.

49. Vaisheva F, Delbes G, Hales B, Robaire B. Effects of the chemotherapeutic agents for non-

Hodgkin lymphoma, cyclophosphamide, doxirubicin, vincristine, and prednisone (CHOP), on male rat reproductive system and progeny outcome. *J Androl* 2007;28: 578 - 87.

50. Beiber A, Marcon L, Hales B, Robaire B. Effects of chemotherapeutic agents for testicular cancer on the male rat reproductive system, spermatozoa, and fertility. *J Androl* 2006;27(2): 189 - 200.

51. Hargreaves CA, Rogers S, Hills F, et al. Effects of co-trimoxazole, erythromycin, amoxycillin, tetracycline, and chloroquine on sperm function in vitro. *Hum Reprod* 1998;13: 1878 - 86.

52. Bujan L, Daudin M, Pasquier C, et al. Decreased semen volume and spermatozoa motility in HIV - 1-infected patients under antiretroviral treatment. *J Androl* 2007;28: 444 - 52.

53. Berthaut I, De Larouziere V, Kirsch-Noir F, et al. Influence of sickle cell disease and treatment with hydroxyurea on sperm parameters and fertility in human males. *Haematologica* 2008;93: 989 - 93.

54. Mahadevan U, Turek P, Jacobsohn S, Aron J, Terdiman PT. Infliximab and semen quality in men with inflammatory bowel disease. *Inflamm Bowel Disord* 2005;11: 395 - 9.

55. Morain CO, Smethurst P, Dore CJ, Levi AJ. Reversible male infertility due to sulphasalazine: Studies in man and rat. *Gut* 1984;25: 1078 - 84.

56. Artama M, Auvinen A, Isojarvi JIT. Antiepileptic drug use and birth rate in patients with epilepsy: A population-based cohort study in Finland. *Hum Reprod* 2006;21: 2290 - 5.

57. Chen S-S, Lai S-L, Chen T-J, Shen M-R. Effects of antiepileptic drugs on sperm motility of normal controls and epileptic patients with long-term therapy. *Epilepsia* 1992;33: 149 - 53.

58. Isojarvi JI, Lofgren E, Juntunen KS, et al. Effect of epilepsy and antiepileptic drugs on male reproductive health. *Neurology* 2004;62: 247 - 53.

59. Isojarvi JIT, Myllyla VV, 3rd author et al. Carbamazepine, phenytoin, sex hormones, and sexual function in men with epilepsy. *Epilepsia* 1995;36: 366 - 70.

60. Hammerness P, Ernst E, Boon H, et al. St. John's Wort: A systematic review of adverse effects and drug interaction for the consultation psychiatrist. *Psychosomatics* 2003;44: 271 - 82.

61. Ondrizek R, King A, Patton WC, Chan PJ. Inhibition of human sperm motility by specific herbs used in alternative medicine. *J Assist Reprod Genet* 1999;16: 87 - 91.

62. Shukla KK, Mahdi AA, Ahmad MK, et al. *Mucuna pruriens* reduces stress and improves the quality of semen in infertile men. 28 Oct 2007. King George's Medical University. 6 Nov 2008 ⟨http://ecam. oxfordjournals. org/⟩.

63. Kuczynski W, Dhont M, Grygoruk C, et al. The outcome of intracytoplasmic injection of fresh and cryopreserved ejaculated spermatozoa: a prospective randomized study. *Hum Reprod* 2001;16 (10): 2109 - 13.

64. Palermo GD, Schlegel PN, Hariprashad JJ, et al. Fertilization and pregnancy outcome with intracytoplasmic sperm injection for azoospermic men. *Hum Reprod* 1999;14(3): 741 - 8.

65. Janzen N, Goldstein M, Schlegel PN, et al. Use of electively cryopreserved microsurgically aspirated epididymal sperm with IVF and intracytoplasmic sperm injection for obstructive azoospermia. *Fertil Steril* 2000;74(4): 696 - 701.

66. Kupker W, Schlegel P, Al-Hassani S, et al. Use of frozen-thawed testicular sperm for intracytoplasmic sperm injection. *Fertil Steril* 2000;73: 46 - 58.

67. Tash JA, Goldstein M. The use of intra-operative sperm cryopreservation in men with obstructive azoospermia. *Fertil Steril* 2002;76(Suppl): 208.

68. Marmar JL. The emergence of specialized procedures for the acquisition, processing, and cryopreservation of epididymal and testicular sperm in connection with intracytoplasmic sperm injection. *J Androl* 1998;19: 517.

69. Ahuja KK, Mamiso J, Emmerson G, et al. Pregnancy following intracytoplasmic sperm injection treatment with dead husband's spermatozoa: Ethical and policy considerations. *Hum Reprod* 1997;12: 1360.

70. Ohl DA, Park J, Cohen C, Goodman K, Menge AC. Procreation after death or mental incompetence: Medical advance or technology gone awry? *Fertil Steril* 1996;66: 889.

71. Tash J, Applegarth L, Kerr S, et al. The effect of instituting guidelines. *J Urol* 2003;170: 1922 – 5.

72. The Ethics Committee of the American Society for Reproductive Medicine, Fertility and Sterility. *Posthumous Reproduction*, Vol. 82, Suppl 1, September, 2004.

73. New York State DOH. Subpart 52 – 8. 8b: Reproductive Tissue Banks, 2007z (http://www. wadsworth. org/labcert/regaffairs/clinical/Part52. pdf).

74. Oates RD, Lobel SM, Harris DH, et al. Efficacy of intracytoplasmic sperm injection using intentionally cryopreserved epididymal spermatozoa. *Hum Reprod* 1996;11(1): 133 – 8.

75. Devroey P, Silber S, Nagy Z, et al. Ongoing pregnancies and birth after intracytoplasmic sperm injection with frozen-thawed epididymal spermatozoa. *Hum Reprod* 1995;10(4): 903 – 6.

76. Friedler S, Raziel A, Soffer Y, et al. Intracytoplasmic injection of fresh and cryopreserved testicular spermatozoa in patients with non-obstructive azoospermia: a comparative study. *Fertil Steril* 1997;68: 892 – 7.

77. Prins GS, Dolgina R, Studney P, et al. Quality of cryopreserved testicular sperm in patients with obstructive and non-obstructive azoospermia. *J Urol* 1999;161(5): 1504 – 8.

78. Friedler S, Raziel A, Strassburger D, et al. Outcome of ICSI using fresh and cryopreserved-thawed testicular spermatozoa in patients with non-mosaic Klinefelter's syndrome. *Hum Reprod* 2001;16(12): 2616 – 20.

79. Goldstein M, Li PS, Matthews GJ. Microsurgical vasovasostomy: The microdot technique of precision suture placement. *J Urol* 1998;159(1): 188 – 90.

80. Hovav Y, Yaffe H, Zentner B, Dan-Goor M, Almagor M. The use of ICSI with fresh and cryopreserved electroejaculates from psychogenic anejaculatory men. *Hum Reprod* 2002;17(2): 390 – 2.

81. Donnelly ET, Steele EK, McClure N, Lewis SEM. Assessment of DNA integrity and morphology of ejaculated spermatozoa from fertile and infertile men before and after cryopreservation. *Hum Reprod* 2001;16(6): 1191 – 9.

82. Witt MA. Sperm banking. In Lipshultz LI, Howards SS, eds. *Infertility in the Male*, 3rd edn. St. Louis: Mosby-Year Book, Inc. ; 1997: 501.

83. Ball BA, Vo A. Osmotic tolerance of equine spermatozoa and the effects of soluble cryoprotectants on equine sperm motility, viability, and mitochondrial membrane potential. *J Androl* 2001;22(6): 1061 – 9.

84. Gilmore JA, Liu J, Woods EJ, Peter AT, Critser JK. Cryoprotective agent and temperature effects on human sperm membrane permeabilities: convergence of theoretical and empirical approaches for optimal cryopreservation methods. *Hum Reprod* 2000;15: 335 – 43.

85. Gilmore JA, Liu J, Gao DY, Critser JK. Determination of optimal cryoprotectants and procedures for their addition and removal from human spermatozoa. *Hum Reprod* 1997;12: 112 – 8.

86. Hammadeh ME, Greiner S, Rosenbaum P, Schmidt W. Comparison between human sperm preservation medium and TEST-yolk buffer on protecting chromatin and morphology integrity of human spermatozoa in fertile and subfertile men after freeze-thawing procedure. *J Androl* 2001; 22: 1012 – 18.

87. Hallak J, Hendin BN, Thomas AJ, Agarwal A. Investigation of fertilizing capacity of cryopreserved spermatozoa from patients with cancer. *J Urol* 1998;159: 1217－20.

88. Michelmann HW. Sperm and testicular tissue. In Healy DL, Kovacs GT, McLachlan R, Rodriguez-Armas O, eds. *Reproductive Medicine in the Twenty-First Century*. New York: The Parthenon Publishing Group Inc. ; 2002.

89. Khorram O, Patrizio P, Wang C, Swerdloff R. Reproductive technologies for male infertility. *J Clin Endocrinol Metab* 2001;86(6): 2373－9.

90. Ackerman DR. The effect of cooling and freezing on the aerobic and anaerobic lactic acid production of human semen. *Fertil Steril* 1968;19(1): 123－8. No abstract available.

91. Cohen J, Garrisi GJ, Congedo-Ferrara TA, et al. Cryopreservation of single human spermatozoa. *Hum Reprod* 1997;12: 994－1001.

92. Stewart GJ, et al. Transmission of human T-celllymphotrophic virus type Ⅲ by artificial insemination by donor. *Lancet* 1985;1: 50.

93. Liebermann J, Nawroth F, Isachenko V, et al. Potential importance of vitrification in reproductive medicine. *Biol Reprod* 2002;67: 1671－80.

94. Fahy GM, MacFarlane DR, Angell CA, Meryman HT. Vitrification as an approach to cryopreservation. *Cryobiology* 1984;21: 407－26.

95. Fahy GM. Vitrification: A new approach to organ cryopreservation. In Meryman HT, ed. *Transplantation: Approaches to Graft Rejection*. New York: Alan R. Liss; 1986: 305－35.

96. Morris GJ. Rapidly cooled human sperm: No evidence of intracellular ice formation. *Hum Reprod* 2006;21(8): 2075－83.

97. Isachenko E, Isachenko V, Katkov Ⅱ, et al. DNA integrity and motility of human spermatozoa after standard slow freezing versus cryoprotectant-free vitrification. *Hum Reprod* 2004;19(4): 932－9.

98. Isachenko V, Isachenko E, Katkov I, et al. Cryoprotectantfree cryopreservation of human spermatozoa by vitrification and freezing in vapor: effect on motility, DNA integrity, and fertilization ability. *Bio Reprod* 2004;71: 1167－73.

99. Isachenko E, Isachenko V, Weiss JM, et al. Acrosomal status and mitochondrial activity of human spermatozoa vitrified with sucrose. *Reproduction* 2008;136(2): 167－73.

100. Sanchez-Partida LG, Simerly CR, Ramalho-Santos J. Freezedried primate sperm retains early reproductive potential after intracytoplasmic sperm injection. *Fert Steril* 2008;89(3): 742－5.

101. Keskintepe L, Pacholczyk G, Machnicka A, et al. Bovine blastocyst development from oocytes injected with freeze-dried spermatozoa. *Biol Reprod* 2002;67: 409－15.

102. Kwon IK, Park KE, Niwa K. Activation, pronuclear formation, and development in vitro of pig oocytes following intracytoplasmic injection of freeze-dried spermatozoa. *Biol Reprod* 2004;71: 1430－6.

103. Liu JL, Kusakabe H, Chang CC, et al. Freeze-dried sperm fertilization leads to full-term development in rabbits. Biol Reprod 2004;70: 1776－81.

104. Hirabayashi M, Kato M, Ito J, Hochi S. Viable rat offspring derived from oocytes intracytoplasmically injected with freezedried sperm heads. *Zygote* 2005;13: 79－85.

105. Sánchez-Partida LG, Simerly CR, Ramalho-Santos J. Oocytes inseminated by intracytoplasmic sperm injection using fresh ejaculated or freeze-dried rhesus macaque sperm showed similar activation, sperm aster assembly, and male-female pronuclear apposition rates. *Fertil Steril* 2008;89: 742－5.

106. Kusakabe H, Yanagimachi R, Kamiguchi1 Y. Mouse and human spermatozoa can be freeze-dried

without damaging their chromosomes. *Hum Reprod* 2008;23(2): 233 – 9.

107. Wakayama T, Yanagimachi R. Development of normal mice from oocytes injected with freeze-dried spermatozoa. *Nat Biotechnol* 1998;16: 639 – 41.

108. Keller CE, del Pilar Amaya M, Paola Cortes E, Mancevska K, Vonsattel JPG. Electronic tracking of human brain samples for research. *Cell Tissue Banking* 2008;217 – 27.

109. Mossad H, Morshedi M, Toner JP, Oehninger S. Impact of cryopreservation on spermatozoa from infertile men: Implications for artificial insemination. *Arch Androl* 1994;33: 51 – 7.

110. Sharma ARK, Kohn S, Padron OF, Agarwal A. Effect of artificial stimulants on cryopreserved spermatozoa from cancer patients. *J Urol* 1997;157: 521 – 4.

111. Ben-Yosef D, Yogev L, Hauser R, et al. Testicular sperm retrieval and cryopreservation prior to initiating ovarian stimulation as the first-line approach in patients with nonobstructive azoospermia. *Hum Reprod* 1999;14(7): 1794 – 801.

112. Zorn B, Virant-Klun I, Drobni S, Sinkovec J, MedenVrtovec H. Male and female factors that influence ICSI outcome in azoospermia or aspermia. *Reprod Biomed Online* 2009; 18 (2): 168 – 76.

113. Habermann H, Seo R, Cieslak J, et al. In vitro fertilization outcomes after intracytoplasmic sperm injection with fresh or frozen-thawed testicular spermatozoa. *Fertil Steril* 2000;73(5): 955 – 60.

114. Borges E Jr, Rossi LM, de Freitas CVL, et al. Fertilization and pregnancy outcome after intracytoplasmic injection with fresh or cryopreserved ejaculated spermatozoa. *Fertil Steril* 2007; 87(2): 316 – 20.

115. Clarke GN. Sperm cryopreservation: is there a significant risk of cross-contamination? *Hum Reprod* 1999;14(12): 2941 – 3.

116. Kobayashi H, Larson K, Sharma RK, et al. DNA damage in patients with untreated cancer as measured by the sperm chromatin structure assay. *Fertil Steril* 2001;75(3): 469 – 75.

117. Fraga CG, Motchnik P, Shigenaga MK, et al. Ascorbic acid protects against oxidative DNA damage in human sperm. *Proc Natl Acad Sci USA* 1991;88: 11 033 – 66.

118. Twigg JP, Irvine DS, Aitken RJ. Oxidative damage to DNA in human spermatozoa does not preclude pronucleus formation at intracytoplasmic sperm injection. *Hum Reprod* 1998;13: 1864 – 71.

119. Wyrobek AJ, Schmid TE, Marchetti F. Relative susceptibilities of male germ cells to genetic defects induced by cancer chemotherapies. *J Nat Cancer Inst Monogr* 2005;34: 31 – 5.

120. Meistrich ML. Potential genetic risks of using semen collected during chemotherapy. *Hum Reprod* 1993;8(1): 8 – 10.

121. Morris ID. Sperm DNA damage and cancer treatment. *Int J Androl* 2002;25(5): 255 – 61.

122. Fossa SD, De Angelis P, Kraggerud SM, et al. Predictions of post-treatment spermatogenesis in patients with testicular cancer by flow cytometric sperm chromatin structure assay. *Cytometry* 1997;30: 192 – 6.

123. Brent R. The mutagenic and oncogenic risks of preconception drug, chemical and radiation exposure to male and female gonadocytes. OTIS 18th International Conference, 2005.

124. Byrne J, Rasmussen SA, Steinhorn SC, et al. Genetic disease in offspring of long-term survivors of childhood and adolescent cancer. *Am J Hum Genet* 1998;62: 45 – 52.

125. Winther JF, Boice JD, Mulvihill JJ, et al. Chromosomal abnormalities among offspring of childhood cancer survivors in Denmark: A population based study. *Am J Hum Genet* 2004;74: 1282 – 5.

126. Linfor JJ, Meyers SA. Detection of DNA damage in response to cooling injury in equine spermatozoa using single-cell gel electrophoresis. *J Androl* 2002;23(1): 107 - 13.

127. Carruthers A, Melchior DL. Role of bilayer lipids in governing membrane transport processes. In Aloia RC, Curtin CC, Gordon LM, eds. *Lipid Domains and the Relationship to Membrane Function*. New York: Liss; 1988: 201 - 25.

128. Quinn PJ. Principles of membrane stability and phase behavior under extreme conditions. *J Bioeng Biomemb* 1989;21: 319.

129. Mazur P, Cole KW. Roles of unfrozen fraction, salt concentration and change in cell volumes in the survival of frozen human erythrocytes. *Cryobiology* 1989;26: 1 - 29.

130. Schneider U, Mazur P. Osmotic consequences of cryoprotectant permeability and its relationship to the survival of frozen thawed embryos. *Thereogenology* 1984: 21: 68 - 79.

131. Schneider U. Cryobiological principles of embryo freezing. *J In Vitro Fert Embryo Trans* 1986; 3: 3 - 9.

132. Saritha KR, Bongso A. Comparative evaluation of fresh and washed human sperm cryopreserved in vapor and liquid phases of liquid nitrogen. *J Androl* 2001;22: 857 - 62.

133. Jiang MX, Zhu Y, Zhu ZY, Sun QY, Chen DY. Effects of cooling, cryopreservation and heating on sperm proteins, nuclear DNA, and fertilization capability in mouse. *Mol Reprod Devel* 2005; 72: 129 - 34.

134. Katayose H, Matsuda J, Yanagimachi R. The ability of dehydrated hamster and human sperm nuclei to develop into pronuclei. *Biol Reprod* 1992;47(2): 277 - 84.

135. Clarke GN, Liu DY, Gordon Baker HW. Recovery of human sperm motility and ability to interact with the human zona pellucida after more than 28 years of storage in liquid nitrogen. 2006;86: 721 - 2.

136. Marik J. Pregnancy after 20 years of sperm cryopreservation. *J Reprod Med* 1998;43: 922.

137. Sherman JK. Synopsis of the use of frozen human semen since 1964: State of the art of human semen banking. *Fertil Steril* 1973;24: 397 - 412.

138. Richter MA, Haning RV Jr, Shapiro SS. Artificial donor insemination: Fresh versus frozen semen: the patient as her own control. *Fertil Steril* 1984;41(2): 277 - 80.

139. Wald M, Ross LS, Prins GS, et al. Analysis of outcomes of cryopreserved surgically retrieved sperm for IVF/ICSI. *J Androl* 2006;27(1): 60 - 5.

140. Nicopoullos JDM, Gilling-Smith C, Almeida PA, Ramsay JW. The results of 154 ICSI cycles using surgically retrieved sperm from azoospermic men. *Hum Reprod* 2004;19: 579 - 85.

141. Gil-Salom M, Romero J, Minguez Y, et al. Pregnancies after intracytoplasmic sperm injection with cryopreserved testicular spermatozoa. *Hum Reprod* 1996;11(6): 1309 - 13.

142. Nicopoullos JDM, Gilling-Smith C, Almeida PA, et al. Use of surgical sperm retrieval in azoospermic men: A meta-analysis. *Fertil Steril* 2004;82: 691 - 701.

143. Ben Rhouma K, Marrakchi H, Khouja H, et al. Outcome of intracytoplasmic injection of fresh and frozen-thawed testicular spermatozoa: A comparative study. *J Reprod Med* 2003; 48: 349 - 54.

144. Kelleher S, Wishart SM, Liu PY, et al. Long-term outcomes of elective human sperm cryostorage. *Hum Reprod* 2001;16(12): 2632 - 9.

145. Hallak J, Sharma RK, Thomas AJ Jr, Agarwal A. Why cancer patients request disposal of cryopreserved semen specimens posttherapy: A retrospective study. *Fertil Steril* 1998;69(5): 889 - 93.

第三十四章

显微外科培训、动物模型与研究

Philip S. Li　Howard H. Kim　Marc Goldstein

引言

　　显微外科培训对专注于男性不育的泌尿、男科医师至关重要[1, 2]，临床显微外科的成功取决于实验室的操作训练[3]。男性不育显微外科在显微外科操作中，无论在技术上还是对医生精力的要求上都最具挑战[4]。大多数男性不育显微外科都在放大 10～25 倍视野下操作。与传统意义的外科相比，显微外科医师即使手指轻微地移动或颤动，在显微视野下都会被放大。很少外科操作能像男性不育显微外科一样精细，男性不育显微外科的成功取决于技术的完美。手指的协调、敏捷及稳定，只能通过实验室大量的练习实现。本章节旨在列举建立显微外科实验室的基础，讨论在不同放大视野下的显微器械、针线及缝合的必要操作技能。男性不育显微外科的训练，应该在实验室进行，而不是在患者身上。

　　对于泌尿外科住院医师的外科指导，是基于"see one，do one，teach one"的模式。如果受训者能熟练掌握基本的外科原则，这种模式通常效果不错。然而泌尿外科操作过程中需要运用光学辅助设备，例如显微外科、腹腔镜或者机器人手术等额外的手术技能，不仅比传统外科更复杂，而且大多数受训者先前根本就没有接触此类技术，例如变化的立体视觉。而且，针对显微外科而言，手术的视野与传统手术有极大不同，即使相同的动作，例如缝合，需要运用不同的肌肉和对人体构成的充分认识。认识到这些特殊的显微外科技能需要额外的培训，在全国住院医师培训项目中建立显微外科、腹腔镜和机器人培训的实验室，至关重要。

　　值得庆幸的是，泌尿显微外科和其他的专业有着相似的住院医生和专科医师培训原则和要求，包括心血管外科、整形外科、矫形外科、妇产科、耳鼻喉科、儿外科、神经外科和眼科[5]。这些学科不仅可以分享培训资源，而且也能分享一门学科的培训革新和技巧。

　　组建一个显微外科手术实验室需要合适的预算，来购置高性价比的仪器。一旦组建实验室，不仅可以建立完善的培训功能，而且建立起手术动物模型的研究策略。如果选择脊椎动物来培训和研究，这个研究所的有关动物护理和处理将是有价值的资源。

　　显微外科培训并不需要大量的动物。事实上，Akelina 认为显微外科培训应该为

"3R"：减少动物的数量(reducing)、尽量多的用无生命模型取代(replacing)、优化实验设计(refining)[6,7]。尽管临床上直接接触患者，但是显微外科实验室的动作操作培训被认为是显微外科培训的金标准[7]，许多可替代模型可以解决动物费用昂贵的问题，尤其在资源匮乏的地区，以及活体实验动物用于手术培训的伦理问题[8]。培训卡[5]和硅胶管[9]是学习基本显微外科比较实用的器械。掌握显微外科缝合和打结非常重要，因为这些操作占据显微外科的大部分时间。

Ilie 等[7]回顾总结许多用于显微外科的非动物模型，包括纱布[6]、串珠[10]、新鲜蔬菜叶[11]、乳胶手套[9—12,16]、保鲜膜[17]、防水布料[18]、猪冠状动脉[19]、鸡块[20—22]、视网膜血管[23]、人胎盘血管[24—26]、脐带[26,27]及 PVC 鼠[28]。Mantovani 等[8]提出用蚯蚓来进行显微外科培训。可以模拟组织的许多器官和非器官的材料没有限制，但是每一种替代物的相似度变化很大。尽管替代材料可以代替显微外科培训课程的绝大多数模型，但理想的情况下，受训者应该有活体动物模型的直接真实体验。

Ilie 和同事归纳了一组复杂的五步渐进式显微外科特殊技能培训模式：(1)显微镜下基本操作，移动及平移，(2)缝合打结要点，(3)完成吻合，(4)真实组织体验，(5)真实组织培训，建议在不同阶段运用不同的模型[7]。显微外科技能的评估越来越精细，不再局限于在硅胶管上完成吻合的时间[29,30]。培训者正在开发严格的显微外科技能评价方法和显微手术验证动物模型[31,32]。技术的进步，例如真实模拟，可能在将来的显微外科培训中发挥作用[33—35]。

建立显微外科实验室

显微外科实验室对培训、研究和实验工作非常重要。尽管实验室并不需要精细和昂贵的设备[36]，但最重要的是有一位经验丰富、技术精湛和富有耐心的指导者，他能培训住院医师和专科医师基本显微外科技能，监督正在实验室进行的研究工作[37,38]。一个好的指导者应该是既严厉又富有耐心，既严格又富有爱心，既严肃又富有鼓舞性。

手术显微镜

在实验室和手术室里，有许多手术显微镜可以利用。一个好的手术显微镜提供明亮的灯光、平稳的对焦、缩放调准并且易于操作。手术显微镜的基本组成为：物镜、目镜、双目镜管及承托放大系统的显微镜主体。物镜主要是决定焦距或工作距离。**男性不育显微外科通常运用的物镜焦距为 200 mm，即视野离物镜为 200 mm。**设定正确的焦距或工作距离非常重要。如果工作距离与手术区域太近，会导致设备污染或器械操作困难。然而如果太远，会导致操作者背部拉伤或疼痛。尽管有许多可以选择的目镜放大范围(10×、12.5×、15×和20×)，放大倍数越高，视野越小。**因此，男性不育显微外科手术通常使用 10×或 12.5×。**显微外科医生需要熟悉自己的手术显微镜，并创造舒适的工作环境。

在我们的实验室，我们运用的显微外科培训是可以自动变焦和缩放的 Zeiss OPMI/S3和 Zeiss OMPI Cs/S4 系统，及手动变焦和缩放的双镜管 Zeiss OPMI‐1 系统

（图 34.1）。放大的范围是 5～40 倍,大部分显微外科手术操作的范围为 10～25 倍。双镜管的显微视野,可以允许指导者直接观察受训者的操作。这个手术显微镜可兼容静止摄像和可视显示器。加上主要的双眼视器,受训者可以用并不昂贵的单头显微镜来练习基本技能。

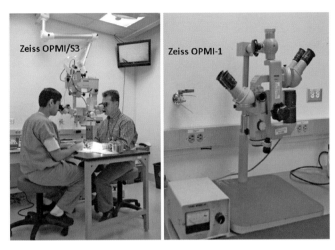

图 34.1 显微外科培训可用的自动变焦和缩放的 Zeiss OPMI/S3 和 Zeiss OMPI Cs/S4 手术显微镜系统,及手动变焦和缩放的双镜管 Zeiss OPMI-1 手术显微镜系统

显微操作桌

工作台应该既结实又稳定,高度在 30～33 英寸(1 英寸＝2.54 厘米)之间,以便操作者的膝盖在工作台下处于舒适的位置(图 34.2)。工作区域长度至少为 30～35 英寸,宽度为 24 英寸,这样才能提供一个充足的操作空间。

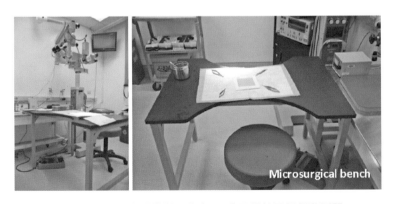

图 34.2 显微外科培训工作台,手术显微镜及视频监测器

显微器械

在所有的泌尿显微外科培训中,事实上仅仅使用一部分器械(图 34.3):

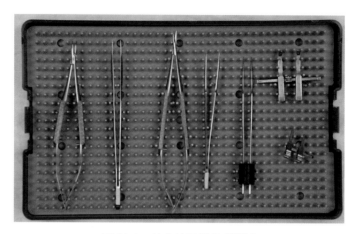

图 34.3　基本的显微外科器械

显微器械

1. 一个直细尖镊子(13.5 cm 或 15 cm)。

2. 一个圆形、细弯尖非闭合式持针器(13.5 cm 或 15 cm)。

3. 一对钝性的弯长解剖剪。

4. 一对锋利的虹膜剪。

5. 一个细长锥形的血管扩张器。

6. 一个直的、可调节的双管夹或者用于输精管输精管吻合术的微凸、可调节的管夹。

7. 显微缝合线(9-0 和 10-0 尼龙线)。

8. 直细尖镊子的双极电凝。

非显微器械

1. 一套小动物手术的外科基本器械,例如小持针器、小平齿镊、小线剪,小弯或钝性解剖剪和血管钳。

2. 操作台,35×35 cm²。

3. 塑料(橡胶)练习卡(Sharpoint),软硅胶管和夹子(图 34.4)。

4. 用于将物体固定操作台的胶带。

5. 10 mL 注射器(带肝素或盐溶液)和 5 mm 长的圆钝 $27^{1/2}$ 号针。

6. 背景材料——深蓝色是最满意的背景材料。

7. 硅胶管或者输精管片段。

8. 解痉药,例如:1% 或 2% 的利多卡因盐溶液(20 mg/mL),肝素(100~150 units/mL),林格氏乳酸液和盐溶液。

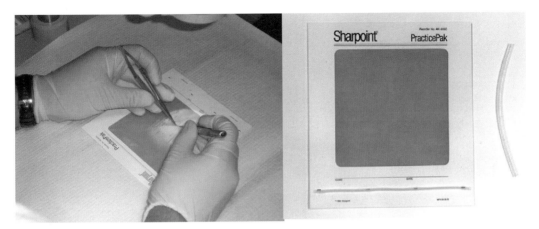

图 34.4　Sharpoint 练习板和硅胶管

器械维护

良好的显微操作需要合理的显微器械维护。对于初学者和有经验的显微外科医师而言，使用破损的器械既费力又令人沮丧[39]。当不用的时候，显微器械应该保存在器械箱里，其细尖端应该用塑料盖或者硅胶管套完全保护起来（图 34.5）。一次拿起一个以上的器械会增加器械尖部损伤的概率。每种器械在使用和必要的修理前必须在显微镜下仔细检查。可以用 Arkansas 白石或者金刚砂纸打磨器械尖部进行简单的修理。

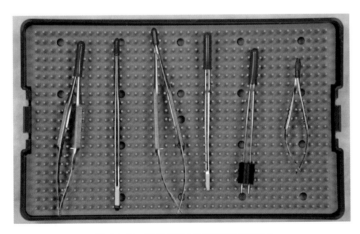

图 34.5　用盖帽保护显微外科器械

清洗器械

在清洗的过程中显微器械经常被损害，因此在清洗的过程中需要格外的小心。器械接触过溶血酶溶液，例如 HaemoSol（Haemo-Sol，Inc.，Baltimore，MD）后，需要立即浸泡和清洗。软尼龙刷子可以用来清洗难以处理的微粒。浸泡后，器械须在水龙头下冲洗并放置到纸巾上晾干。器械储存前必须晾干。保护器械的尖部不仅能避免损伤，也能避免彼此之间的接触而产生磁化现象。

显微外科培训基本要求

学习显微外科需要大量的练习和足够的耐心。在临床实践之前，需要通过实验室培训获得基本的操作技能，如显微视野的调整，显微器械的抓持及打结。以下建议有利于建立实验室培训流程：

1. 设立灵活的但足够训练的时间。对于住院医师，主治医师或者培训外科医师，时间是非常珍贵和有限的。然而掌握基本技能之前，练习时间最少是一周 2 次，每次 1～2 小时。

2. 减少精神应激。在一个练习之前的晚上，尽量保持充足睡眠。

3. 掌握显微外科技术不是一蹴而就的。其过程包括许多复杂的细节，其中的每个细节都需要细心和集中精力。尤其在培训的第一周通常会令人沮丧，但是不要失去信心。

4. 寻找一个舒适的坐姿并排除外界的干扰。使用毛巾或者泡沫样的柔软物等支撑物来支撑你的手和前臂。调整你的坐姿以便轻松地控制手术显微镜。

5. 合适的放大倍数和最优的聚焦。高放大倍数只在处理输精管断端或者附睾管和细针穿过输精管或者附睾管端时运用。分离组织和调整持针器持针通常都在低放大倍数下进行。外科医生在低倍镜下打结最佳。

6. 在准备手术前的 **8 个小时**，禁止举重和剧烈的体力劳动。肌肉疲劳会干扰肌肉的精细控制力和增加震颤。

7. 不要改变饮咖啡习惯。增加或者减少你的咖啡摄入量将会增加你的手指的震颤。不要吸烟，其会影响你的注意力和精细操作，更不必说你的健康。

学会使用手术显微镜，无论使用哪种显微镜，在学习微创外科之前，都需要完全理解怎样操作。

1. 调整座位至舒适的高度。座位或高或低都会导致颈部或者背部疼痛。头部和颈部在一条直线上，眼睛直立前视，与脊柱垂直。

2. 调节目镜间距到瞳距，使两个视野融合在一起。

3. 开大光源为整个视野提供足够的光。然而应该依据显微镜、术者对光强度的感知及光源与标本之间的距离来避免灼伤、操作光源。

4. 设立一个合适的焦距或工作距离。男性不育显微外科通常的工作距离是 200 mm（图 34.6）。

5. 在最大放大倍数下对每个目镜进行聚焦。从目镜的 0 点开始，至直到每个眼睛获得清晰的视野，最大放大倍数时的聚焦能确保所有低倍镜下聚焦。

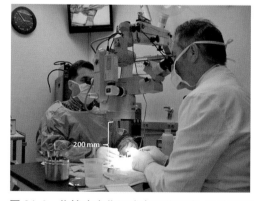

图 34.6　物镜决定焦距或者工作距离，男性不育显微手术通常使用 200 mm 物镜

学会持握显微外科器械

1. 持器械。**肘成 90 度角。**手应该呈现放松的解剖位置,腕前置,不要屈、伸。尽管许多外科医生都有自己拿镊子和持针钳的方式,我们推荐持笔式,即器械位于拇指和食指之间(图 34.7)。**大多数显微外科技能,包括缝合和打结,手的其他部位必须完全地静止,只需手指微动即可。拇指,食指及中指之间相互精细的支撑。**此外,手的重量必须落在其基底部以维持其稳定性。拇指与食指持拿器械,通过中指将重量传递到下面的工作台面。拇指与食指轻微运动完成持针或者剪线(图 34.8)。

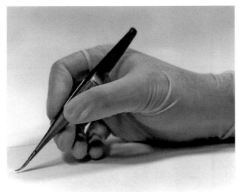

图 34.7　持笔式持针,镊子尖部与平面相平行,与针成 30°角

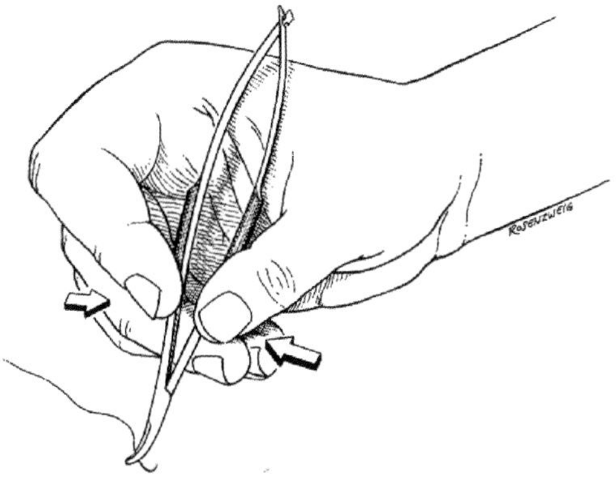

图 34.8　持针器尖部轻柔地持针

2. 控制手震颤。对于一个非常有经验的显微外科医生而言,假如没有合适的手部支撑,协调手和器械移动以及控制震颤确实不易。因此显微操作时手指必须相互协调支持。我们喜欢使用折叠的手术巾支持手和前臂(图 34.9)。

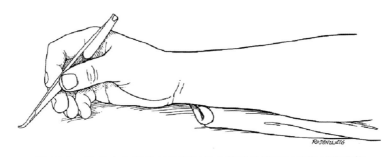

图 34.9　用毛巾支撑术者前臂和手令其感觉舒适和控制手部震颤

3. "轻触"。显微缝针与线如果夹得太紧,很容易受损。轻触是用手的最小的力来准确控制器械。**一个好的显微外科医生的目标是术中能够保持针原来的形状和条件。**一旦针被持针器的细尖夹住时,可以用镊子尖部轻轻碰触来微调针的角度(图 34.10)。最好的稳定的持针部位是夹持针的前 1/2 与 2/3 之间(图 34.11)。针如果太靠前或者靠后,容易摆动(图 34.12)。保持针正确的位置然后就可以进行操作。

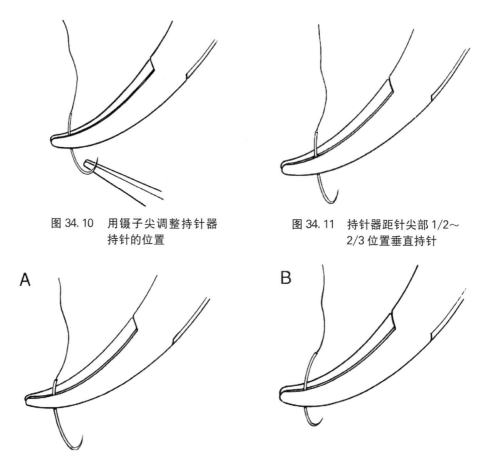

图 34.10　用镊子尖调整持针器
　　　　　　持针的位置

图 34.11　持针器距针尖部 1/2～
　　　　　　2/3 位置垂直持针

A

B

图 34.12　持针靠前(a)或者靠后(b)位置,持针不稳

　　4. 正手或者反手? 如何用持针器持针取决于其进针的方向,对于右利手的外科医生,进针的方向为从右到左或者朝向术者为正手进针(图 34.13)。进针方向从左到右或者远离术者需要反手进针(图 34.14)。大多数显微外科医生正手时,可以很好地控制针。除非一个人双手都可以灵活运用,正手和反手持针对练习是非常重要的。你必须

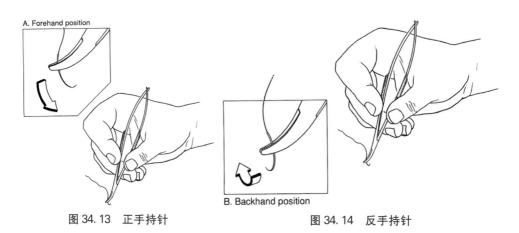

A. Forehand position

B. Backhand position

图 34.13　正手持针

图 34.14　反手持针

掌握不同的方向灵活旋转进针。

基本的缝合技能

目前，我们实验室只用 10-0 线行输精管输精管吻合术或者输精管附睾吻合术。对不同的吻合，有许多种不同形状的针。我们通常用鱼钩（bi-curve）针和 1/2 弧针。动物实验表明尼龙显微线比聚丙烯线不良反应小[40]。

1. 持针穿过组织。在手术显微镜下，显微练习卡（例如，Sharpoint Latex card，＃ AK-9000）是练习缝合技术一个简单和有效的工具。

2. 用刀在练习卡上切一个小切口。在针穿出来之前，看到进针点和出针点是非常重要的。进针点距切缘的距离应该为组织壁厚的两倍。在进针点针必须与组织垂直。可以利用镊子在组织缘提供阻力来帮助针从两个镊子尖中间穿过（图 34.15）。在低倍镜下，在镊子头中间缝隙，针垂直穿过左边缘底部，右边缘与左边缘同样处理（图 34.16）。手部的移动必须依据针的形状。出针时，针一定不要以直的方向拉出。粗鲁的直拉动作，会导致针弯曲及针孔变大并损伤组织缘。当在组织间操作时，持针器保持线的末端与出口平行（图 34.17）。当线还剩余 1～2 cm 的线尾时，停止拉线。准备打结之前，针和线应远离缝合部位。

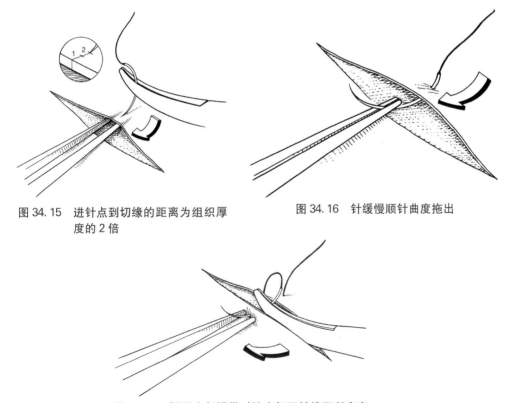

图 34.15　进针点到切缘的距离为组织厚度的 2 倍

图 34.16　针缓慢顺针曲度拖出

图 34.17　镊子尖部提供对抗力便于针线顺利穿出

3. 学会打显微外科结(图 34.18)。因为在显微操作过程中,需要打许多显微外科结,所以打结时间可能占高达 70% 的整个吻合手术时间。因此,一个外科医生手术显微镜下的快速打结和保持高准确度的能力,会使显微外科手术大大简化。在泌尿显微外科手术中,很多情况下显微外科医生首选打外科结,包括缝合不同直径的管腔、厚壁的肌肉组织以及富含弹性蛋白的输精管。外科结由一个双结和 2～3 个单结组成。

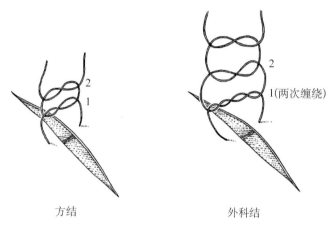

图 34.18 (左)方结与(右)外科结的不同

a 打一个双环并抓住线尾。当缝线从右到左穿出组织时,右边必须留 1～2 cm 的线尾。镊子在左侧距出针口 3～4 cm 处抓住缝线的长头(图 34.19)。在缝合点上方沿持针器周围绕一个顺时针的环(图 34.20)。环要足够的大,以至于能容下持针器的尖,线要足够的长,以至于线环不能从持针器的头部掉下(图 34.21)。当两个环打好,镊子持线靠近持针器,以防双环从持针器的头部掉下(图 34.22)。持针器夹住缝线短尾侧(图 34.23)。当线尾黏到组织上时,很难夹住线尾。橡胶坝放在缝合点周围,以防止缝线黏贴到组织上。

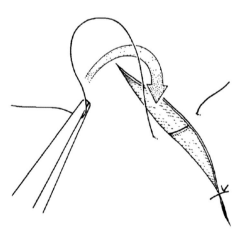

图 34.19 穿过切口后,线尾留下 2～3 cm 以便在显微镜下绕环

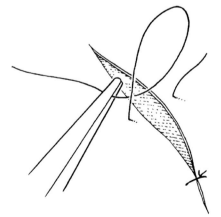

图 34.20 镊子尖部与出针部位半弧状顺时针移动形成第一个环。针尾部须留下 1～2 cm

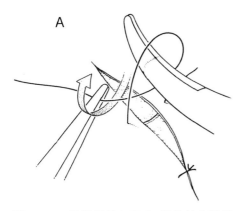

图 34.21　持针器伸入环中，缝线缠绕持针器 2 周

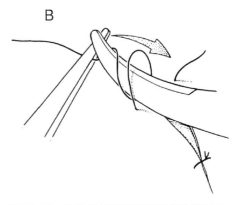

图 34.22　持针器尖部顺时针环绕在镊子尖部形成第二个环

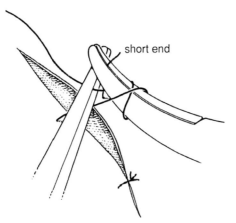

short end

图 34.23　绕两圈后，持针器与镊子尖部靠紧，移向并夹住线尾部

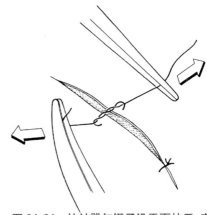

图 34.24　持针器与镊子沿平面拉开，完成外科结中的第一个双节

　　b 完成第一个结。一旦持针器尖部夹住线尾侧，器械平稳地移动在平面上完成外科结（图 34.24）。当组织缘正好对合时，打紧结，但不要勒紧。每个结的张力很难依据纤细的缝线材质（9－0 或 10－0）来判断。

　　c 完成第二个及第三个结。当第一个结完成时，缝线的短尾侧竖立起来（图 34.25）。用镊子夹住线围绕持针器尖部形成一个环，持针器抓住线尾，拉出环圈完成第二个结（图 34.26）。同样的动作完成第三个结，以使结稳固。

　　d 剪线。打结完成后，用镊子轻拉缝线两断端。用显微剪剪短缝线，残留断端应保留足够的长度（2 mm）以免线结松解（图 34.27）。然后移开缝针，放置于针垫里。

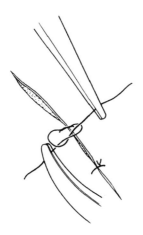

图 34.25　镊子抓住线尾部形成第二个单结

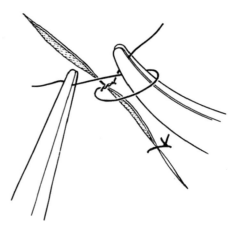

图 34.26　打最后一个方平结，完成显微外科打结

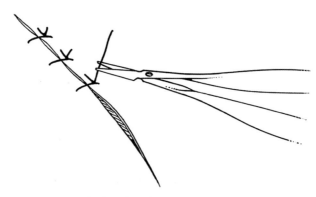

图 34.27　显微剪刀剪短缝线（手术显微镜下 1～2 mm）

输精管输精管吻合训练中的硅胶管及输精管切除片段

　　我们发现硅胶管及输精管片段廉价，是泌尿外科住院医师及专科医师训练的现成的模型。

硅胶管

　　输精管管夹夹持一个 5～10 cm 长的医用级别的软硅胶管（内径 0.062 英寸，外径 0.125 英寸）[44]。硅胶管的内层模拟黏膜缝合。在管夹中间，用手术刀或者刀片垂直切割硅胶管（图 34.28）。用胶带固定管夹，以免其在显微视野中移动。输精管管夹固定硅胶管处于最佳位置，暴露吻合部位的前后壁。

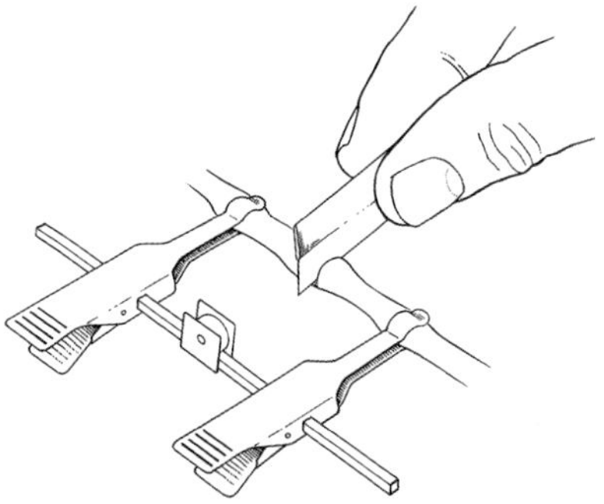

图 34.28　在 Goldstein Microspike 或输精管固定器两臂间，用锋利的解剖刀或者刀片切开硅胶管。固定器用胶带固定

　　a 单层的端-端吻合技术。尽管在临床上,通常采用多层吻合技术,但单层吻合术利于学习显微输精管输精管吻合。单层吻合法时,受训者可以熟悉单层端端吻合术(图34.29a)或双层端端吻合术(图34.29b)中合适的缝针位置、顺序及缝线摆放[42]。10-0或者 9-0 的单针线垂直放置在硅胶管外侧,从前壁缘外侧两次进针(图34.30a)。当针线穿过硅胶管时,镊子的尖部提供抗力(图34,30b)。在另外一侧,针从内到外穿出。针穿过硅胶管壁时,应动作轻柔地顺针的曲度穿出。硅胶管的上半部分再需要 2~4 针的缝合。然后翻转管夹,显露出背面吻合处(图34.31)。在背面以相同方法吻合。完成一个硅胶管的吻合,需要 8-12 根 9-0 或 10-0 尼龙单丝缝线的间断缝合。

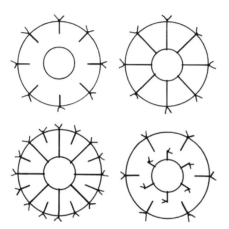

图 34.29　　(a)单层端端吻合(b)双层端端吻合

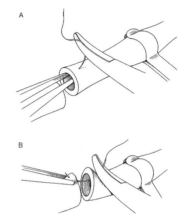

图 34.30　硅胶管端端吻合起始缝合

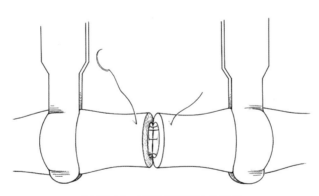

图 34.31　翻转固定器吻合后壁

　　b 双层的端-端吻合技术。前期准备和单层吻合术一样。硅胶管内半层缝合时需要2~3 根单针或双针 10-0 的尼龙单丝缝线间断缝合(图34.32)。右利手的外科医生,可以利用反手法将缝针以内进外出的方式从右侧硅胶管内层穿出(图34.32b)。一旦前两到三针黏膜缝合好就打好外科结(图34.33),一根 9-0 单丝尼龙单针线在先前的黏膜缝线的中间穿过硅胶管的外层,不要穿透硅胶管的内层,类似于肌层与浆膜层的缝合。翻转固定器,暴露未缝合的反面。硅胶管内层大概需要 6~8 根 10-0 的单丝尼龙缝线间断缝合。外层需要 8-12 根 9-0 的间断缝合。端侧吻合主要应用于输精管附睾吻合[42—43]，其好处是对附睾的损伤较小。显微镜下输精管附睾吻合是所有显微外科中最难的操作，硅胶管是学习这项技术的最佳模型[3]。一个微凸的固定器固定好一根 5～10 cm 的硅胶管。一块蓝色的胶布垫在硅胶管的下面，形成一个对照背景。用显微剪在硅胶管的前端打开一个小洞，洞的大小最好尽可能与硅胶管的内径相当（图 34.34）。另外一段硅胶管准备用来端侧吻合。

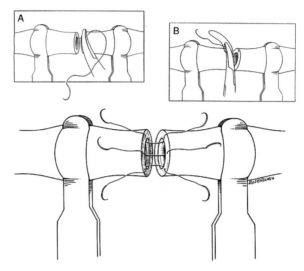

图 34.32 　硅胶管两层吻合中黏膜吻合

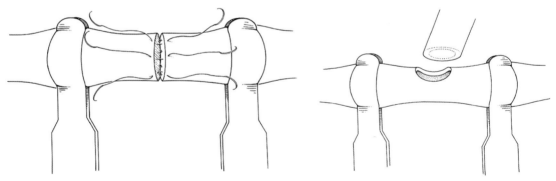

图 34.33 　硅胶管两层缝合中肌层和浆膜吻合 　　　图 34.34 　硅胶管侧壁开窗拟行端侧吻合

　　c 单层端侧吻合技术。在 10～20 倍放大倍数下，首先一根 9‐0 单丝尼龙单针线在 3 点及 9 点位置固定（图 34.35）。5～8 针 9‐0 间断缝合打结（图 34.36）。当硅胶管的前壁吻合结束时，翻转固定器，以同样的操作完成硅胶管后壁的吻合（图 34.37）。当硅胶管外径超过 2 mm 时，可以连续缝合硅胶管。当在 3 点及 9 点两个点固定后，游离端保留长一点（图 34.38）。从 3 点开始，缝合环绕至 9 点并与其前短端打结（图 34.39）。翻转固定器，从 9 点以同样的方式连续缝合至 3 点前端（图 34.40）并和 3 点后短末端打结。

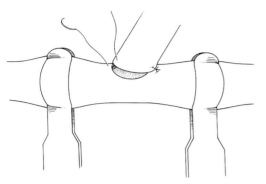

图 34.35　端侧吻合 3 点和 9 点位置缝合

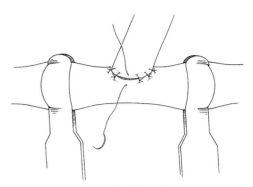

图 34.36　端侧吻合前壁缝合

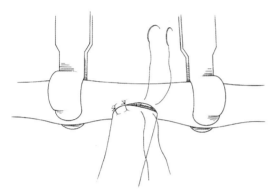

图 34.37　翻转固定器端侧吻合行后壁缝合

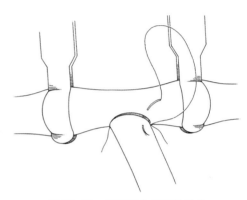

图 34.38　端侧吻合连续性缝合

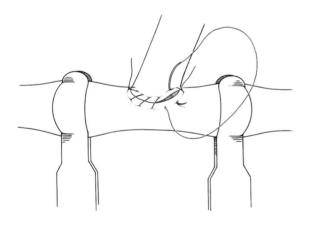

图 34.39　3 点位置连续缝合和 9 点位置线尾打结

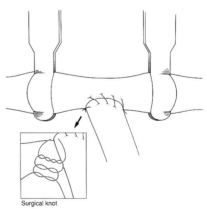

图 34.40　端侧吻合后壁连续缝合,3 点
　　　　　位置连续缝合和 9 点位置线
　　　　　尾打结

　　d 双层端侧吻合技术。在 25～35 放大倍数下,3～4 根 10 - 0 单丝鱼钩样的双针,穿过硅胶管前壁内侧 1/2 层并打好外科结(图 34.41)。3～6 根 9 - 0 单丝尼龙单针在以上缝线之间穿过硅胶管前壁的外层(图 34.41)。翻转固定器(图 34.42),在硅胶管后侧面以同样的方法缝合(图 34.43)。在基本显微外科训练输精管输精管吻合中,软硅胶管是替代人标本和活体动物的廉价和有效的模型。

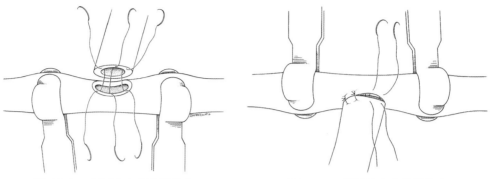

图 34.41   两层吻合中黏膜缝合   图 34.42   两层吻合中肌层缝合

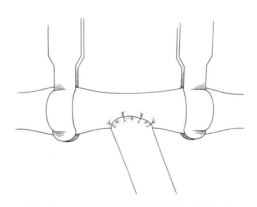

图 34.43   两层吻合中管壁后侧吻合技术

输精管切除片段

Belker 等[45]首先报道了利用输精管切除片段作为实验室进行输精管输精管双层吻合训练的有效模型。在前列腺癌根治术切除标本上，可以获得较长的输精管片段。输精管节育术后，切除的输精管片段，立刻放到一个小的含有盐饱和纱布垫的带盖广口瓶里，冷藏起来直至到练习时用。尽管冷藏的输精管可以在盐水中保存高达 8 周左右，但是新鲜的输精管可以提供更真实的组织质地。受训者使用硅胶管练习单层和双层吻合后，可以使用切除的输精管片段练习。

多层的端端吻合技术

在操作台上，带凸吻合器用来固定标本。在操作的过程中，必须一直用生理盐水保持标本湿润（图 34.44）。在固定吻合夹中间，垂直地将标本分开。在 8~10 倍镜下观察每个输精管断端面。如果输精管管腔不清楚，可以用一个圆头的显微血管扩张器插入管腔扩张（图 34.45）。扩张后，应该看到一个黏膜环（图 34.46）。蓝色的胶带在吻合部位下作为对照背景色。10‑0 的单丝尼龙双针从黏膜的各个部位由内向外穿出（图 34.47）。10‑0 的鱼钩样尼龙黏膜双针线可以减少黏膜部位操作及损伤。首先 2~3 针缝合黏膜，然后在黏膜缝线中间，9‑0 的单股尼龙线开始缝合深肌层（图 34.48）。最后,2～4 根 9-0 缝线在黏膜缝线外面缝合表浅浆膜层。翻转固定器,向相反的方向折叠以便暴露黏膜(34.49 a，b)。黏膜层与肌层缝合方式与以上描述相同。

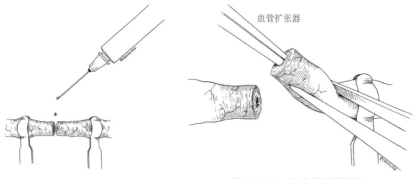

图 34.44　持续灌注乳酸林格液
　　　　　　以免吻合口干燥

图 34.45　扩张输精管管腔

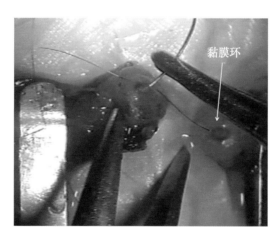

图 34.46　黏膜环

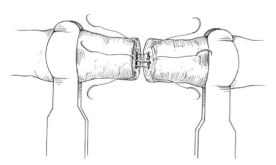

图 34.47　输精管的黏膜吻合

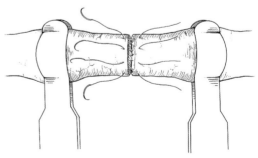

图 34.48　输精管的肌层吻合

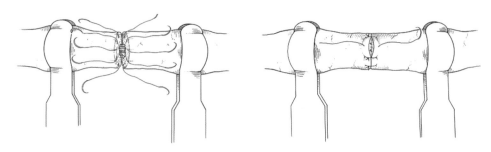

图 34.49 输精管两层吻合中后侧吻合

吻合的评估

利用硅胶管或者输精管片段吻合,技术上精确的吻合应该是当注射液体时,吻合部位不渗漏。此外,需要纵行切开硅胶管或输精管片段来暴露内层(黏膜)及外层(肌层)的吻合,并在显微镜下评估缝线的均匀度。

利用大鼠作为显微外科培训与研究

5～6 周龄(200～300 g)的雄性大鼠非常适合用于男性不育症显微外科培训与研究。所有显微外科操作的麻醉都是腹腔注射甲苯噻嗪(10 mg/kg)和氯胺酮(100 mg/kg)的混合液。

大鼠输精管梗阻模型

由于大鼠的输精管和附睾管难以扩张,目前用大鼠制造梗阻性无精子症模型还有些困难。先前的研究显示,当结扎输精管或者附睾管后,精子肉芽肿很快在梗阻部位形成,减轻近端的压力,因此输精管或附睾管不能够足够的扩张[1]。我们已经发现了大鼠输精管切除术模型,对于输精管输精管和输精管附睾吻合的研究非常有意义。我们发现:(1)利用两个金属夹夹闭输精管(Auto Suture, Premium Surgiclip S-9.0, US Surgical Corporation, Norwalk, CT)而不是切断输精管,可以降低输精管精液肉芽肿的发生率(50%)(图 34.50)。(2)在阻塞输精管 16 天后,附睾管扩张已经达到最大程度并一直维持。(3)当大鼠附睾尾部附睾管扩张到 0.5 mm时,尤其适合输精管附睾管吻合。在造模时,轻柔的操作及正确摆放睾丸可以减少睾丸损伤及输精管结扎时粘连的形成。

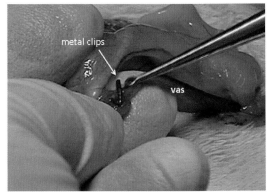

图 34.50 用钛夹夹毕大鼠输精管

大鼠输精管输精管吻合术

由于大鼠输精管管径小,因此对其吻合是有挑战性的。200～300 g 的大鼠,其输精管内径为 0.15～0.25 mm,外径为 1.5～2 mm。用这项技术,可以使睾丸端输精管内径达到 0.5 mm,模拟输精管结扎术后寻求复通手术的输精管内径。正如先前所描述的,在大鼠模型上,可以用单层或双层缝合技术练习输精管输精管端端吻合术。止血可以用双极电凝。尽管其操作步骤和硅胶管练习时一样,但在大鼠模型操作感觉更能准确地反映临床真实体验。

大鼠输精管附睾吻合术

在梗阻性无精子症中,输精管附睾管吻合(VE)是最有挑战性的。大鼠输精管附睾吻合通常采用端侧套叠式吻合。在这章节里,我们介绍双针纵向套叠 VE 吻合术和单针端侧套叠 VE 吻合。在康奈尔大学,从 2002 年起双针纵向套叠 VE 吻合术已经成为我们的标准操作。

不管何种输精管附睾吻合术,动物准备类同。在输精管结扎大鼠做一正中线切口,拖出生殖器官并检查。切开引带完全游离附睾和睾丸,可发现管腔扩张的部位。从睾丸上轻柔分离开附睾尾部与头部。在梗阻部位以上水平,可以横断附睾或打开被膜以便解剖分离附睾管。无血管被膜下可见扩张的附睾管的区域是打开附睾被膜的理想部位(图 34.51)。打开被膜的范围与切开输精管外径相当。一旦一根附睾管被游离,可以行端端吻合或横切行套叠式吻合。

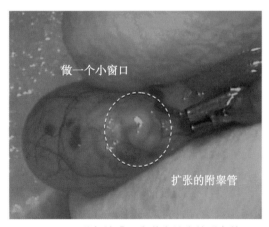

图 34.51　附睾被膜开窗游离扩张的附睾管

用靛蓝胭脂红涂染附睾表面或者被膜开窗处,以便发现精液从近处附睾流出。轻柔挤压近端附睾,活动的精子可以从附睾中流出。在行吻合术前,必须在显微镜下确认是否存在活动精子。

A　端-端吻合技术

在梗阻部位以上横断附睾,确定近端附睾管,行端-端吻合。端-端吻合技术利用黏膜层和防水的外膜层。黏膜层的缝合需要 3～4 针 10-0 缝合,外层缝合需要 10-14 针 9-0 或者 10-0 线缝合附睾被膜和输精管鞘外层。自从 1999 起,我们不再采用端-端吻合技术行输精管附睾吻合。

B　端-侧吻合技术

　　端侧吻合需要附睾被膜开窗，解剖游离附睾管，挤出游离的附睾管，使用显微剪刀剪开附睾管。4针10-0的缝线缝合附睾管与输精管黏膜。这样可以防止由于缝线直接横向缝合引起不经意的横断附睾管。需要10-14针9-0或10-0缝线缝合来关闭外层。这样就在附睾管被膜和输精管鞘间形成了防水吻合。

C　输精管-附睾纵向双针套叠式端侧吻合术[46]

　　输精管-附睾纵向双针套叠式端侧吻合术和前面所描述的单针缝合的设置是一样的，需要10-0的线将输精管固定在附睾上。然后，需要运用2根10-0的双针缝线（Sharpoint AA - 2492 [bi-curve，length 5.00 mm，70 μm，curvature 95/107]；　Surgical Specialties Corp.）以不同缝合模式缝合。在开始时，两根双针中的一针纵向平行地穿过附睾管边缘，不要拖出附睾管（图34.52a）。纵向打开于两针之间附睾管。拖出缝针，准备穿出输精管（图34.52b）。一根针线的一侧缝针在a1点由内向外穿出输精管黏膜层，另一侧的缝针在a2点内进外出穿出输精管黏膜层（图34.52c）。第二根线同样操作，一个针在b1点由内向外穿出输精管黏膜层，另一侧在b2点穿出，最后打结（a1与a2打结，b1与b2打结），将附睾管套叠拖入进入输精管形成套叠式吻合（图34.56）。

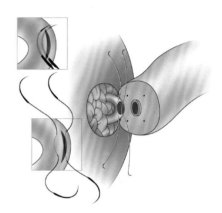

图34.52　纵向双针套叠 V-E 吻合技术。2根10-0双针纵向排列于附睾管，双针间锋利剪刀切开附睾管。双针拖出附睾管，准备穿过输精管。一根缝线的一侧针以内进外出方式穿过a1，另一侧针以内进外出方式穿过a2。第二根针与第一根针同样处理。

D　输精管-附睾纵向单针套叠式端侧吻合[47]

　　输精管-附睾纵向单针套叠式端侧吻合需要两根相同的单针10-0尼龙缝线（Sharpoint AA - 0124；Surgical Specialties Corp.）。第一针于a1点从外向内穿出输精管黏膜层，（图34.53），缝针从侧面纵行穿过附睾管（图34.54）。然而不要拖出缝针，而是留在附睾管中防止附睾塌陷。第二根10-0尼龙缝线于b1点穿出输精管，缝线在输精管与附睾管位置与第一根缝线相对称。然后用眼科显微剪在双针之间剪开附睾管，流出物显微镜下镜检寻找精子。缝线a1与缝线b1穿过附睾，然后内进外出的方式各自穿过输精管基底部a2和b2点（图34.55）。所有的缝线在输精管内留大约1 mm左右。当打结缝线时（a1与a2，b1与b2），附睾管轻柔地套叠进入输精管（图34.56）。外层缝合用剩余的缝线将输精管肌层和被膜与附睾被膜间断缝合8~10针，以保护吻合口。

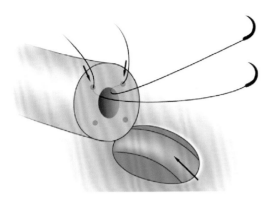

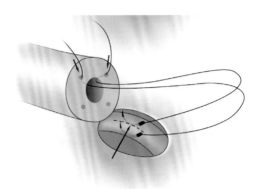

图 34.53 单针缝合输精管黏膜。针由外进内出的方式于 a1, b1 位置穿过输精管

图 34.54 双针纵向穿过附睾管,不要拖出,打开附睾管,检测活动精子

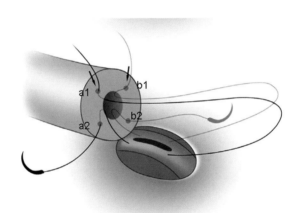

图 34.55 缝针于输精管 a2, b2 位置出针,a1 与 a2 打结,b1 与 b2 打结,附睾管套叠进入输精管

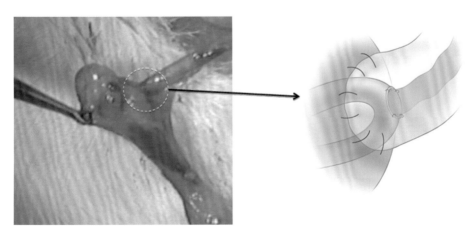

图 34.56 不泄漏的输精管-附睾套叠吻合术

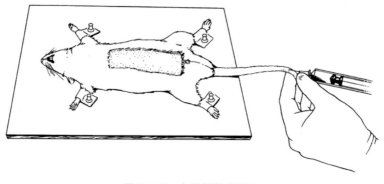

图 34.57　大鼠尾静脉取血

术后评估技术

通畅测试

输精管输精管通畅通过切除输精管远端和检测轻压附睾和睾丸后流出的液体来评估。出现精子则认为通畅。还可以通过控制性逆行灌注甲基蓝，观察到甲基蓝通过吻合的近端管道来评价吻合口通畅性。

血液标本

大鼠麻醉后，将鼠尾浸泡在温水（低于 55℃）中 2～3 分钟，以扩张鼠尾血管。切掉一小块尾巴，让血液流入测试管中。如果需要 2 mL 以上的血液，同样也可以用 23 号的针从尾部静脉穿刺抽血（图 34.57）。

交配实验

交配实验是评估不育外科技术效果最有效的方法之一。通常一只雄鼠与 2 只已知生育力的雌鼠合笼 2 周，通过观察雌鼠的腹围来评估妊娠状态。然后处死雌鼠，在子宫植入部位确认是否妊娠。还可以让雌鼠继续妊娠，来计算活产率。交配实验提供了最好的评估显微外科术后的怀孕率的方法，但是需要大量的时间及资源。

本章要点

- 显微外科培训对专注于男性不育的泌尿男科医生是势在必行的。
- 显微外科培训应该在实验室里进行，而不是在患者身上。
- 实验室的显微外科培训并不需要大量动物。
- 调整你的座位直至一个舒服位置。太高或者太低都会导致颈部或者脊背疼痛。头与颈垂直，眼向前看，与你的脊柱相垂直。
- 肘成 90°角，手腕部处于放松的解剖位置，不屈不伸。
- 一个显微外科医生的特质，就是具备在手术操作过程中保持针的形状和性能的能力。
- 我们同时发现运用缝合练习卡，硅胶管和输精管切除片段对于泌尿外科住院医师和专科医师而言,是一个经济可行的模型。

(智二磊　李　朋　赵福军　潘　峰　李石华　译)

参考文献

1. Silber SJ. Microsurgery for male infertility. Microsurgery 1988;9：251.

2. Gilbert BR，Goldstein M. New directions in male reproductive microsurgery. Microsurgery 1988；9：281.

3. Li PS，Schlegel PN，Goldstein M. Use of silicone medical grade tubing for microsurgical vasovasostomy training. Urology 1992;39：556.

4. Goldstein M. The making of a microsurgeon. J Androl 2006;27：161.

5. Rayan B, Rayan GM. Microsurgery training card：A practical，economic tool for basic techniques. J Reconstr Microsurg 2006;22：273.

6. Akelina Y. Applying the "3 Rs"：training course in surgical techniques. Lab Anim (NY) 2003；32：41.

7. Ilie VG，Ilie VI，Dobreanu C，et al. Training of microsurgical skills on nonliving models. Microsurgery 2008;28：571.

8. Mantovani G，Fukushima WY，Baik Cho A，et al. Use of earthworms for microsurgery training. J Reconstr Microsurg 2009;25(4)：275 - 8.

9. Lahiri A，Lim AY，Qifen Z，et al. Microsurgical skills training：A new concept for simulation of vessel-wall suturing. Microsurgery 2005;25：21.

10. Yenidunya MO，Tsukagoshi T，Hosaka Y. Microsurgical training with beads. J Reconstr Microsurg 1998;14：197.

11. Kaufman T，Hurwitz DJ，Ballantyne DL. The foliage leaf in microvascular surgery. Microsurgery 1984;5：57.

12. Remie R. The PVC-rat and other alternatives in microsurgical training. Lab Anim (NY) 2001;30：48.

13. Fanua SP，Kim J，Shaw Wilgis EF. Alternative model for teaching microsurgery. Microsurgery 2001;21：379.

14. Ballantyne DL，Reiffel RS，Harper AD. A systematic learning program for microvascular technique. Plast Reconstr Surg 1980;65：80.

15. Guler MM，Rao GS. Canniesburn "ever-ready" model to practise microsurgery. Br J Plast Surg 1990;43：381.

16. Crosby NL，Clapson JB，Buncke HJ，et al. Advanced non-animal microsurgical exercises. Microsurgery 1995;16：655.

17. Ramasastry S，Narayanan K，Angel MF. A simple and inexpensive device for microvascular training. Ann Plast Surg 1985;14：462.

18. Korber KE，Kraemer BA. Use of small-caliber polytetrafl uoroethylene (Gore-Tex) graft s in microsurgical training. Microsurgery 1989;10：113.

19. Schoffl H，Hager D，Hinterdorfer C，et al. Pulsatile perfused porcine coronary arteries for microvascular training. Ann Plast Surg 2006;57：213.

20. Sucur D，Konstantinovic P，Potparic Z. Fresh chicken leg：An experimental model for the microsurgical beginner. Br J Plast Surg 1981;34：488.

21. Govila A. A simple model on which to practise microsurgical technique: A fresh chicken. Br J Plast Surg 1981;34: 486.

22. Hino A. Training in microvascular surgery using a chicken wing artery. Neurosurgery 2003; 52: 1495.

23. Balik O, Aydyn E, Barutcu A. Microsurgery training on omentum: Pickled vessels. Ann Plast Surg 2007;58: 591.

24. Ayoubi S, Ward P, Naik S, et al. The use of placenta in a microvascular exercise. Neurosurgery 1992;30: 252.

25. McGregor JC, Wyllie FJ, Grigor KM. Some anatomical observations on the human placenta as applied to microvascular surgical practice. Br J Plast Surg 1983;36: 387.

26. McGregor JC. The use of the placenta for microsurgical vascular practice. J R Coll Surg Edinb 1980;25: 233.

27. Dardik H, Ibrahim IM, Dardik I. Modified and unmodified umbilical vein allograft s and xenografts as arterial substitutes: Morphologic assessment. Surg Forum 1975;26: 286.

28. Steffens K, Koob E, Hong G. Training in basic microsurgical techniques without experiments involving animals. Arch Orthop Trauma Surg 1992;111: 198.

29. Lorenzo AR, Alvarez A, Garcia-Barreiro J, et al. Design and creation of an experimental program of advanced training in reconstructive microsurgery. Microsurgery 2006;26: 421.

30. Lascar I, Totir D, Cinca A, et al. Training program and learning curve in experimental microsurgery during the residency in plastic surgery. Microsurgery 2007;27: 263.

31. Chan WY, Matteucci P, Southern SJ. Validation of microsurgical models in microsurgery training and competence: A review. Microsurgery 2007;27: 494.

32. Taylor JB, Binenbaum G, Tapino P, et al. Microsurgical lab testing is a reliable method for assessing ophthalmology residents' surgical skills. Br J Ophthalmol 2007;91: 1691.

33. Feldman BH, Ake JM, Geist CE. Virtual reality simulation. Ophthalmology 2007;114: 828 e1.

34. Seymour NE, Gallagher AG, Roman SA, et al. Virtual reality training improves operating room performance: results of a randomized, double-blinded study. Ann Surg 2002;236: 458.

35. Hart R, Doherty DA, Karthigasu K, et al. The value of virtual reality-simulator training in the development of laparoscopic surgical skills. J Minim Invasive Gynecol 2006;13: 126.

36. Silber SJ. Microsurgical technique. In Silber SJ, ed. Microsurgery. Baltimore: Williams & Wilkins; 1979: 1 – 29.

37. Buncke HJ, Chater N, Szabo Z. Microsurgical laboratory. In Serafi n D, Bunke HJ, eds. Microsurgical Composite Tissue Transplantation. St. Louis: C. V. Mosby; 1979: 154 – 63.

38. Derman GH, Schenck RR. Microsurgical technique: Fundamentals of the microsurgical laboratory. Orthop Clin North Am 1977;8: 229.

39. Acland RD. Instrumentation for microsurgery. Orthop Clin North Am 1977;8: 281.

40. Sheynkin YR, Li PS, Magid ML, et al. Comparison of absorbable and nonabsorbable sutures for microsurgical vasovasostomy in rats. Urology 1999;53: 1235.

41. Sharlip ID. Vasovasostomy: Comparison of two microsurgical techniques. Urology 1981;17: 347.

42. Southwick GJ, Temple-Smith PD. Epididymal microsurgery: Current techniques and new horizons. Microsurgery 1988;9: 266.

43. Belker AM. Technical aids for vasovasostomy. Urology 1982;20: 635.

44. Goldstein M. Microspike approximator for vasovasostomy. J Urol 1985;134: 74.

45. Belker AM, Acland RD, Sexter MS, et al. Microsurgical two-layer vasovasostomy: Laboratory use of vasectomized segments. Fertil Steril 1978;29: 48.

46. Chan PT，Li PS，Goldstein M. Microsurgical vasoepididymostomy：A prospective randomized study of 3 intussusception techniques in rats. J Urol 2003；169：1924.

47. Monoski MA，Schiff J，Li PS，et al. Innovative single-armed suture technique for microsurgical vasoepididymostomy. Urology 2007；69：800.

第三十五章

男性不育诊治的护理思考

Sam Finkelberg, Peggy King, Joseph Kiper, Kim McGee, Kathleen Hart

引言

在美国,男性不育的治疗就像其他学科一样,是一门高速发展的专科医学。与此相应,我们需要聚焦于这个特殊病患群体的护理团队。然而,让这些病患人群感到困难和压力的是许多专业护理人员的忽视和误解。虽然男性不育患者可能有许多医学问题和生育问题需要处理,但很大一部分患者可能是健康的,其中包括一些没有任何健康问题的年轻人。这种情况给专业人员如何面对男性不育患者的护理带来了难以预料的挑战。**所以提供完整的患者信息,建立有效的护患关系,与患者进行有效的沟通至关重要。**

这个章节将聚焦于这些问题和情况,特别是对于男性不育患者。我们将对男性不育的检查、手术治疗、社会心理影响以及这些特殊病患的管理展开讨论。这些问题护士会在指导患者及其配偶进行诊疗和护理随访过程中得以解决。

在男性不育症这个领域,护士将会面对各种各样背景的患者,这些不同的背景对提高护士护理实践能力和熟练程度,培养专业人才有很大帮助。虽然本章综述的护理技巧,不是男性不育这个特定学科的护理所特有,但这些技巧在这个领域的应用却是独特的。本章分享的这些技巧,预计会让护士在面对男性不育患者专业护理这个挑战时能得到很大的收获和感悟。

精液分析

精液分析是评估男性不育的重要环节。病人转诊来源极其复杂多样,包括初级护理人员、泌尿外科医生及妇科医生。越来越多的妇科医生在不孕不育夫妇就诊时,会让男方同时做个精液检查,所以男性患者首先接触的通常是护士,这为患者与护士及其他医疗团队成员的进一步接触奠定了基调。

护士需要对做精液检查的患者的不适处境进行设身处地的考虑。患者往往在缺乏隐私的尴尬环境中进行第一次取精,所以创造一个舒适的环境,取得患者的信任非常重要。应该尊重患者的隐私,为患者提供一个安静、清洁和适宜的场所,确保患者可以顺

利取出精液。对护士而言,核查、解释精液分析报告,帮助患者了解检查结果对生育的影响至关重要。提供给患者正常参考值以及他们的检查参数等相关信息,让他们对自己生育能力放心,是建立医患关系的一个重要组成部分。

精索静脉曲张患者

精索静脉曲张是男性不育中最常见的可治愈的疾病。一般而言,15％的成年男性患有精索静脉曲张,其中30％～40％的可能会伴有原发性不育,50％～80％的人可能会出现继发性不育。所以,护士将会面对许多伴有精索静脉曲张的男性不育患者的治疗护理。

完成初步诊断后,护士需要对患者进行早期的护理宣教,这样可以减少患者对疾病的焦虑。护士也可以趁这个机会回答患者的一些问题,回顾一下医生讲过的信息。如果患者的精索静脉曲张程度需要治疗,且患者对手术治疗比较感兴趣时,护士应该提供术前和术后的指导工作。根据手术是单侧还是双侧,以及预期的麻醉周期,告诉患者可能的手术时间。

根据患者的年龄和既往病史,一些特殊的术前检查可能需要在医院完成。护士需要配合完成术前准备、病史收集以及体格检查。如果一些患者合并其他重要的疾病,可能需要提供初级保健医生或者专科医生开具的医疗证明。术前宣教应该确保患者了解术前1周禁用阿司匹林或者其他血液抗凝剂的重要性。患者可以通过麻醉医生了解更多的麻醉信息,进而和医生讨论手术的麻醉方式,选择全麻、腰麻或者局麻,这个决定一般是患者在麻醉师和外科医生的咨询建议下完成。麻醉是患者术前焦虑的重要根源,也是许多患者寻找护士咨询麻醉信息,减轻恐惧心理的因素。

许多患者也会联系护士获取一些特殊的术后信息。患者从术后麻醉监护病房出来后,护士可以趁这个机会告知患者有关术后恢复的注意事项。这个解释工作应该安排在术后患者在麻醉监护病房醒来时。许多患者需要在术后的数周内戴着阴囊托带。

患者通常被告知覆盖在切口上的敷料,应该在术后保持2～3天,可以用冰块帮助消肿或减轻疼痛。止痛药需要医生开处方,但同时应该让患者意识到使用这些药所带来的副作用。

告知患者应该在揭掉敷料后每天淋浴,同时保持切口和阴囊的彻底干燥。患者往往会担心敷料下的胶带粘贴情况,因为胶带粘贴可以帮助伤口的愈合,所以要告诉患者最好让胶带粘贴自然脱落,如果10～14天后胶带粘贴仍黏附较紧,这个时候再揭除。

偶尔患者会抱怨阴囊会起疹子或者发痒。护士可以通过指导患者术后穿戴阴囊托带缓解症状,也可以用纯玉米淀粉或者抗真菌软膏解决这个问题。

关于术后的性生活、游泳、负重活动或者健身等问题也需要护士重点关照。患者经常会让护士确定他们术后的恢复治疗是否恰当,直到术后复诊当天。精索静脉曲张的诊断和手术治疗,对患者来说是一个令人恐惧和困惑的经历。通过护士的宣教、私密安全的谈话,可以起到积极正面的作用。

体外受精(IVF)和男方须知

在 IVF 过程中,帮助男方答疑解惑,轻松驾驭整个环节对护士来说非常具有挑战性。一对夫妇完成一个 IVF 周期,男方需要完成许多步骤。

首先,男方需要做一个生育力评估,基础评估包括：精液检查和生育史采集。存在任何异常的男性都需要完成最初的全面评估,这个评估包括常规体检,必要时的性激素检查、基因检测以及生殖系统 B 超检查。性激素检查至少应该包括雄激素和卵泡刺激素。这个过程中,护士的主要职责是告知患者检查结果,帮助患者搞清楚对于这个检查结果医生相应的处理方法。

在基因筛查前,护士需要告诉患者为什么要做这个检查？出现异常结果可能意味着什么？基因检测包括染色体核型分析、Y 染色体微缺失和囊性纤维化等。对于护士来说,知道做这些检查的原因,何为异常结果,出现什么问题会非常重要,比如克氏综合征、Y 染色体微缺失,以及囊性纤维化跨膜转导基因突变引起的先天性输精管缺如等。这些结果对患者及其配偶的打击是致命的,这时护士的鼓励开导,以及健康宣教对患者夫妇来说非常重要。

许多男性患者在进入 IVF 周期前需要进行药物治疗。对用药原因的清晰解释,服药剂量和时间的精确告知都可以提高患者对处理方案的依从性。护士可以通过记录接下来患者的血液和(或)精液检查结果,辅助医生药物方案的调整。

一些药物需要口服,也有些药物需要注射,注射药物需要自己进行肌肉或者皮下注射。**护士对患者的注射教学过程可能会很长,也可能涉及到一些处方药物。患者和他们的配偶应学会如何稀释混匀和储存管理这些药物。护士在帮助患者处理自我注射引起的焦虑、患者的舒适度水平随访和一些必要的测试中,起着至关重要的作用。**

在无精子症患者进行 IVF 助孕过程中一般有 4 个手术环节。就像前面介绍的精索静脉曲张手术一样,这些术前术后环节的宣教都需要护士的积极参与。常规外科环节包括经皮睾丸活检和睾丸穿刺,此类门诊手术需要进行局部阻滞麻醉。这些患者术后需要在手术部位进行冰块冷敷,一般第二天就可以进行日常活动。

电刺激取精是一个需要在手术室全麻下完成的手术。手术过程包括取精杯的准备和术前口服伪麻黄碱。也应该告知患者术后第二天就可以出院了。

显微附睾精子抽吸术一般在手术室全麻或局麻下完成,时间大约需要 60～90 分钟,术后指导同精索静脉曲张手术。

睾丸取精术,对于非梗阻性无精子症患者,或者前面手术失败的患者来说是最常见的一个手术,需要在局麻或者全麻下完成。如果必要,这个手术可以在等待 6 个月后再次实施。

男性患者在面对这些信息和 IVF 所涉及的步骤时,往往会不知所措。这个时候护士角色非常重要,他们可以帮助患者整理涉及的治疗时间节点和注意事项。

勃起障碍和射精障碍引起的男性不育患者

当一个患者由于勃起障碍或者射精障碍引发不育症时,他会处于一个非常敏感复杂的境地。这需要护士更加关注这些患者生活中与常人不同的一面,包括他们的身体情况和心理状况。处理这个群体的挑战之一,就是涉及到性问题时大部分患者会感觉不舒服。带着这种不舒服的感觉在解决生育问题时就直接变成了压力。护士的责任就是给患者传授更多的临床经验,给患者提供正能量。需要重点关注患者的认知压力、敏感性、害羞心理和尴尬心态。护士应给患者一个信号,你们不是一个人在战斗,而是一个群体。建立信任非常重要,因为一个简单的负面信息可能会摧毁一个人治疗的欲望。

在前面的章节里,曾涉及性激素水平在男性勃起功能的维持和治疗中起着非常重要的作用。医生也应该给患者做一些基本的激素检测,包括黄体生成素、催乳素、雌激素、性激素结合球蛋白,其他如代谢水平、血脂水平和类固醇水平的检测。护士应该熟悉患者的结果,并且确保患者知晓这些结果对勃起功能的影响。

护士还有一个重要作用,就是要让患者了解医生所开的药物,包括使用药物的危险性和副作用,以及出现这些问题时如何处理。一个强化患者教育的例子,就是服用药物后引起持续勃起应该进行那些必要处理手段。如果缺乏有效的宣教,可能会造成阴茎持续的损害。阴茎海绵体注射作为勃起功能障碍的一种治疗手段,需要护士教会患者自己注射,这对许多患者来说是个痛苦和困难的事情。对护士的信任和感受可能影响到患者的疗效。

护士在进行讲解阴茎刺激仪、负压泵、人工阴道和振动器的使用说明时,要让患者感觉舒服。在提供视觉刺激方面的材料比如杂志、光盘时,护士应该确保这种刺激敏感性对患者是适宜的。虽然这些器具是护士和患者需要经常讨论的话题,然而这些话题有强烈的隐私性,往往会让患者感到很尴尬。

护士需要为这些由于性功能障碍引起的男性不育患者,提供适宜的临床环境。为了使患者能够讨论和实施这些性功能测定,护士有责任配合医生为患者提供一个感觉舒适的治疗环境。

男性肿瘤不育患者

生殖中心工作的护士,往往发现罹患肿瘤的男性患者渴望有个宝宝的愿望会非常强烈。比如睾丸癌、淋巴瘤或者白血病,这些患者将会面对各种各样的治疗方案。近年来,这些肿瘤的患病率越来越年轻化,这些患者希望有自己的孩子,而且这类肿瘤患者生存期间的生活质量并没有明显下降。

护理工作很重要的一个方面就是为这些患者提供强有力的帮助。处理完肿瘤相关的手术和辅助治疗后,患者就开始担心其他问题。比如,他们担心是否还有生育子代的能力,是否能够活着看着自己的孩子长大,同样也担心是否可能把肿瘤遗传给子代或者由于肿瘤治疗而影响子代健康。

对于男性肿瘤患者的治疗包括手术治疗、化疗和放疗,每个治疗方案都可能影响生育。睾丸癌患者的睾丸切除和手术引起的神经损伤，可能会导致不射精症和逆向射精。在放疗过程中，放射剂量和放射位置可能影响精子生成，导致无精子症或者严重少精子症。化疗也是导致患者无精子症的主要原因。同时，化疗和放疗也可导致患者精子畸形率增高，继而增加辅助生殖后婴儿出生缺陷的风险。

在接受过癌症治疗的男性不育患者中，护士的作用非常重要。除了提供一些重要的临床宣教知识外，还应该鼓励患者面对除生育以外的其他健康问题。

在这个章节中，对于护士在男性不育中的责任要求已经重点提出。我们可以清楚地看到，有许多护理内容是仅仅在男性不育患者存在的。**应该予以这些患者更多的理解和支持，多站在患者的角度去看待患者的生育问题和相应的治疗。**

本章要点：

- 让患者提供详尽的信息以及同患者建立有效的沟通是建立护患关系的关键所在。

- 在通知患者进行精液检查分析时，一定要警惕可能引起患者的不适感。在接受首次精液分析时，患者感觉由于缺乏隐私常常会感觉非常尴尬，所以给患者提供适宜的环境，获得患者的信任对其非常重要。确保患者的隐私，提供安静、清洁以及舒适的取精环境，可以为患者顺利留取样本提供保证。

- 许多患者会因为一些特殊的术后情况联系护士，护士应该抓住这个机会从进入麻醉复苏室后就同患者进行术后恢复宣教，告知患者手术以及麻醉后注意事项。许多病例中，患者都需要在几周内都穿戴阴囊托带。

- 关于什么时候可以性生活、游泳、力量运动以及健身等问题，护士需要重点同患者进行宣教。

- 护士对患者的注射教学过程可能会很长，也可能涉及到一些处方药物。患者和他们的配偶，应学会如何稀释混匀和储存管理这些药物。护士在帮助患者处理自我注射引起的焦虑，患者舒适度水平随访和一些必要的检查中起着至关重要的作用。

- 当一个患者由于勃起障碍或者射精障碍引发不育症时，他会处于一个非常敏感复杂的境地。这需要护士更加关注这些患者生活的另一面，包括他们的身体情况和心理状况。处理这个群体的挑战之一，就是涉及到性问题时大部分患者感觉不舒服。带着这种不舒服的感觉在解决生育问题时，就直接变成了压力。

- 应该予以这些患者更多的理解和支持，站在患者的角度去看待患者的生育问题和相应的治疗。

（朱晓斌　陈　亮　李　朋　孙红芳　方　芳　译）

参考文献

1. Chan P, Goldstein M, Rosenwaks Z. *Reproductive Medicine Secrets：Questions and Answers Reveal the Secret to the Safe and Effective Practice of Reproductive Medicine*. Philadelphia,

PA：Hanley & Belfus；2004．

2. Goldstein M. *Surgery of Male Infertility*. Philadelphia，PA：Saunders；1995. Held-Warmkessel J. *Contemporary Issues in Prostate Cancer：A Nursing Perspective*. Sudbury，MA：Jones and Bartlett；2000．

3. Mulcahy JJ. *Male Sexual Function：A Guide to Clinical Management*. Totowa，NJ：Humana Press；2001．

4. Schlegel PN. Testicular sperm extraction：Microdissection improves sperm yield with minimal tissue excision. *Hum Reprod* 1999；14：131－5．

5. Schlegel PN，Girardi SK. Clinical review：In vitro fertilization for male infertility. *J Clin Endocrinol Metab* 1997；82：709－16．

第三十六章

男性不育治疗的成本效益

Richard Lee, Philip S. Li, Peter N. Schlegel

引言

　　约 15% 的夫妇被不孕不育所困扰,这个比例在未来 20 年预计还会继续同比增长。其中,男性因素导致的不育约占 50%[1, 2]。例如精索静脉曲张在男性原发性不育中占 35%,在继发性不育中达 81%[3, 4]。多达 6% 的男性在输精管结扎术后,最终希望恢复生育能力[5]。随着显微重建和精索静脉曲张手术的改进,以及显微取精技术结合体外受精(IVF)和卵胞浆内单精子注射(ICSI)的技术进步,目前已经显著提高我们成功诊疗男性不育的能力。

　　为无子精症夫妇选择最佳治疗方案具有挑战性。**本章我们将主要讨论以下情况:(1)可重建的精道梗阻,较常见的情况是输精管结扎术后的男性希望精道重建恢复生育;(2)精索静脉曲张相关的非梗阻性无精子症。**取精联合 IVF/ICSI 可提供较高的分娩率,尽管 IVF/ICSI 的应用会使女性面对巨额费用及并发症,另外 IVF/ICSI 产生的子代可能有潜在的健康问题,但是对于希望尽快怀孕的患者仍然很有吸引力。相比之下,显微手术重建或精索静脉曲张手术无需女方治疗,且术后通过性生活可自然怀孕。然而,精道重建或精索静脉曲张不可能总是成功,尤其是梗阻时间较长或伴有生精功能障碍的患者,且完成受孕所需时间较长。

　　我们评估了无精子症的多个不同的治疗方法的成功率和所需成本,以期为不育夫妇提供最佳的诊疗方案。

结果指标

　　本章主要关注结果指标的三个主要方面:1)成本;2)有效性;3)体现成本和效果相结合数据信息的各种分析方法。

成本

　　成本主要分为两个部分:直接成本和间接成本[6-8]。**直接成本**包括医疗产品或服务的支出。男性不育领域的直接成本具体包括检查费、精索静脉曲张结扎术、显微外科重建或取精的外科手术费用、相关的麻醉费和手术室设施费、康复室费用、影像诊断费用、验血费用、如果选择取精手术，包括体外受精（IVF）周期所包含的促性腺激素费用、所有技术和专业费用，以及精液收集处理的相关费用。间接成本指从发病率、死亡率，或随后丧失劳动力而带来的经济损失。**间接成本**主要包括诊疗过程相关并发症造成的经济损失、误工费，以及多胎妊娠可能带来的经济负担。

通过同行评议文献分析，强调注意包括多胎妊娠在内的并发症发生率对间接成本造成的影响。如取精、输精管重建或精索静脉曲张手术，包括出血、感染和睾丸萎缩的相关并发症发生率为 $0.3\%\sim2\%$[9-11]。IVF 相关并发症发生率为 $3\%\sim6\%$，包括卵巢过度刺激综合征、出血、感染、中风、心肌梗死，以及潜在罹患卵巢肿瘤的风险[12-15]。多胎妊娠的问题也尤为显著，与单胎妊娠相比，多胎新生儿并发症的比率较高，且需要较长时间的监护室监护[13,16]。

有效性

对待成功治疗无精子症，有不同的界定。精道重建手术成功的一项重要指标是排出的精液中存在精子。再通（patency）手术后排出精液中可见精子，可以用作衡量精道重建手术成功的标准。精液中出现精子或取精手术获取到精子，与非梗阻性无精子症的评价更为相关。成功受精并怀孕可作为独立的评价标准。治疗后至少活产 1 例新生儿是评价治疗成功的另一项标准。作者认为，对于不育夫妇最重要的是至少成功孕育 1 例子代，因此，**活产率应该是最相关和最恰当的评价标准。**

分析和评价方法

经济分析整合了成本和有效性两个部分，最终集成到决策的框架。患者能够通过权衡治疗费用和预期的结果，在有限的医疗资源条件下，做出最适当的调配决定[6-8]。不同类型的经济分析包括成本鉴定分析（cost-identification analysis）、成本效果分析（cost-effectiveness analysis）和成本效益分析（cost-benefit analysis）[17,18]。

成本鉴定分析只包括对所提供产品或服务的经济资源的量化。这样的研究没有考虑由于经济资源的支出所带来的益处。**相比之下，成本效果分析既考虑到提供服务的费用又考虑到服务带来的收益或结果，这种分析类型的衡量标准通常是单位结果的成本。**这种评价方法可比较不同治疗方案的相对价值。成本效益分析尝试确定结果是否值得相应的费用。临床结果首先通过意愿支付的途径和结果转换成货币形式，在直接货币的基础上比较收益的结果。

本章将主要集中于通过成本效果分析的方法，确定梗阻性无精子症和精索静脉曲张相关的非梗阻性无精子症的最佳治疗方案。首先是治疗的有效性，然后更重要的是总体评估 IVF 治疗的成本效果，尤其是以取精为治疗的主要组成部分的 IVF。

体外受精的研究

男性不育行 IVF 的有效性

根据 1992 年辅助生殖机构的成功率和验证管理法，美国疾病控制和预防中心（CDC）通过辅助生殖技术学会（SART）的数据库，每年公布完整的男性因素导致不育接受 IVF 的有效性的数据[19]。从 1995 年开始至 2004 年，SART 的数据库摘要信息见表 36.1。首先，在过去的 10 年间，IVF 周期的总数由约 46 000 大幅上升至 89 500。然而有趣的是，单纯男性因素导致不育接受 IVF 周期的比例已经从 32％下降至 17％的水平。男性不育接受 ICSI 的比例也同样从 2001 年的 57.8％下降至 2004 年的 51.4％，**尽管如此，同期男性因素不孕不育接受 IVF 的活产率由 21％提升到 33％。**

表 36.1   总结 1995～2004 年期间接受 ART 夫妇的美国辅助生殖技术协会的统计数据

	1995	1996	1997	1998	1999	2000	2001	2002	2003	2004
总周期（鲜胚、非捐献卵）	45 906	49 584	55 002	61 650	63 303	71 556	77 102	81 888	86 753	89 533
男性不育入周期的比率％	32.0	23.0	16.0	24.0	18.0	17.0	17.0	17.0	17.0	17.0
受孕周期比率％	29.7	27.5	29.4	30.5	31.6	31.8	34.0	35.5	35.7	35.2
活产比率％	25.3	22.6	24.0	24.9	26.1	26.5	28.1	29.5	29.5	28.9
男性不育因素的活产比率％	21.0	24.3	25.5	27.1	28.9	29.3	32.0	33.6	33.6	33.3
多胎活产比率％										
单胎	63.0	52.0	50.1	62.0	63.4	65.0	64.2	64.6	65.8	67.5
双胎	31.1	39.3	41.4	32.0	31.7	30.7	32.0	31.6	31.0	29.9
三胎或更多	5.9	8.7	8.5	6.0	4.9	4.3	3.8	3.8	3.2	2.6

虽然相关数据足以产生 IVF 正在驱动男性因素不育治疗的成效，但值得注意的是 SART 摘要数据缺乏足够的详细资料来区分梗阻性或非梗阻性无精子症的 IVF 治疗。实际上，SART 反映的是两者的混合数据。然而，从理论上讲，非梗阻性无精子症进行 IVF 治疗的效果要比 SART 报告的结果差。因为与非梗阻性无精子症相比，SART 所报告的梗阻性无精子症病例通常有更高的活产率。

成本效果

Neumann 等[13]首次分析了试管婴儿妊娠的成本效果。直接和间接成本均被考虑在内。1992 年每例活产新生儿的估计费用为从一个 IVF 周期的 66 667 美元至 6 个周期的 114 286 美元。研究男性生育能力低下导致不育夫妇，对于精子浓度低于 2×10^7 mL 或活动率低于 40％的情况进行亚组分析，每例活产新生儿的成本第一个周期增加至 160 000 美元，六个周期总费用为 800 000 美元。

其他组织也研究过 IVF 相关的成本。最完整的 IVF 成本调查可能是 Collins 等[20]在 2002 年发表的综述。IVF 已在 48 个国家研究应用，其中直接成本和一些间接成本都被考虑在内。在美国，每例活产新生儿的平均费用估计为 58 394 美元，而其他国家平均为 22 048 美元。如前所述，多胎妊娠再次被证明是一种明显的经济负担，比普通 IVF 单胎妊娠成本高 36％以上。有趣的是，价格弹性估计表明，IVF/ICSI 的成本减少 10％可导致整体辅助生殖技术使用率增加 30％。具体来说，患者对于 IVF 相关成本的反应相当敏感。

关于 IVF 的成本效果数据高质量的研究包括三个 (RCT) 随机对照试验（见表 36.2）。最早的研究是 20 世纪 80 年代加拿大安大略的临床试验，将一个无冷冻胚胎的促排卵治疗 IVF 周期与 6 个月的非治疗性观察或选择性常规治疗，特别是促排卵和宫腔内人工授精（IUI）进行比较[21]。1992 年 IVF 每例活产新生儿的最低成本估计为 89 427加元，前者的活产率为 10％而后者为 6％。该研究的主要争论是研究时间处于上世纪 80 年代，当时 IVF 治疗的有效性已经有所提高。另一项随机试验是伊利诺斯试验，将接受 IVF 的 46 对夫妇与 6 个月标准治疗的 50 对夫妇随机进行比较，包括三个克罗米芬周期、三个促性腺激素周期和四个 IVF 周期[22]。前者的妊娠率为 35％，而后者妊娠率为 56％。一例活产儿的最低成本按 1999 年计算为 21 627 美元。因此 IVF 被认为不仅昂贵，而且收益低。这项研究和安大略试验一样，只考虑到评估直接成本。最后一项是荷兰试验，86 对原发性不育或男性生育能力低下的夫妇单纯行六个周期的 IUI，85 对夫妇行六个周期促排卵加 IUI，87 对夫妇行六个周期的 IVF 治疗[23]。经过 3.5 年后，三组活产率分别为 7.4％、8.7％和 12.2％。IUI（按照 1995 年标准，生育力低下的男性每例活产新生儿的费用为 10 406 荷兰盾）和促排卵后 IUI（每例活产新生儿的费用为 15 448 荷兰盾）均比 IVF（每例活产新生儿的费用为 37 185 荷兰盾）更具成本效果，即使是在高龄产妇 IUI 有效性下降的情况也是如此。荷兰试验的主要问题在于其使用六个 IVF 周期，很少有夫妇会进行超过三个周期的 IVF 治疗。事实上，参与 IVF 组的夫妇与其他组的受试者相比，在未完成最大治疗周期前更倾向于退出治疗。

由于成本概念的不统一性，很难直接比较所有 IVF 相关研究的同行评议文献。例如，有些研究只计算直接成本，而有些研究把直接成本和间接成本都计算在内。一些研究把费用等同于成本，而其他研究并不认同。广义上讲，根据 SART 的最新数据，随着 IVF 技术的进步，活产率随之提高，而多胎妊娠率会降低，这也将影响成本效果分析的结果。

表 36.2　体外受精成本效益比随机对照研究试验的总结

实验	参考文献	干　预	交付边际成本（实验期间年花费）
Ontario	Solimam et al. [21]	IVF cycle vs. 6 months of observation or IUI with ovulation induction	$89 427
Illinois	Karande et al. [22]	IVF cycle vs. 6 months of clomiphene and gonadotropin cycles	($21 627)
Netherlands	Goverde et al. [23]	IVF vs. IUI vs. IUI/ovarian hyperstimulation	26 779 NLG

男性不育的研究

外科手术治疗的有效性

我们在同行评议的文献中检索有关显微外科输精管结扎后复通、精索静脉结扎术、取精的文章，Medline 检索主题词为"输精管结扎后复通术""输精管吻合术""输精管附睾吻合术""取精""精子抽吸""精子提取""精索静脉曲张"和"精索静脉曲张结扎术"。对于所有相关研究，只采用提供原始数据的文献来计算复通率，当具有相关性时分析活产率。所有研究的数据汇总详见表 36.3～36.6。

表 36.3　同行评审文献的输精管结扎术后复通术的再通率和活产分娩率

输精管结扎术后复通术研究	再通率	活产分娩率
Belker AM，Thomas AJ Jr，Fuchs EF，Konnak JW，Sharlip ID. Results of 1,469 microsurgical vasectomy reversals by the Vasovasostomy Study Group. J Urol 145(3)：505－11，1991	1231/1469 (84%)	664/1469 (45%)
Boorjian S，Lipkin M，Goldstein M. The impact of obstructive interval and sperm granuloma on outcome of vasectomy reversal. J Urol 171：304－6，2004	196/213 (92%)	168/213 (79%)
Chan PT，Goldstein M. Superior outcomes of microsurgical vasectomy reversal in men with the same female partners. Fertil Steril 81(5)：1371－4，2004	22/27 (81%)	22/27 (81%)
Deck AJ，Berger RE. Should vasectomy reversal be performed in men with older female partners? J Urol 163：105－6，2000	NA/29 (NA)	NA/29 (NA)
Fuchs EF，Burt R. Vasectomy reversal performed 15 years or more after vasectomy：Correlation of pregnancy outcome with partner age and with pregnancy results of in vitro fertilization with intracytoplasmic sperm injection. Fertil Steril 77：516－519，2002	147/173 (85%)	66/173 (38%)
Heidenreich A，Altmann P，Engelmann UH. Microsurgical vasovasostomy versus microsurgical epididymal sperm aspiration/testicular extraction of sperm combined with intracytoplasmic sperm injection. Eur Urol 37：609－14，2000	120/156 (77%)	81/156 (52%)
Kolettis PN，Sabanegh ES，D'Amico AM，Box L，Sebesta M，Burns JR. Outcomes for vasectomy reversal performed after obstructive intervals of at least 10 years. Urology 60(5)：885－8，2002	57/74 (77%)	26/74 (35%)
Kolettis PN，Sabanegh ES，Nalesnik JG，D'Amico AM，Box LC，Burns JR. Pregnancy outcomes after vasectomy reversal for female partners 35 years old or older. J Urol 169(6)：2250－2，2003	37/46 (80%)	15/46 (33%)
Kolettis PN，Thomas AJ，Jr. Vasoepididymostomy for vasectomy reversal：a critical assessment in the era of intracytoplasmic sperm injection. J Urol 158：467－70，1997	49/58 (85%)	21/58 (36%)
Kolettis PN，Woo L，Sandlow JI. Outcomes of vasectomy reversal performed for men with the same female partners. Urol 61：1221－3，2003	30/32 (93%)	18/32 (56%)

续　表

输精管结扎术后复通术研究	再通率	活产分娩率
Matthews GJ，Schlegel PN，Goldstein M. Patency following microsurgical vasoepididymostomy andvasovasostomy：Temporal considerations. J Urol 154：2070 - 3，1995	164/200（82%）	65/200（33%）
Nalesnik JG，Sabanegh ES，Jr. Vasovasostomy：multiple children and long—term pregnancy rates. Curr Surg 60：348，2003	44/73（60%）	21/73（29%）
Schlegel PN，Goldstein M. Microsurgical vasoepididymostomy：Refi nements and results. J Urol 150：1165 - 8，1993	77/110（70%）	43/110（39%）
Silber SJ. Results of microsurgical vasoepididymostomy：Role of epididymis in sperm maturation. Hum Reprod 4：298 - 303，1989	NA/190（NA）	81/190（43%）
Silber SJ，Grotjan HE. Microscopic vasectomy reversal 30 years later：A summary of 4010 cases by the same surgeon. J Androl 25：845 - 9，2004	3040/3378（90%）	1460/1738（84%）
Thomas AJ. Vasoepididymostomy. Urol Clin North Am 14：527 - 38，1987	172/228（75%）	59/228（26%）
总计	5386/6266（86%）	2808/4816（58%）

表 36.4　同行评审文献 MESA 的活产分娩率

MESA 研究	活产分娩率
Anger JT，Wang GJ，Boorjian SA，Goldstein M. Sperm cryopreservation and in vitro fertilization/intracytoplasmic sperm injection in men with congenital bilateral absence of the vas deferens：A success story. Fertil Steril 82（5）：1452 - 4，2004	21/30（70%）
Devroey P，Silber S，Nagy Z，et al. Ongoing pregnancies and birth after intracytoplasmic sperm injection with frozen—thawed epididymal spermatozoa. Hum Reprod 10：903 - 6，1995	3/7（43%）
Heidenreich A，Altmann P，Engelmann UH. Microsurgical vasovasostomy versus microsurgical epididymal sperm aspiration/testicular extraction of sperm combined with intracytoplasmic sperm injection. Eur Urol 37：609 - 14，2000	19/69（28%）
Janzen N，Goldstein M，Schlegel PN，Palermo GD，Rosenwaks Z，Hariprashad J. Use of electively cryopreserved microsurgically aspirated epididymal sperm with IVF and intracytoplasmic sperm injection for obstructive azoospermia. Fertil Steril 74：696 - 701，2000	82/141（58%）
Oates RD，Lobel SM，Harris DH，Pang S，Burgess CM，Carson RS. Effi cacy of intracytoplasmic sperm injection using intentionally cryopreserved epididymal spermatozoa. Hum Reprod 11：133 - 8，1996	8/31（26%）

续　表

MESA 研究	活产分娩率
Schlegel PN，Palermo GD，Alikani M，Adler A，Reing AM，Cohen J，Rosenwaks Z. Micropuncture retrieval of epididymal sperm with in vitro fertilization: Importance of in vitro micromanipulation techniques. Urology 46: 238 - 41, 1995	13/27（48%）
Schroeder—Printzen I，Zumbe J，Bispink L，et al. Microsurgical epididymal sperm aspiration: Aspirate analysis and straws available after cryopreservation in patients with non — reconstructable obstructive azoospermia. MESA/TESE Group Giessen. Hum Reprod 15(12): 2531 - 5, 2000	35/93（38%）
Sharma RK，Padron OF，Thomas AJ Jr，Agarwal A. Factors associated with the quality before freezing and after thawing of sperm obtained by microsurgical epididymal aspiration. Fertil Steril 68(4): 626 - 31, 1997	64/131（49%）
Shibahara H，Hamada Y，Hasegawa A，et al. Correlation between the motility of frozen—thawed epididymal spermatozoa and the outcome of intracytoplasmic sperm injection. Int J Androl 22(5): 324 - 8, 1999	5/18（28%）
Silber SJ，Nagy ZP，Liu J，et al. Conventional in vitro fertilization versus intracytoplasmic sperm injection for patients requiring microsurgical sperm aspiration. Hum Reprod 9: 1705 - 9, 1994	20/48（42%）
Tournaye H，Devroey P，Liu J，Nagy Z，Lissens W，Van Steirteghem A. Microsurgical epididymal sperm aspiration and intracytoplasmic sperm injection: A new eff ective approach to infertility as a result of congenital bilateral absence of the vas deferens. Fertil Steril 61: 1045 - 51, 1994	3/14（21%）
Tournaye H，Merdad T，Silber S，et al. No diff erences in outcome after intracytoplasmic sperm injection with fresh or with frozen—thawed epididymal spermatozoa. Hum Reprod 14(1): 90 - 5, 1999	48/176（27%）
Zenke U，Jalalian L，Shen S，Turek PJ. The difficult MESA: Findings from tubuli recti sperm aspiration. J Assist Reprod Genet 21(2): 31 - 5, 2004	4/10（40%）
总计	372/843（44%）

表 36.5　同行评审文献精素静脉曲张结扎术后精液活动精子出现率和自然怀孕率

精素静脉曲张结扎术研究	精液活动精子出现率	自然怀孕率
Kim ED，Leibman BB，Grinblat DM，Lipshultz LI. Varicocele repair improves semen parameters in azoospermic men with spermatogenic failure. J Urol 162: 737 - 40, 1999	N/A	0/28（0%）
Matthews GJ，Matthews ED，Goldstein M. Induction of spermatogenesis and achievement of pregnancy after microsurgical varicocelectomy in men with azoospermia and severe oligoasthenospermia. Fert Steril 70（1）: 71 - 5, 1998.	4/22（18%）	2/22（9%）

精索静脉曲张结扎术研究	精液活动精子出现率	自然怀孕率
Schlegel PN，Kaufmann J. Role of varicocelectomy in men with non－obstructive azoospermia. Fertil Steril 81（6）：1585－8，2004.	3/31（10%）	0/31（0%）
总计	7/53（13.2%）	2/81（2.5%）

　　汇总相关文献发现,输精管结扎术后的总复通率为 **86%**,术后活产分娩率为 **58%**（见表 36.3）。需要注意的是,Silber 和 Grotjan[24] 在 2004 年的一项研究结果与其他相关文献有较大差异。他们报道 3 378 例（86.5%）输精管结扎术后患者的复通率为 90%,1 738 例（44.5%）患者术后的活产率为 84%。如果将这项数据从汇总数据中剔除,总的复通率降低至 81%,活产率减低至 44%。

　　如果治疗梗阻性无精子症选择取精术,获精率与活产分娩率是衡量成功的关键指标。**根据相关文献,显微附睾精子抽吸术（MESA，Microsurgical Epididymal Sperm Aspiration）的总活产分娩率为 44%**（见表 36.4）。该研究显示 MESA 优于 PESA,因为后者通常不能稳定可靠地获取精子[9]。

　　回顾非梗阻性无精子症合并精索静脉曲张患者的相关同行评审文献,发现 12.6% 的患者在精索静脉曲张结扎术后的精液中可检测到活动精子,**更重要的是 2.5% 这样的夫妇在精索静脉曲张结扎术后自然怀孕**。有趣的是,只有一项系列研究有自然妊娠的病例,另外两项研究中患者术后虽然在射出精液中可见精子,但仍未成功受孕（见表 36.5）[25—27]。

　　使用 SART 数据库分析睾丸取精术（testicular sperm extraction，TESE）的结果。SART 数据库查询 1999 和 2005 年 TESE 治疗的 IVF 周期数据,前者代表现有最早的完整 TESE 数据,后者是最新的 SART 数据（见表 36.6）。1999 年只有 1.6%（1 029次）的男性不育使用 TESE 行 IVF/ICSI 周期治疗,2005 年该比例保持不变（1 425 次）。**成功获取精子的夫妇 TESE 周期的活产分娩率从 28.3% 上升至 33.6%（P＝0.042）。**所有 IVF 周期多胎妊娠率从 37% 下降至 31.9%,而 TESE 周期却没有显著变化（29.6%至 28.0%,P＝0.737）。**然而,2005 年 IVF 周期 3 胎或多胎的比例从 5.8% 下降至 2.1%（P＝0.008）。**需要注意的是,SART 数据库中的"TESE"概念既没有区分是经皮睾丸取精、显微睾丸取精或开放性睾丸活检获得,也没有区分不育男性是属于梗阻性还是非梗阻性无精子症。引用数据库得出的活产分娩率可能会被高估,尤其是非梗阻性无精子症患者的成功率。

表 36.6　1999～2005 年 SART 睾丸取精术后活产分娩率

	1999	2005
周期总数	62 991	88 422
%男性因素不育 TESE/ICSI 周期百分数	1.6	1.6
%男性因素不育 TESE/ICSI 活产率	28.3	33.6
%男性因素不育 TESE＋ICSI 多胎活产率	29.6	28.0

续　表

	1999	2005
‰男性因素不育 TESE＋ICSI 单胎活产率	70.4	72.0
‰男性因素不育 TESE＋ICSI 双胎活产率	23.7	25.9
‰男性因素不育 TESE＋ICSI 三胎及其以上活产率	5.8	2.1

注意：表中的周期是指利用新鲜、自体卵经子宫颈移植的周期。

成本效果：输精管结扎复通术与精子获取的比较研究

　　许多研究单位都曾比较梗阻性无精子症的不同治疗方法。首次从事该研究的是康奈尔的 Pavlovich 和 Schlegel，他们通过分析输精管结扎术后，患者要求生育，且女方年龄不超过 39 岁的不育夫妇，比较输精管吻合或输精管附睾吻合与 MESA 取精、经皮穿刺睾丸取精后使用 ICSI 助孕的成本效果[11]。直接成本数据通过调查美国多个中心 ICSI 和/或输精管结扎复通后的报道结果。并发症、误工损失，以及多胎妊娠作为间接成本进行估算。按 1994 年美元计算，取精后行 IVF 的治疗费用为 72 521 美元，输精管结扎复通术后每例活产新生儿的费用为 25 475 美元，相比之下后者更具成本效果。取精治疗的成本增加主要在于 IVF 相关治疗和多胎妊娠。他们认为对于输精管结扎术造成不育的患者，最具成本效益的方法是输精管显微外科复通术，仅通过一次外科干预就能获得生育的最有效方法。

　　Kolettis 和 Thomas[28]进行了另一项研究，比较克利夫兰诊所 MESA 和输精管附睾吻合术的经验。输精管附睾吻合术后 6 个月复通率为 85％，活产分娩率为 36％。按 1997 年美元计算，输精管附睾吻合术每例活产新生儿费用为 31 099 美元，比显微附睾取精（MESA）的 51 024 美元更具成本效果。这些数据考虑到直接和间接成本的影响。

　　Deck 和 Berger[29]报道了华盛顿大学的经验，比较输精管结扎后复通与 IVF/ICSI。输精管复通率为 75％，活产分娩率达到 17％，按 2000 年美元计算，每例活产分娩新生儿费用为 28 530 美元，而睾丸精子抽吸术（TESA）/IVF/ICSI 为 103 940 美元。这些数据仅包括直接成本，没有考虑间接成本的影响。

　　Donovan 等[30]比较爱荷华大学显微附睾精子抽吸术（MESA）与输精管结扎后手术重建患者的成本效果。输精管复通率为 78％，每例活产新生儿费用为 14 892 美元，而显微附睾取精（MESA）成本高达 35 570 美元。

　　Meng 等[31]使用决策分析模型比较结扎后显微外科输精管吻合或输精管附睾吻合复通与未指定方式精液获取的成本效果。分析认为只要重建后再通率（patency rate）保持 79％以上，那么复通术是输精管结扎相关梗阻性无精子症更具成本效果的治疗方案。按 2004 年美元计算，输精管结扎复通术后每例活产新生儿费用为 38 983 美元，与之相比取精/ICSI 的费用为 39 506 美元。虽然敏感性分析表明，输精管结扎复通的成本效果决定于男性，而非女性生育因素，但是这项分析并未考虑女方年龄对生殖能力的重要影响。随后的分析表明，女方年龄对输精管结扎复通术成本效果的影响超过梗阻时间对其的成本效益的影响[32]。当单侧或双侧输精管附睾吻合术预期再通率较低时，ICSI

显得更具成本效果。这项分析并未考虑间接成本的影响。

Lee 等[33]最近通过使用包括直接成本和间接成本的决策分析模型比较输精管结扎患者采用输精管复通术、MESA 和经皮 TESE 的成本效果。成本核算和 IVF 结果再次来源于群体数据库以确保结果的最大普遍性,并考虑到了三个治疗方案成本效果显现的时间因素。在这项研究中,按 1999 年美元结算,输精管结扎复通每例活产新生儿费用为 20 019 美元,而经皮 TESE 为 43 886 美元,MESA 为 46 133 美元。2005 年,输精管结扎复通(21 304 美元)与 TESE 的(53 356 美元)和 MESA(55 317 美元)相比,仍是最具成本效果的治疗方案。这段时期由于通货膨胀,各种治疗方案的成本效果都比预期有所改善。与 Meng 等的研究不同,敏感性分析表明,输精管结扎复通的成本效果在所有情况下都优于 MESA 和 TESE,这意味着单侧或双侧输精管附睾吻合的患者由于较低的复通率产生的每例活产新生儿额外费用仍然低于 MESA 和 TESE 行 IVF 的成本。因此梗阻时间成为决定治疗方案的微小因素。相反,IVF 通过提高出生率来改善成本效果,但间接治疗成本提高并没有改善成本效果。与之前的研究相比,IVF 相关间接成本的大小似乎可以显著改变这种决策模式,例如,在调整概率和通货膨胀后,仅多胎妊娠单项费用(1999 年 31 637 美元和 2005 年 35 105 美元)就超出一个 IVF 周期的成本(9 765 美元和 12 507 美元)。

成本效果:精索静脉曲张手术与精子获取的比较研究

前述研究团队比较了精索静脉曲张相关的非梗阻性无精子症的不同治疗方法。Schlegel[34]研究比较了精索静脉曲张显微外科手术与显微取精后行 IVF/ICSI 两种方法治疗精索静脉曲张相关不育症。所有治疗过程中的直接成本均被考虑在内,调查主要从医疗资源基础的相对价值表(RBRVS)和美国多中心 IVF/ICS 结果报告获取数据,包括并发症、误工费,以及多胎妊娠等间接成本。以 1994 年美元计算,精索静脉曲张结扎术后生育每例活产新生儿的费用为 26 268 美元。相比之下,取精并行 IVF 辅助生育费用为 89 091 美元。精子获取成本提高的主要原因仍是 IVF 相关和多胎妊娠的费用。考虑到美国一个 ICSI 周期的平均出生率为 28%,而精索静脉曲张术后的出生率为 30%。对于精索静脉曲张相关的不育,显微精索静脉曲张结扎术是更具成本效果的方法。

Meng 等[31]随后对于总活动精子数低于 1×10^7 的患者,利用决策分析模型比较精索静脉曲张相关不育的精索静脉结扎术与精子获取/ICSI 的成本效果。和 Schlegel 分析类似,他们发现只要精索静脉曲张结扎术后怀孕率大于 14%,就比取精更具成本效果。基于此,按 2004 年美元计算,精索静脉曲张结扎术后每例活产新生儿费用为 28 286 美元,而精子获取和 IVF/ICSI 费用达 33 333 美元。然而与 Schlegel 分析不同的是,Meng 等的模型没有考虑到间接成本。此外,敏感性分析显示:随着患者手术前精子数量增加,精索静脉曲张结扎术的成本效果优势显著降低。需要注意的是,这项研究并没有考虑女方年龄对生育的影响。

Lee 等[35]最近通过使用包括直接和间接成本的决策分析模型,比较非梗阻性无精子症患者采用精索静脉结扎术和显微 TESE 治疗的成本效果。成本核算和 IVF 结果再次来源于群体数据库以确保结果的最大普遍性。同时考虑了两种治疗成本效果显现的时间因素。不同于前述的 Schlegel 和 Meng 等的分析，这项研究表明，1999 年 TESE（每例活产新生儿费用为 65 515 美元）比精索静脉曲张结扎术（76 878 美元）更具成本效果；2005 年 TESE（69 731 美元）依旧比精索静脉曲张结扎术（79 576 美元）更具成本效果。这段时期由于通货膨胀，各种治疗方案的成本效果都比预期有所改善。不同的结果很大程度上是由于在此研究条件下精索静脉曲张结扎术后自然怀孕率仅约 2.5%[25—27,36]。这些患者随后不得不接受 IVF 作为后备选项，明显增加了精索静脉结扎术组每例活产新生儿的整体成本。敏感性分析揭示了其中的阈值效应。在以下情况精索静脉曲张更具成本效果：（1）精索静脉曲张结扎术后自然怀孕率超过 40%；（2）或者 IVF/ICSI 分娩率低于 10%。这意味着只有在精索静脉曲张术后自然怀孕率显著提高，或者 IVF 结果较差时（如 IVF 结果在不同机构间或不同孕产妇年龄间变化较大），精索静脉曲张结扎术才会成为最佳治疗方案。

需要强调的是所有的成本效果研究中反映的都是局部区域的成本，不同区域之间的变化可能相当大。此外，在相关的外科文献中，都是以最有经验或成功医生的成果作为分析基础，这会造成潜在的结果偏倚可能。

结论

详细分析关于对输精管结扎术相关的梗阻性无精子症和精索静脉曲张相关的非梗阻性无精子症的最佳治疗方案的数据，提示了几个关键点。**首先，不同的治疗方案与疾病的不同状态有关。**输精管结扎复通术适用于前者，而精索静脉结扎术更适用于后者。虽然可以通过多种方式获取精子，解决上述两种情况遇到的问题，但是这会让不育夫妇中的女方接受高成本和高并发症的 IVF 周期治疗，而且子代可能存在潜在健康问题。大多数分析指出输精管复通是梗阻性无精子症更具成本效果的治疗方式。**因此，输精管重建手术应作为输精管结扎后寻求再育夫妇的一线治疗方案。**对比精索静脉结扎术和精子获取，情况较复杂，早期的研究认为精索静脉结扎术是更具成本效果的选择。**近期越来越多的分析已开始结合间接成本的影响，取精已经开始成为一个更具吸引力的替代方案。**不育夫妇最终选择的个体化治疗方案不仅要基于现有的数据，而且要针对他们的具体情况。

男性不育治疗的成本效果分析揭示了多重意义。**首先体外受精 IVF 的直接成本巨大，**间接成本也很高，尤其是多胎妊娠的影响。当梗阻性无精子症患者治疗考虑到精子获取的数据时，多中心研究从线性分析和决策分析模型显示，手术重建比精子获取更具成本效果。精子获取结合 IVF 的费用很高，与重建手术治疗相比成本效果较低。**这种情况区别于非梗阻性无精子症患者，精索静脉结扎术后如不能实现足够高的活产分娩率，尽管它的成本显著低于精子获取，但其成本效果不如精子获取。**

本章要点

- 通过分析同行评议文献，强调注意包括多胎妊娠在内的并发症发生率对间接成本的影响。

- 活产分娩率是最相关且最恰当的评价标准。
- 成本效果分析既考虑到提供服务的费用又考虑到服务带来的收益或结果,这种类型分析的衡量标准通常是单位结果的成本。
- 从 2001 至 2004 年,男性不育 IVF 活产分娩率由 21% 提升至 33%。
- 需要注意的是辅助生殖技术学会(SART)概要数据缺乏足够的详细资料区分梗阻性或非梗阻性无精子症的 IVF 治疗。
- 关于 IVF 的成本效果数据高质量的研究包括三个随机对照试验(见表 36.2)。
- 同行评议文献研究发现,输精管结扎复通术后总复通率接近 86%,相应的活产分娩率为 58%(见表 36.3)。
- 按照同行评议文献数据,显微附睾取精夫妇的总活产分娩率是 44%(见表 36.4)。
- 非梗阻性无精症的患者精索静脉曲张结扎术后,2.5% 患者精液中会出现精子并自然妊娠。
- 不育夫妇 TESE 周期成功获取精子后,活产分娩率从 28.3% 上升至 33.6%($P=$ 0.042)。
- 2005 年 IVF 周期 3 胎或多胎妊娠的比例从 5.8% 下降至 2.1%。
- 输精管重建手术应作为输精管结扎后寻求再育夫妇的一线治疗方案。
- 对比精索静脉结扎术和精子获取,情况比较复杂,早期的研究认为精索静脉结扎术是更具成本效果的选择,近期越来越多的分析已开始结合间接成本的影响,取精已经开始成为一个更具吸引力的替代方案。
- IVF 直接成本巨大,间接成本也很高,尤其是多胎妊娠的影响。
- 这种情况区别于非梗阻性无精子症患者,精索静脉结扎术后如不能实现足够高的活产率,尽管它的成本显著低于精子获取,但其成本效果不如精子获取。

(陈慧兴　潘　峰　李　朋　李石华　译)

参考文献

1. Stephen E, Chandra A. Updated projection of infertility in the United States: 1995 - 2025. Fertil Steril 1998;70: 30 - 4.
2. Thonneau P, Marchand S, Tallec A, et al. Incidence and main causes of infertility in a resident population (1 850 000) of three French regions (1988 - 1989). Hum Reprod 1991;6: 811 - 16.
3. Gorelick J, Goldstein M. Loss of fertility in men with a varicocele. Fertil Steril 1993;59: 613 - 16.
4. Witt M, Lipshultz L. Varicocele: A progressive or static lesion. Urology 1993;42: 541 - 3.
5. Sheynkin Y, Hendin B, Schlegel P, Goldstein M. Microsurgical repair of iatrogenic injury to the vas deferens. J Urol 1998;159(1): 139 - 41.
6. Detsky A, Naglie I, Med AI. A clinician's guide to cost-effectiveness analysis. Ann Intern Med 1990;113: 147 - 54.
7. Drummond M, Stoddart G, Labelle R, Cushman R. Health economics: An introduction for clinicians. Ann Intern Med 1987;107: 88 - 92.

8. Eisenberg J. Clinical economics: A guide to the economic analysis of clinical practices. JAMA 1989;262: 2879 - 86.

9. Lipshultz L, Thomas A Jr, Khera M. Surgical management of male infertility. In Wein A, Kavoussi L, Novick A, Partin A, Peters C, eds. Campbell-Walsh Urology, Vol 1, 9th edn. Philadelphia: Saunders Elsevier; 2007: 654 - 717.

10. Holman C, Wisniewski Z, Semmens J, Rouse I, Bass A. Population-based outcomes after 28246 in-hospital vasectomies and 1902 vasovasostomies in Western Australia. BJU Int 2000; 86: 1043 - 9.

11. Pavlovich C, Schlegel P. Fertility options after vasectomy: A cost-effectiveness analysis. Fertil Steril 1997;67: 133 - 41.

12. Edwards R, Brinsden P, Elder K, et al. Benefits of in-vitro fertilisation. Lancet 1989;2: 1327 - 9.

13. Neumann P, Gharib S, Weinstein M. The cost of a successful delivery with in vitro fertilization. NEJM 1994;331: 239 - 43.

14. Schenker J. Prevention and treatment of ovarian hyperstimulation. Hum Reprod 1993;8: 653 - 9.

15. Schenker J, Ezra Y. Complications of assisted reproductive techniques. Fertil Steril 1994;61: 411 - 22.

16. Callahan T, Hall J, Ettner S, et al. The economic impact of multiple gestation pregnancies and the contribution of assisted reproduction techniques to their incidence. NEJM 1994;331: 244 - 9.

17. Van Voorhis B, Stovall D, Allen B, Syrop C. Costeffective treatment of the infertile couple. Fertil Steril 1998;70(6): 995 - 1005.

18. Collins J. Cost-effectiveness of in vitro fertilization. Semin Reprod Med 2001;19(3): 279 - 89.

19. Implementation of the Fertility Clinic Success Rate and Certification Act of 1992. A Model Program for the Certification of Embryo Laboratories. Vol 64. Federal Register; 1999: 39373 - 92.

20. Collins J. An international survey of the health economics of IVF and ICSI. Hum Reprod Update 2002;8(3): 265 - 77.

21. Soliman S, Daya S, Collins J, Jarrell J. A randomized trial of in vitro fertilization versus conventional treatment for infertility. Fertil Steril 1993;59(6): 1239 - 44.

22. Karande V, Korn A, Morris R, et al. Prospective randomized trial comparing the outcome and cost of in vitro fertilization with that of a traditional treatment algorithm as first-line therapy for couples with infertility. Fertil Steril 1999;71(3): 468 - 75.

23. Goverde A, McDonnell J, Vermeiden J, et al. Intrauterine insemination or in-vitro fertilisation in idiopathic subfertility and male subfertility: A randomised trial and cost-effectiveness analysis. Lancet 2000;355(9197): 13 - 18.

24. Silber S, Grotjan H. Microscopic vasectomy reversal 30 years later: A summary of 4010 cases by the same surgeon. J Androl 2004;25(6): 845 - 9.

25. Kim E, Leibman B, Grinblat D, Lipshultz L. Varicocele repair improves semen parameters in azoospermic men with spermatogenic failure. J Urol 1999;162: 737 - 40.

26. Matthews G, Matthews E, Goldstein M. Induction of spermatogenesis and achievement of pregnancy after microsurgical varicocelectomy in men with azoospermia and severe oligoasthenospermia. Fertil Steril 1998;70(1): 71 - 5.

27. Schlegel P, Kaufmann J. Role of varicocelectomy in men with non-obstructive azoospermia. Fertil Steril 2004;81(6): 1585 - 8.

28. Kolettis P, Thomas A Jr. Vasoepididymostomy for vasectomy reversal: A critical assessment in the era of intracytoplasmic sperm injection. J Urol 1997;158: 467 - 70.

29. Deck A, Berger R. Should vasectomy reversal be performed in men with older female partners? J Urol 2000;163: 105 - 6.

30. Donovan JJ, DiBaise M, Sparks A, Kessler J, Sandlow J. Comparison of microscopic epididymal sperm aspiration and intracytoplasmic sperm injection/in-vitro fertilization with repeat microscopic reconstruction following vasectomy: Is second attempt vas reversal worth the effort? Hum Reprod 1998;13(2): 387 - 93.

31. Meng M, Greene K, Turek P. Surgery or assisted reproduction? A decision analysis of treatment costs in male infertility. J Urol 2005;174(5): 1926 - 31.

32. Hsieh M, Meng M, Turek P. Markov modeling of vasectomy reversal and ART for infertility: How do obstructive interval and female partner age influence cost effectiveness? Fertil Steril 2007; 88(4): 840 - 6.

33. Lee R, Li P, Goldstein M, et al. A decision analysis of treatments for obstructive azoospermia. Hum Reprod 2008;23(9): 2043 - 9.

34. Schlegel P. Is assisted reproduction the optimal treatment for varicocele-associated male infertility? A cost-effectiveness analysis. Urology 1997;49: 83 - 90.

35. Lee R, Li P, Goldstein M, Schattman G, Schlegel P. A decision analysis of treatments for non-obstructive azoospermia associated with varicocele. Fertil Steril 2009;92(1): 188 - 96.

36. Pasqualotto F, Sobreiro B, Hallak J, Pasqualotto E, Lucon A. Induction of spermatogenesis in azoospermic men after varicocelectomy repair: An update. Fertil Steril 2006;85(3): 635 - 9.

第三十七章

男性不育研究及治疗前景

Antoine A. Makhlouf Craig S. Niederberger

引言

预测任何一门医学学科的前景与其说是一门科学还不如说是一门艺术,对于男性不育这个领域更是如此。不育的治疗包括针对男方、女方或者男女双方。假如在 30 年前 IVF 刚开始时让大家预测男性不育的前景,一定会以为内分泌治疗将成为主流,IVF 和显微外科可能会一笔带过。虽然预测具有不确定性,但我们还是列举出一些将来可能影响男性不育研究和治疗的技术,其中大部分技术有赖于 20 世纪人类最伟大的成就——计算机革命,包括基因组学、蛋白组学、计算机建模和纳米技术。而其他传统领域的进步也会不断影响男性不育的治疗,我们也摘选出其中的一些,如进化论、干细胞研究、内分泌学、诊断学及避孕疗法,还有其他一些有趣的研究领域,由于篇幅有限未包括在本章节中。

基因组学

很大一部分特发性不育症可能是由于基因异常所致。到目前为止,已有超过 200 个男性不育的基因敲除模型被报道[1]。尽管对于男性不育的候选基因超过 200 个,但是目前只有 3 个在临床上行常规检测(Y 染色体微缺失、染色体核型及囊性纤维跨膜转导基因突变)。许多原因造成了这种实验室和临床运用的差异。首先,仅仅由于候选基因的数量而导致特定的突变在临床上很少见,而且全基因组检测全部候选基因的花费非常昂贵(即便如此,在大多数情况下,Y 染色体微缺失的阳性率最多仅 10%)。其次,随着 ART 技术的出现,少精子症及正常精子的患者不必行诊断性活检。因此评估生殖细胞的基因表达谱通常不易实施,因此我们不得不依靠体细胞来分析。

精液中持续存在一些 mRNA,并可以进行检测,这将会是一个有前景的研究领域[2, 3]。利用 PCR,通过检测生育力低下的男性精液中的 mRNA 来筛查候选突变或者过表达/低表达的基因。运用这种方法在少精子症患者中发现了 KLHL10 突变[4, 10]。目前有关 KLHL10 的作用还不明确,它被认为在哺乳动物精子发生初级阶段起着重要作用[5]。通过扩增 270 位少精子患者和 340 例已生育的正常人精液中 KLHL10cDNA,

发现少精子患者中有 7 例错义突变,而在正常组中没有发现[4]。我们举这个例子来说明:基因检测可为特发性少弱畸形精子症找到遗传性病因。但是我们必须清楚地意识到这种突变只在 $1‰$ 的患者中出现,**考虑到在大量研究中可能会出现阴性结果,在候选基因中发现其他的突变基因将会非常费力。**解决这一问题可以通过高通量微阵列技术[6]。利用这种技术,研究者发现泛素化蛋白系统的紊乱,可能是临床上畸形精子症的原因[6]。这种技术的前提就是建立一个强大的计算机系统,在大量的 mRNA 中鉴定突变基因。这也是计算机革命影响临床实践的另一个例子(见计算机技术部分)。然而,尽管技术上可以解决男性不育候选基因数量众多的问题,但是利用候选基因采取特异性治疗还有很多挑战。目前临床上 ART 技术绕过这些情况,限制了这些发现在临床上的运用,同时由于商业应用前景不乐观,不能激发企业对基因检测的支持。**这些基因检测更接近临床运用的情形是:用于筛选更适于接受传统疗法的患者,如精索静脉曲张结扎术或激素治疗。**

蛋白组学

蛋白组是指所有存在于机体、组织或者细胞内的蛋白质[7]。利用 2-D 凝胶电泳,可以发现一些特定的蛋白组特征,可用于比较疾病与正常状态[7]。利用这种技术可以为男性不育提供一个更为详细的诊断,而不是"少精子症""弱精子症"等描述性诊断。为此,目前有关精子发生的蛋白组学有更大的发展前景[8]。可以想象在不久的将来,我们可以得到正常精子的蛋白组特征,建立对患者精子检测的标准方法。事实上,已经有人使用 2-D 电泳技术加凝胶质谱分析的方法对一位已育志愿者的精液蛋白组学进行分析。在精子中已经鉴定了超过 1 700 种蛋白质及这些正常蛋白质的组合[9]。进一步深入研究,则可以在每一个患者中找出异常。目前已经做了这些研究[10, 11],但在特发性不育症方面还没有取得较大的进展。我们希望通过转化医学研究,使目前这些昂贵、耗费人力的实验室检测能简单化、商品化。

精原干细胞

每天男性体内精原干细胞经过分裂形成上千万精子,精子发生开始于青春期,并持续一生。这种持续的精子发生过程有赖于精子的前体细胞,后者有转化为生殖细胞和自我更新两大功能。睾丸内的精原干细胞和其他组织内的干细胞发挥着相似的功能。

目前精原干细胞的分离和培养(spermatogonial stem cell, SSC)是一个活跃的研究领域。很容易想象到精原干细胞的临床运用前景,如对癌症患者行化疗之前,行睾丸穿刺获得精原干细胞,化疗结束后行原位移植术。对于 NOA 患者,可以对其睾丸中的少量精原干细胞分离,体外扩增后行精原干细胞原位移植术。然而,将美好的临床运用前景变为现实之前有许多困难需要克服。首先,在睾丸内精原干细胞的数量非常少,可能少于总生殖细胞的 $0.1‰$[12]。因此,需要一些更加敏感和可靠的技术,来成功实现干细胞分离和富集。科学家已经证实:把新生小鼠的精原干细胞利用微型注射器,移植到成年不育大鼠的生精小管内,可以重建生精小管内的生精过程[13]。研究者首先在哺乳动物中实现了 SSC 的分离和冷冻保存[14, 15, 16],随后在灵长类动物中也得以实现[17]。在人类中,研究者发现隐睾患者行睾丸下降术时活检的睾丸组织,冷冻后可以发现存活的精原干细胞[18]。迄今为止,还没有在无精子症患者中运用上述技术重新实现生精的临床报道。诚然,确实还存在一些伦理和安全方面的问题(例如在化疗之前行活检可能导致癌症扩散)[19, 20]需要首先得到解决。但干细胞在男性不育中的研究将是一个非常活跃的研究领域,预期在 20 年内可以看到 SSC 的临床运用。

此外,在与男性不育不相关的领域内,SSC 也可以带来治疗性的益处[21]。梗阻性无精子症患者通过睾丸活检获得的 SSC 细胞,在试管内行体外处理后再移植到 SCID 小鼠,可以产生三胚层胚胎[22]。这就意味着 SSC 可以是多向分化性干细胞的来源[22]。相信在不久的将来,男科医生通过睾丸活检获得 SSC 细胞,转分化形成干细胞,应用于多种疾病的治疗,而不仅仅是不育问题。

进化论

难以想象进化论与男性不育相关。然而目前临床医生一直遵循参考值标准行精液分析,人类精子总体趋势仍受进化论所驱使。例如为什么人类射出的精液中平均含有 8 千万～1.2 亿个精子？为什么人类和灵长类的精子形态不相同？只有通过进化论来解释。更进一步而言,如果基因突变是导致男性生育力低下的原因,为什么这些突变在人类基因库中持续存在？最近有关精子间竞争的研究可以解释其中部分原因[23]。在蟋蟀实验中发现：精子间的竞争可以对那些体型小但数量多的雄性蟋蟀有益处[24]。在人类中发现,精子数量与妊娠率正相关[25],同样精子活力与形态也与妊娠率正相关[26, 27]。因此看起来这三项指标的增加与进化有关。众所周知,精液不正常的男性在人群中的比例相当高[28, 29]。**有人认为如此高比例的精液质量差,可能是环境破坏导致全球男性精液质量下降的一个信号[28]。但这也可能是由于男性个体或者群体在选择生殖策略上的不同所致。解决这些问题需要我们更加深刻地了解进化论对男性精液的影响。最后我们需要提及进化论对男性不育其他方面的影响**,Y 染色体正在进化到逐渐丧失其大部分体细胞基因,但是仍保留一些重复片段和一些与精子发生相关的基因[30]。在临床上发现 Y 染色体从头缺失是相当常见的,并可导致不育,因此造成了 Y 染色体微缺失检测的广泛开展[31]。目前我们对 Y 染色体微缺失种族间差异的了解相当有限,期待在不久的将来这个领域的研究能够活跃开展。同时,是否会发现 Y 染色体其他部位的缺失,以及是否与男性不育相关,仍是一个未解决的问题。

计算机互联网技术

在 20 世纪最后的 10 年内,发展最快的是计算机技术,没有理由不相信,将来这种技术仍会持续发展。**计算机技术已经深入科学、医学以及日常生活的每个角落,男性生殖医学也不例外。**计算机软件和硬件发展如此迅速,假如没有它们,我们很难记住过去,未来还会有今日想象不到的惊喜。

传统的电脑包括键盘、屏幕和不同大小及形状的电子元件组成。互联网技术的进步让大家每天都可以登录网络,医生和患者可以寻找医疗资源。将来,医生可以通过敲击键盘来指导患者获取信息。互联网如 Wikipedia(http://www. wikipedia. org)及 Knol(http://knol. google. com)可以提供全面的医疗信息,例如不育。

然而传统的计算机目前只能充当被患者和男性专家使用的一种变相的计算设备。手机等由于体积小可以随身携带,但功能可以很强大。像手机这样的电子设备,医师可以像携带医疗枕边书一样放到口袋里进入诊室。在这个新的医疗领域里,计算机可以帮助医生自由进入互联网,提供背景知识文档,通过打包的形式简化计算。

医疗文件储存在计算机内不仅方便医生之间的交流,也便于临床检查及治疗资料的搜集。只需提供临床常用的医疗文档模板,计算机就可以减轻医生的文笔工作,把时间留给医生和患者。医生之间可以共享的医疗文件模版能在 http://www. blurbomatic. org 中找到。

也许将来计算机技术在男性生殖领域的运用主要是辅助临床医生的认知。计算机有利于认知功能,这再也不是一个奇怪的概念,机械式和电子式计算器在几个世纪前就开始协助人们解决大量的计算,计算机程序在认知方面能帮助临床医生,并且这些程序目前已经存在。

在认知功能方面,计算机到底是怎么样协助临床医生的呢? 通过解决一些在常规的医学课程里少见但却是临床医生经常碰到的问题。计算机专家认为这些问题是"分类问题"。有三类重要的数学问题来解决信息的分类问题。首先是主成分分析法,关注在资料中哪些问题存在分类。当医生在对其理解的分类资料中搜索认知问题时,他们通常不会遇到主成分分析法。然而,如果你想寻找新的诊断时,主成分分析法可能会有用。

第二类解决分类信息的数学问题是辨别能力。医学生已经学习了大量的鉴别诊断,例如在统计结果中,我们必须分清楚是药物作用或者是安慰剂的作用。但是,在每天的临床实践中,对于医生而言,鉴别诊断是一个很少遇见的数学问题。

临床医生在日常临床中遇到的第三类数学问题是分类。对于分类而言,大家都知道分类是存在的并且是不同的。分类就是把一些零碎的数据归纳在一起。诊断就是一种经典的分类。临床医生就是凭借患者的某些临床表现对其诊断。男性生殖领域专家可能依据患者精液中无精子、小睾丸及高 FSH,诊断该患者为非梗阻性无精子症,但是诊断本身就是一种分类。预后结果的好坏与选择性治疗一样也是一种分类。对于临床医生而言,明确分类问题是首要的。

分类问题可以形象地理解为计算机专家所谓的"决定空间"。在决定空间里,每个轴代表一个临床特征,终点代表一个分类。其策略就是寻找未知的点属于哪一类。如图 37.1,男性的 FSH 代表一个轴,睾酮代表另外一个轴。(在多维空间里,临床症状常常大于两个,但是在二维的视觉空间里有利于解释)。正常男性的 FSH 与睾酮为实心圆,不育症的男性其 FSH 与睾酮为空心圆。在这个精心设计的例子里,我们可以看到两条虚线把实心圆与空心圆分开。这样的虚线可以说解决这样特殊的分类问题。知道一个未生育男性的 FSH 及睾酮,就可以预测其位于哪个区域。在上图的例子中,可以预测该男性具有生育力。

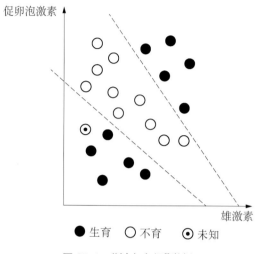

图 37.1 "判定空间"举例

如果单一的线或面可以精确地描述判定空间,特定的问题就称为"线性"问题;如果需要多个线或面,那么就称为"非线性"问题。非线性的数学问题和解决方案总体上比线性的同类问题复杂得多。不幸的是,多数临床问题包括男性生殖医学问题都可能是非线性的。

很多针对解决分类问题的有创造性的数学方法都在积极的研究中,临床研究者已经将其中很多应用于医学。贝叶斯法、判别函数分析法、Logistic 回归(在非线性方式中通常称为"神经网络")、模糊逻辑学、决策树、马尔科夫模型和遗传算法是数学家发明的分类问题创造性解决方法中的一小部分。针对生殖医学问题的数学方法的应用包括体外受精、内分泌疾病、精索静脉曲张切除术和输精管附睾吻合重建术疗效、精子发生状态的模型建立[32—39]。未来我们期待更多这样的应用。

也许未来男性生殖医学专家在处理临床患者时,依赖计算机工具作出决策。看起来有些奇怪,但是这样的医用"口袋计算器"将会数量众多、体积较小、使用方便和计算准确。

分子影像和纳米技术

影像技术的进步已成为医疗领域诊断和治疗的重要创新来源。尽管阴囊的影像学检查可以进行,但是在男性生育治疗方面影像学检查的重要性还很有限。当然阴囊超声可以辅助临床人员诊断阴囊肿块和精索静脉曲张,但那也只是用来验证体格检查的发现。除了对一些射精管梗阻的少见病例,经直肠超声可以作为诊断的关键因素,影像学检查并没有革新男性不育症的处理。新的影像学技术是否会改变这种状况仍有待观察。

早期 MRI 用于探索 NOA 病例精子发生区域的实验结果目前仍不一致[40]。为了真正实现不育症诊断和治疗的突破，我们认为分子影像是必须的。分子影像已经尝试研究在体内环境下组织样本的生化成分(例如基因和蛋白质表达)。分子影像已经快速渗透到癌症治疗的临床实践中[41]。放射性示踪剂复合物发现快速增殖细胞的能力已经在肿瘤上得到验证[42]。将这项技术应用于梗阻性无精子症以证实增殖生精细胞的存在，以及应用于非梗阻性无精子症以定位有丝分裂的位置，只是逻辑上的考虑。显然，目前的技术无法解决 1 cm 以内的信号，而且与目前用于癌症检测的技术相比其需要更高的灵敏度，这些限制了其在不育症的应用。但不管如何，技术会改善，而且随着这些技术应用于癌症和其他医疗领域，其在不育症领域的应用成本必然会降低。

另外一个男科专家们应该关注的有趣领域是纳米技术。精子作为潜在的自动纳米机器人模型在纳米技术领域已经获得了关注[43]。但是更重要的是，研究者已经将磁性纳米颗粒引入牛的精子细胞中，而不破坏后者让卵子受精的能力[44]。这些技术显然可以应用于 ART 领域，用于纠正基因源性精子功能不良，未来前景广阔。

内分泌学

激素疗法是男科医生最古老的治疗方法之一。促性腺激素对严重低促性腺激素性性腺功能减退症(例如 Kallman 综合征)的疗效已得到充分认识。雌激素受体拮抗剂如枸橼酸克罗米芬，在目前男性不育症的治疗中应用已经成熟(例如在活检取精前[45]或是治疗特发性促性腺激素分泌不足时[46])。芳香化酶抑制剂对雌激素过多的患者有效[47]。

不幸的是，还有很多患者属于特发性少弱精子症，而且激素疗法对他们不是很有效[48]。很明显，激素疗法对于男性不育症治疗的有效性令人沮丧。选择性雄激素受体调节器(selective androgen receptor modulators，SARMs)在未来的研究和治疗中前景光明[49]。目前正在调节 SARMs 的组织选择性以生产靶向药物，比如作用于骨质雄激素受体来治疗骨质疏松，作用于睾丸用来避孕[49]。精子发生需要远高于血清水平的雄激素[50]。未来的研究方向应该是探索 SARMs，让其维持精子发生而不抑制促性腺激素的产生，后者在维持精子发生上也有重要作用[51]。

精液诊断评估

男性不育症的诊断评估仍主要依靠精液分析。它的缺点众所周知，所以需要替代方案或补充检测[52]。一种简便的家庭式检测方法已经在计划中[53]，并且至少有一种方案(在确定因输精管结扎术导致不育的情况下)已经获得 FDA 批准[54]。另外一些活跃的研究领域包括精子 DNA 碎片分析、活性氧检测以及梗阻性与非梗阻性无精子症的鉴别[55-57]。这些检测的标准化和有效性将是研究的重点。但是随着我们对精子生理学理解的加深，其他有潜力的检测方法将不断涌现。抛开传统的仓鼠穿卵实验，随着我们相关知识的不断增长，更多的能够引发精子获能和顶体反应的级联放大靶向检测实验已经实现[58]。精子功能的进一步检测可以包括应用于胚胎上的一些诊断测试，它们可以分析纺锤体或中心粒（来源于精子）的功能或是精子其他方面的功能，比如后期胚胎发育。随着我们对精子在受精后所起作用的不断认识，我们的检测会越来越先进。有了这些新检测方法，未来的临床医生就可以告诉他/她的患者，妊娠失败并非是由于精子数量低于某些 cut-off 值，而是源于精子特定分子机制方面的缺陷（例如信号激酶的低活性），并可通过特定治疗来纠正。

避孕

关于男性不育症治疗未来的讨论决不能忽视男性避孕这一新领域。目前，据估计约三分之一的夫妻采用男性方法（输精管结扎术和安全套）避孕。WHO 和 NIH 已经认识到男性可逆转性避孕方式这一需求，而且最新的进展值得期待[59, 60]。由于相当多的男性不育症诊疗活动都是围绕输精管结扎术和复通术，我们期待男性避孕新技术的出现能够改变未来不育症的治疗。

在各种各样的男性避孕方式中，激素避孕法是临床试验开展最深入的一种[61]。激素避孕法中进步最显著的要数睾酮的非注射制剂如口服制剂，以及孕激素联合睾酮的方法[61, 62]。证实这些方法有效性和可逆性的临床试验已经完成。尽管有很多困难需要克服，但有理由相信激素避孕法在未来 15 年内会成为现实。在这种情况下，我们希望男科医生能够在医疗界成为早期使用者。由于男性激素避孕的临床试验规定要完全恢复受试者的生精功能，随着激素避孕的广泛使用，必然会出现需要治疗的不育症患者。男性不育专家也将被需要来治疗这些患者。类似地，自然也会出现非激素避孕法，例如 Adjudin，一种干扰支持细胞和生殖细胞相互作用的吲唑类药物[63, 64]。输精管复通术也将受到新的"可逆性"输精管梗阻方法的挑战，例如 RISUG 和输精管阻塞法[65]。不管哪种避孕方法首先占领市场，男性生育专家都将受其影响。从这些药物的疗效和可逆性的研究中获得的成果，肯定会更新我们男性不育症的整体知识体系。

结论

总之，目前不育症领域的研究将有着广阔的前景。随着新技术在医疗领域更广泛的得到接受，再过渡到不育症领域，我们期待不育症专家的医疗设备库里能增加新的诊断和治疗工具。在过去二十年中，使用 ART 手段治疗男性不育症的情况已经发生了转变，这是由于患者和医生观察到疗效的不佳。但随着我们对精子生理学和病理学了解的不断进展，我们可以从容地选择更合理的、以男性为中心的治疗方案。相信不久的将来在这个领域迎接我们的将是激动和期待。

本章要点

- 更多传统领域的进步将不断改变男性不育症的诊疗前景。

- 精液中持续存在一些 mRNA，并可以进行检测，这将会是一个有前景的研究领域。
- 预期在大量研究中可能会出现阴性结果，在候选基因中发现其他的突变基因将会非常费力。
- 这些基因检测更接近临床运用的情形是用于筛选更适于接受传统疗法的患者，如精索静脉曲张结扎术或激素治疗。
- 蛋白组是指所有存在于机体、组织或者细胞内的蛋白质[7]。利用 2-D 凝胶电泳，可以发现一些特定的蛋白组特征，可用于比较疾病与正常状态。
- 精原干细胞的分离和培养是一个活跃的研究领域。
- 有人认为如此高的精液质量差的比例，可能是环境破坏导致全球男性精液质量下降的一个信号[28]。但这也可能是由于男性个体或者群体在选择生殖策略上的不同所致。
- 计算机技术已经深入科学、医学以及日常生活的每个角落，男性生殖医学也不例外。
- 也许将来计算机技术在男性生殖领域的运用主要是辅助临床医生的认知。
- 在各种男性避孕方式中，激素避孕法是临床试验开展最深入的一种。

（张　伟　金晓东　赵福军　王　伟　李　朋　译）

参考文献

1. Matzuk MM, Lamb DJ. Genetic dissection of mammalian fertility pathways. Nat Cell Biol 2002;4 (Suppl)：s41-9.

2. Matzuk MM, Lamb DJ. The biology of infertility：Research advances and clinical challenges. Nat Med 2008;14(11)：1197-213.

3. Kramer JA, Krawetz SA. RNA in spermatozoa：Implications for the alternative haploid genome. Mol Hum Reprod 1997;3(6)：473-8.

4. Yatsenko AN, Roy A, Chen R, et al. Non-invasive genetic diagnosis of male infertility using spermatozoal RNA：KLHL10 mutations in oligozoospermic patients impair homodimerization. Hum Mol Genet 2006;15(23)：3411-9.

5. Yan W, Ma L, Burns KH, Matzuk MM. Haploinsufficiency of kelch-like protein homolog 10 causes infertility in male mice. Proc Natl Acad Sci U S A 2004;101(20)：7793-8.

6. Platts AE, Dix DJ, Chemes HE, et al. Success and failure in human spermatogenesis as revealed by teratozoospermic RNAs. Hum Mol Genet 2007;16(7)：763-73.

7. Wilkins MR, Pasquali C, Appel RD, et al. From proteins to proteomes：Large scale protein identification by two-dimensional electrophoresis and amino acid analysis. Biotechnology (N Y) 1996;14(1)：61-5.

8. Aitken RJ, Baker MA. The role of proteomics in understanding sperm cell biology. Int J Androl 2008;31(3)：295-302.

9. Johnston DS, Wooters J, Kopf GS, Qiu Y, Roberts KP. Analysis of the human sperm proteome. Ann N Y Acad Sci 2005;1061：190-202.

10. Pixton KL, Deeks ED, Flesch FM, et al. Sperm proteome mapping of a patient who experienced failed fertilization at IVF reveals altered expression of at least 20 proteins compared with fertile donors：Case report. Hum Reprod 2004;19(6)：1438-47.

11. Zhao C, Huo R, Wang FQ, et al. Identification of several proteins involved in regulation of sperm motility by proteomic analysis. Fertil Steril 2007;87(2): 436-8.

12. Tegelenbosch RA, de Rooij DG. A quantitative study of spermatogonial multiplication and stem cell renewal in the C3H/101 F1 hybrid mouse. Mutat Res 1993;290(2): 193-200.

13. Brinster RL, Zimmermann JW. Spermatogenesis following male germ-cell transplantation. Proc Natl Acad Sci U S A 1994;91(24): 11298-302.

14. Shinohara T, Orwig KE, Avarbock MR, Brinster RL. Spermatogonial stem cell enrichment by multiparameter selection of mouse testis cells. Proc Natl Acad Sci U S A 2000;97(15): 8346-51.

15. Shimizu Y, Motohashi N, Iseki H, et al. A novel subpopulation lacking Oct4 expression in the testicular side population. Int J Mol Med 2006;17(1): 21-8.

16. Lo KC, Brugh VM 3rd, Parker M, Lamb DJ. Isolation and enrichment of murine spermatogonial stem cells using rhodamine 123 mitochondrial dye. Biol Reprod 2005;72(3): 767-71.

17. Hermann B, Sukhwani M, Lin C, et al. Characterization, cryopreservation, and ablation of spermatogonial stem cells in adult rhesus macaques. Stem Cells 2007;25: 2330-8.

18. Kvist K, Thorup J, Byskov AG, et al. Cryopreservation of intact testicular tissue from boys with cryptorchidism. Hum Reprod 2006;21(2): 484-91.

19. Khaira H, McLean D, Ohl DA, Smith GD. Spermatogonial stem cell isolation, storage, and transplantation. J Androl 2005;26(4): 442-50.

20. Geens M, Goossens E, De Block G, et al. Autologous spermatogonial stem cell transplantation in man: Current obstacles for a future clinical application. Hum Reprod Update 2008; 14 (2): 121-30.

21. Nayernia K. Stem cells derived from testis show promise for treating a wide variety of medical conditions. Cell Res 2007;17: 895-7.

22. Kossack N, Meneses J, Shefi S, et al. Isolation and characterization of pluripotent human spermatogonial stem cell-derived cells. Stem Cells 2009;27(1): 138-49.

23. Snook RR. Sperm in competition: Not playing by the numbers. Trends Ecol Evol 2005;20(1): 46-53.

24. Gage MJ, Morrow EH. Experimental evidence for the evolution of numerous, tiny sperm via sperm competition. Curr Biol 2003;13(9): 754-7.

25. Bonde JP, Ernst E, Jensen TK, et al. Relation between semen quality and fertility: A population-based study of 430 first-pregnancy planners. Lancet 1998;352(9135): 1172-7.

26. Larsen L, Scheike T, Jensen TK, et al. Computer-assisted semen analysis parameters as predictors for fertility of men from the general population. The Danish First Pregnancy Planner Study Team. Hum Reprod 2000;15: 1562-7.

27. Slama R, Eustache F, Ducot B, et al. Time to pregnancy and semen parameters: A cross-sectional study among fertile couples from four European cities. Hum Reprod 2002;17(2): 503-15.

28. Andersen AG, Jensen TK, Carlsen E, et al. High frequency of suboptimal semen quality in an unselected population of young men. Hum Reprod 2000;15(2): 366-72.

29. Hellstrom WJ, Overstreet JW, Sikka SC, et al. Semen and sperm reference ranges for men 45 years of age and older. J Androl 2006;27(3): 421-8.

30. Lahn BT, Pearson NM, Jegalian K. The human Y chromosome, in the light of evolution. Nat Rev Genet 2001;2(3): 207-16.

31. Pryor JL, Kent-First M, Muallem A, et al. Microdeletions in the Y chromosome of infertile men. N Engl J Med 1997;336(8): 534-9.

32. Wald M, Sparks AE, Sandlow J, et al. Computational models for prediction of IVF/ICSI outcomes

with surgically retrieved spermatozoa. Reprod Biomed Online 2005;11(3): 325 - 31.

33. Kshirsagar A, Seftel A, Ross L, Mohamed M, Niederberger C. Predicting hypogonadism in men based upon age, presence of erectile dysfunction, and depression. Int J Impot Res 2006;18(1): 47 - 51.

34. Powell CR, Desai RA, Makhlouf AA, et al. Computational models for detection of endocrinopathy in subfertile males. Int J Impot Res 2008;20(1): 79 - 84.

35. Lee R, Li PS, Goldstein M, Schattmaan G, Schlegel PN. A decision analysis of treatments for non-obstructive azoospermia associated with varicocele. Fertil Steril 2009;92(1): 188 - 96.

36. Hsieh MH, Meng MV, Turek PJ. Markov modeling of vasectomy reversal and ART for infertility: How do obstructive interval and female partner age influence cost effectiveness? Fertil Steril 2007;88(4): 840 - 6.

37. Samli MM, Dogan I. An artificial neural network for predicting the presence of spermatozoa in the testes of men with nonobstructive azoospermia. J Urol 2004;171(6 Pt 1): 2354 - 7.

38. Parekattil SJ, Kuang W, Agarwal A, Thomas AJ. Model to predict if a vasoepididymostomy will be required for vasectomy reversal. J Urol 2005;173(5): 1681 - 4.

39. Parekattil SJ, Kuang W, Kolettis PN, et al. Multi-institutional validation of vasectomy reversal predictor. J Urol 2006;175(1): 247 - 9.

40. Kicska GA, Van Arsdalen K, Coutifaris C, Siegelman ES, Lin K. Initial experience with high resolution testicular MRI to predict areas of spermatogenesis in infertile men with non-obstructive azoospermia (NOA): A novel tool for planning sperm retrieval. Fertil Steril 2008;90: 158.

41. Mankoff DA. Molecular imaging as a tool for translating breast cancer science. Breast Cancer Res 2008;10 (Suppl 1): S3.

42. Mankoff DA, Shields AF, Krohn KA. PET imaging of cellular proliferation. Radiol Clin North Am 2005;43(1): 153 - 67.

43. Nelson B. Scientists look to sperm to power nanobots. MSNBC news item Jan 2,2008. http://www.msnbc.msn.com/id/22333518/

44. Makhluf SB, Abu-Mukh R, Rubinstein S, Breitbart H, Gedanken A. Modified PVA-Fe3O4 nanoparticles as protein carriers into sperm cells. Small 2008;4(9): 1453 - 8.

45. Hussein A, Ozgok Y, Ross L, Niederberger C. Clomiphene administration for cases of non-obstructive azoospermia: A multicenter study. J Androl 2005;26(6): 787 - 91.

46. Whitten SJ, Nangia AK, Kolettis PN. Select patients with hypogonadotropic hypogonadism may respond to treatment with clomiphene citrate. Fertil Steril 2006;86(6): 1664 - 8.

47. Raman JD, Schlegel PN. Aromatase inhibitors for male infertility. J Urol 2002;167(2 Pt 1): 624 - 9.

48. Liu PY, Handelsman DJ. The present and future state of hormonal treatment for male infertility. Hum Reprod Update 2003;9(1): 9 - 23.

49. Gao W, Dalton JT. Expanding the therapeutic use of androgens via selective androgen receptor modulators (SARMs). Drug Discov Today 2007;12(5 - 6): 241 - 8.

50. Jarow JP, Zirkin BR. The androgen microenvironment of the human testis and hormonal control of spermatogenesis. Ann N Y Acad Sci 2005;1061: 208 - 20.

51. McLachlan RI, Wreford NG, O'Donnell L, de Kretser DM, Robertson DM. The endocrine regulation of spermatogenesis: Independent roles for testosterone and FSH. J Endocrinol 1996;148 (1): 1 - 9.

52. Lefi evre L, Bedu-Addo K, Conner SJ, et al. Counting sperm does not add up any more: Time for a new equation? Reproduction 2007;133(4): 675 - 84.

53. Bjorndahl L, Kirkman-Brown J, Hart G, Rattle S, Barratt CL. Development of a novel home sperm test. Hum Reprod 2006;21(1): 145 - 9.

54. Klotz KL, Coppola MA, Labrecque M, et al. Clinical and consumer trial performance of a sensitive immunodiagnostic home test that qualitatively detects low concentrations of sperm following vasectomy. J Urol 2008;180(6): 2569 - 76.

55. Makhlouf AA, Niederberger C. DNA integrity tests in clinical practice: It is not a simple matter of black and white (or red and green). J Androl 2006;27(3): 316 - 23.

56. Deepinder F, Cocuzza M, Agarwal A. Should seminal oxidative stress measurement be offered routinely to men presenting for infertility evaluation? Endocr Pract 2008;14(4): 484 - 91.

57. Heshmat SM, Mullen JB, Jarvi KA, et al. Seminal plasma lipocalin-type prostaglandin D synthase: a potential new marker for the diagnosis of obstructive azoospermia. J Urol 2008;179 (3): 1077 - 80.

58. Visconti PE. Understanding the molecular basis of sperm capacitation through kinase design. Proc Natl Acad Sci U S A 2009;106(3): 667 - 8.

59. Page ST, Amory JK, Bremner WJ. Advances in male contraception. Endocr Rev 2008;29(4): 465 - 93.

60. Costantino A, Cerpolini S, Perrone AM, et al. Current status and future perspectives in male contraception. Minerva Ginecol 2007;59(3): 299 - 310.

61. Amory JK. Progress and prospects in male hormonal contraception. Curr Opin Endocrinol Diabetes Obes 2008;15(3): 255 - 60.

62. Kamischke A, Heuermann T, Kruger K, et al. An effective hormonal male contraceptive using testosterone undecanoate with oral or injectable norethisterone preparations. J Clin Endocrinol Metab 2002;87(2): 530 - 9.

63. Grima J, Silvestrini B, Cheng CY. Reversible inhibition of spermatogenesis in rats using a new male contraceptive, 1-(2,4-dichlorobenzyl)-indazole-3-carbohydrazide. Biol Reprod 2001;64(5): 1500 - 8.

64. Mruk DD, Wong CH, Silvestrini B, Cheng CY. A male contraceptive targeting germ cell adhesion. Nat Med 2006;12(11): 1323 - 8.

65. Guha SK, Singh G, Ansari S, et al. Phase II clinical trial of a vas deferens injectable contraceptive for the male. Contraception 1997;56(4): 245 - 50.